大卫生全周期护理专业教材
医教协同融媒体创新教材

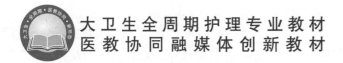

# 急危重症护理学

主编　桑文凤　李黎明　张全英

U0340633

郑州大学出版社

**图书在版编目(CIP)数据**

急危重症护理学／桑文凤，李黎明，张全英主编. — 郑州：郑州大学出版社，2023.6
ISBN 978-7-5645-9302-5

Ⅰ. ①急… Ⅱ. ①桑… ②李… ③张… Ⅲ. ①急性病－护理学②险症－护理学
Ⅳ. ①R472.2

中国版本图书馆 CIP 数据核字(2022)第 235980 号

急危重症护理学

**JI-WEI-ZHONG ZHENG HULIXUE**

| | | | | |
|---|---|---|---|---|
| 策划编辑 | 李龙传 | | 封面设计 | 苏永生 |
| 责任编辑 | 陈文静 | | 版式设计 | 苏永生 |
| 责任校对 | 吕笑娟 | | 责任监制 | 李瑞卿 |

| | | | | |
|---|---|---|---|---|
| 出版发行 | 郑州大学出版社 | | 地　址 | 郑州市大学路 40 号(450052) |
| 出 版 人 | 孙保营 | | 网　址 | http://www.zzup.cn |
| 经　销 | 全国新华书店 | | 发行电话 | 0371-66966070 |
| 印　刷 | 河南龙华印务有限公司 | | | |
| 开　本 | 850 mm×1 168 mm　1／16 | | | |
| 印　张 | 26.75 | | 字　数 | 740 千字 |
| 版　次 | 2023 年 6 月第 1 版 | | 印　次 | 2023 年 6 月第 1 次印刷 |

| | | | | |
|---|---|---|---|---|
| 书　号 | ISBN 978-7-5645-9302-5 | | 定　价 | 79.00 元 |

# 作者名单

**主　　编**　桑文凤　李黎明　张全英

**副 主 编**　刘俊奇　桑桂梅　崔嬿嬿
　　　　　　臧舒婷　兰云霞　赵　佳

**编　　者**（以姓氏笔画为序）

卫晓静（河南省人民医院）　　　　　　马安娜（新乡医学院护理学院）

王　蕾（河南理工大学）　　　　　　　王亚欣（阜外华中心血管病医院）

王向阳（新乡医学院第一附属医院）　　王丽静（新乡医学院第一附属医院）

王佳佳（郑州大学第三附属医院）　　　王莉莉（河南中医药大学）

兰云霞（河南省胸科医院）　　　　　　朱世超（河南省人民医院）

刘俊奇（河南科技大学第一附属医院）　闫倩倩（郑州大学附属中心医院）

孙静静（新乡医学院护理学院）　　　　李　燕（新乡医学院第一附属医院）

李娅楠（河南中医药大学第一附属医院）李黎明（河南省人民医院）

杨　琰（新乡医学院护理学院）　　　　肖向敏（周口职业技术学院）

张　凡（商丘医学高等专科学校）　　　张全英（新乡医学院第一附属医院）

赵　佳（新乡医学院第一附属医院）　　赵成岗（新乡医学院第一附属医院）

秦娜娜（新乡医学院护理学院）　　　　贾冠华（新乡医学院第一附属医院）

夏　明（河南省人民医院）　　　　　　高　璐（新乡医学院第一附属医院）

展翔宇（郑州大学第三附属医院）　　　桑文凤（新乡医学院护理学院）

桑桂梅（新乡医学院第一附属医院）　　崔嬿嬿（郑州大学第一附属医院）

臧舒婷（河南省人民医院）

**编写秘书**　孙静静　贾冠华

# 前　言

本版《急危重症护理学》是在第 2 版的基础上，根据教学大纲及临床实际需求，广泛征询临床专家的建议及教材使用中的反馈意见，本着突出"基本理论、基本知识、基本技能"的原则，体现急诊急救和危重症护理的专业学科特点，充分体现护理人文精神，注重更新学术概念、方法、标准。在编写过程中参考国内外急危重症护理最新理论、最新技术和最新指南，结合编者的教学与临床实践经验，力求突出教材的科学性、先进性、实用性、艺术性、可读性和时效性，保证教材内容新颖准确。本轮教材对第 2 版教材整体章节结构进行了微调整，删除了部分陈旧的内容，如休克裤的使用和常用抢救药物等；增加了知识目标、能力目标和素质目标，如急危重症医学伦理学、主动脉夹层患者的评估、危重症患者疼痛与镇静管理、危重症患者早期康复及营养支持护理、海姆利希急救法、主动脉内球囊反搏术及体外膜肺氧合技术等内容。所增加内容新颖、覆盖面广，体现了急危重症护理学最新前沿进展，拓宽了急危重症护理学的范围。

全书共分为 4 个单元 19 章。第一单元是急危重症护理学总论，包括绪论、院前急救、急诊科的设置与管理、ICU 的设置与管理及灾难护理；第二单元是急诊护理，着重介绍心搏骤停与心肺脑复苏、创伤、急性中毒、环境与理化因素的损伤及常见急症；第三单元是危重症护理，包括危重症患者系统功能检测、危重症患者常见并发症及其监测与预防、休克、多器官功能障碍综合征、危重症患者的营养支持、危重症患者疼痛与镇静管理、重症患者早期康复及常见危急值管理等内容；第四单元是常用急救技术，修订与更新了急危重症护理技术，增加了体外膜肺氧合技术等前沿知识。

本教材主要供全国高等医药院校护理学专业本科生使用，也可作为在职急危重症护理工作者参考用书。

本教材编者来自各教学医院和护理院校，在急危重症护理工作领域均具有较高学术水平及临床实践和教学经验，在原编者基础上进一步更新完善，全体编者团结合作，充分发挥各位编委的学术、临床及教学优势，将传承与创新有机结合，以严谨求实的态度反复修改书稿内容，得到了各参编单位领导及专家的大力支持，在此表示由衷的感谢！鉴于编写水平有限，本教材如有疏漏或不妥之处，恳请广大读者及时予以指正，以便进一步完善。

2023 年 5 月

# 目 录

## 第一单元 急危重症护理学总论

# 第二单元　急诊护理

# 第三单元　危重症护理

## 第四单元　常用急救技术

# 第一单元

# 急危重症护理学总论

## 第一章 绪 论

══════ 学习目标 ══════

1. 知识目标 ①掌握:急危重症护理学的概念。②熟悉:国内外急救和危重症护士资格认证的具体条件及急救和危重症护士培训要求的异同。③了解:急危重症护理学的发展历程及发展趋势。
2. 能力目标 能查阅资料,概括我国急危重症护士资质认证发展的趋势。
3. 素质目标 具有严谨、慎独的工作态度,甘于奉献、尊重患者的职业道德。

**病例思考**

急救专家 Vogt 曾说过:"对一般公民来说,最大的威胁不是家中失火,也不是马路上的罪犯,而是在生死攸关的几分钟之内得不到应有的急救。"

请思考:①您是如何理解这句话含义的?②您认为学习急危重症护理学的意义是什么?③您认为作为一名急救和危重症护士应具备的素质是什么?④您认为急诊医疗服务体系所涵盖的内容及任务是什么?

急危重症护理学(emergency and critical care nursing)是以挽救患者生命、提高抢救成功率、促进患者康复、减少伤残率、提高生命质量为目的,以现代医学、护理学专业理论为基础,研究急危重症患者的抢救、护理及科学管理的一门综合性应用学科,是现代护理学的重要组成部分。随着急诊医学和危重症医学的发展,以及社会需求的不断提高,在广大医护人员的共同努力下,急危重症护理学的临床、教学、科研及专科培训等各方面都取得了长足进步并日趋完善,在社会医疗保健工作中也发挥着重要作用。

## 第一节  急危重症护理学的学科范畴和特点

### 一、急危重症护理学的起源与发展

急危重症护理学是伴随着急诊医学及危重症医学建立和发展起来的,在我国的发展历程中,它经历了急诊护理学、急救护理学、急危重症护理学等名称上的演变,其含义也在不断地得到扩展,主要包括现场急救、急症的生命支持及危重症生命救治领域的基本理论、基本知识和基本技术,目前已成为护理学科的一个重要专业。

#### (一)国际急危重症护理学的起源与发展

急危重症护理学的起源可追溯至公元前 1300 年 Elisha 用口对口人工呼吸的方法抢救 Shunammite 儿子的描述;18 世纪末至 19 世纪初拿破仑战争时期,Larrey 开创了战场救护的先例,将伤员运送至安全地带进一步救治,并建立了战地救护站,为现代急救医学奠定了基础。现代急危重症护理学起源于 19 世纪南丁格尔( F. Nightingale )时代的急救护理实践。1854—1856 年,克里米亚战争中,前线战伤的英国士兵死亡率高达 42% 以上,南丁格尔率领 38 名护士前往战地医院救护,使死亡率下降到 2.2% ,这充分证明了急危重症护理工作在抢救急危重症(病)伤病员中所起到的重要作用。在救护伤员的过程中,南丁格尔还首次阐述了在医院手术室旁设立术后患者恢复病房的优点。

随着急诊和危重症医学实践的不断深入,急危重症护理学日益受到重视,并得到了进一步发展。1923 年,美国约翰霍普金斯医院建立了神经外科术后病房;1927 年,芝加哥建立了第一个早产婴儿监护中心。第二次世界大战期间建立的休克病房,救护在战争中受伤和手术治疗的伤病员。1960 年美国几乎所有医院都建立了术后恢复病房,弥补了二战之后护士的短缺,取得了明显的治疗效果。

危重症护理的发展始自 20 世纪 50 年代,北欧脊髓灰质炎的流行所致呼吸麻痹的"铁肺"治疗,辅以相应特殊护理技术,治疗效果良好,并出现了世界上最早的"监护病房"。危重症护理学从配合相应特殊护理技术,经过有抢救设备配合的新阶段,到现代监护仪器设备的集中熟练使用,使急危重症护理学的理论与临床实践都得到了相应的发展。之后,各大医院开始建立类似的监护单元。美国巴尔的摩医院麻醉科医生 Peter Safar 建立了第一个专业性的监护单位,正式命名为"重症监护病房( intensive care unite,ICU )"。至 20 世纪 60 年代末,大部分美国医院至少拥有一个 ICU。

20 世纪 60 年代,随着电子仪器、设备的发展,心电监护仪、心脏电除颤器、人工呼吸机、血液透析机出现并应用,20 世纪 60 年代后期,现代监护仪器设备开始集中使用。20 世纪 70 年代中期,在德国召开的一次医学会议上,国际红十字会提出了急救事业国际化、国际互助和标准化的方针,急救车装备要求有必要的设备,国际间统一紧急呼救电话及交流急救经验。此后,急诊急救与重症护理学在国际上迅猛发展,为危重急诊患者提供最及时的护理,提升了救治成功率。

可以这样认为,急危重症护理学起源于 19 世纪中期,但作为一门独立学科是伴随着急诊医学和危重症医学的建立,于近 30 多年才真正发展起来的。1970 年美国组建了危重病医学会;1972 年美国医学会正式承认急诊医学为一门独立的学科;1979 年国际上正式承认急诊医学为医学科学中的第 23 个专业学科;1983 年危重病医学成为美国医学界一门最新的学科。近半个世纪以来,由于城市汽车的不断增多,交通事故急剧增加,加上其他意外事故及心脑血管患者的不断增多,各国政府逐渐认识到发展急诊医疗服务的重要性和迫切性。1968 年,美国麻省理工学院倡导建立急诊医疗服务体系(emergency medical service system,EMSS),研究拓展至院前急救、院内急诊、危重病救治、灾害医学等多项内容。从医务人员在医院内等待和抢救患者,改变为到发病地或事故现场进行抢救处理的现场急救,这一变革显著降低了伤病员的病死率和致残率,极大提高了患者的存活率。这些都显示着急诊医学和危重症医学作为边缘学科或跨专业的强大生命力。与此同时,急危重症护理学出现了良好的发展势头,美国相继成立了急诊护士、危重病护士学会,对培养急诊护士(emergency nurse,EN)和急危重症护士(critical care nurse,CCN)起到重要作用,这些护士分布在医院内外急诊科、各类重症监护病房、心导管室、术后恢复病房、社区和门诊手术室。1983 年,美国危重症医学成为新学科。90 年代开始,急救医疗服务体系迅速发展,院前急救、急诊科救护、危重症救护、灾害救护等进入急危重症医学和护理学大发展时期。

### (二)我国急危重症护理学的建立与发展

我国的急危重症护理事业也经历了从简单到逐步完善,形成新学科的发展过程。我国古代人民在生存过程中,不断与自然灾害、意外伤害和疾病作斗争,积累了丰富经验,并通过反复实践逐渐形成了我国的急救医学体系,同时也开始了我国的急救护理实践。我国有许多古代医学文献中记载关于急症的论述,如《金匮要略》有"……徐徐抱解,一人以手按胸上数动之,一人摩捋臂胫屈伸之,若已僵,但渐渐强屈之……如此一炊顷,气从口出,呼吸眼开……"。我国最早的中医经典——春秋战国时期的《黄帝内经》,即有"卒心痛,暴厥,卒死"的记载。东汉时期,张仲景所著的《伤寒杂病论》对发热的辨证论治,隋朝巢元方的《诸病源候论》,对多种急症也有详尽论述。魏晋时代,应用针刺人中穴抢救昏迷患者;东汉时期,使用"麻沸散"进行麻醉等,这些丰富的医学遗产,体现了祖国医学在急诊理论和实践方面具有独到的见解和经验,为我国急诊医学和急危重症护理学的发展奠定了基础。

20 世纪 50 年代,若干大、中城市,建立了急救站和救护站,配合各级医疗单位救治了大量危重患者和伤员。急诊室只是医院门诊的一个部门,直到 1980—1983 年,原卫生部先后颁发了《关于加强城市急救工作的意见》《城市医院急诊室建立方案》等文件后,北京、上海等地才相继成立了急诊室、急诊科和急救中心,促进了急诊医学与急诊护理学的发展,我国也开始进入了急危重症护理学发展的初级阶段。同期,危重症只是将危重患者集中在靠近护士站的病房或急救室,便于护士密切观察与护理。外科手术后患者先送到术后复苏室,清醒后再转入病房。20 世纪 80 年代,各医院也先后建立了专科和综合监护病房。1982 年,北京协和医院设立第一张 ICU 病床,1984 年正式成立了独立专科的综合性 ICU,促进了急诊医学与重症护理学的发展,开始了急诊急救与重症护理学发展的新阶段。1989 年,原卫生部将建立急诊科和 ICU 作为医院等级评审的条件之一,明确了急诊和危重症医学在医院建设中不可或缺的地位,急危重症护理学也随之快速发展。目前,我国各级医院已普遍设立了急诊科或急救科,坚持"以患者为中心"开通了"绿色通道",以急救中心和急救站为主题的院前急救网络也已建立,将以较短的反应时间,提供优质的院前急救服务。全国各城市均设立了急救专线电话"120"、公安报警电话"110"、火警电话"119"及交通事故报警电话"122"等系统的联动机制,一些发达城市已开展了急救医疗服务体系、报警电话联动机制、海陆空立体救援模式,我国整体急救医疗网络日臻完善。与此同时,危重症患者的救护水平不断提高,ICU 的规模、精密监护治疗仪器的配置质量、医护人员的专业救护水平及临床实践能力,均已成为衡量我们国家及我国每一所医院急救医疗水平的重要标准。尤其是 2003 年,传染性非典型肺炎流行后,国家投入巨资建立

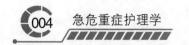

和健全了突发公共卫生事件紧急医疗救治体系,急诊医学与急危重症护理学在应对重大突发公共卫生事件中的能力及地位均得到了大幅度提升,已独立发展出了灾害医学和灾害护理学。

虽然我国与国外相比,急危重症医学及护理学成为独立学科较晚,但是,在我国政府的大力支持下,广大医护人员努力拼搏,院前急救、院内急诊、危重病救治及灾害救援等方面均在医疗系统中发挥着越来越重要的作用。1983 年,急诊医学被卫健委正式承认为独立学科。1985 年,国家学位评定委员会正式批准设置急诊医学研究生点。此后,中华医学会相继成立急诊医学、重症医学、灾害医学分会。中华护理学会分别成立了急诊护理和危重症护理专业委员会。1988 年,第二军医大学开设了国内第一门急救护理学课程。之后,教育部将急救护理学确定为护理学科的必修课程,中华护理学会及护理教育中心设立了多个培训基地,举办了多期急危重症护理学习班,为开展急救护理工作及急救教育培训了大量人才,尤其是急危重症护理学已不单纯局限于人的生理需求,而是注重于人的心理、病理、社会及精神的需求,将现代急危重症护理理念、急危重症护理技术由医院扩展到事故或发病现场及社区。

## 二、急危重症护理学的范畴

### (一)院前急救

院前急救是指到达医院前急救人员对急症和(或)创伤患者开展现场或转运途中的医疗救护,包括患者发生伤病现场对医疗救护的呼救、现场救护、途中监护和运送等环节。急救人员也可以包括经过培训的非专业人员。及时进行有效的院前急救,可以维持患者的生命、防止再损伤、减轻患者痛苦,并为进一步诊治创造条件,提高抢救成功率,降低致残率。

为了实现非医务人员和专业医务人员的救护相结合,应大力开展急救知识和初步急救技能训练的普及工作,使在现场的最初目击者能首先给伤(病)员进行必要的初步急救。除增设救护中心(站)、增加性能良好的救护车外,必须配足合格护理人员,提高现场救治能力;除陆上救护外,注意发展空中救护和水上救护;除参与平时救护,还要参与灾害事故的救护和战地救护等,不断提高救护水平。

### (二)医院急诊科(室)抢救

医院急诊科(室)是为接待急发或危重伤病员而设置的特定的诊疗场所。除具备急诊独立诊室和合格的装备外,急诊科要有足够、固定编制的高素质医护人员,以不断提高急诊抢救水平和应急应变能力。

### (三)危重病(症)救护

危重病(症)救护是指受过专门培训的医务人员在拥有先进监护设备和救治设备的重症监护病房(ICU),接收由急诊科和院内有关科室转来的危重患者,对多种严重疾病或创伤以及继发于各种严重疾病或创伤的复杂并发症患者进行全面监护及治疗。其研究范围主要有:①危重患者的监护与治疗;②ICU 人员、设备的配备与管理;③ICU 的技术。

### (四)灾害救护

突发性的人员伤亡是许多灾难性事件的共同特征,必须在平时做好应付灾难发生的各种应急准备,一旦灾难发生,应立即组织人员赶赴现场。紧急救护首先应做好下列工作:①寻找并救护伤(病)员;②检伤分类,根据不同伤情给予不同处理;③现场急救;④转运和疏散伤(病)员。

### (五)急救医疗服务体系的完善

研究怎样建立高质量、高效率的急救医疗服务体系,切实大力建设和完善城乡紧急呼救通信设施,并不断充实和完善。

### (六)急救护理人才的培训和科学研究工作

人才培养和科学研究工作是急诊急救与重症护理学发展的重要任务。应有计划地组织急诊急救与重症护理学讲座、急救技术培训等急救专业学术活动,提高急救护理人员的专业技术水平,并加强急诊急救与重症护理科学研究及情报交流工作,提高救护速度与救护质量,使急诊急救与重症护理学教学—科研—实践紧密结合,促进人才培养,提高学术水平。

## 三、急危重症护理学的学科特点与学习要求

急危重症护理学具有涉及知识面广、实践性强、技能要求高等特点。因此,急危重症护理学的教学要首先让学生思考如何面对临床急危重症问题,要将敏锐的思维、密切的关注、娴熟的技术作为一名急救护士和危重症护士的专业品质进行着重培养。具体要求如下:

### (一)具有良好的临床综合素质

急危重症护理工作复杂多变,突发疾病或病情演变得急、危、重,时刻威胁患者的生命,使其承受着巨大的身心痛苦。因此,护士必须对患者关心、安慰与体贴,给其精神上有力的支持。这就要求护士要具备良好的职业素质和职业素养。在处理急症时,常遇到两种情况:①病情危急,须立即边抢救,边通知医师,要求护士不仅要具有敏锐的观察力和反应能力,还要有沉着冷静、有条不紊的工作能力。②病情危重,需密切观察病情,准备抢救用品,通知医生到达现场后,共同抢救。二者均要求护士必须具备责任心、紧迫感、心理适应能力及良好的沟通和协作能力,做到及时、准确判断病情,综合考虑,分清主次和轻重缓急。同时,强健的身体素质也是出色完成繁重的急危重症护理工作的保证。因此,及时了解患者的心理状况,减轻患者的身心痛苦,是提高抢救成功率不可忽视的前提。

### (二)临床知识面广

急危重症护理学的学习是在学习过各专科基本护理理论之后进行的。在教学过程中,一方面注重培养学生跨越各门学科知识去解决临床实际问题的能力;另一方面要指导学生,学习急危重症护理学不同于对某个系统的规范学习,且常常不能立即明确诊断,需要从复杂的临床病症、危险病情及所学的专业知识中提炼疾病的临床特点,这就要求急危重症护士要熟练掌握各专科护理理论知识及各专科护理技术,首先抢救生命,边救治、边观察、边判断,尽早稳定病情,减轻痛苦,挽救患者生命,降低致残率和致死率。

### (三)临床护理技能要求高

由于急危重症患者病种复杂,抢救环境差,因此,要求急危重症护理人员必须具有娴熟的操作技能,在不同情况、不同环境下做到操作准确、处置及时合理。

## 四、急危重症护理学的学习目的

### (一)培养良好的职业道德

护士要自觉规范言语和行为,设身处地想患者之所想。坚持牢固树立"时间就是生命"的理念,在自己的思想中注入急救意识,以高度的责任心和紧迫感学好这门课程,为以后的急救护理工作打下坚实基础。

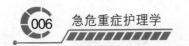

### （二）具有临床多学科知识与技能

急诊科和危重症监护护理工作涉及多学科专业知识，跨度大，要求急危重症护士具备内、外、妇、儿及传染病等多专科知识与技能，要具备良好的专业素质，要求学生学习要温故而知新，牢固掌握学习过的基础与临床课程。

### （三）培养应急救护能力

急诊护理工作应急性强，对于患者就诊的数量及病种难以预测，患者需要何种护理，如何合理分配急救资源等，都考验着急救护士的综合素质。因此，护士除了应具备高水平的专业知识与技能外，还要具备敏捷的思维、较强的应变能力，病情观察中的预见能力，以及迅速做出判断及积极处理的能力。

### （四）熟练掌握急诊和危重症救护技术

加强急救基本功训练，熟练掌握急救程序、心肺复苏技术和气管插管配合技术，同时掌握除颤仪、心电监护仪、呼吸机、输液泵、心电图仪等仪器的操作和使用。

### （五）具备一定的管理能力及良好的沟通能力

急救护理工作中管理显得非常重要，及时排除抢救护理中的各种障碍，协调好各方面的关系，是保证抢救工作顺利进行的关键，维持抢救仪器始终处于功能良好的备用状态至关重要。同时，急诊护士必须具备良好的沟通和协调能力，及时有效地缓解工作中出现的各种压力。

## 第二节　急诊医疗服务体系

急诊医疗服务体系（emergency medical service system，EMSS）是集院前急救、院内急诊科诊治、ICU 救治和各专科的"生命绿色通道"为一体的急救网络，即院前急救负责现场急救和途中救护，急诊科和 ICU 负责院内救护，既适合于平时的急诊医疗工作，也适合于大型灾害或意外事故的急救。一个完整的急救医疗服务体系包括以下几部分：完善的通信指挥系统、现场救护、有监测和急救装置的运输工具、高水平的医院急诊服务和强化治疗，各部分之间既有分工，又有密切联系，是一个有严密组织和统一指挥的急救网络。

我国完整的急诊医疗服务体系，是集院前急救、医院急诊科救治、危重症监护三位一体的发展模式。

### 一、急诊医疗服务体系的任务

急诊医疗服务体系的主要任务是从破坏性大、群体受伤较重的自然或人为灾害所致的意外事故现场的急救，到院内各类危重症患者的进一步治疗及延续生命的支持，以降低其致残率及致死率。

城市医疗救护网是在市各级卫生行政部门和所在单位直接统一领导下，实施急救的专业组织。医疗救护网承担现场急救和途中护送，以及包括医院急诊抢救的全过程等工作。城市应逐步建立健全急救站、医院急诊科（室），并与街道卫生院等基层卫生组织相结合，组成医疗急救网。

## 二、急救医疗服务体系的管理

健全、规范、完善的急救医疗服务体系的管理是提高急诊、急救工作水平的前提和保障。急救医疗服务体系的管理主要表现在以下六个方面：

1. 急诊医疗的组织体系

(1)进一步扩大社会急救队伍和急救站，让伤病员能得到及时、有效的院前救治。

(2)加强急诊科工作的科学管理，定期组织急救技术培训。

(3)不断提高应急能力和抢救技术水平，对重大突发性事件及时组织抢救。

(4)提高战地救护质量，掌握通气、外伤止血、包扎、固定、转运等战地救护知识和技能。2. 急诊医疗体系的主要参与人员

(1)最初目击者 应参与实施初步急救，并能正确进行呼救的人员。

(2)急救医护人员 救护车上配备 1~2 名合格的急救人员，随救护车负责现场和运送途中的救护工作。

(3)医院急诊科的医护人员 当伤病员送到医院后，由急诊科医护人员进行确定性治疗。

3. 建立院前急救通信网络 现代化急诊医疗通信联系，确切地说应是急救网络中枢，是急诊医疗体系的灵魂。它是急救工作的联络、协调、指挥、调度、传达、应召，可使医院急救和院前急救工作的环节得到紧密结合。因此，救护站、救护车与医院急诊科应配备无线通信设备，有条件的城市可逐步建立救护车派遣中心和急救呼叫专线电话。通信网络的建立，有利于急救工作的顺利展开。尤其是当发生重大灾害事故时，急救通信系统又可发挥政府的医疗急救指挥联络系统作用。

4. 改善城市救护站条件，改善院前急救运输工具 每一城市都要建立救护站，大城市应设立一个救护中心站和若干分站。救护站要建立必要的通信设施，要配备一定数量车况良好、具有必要救护装备的救护车。要有足够数量的急救医护人员编制，有 1~2 名急救医护人员随车出发，以便进行及时、有效的现场救护和运送途中的救护，须彻底改变救护车仅作为运送工具的状况。急救医护人员在现场进行急救的同时，还可以用无线通信工具同就近的医院急诊科取得联系，以便及时得到急诊科医师指导，并通报患者即将到达，使急诊科做好必要准备。

5. 开展社会急救知识普及工作 充分利用报刊、电视、电台、宣传栏、讲座及网络等手段普及急救知识，大力提高全民的急救意识及现场急救能力。

6. 加强医院急诊科的建设，提高其应急能力 城市医院急诊科要有独立的区域，配备固定的医护人员，充实技术骨干，要有一定规模的抢救、监护设备及对内、对外的通信联系设施。不断改进急诊科(室)条件，提高抢救成功率。加强急诊科(室)的业务管理，主要从以下几个方面做起：①积极提高急诊科医护人员的急救意识和群体素质。通过有计划、有组织地进行目标训练，加强急诊专业护理队伍建设；定期组织演练、考核，使各项训练计划落到实处。②建立、健全急诊科、抢救室各项规章制度。③大力推行急诊工作的标准化管理，以提高急诊科的应急能力，随时准备救治严重创伤患者。医院还应组织创伤急救小组，每日将该小组值班人员的名单在急诊科予以公布，遇有严重创伤患者来院，该小组成员应迅速到位。这样可使伤员得到及时、正确的救治，降低伤残率和死亡率。总之，医院急诊科处于医院医疗的第一线，承担 24 h 不间断的各类伤病员的紧急救治。医院急诊的能力及质量是医院管理、医护人员素质的综合体现。

急诊医疗服务体系的建立及科学有效的管理，在抢救人民生命方面发挥着越来越大的作用。它可使急危重症伤病员在现场得到正确、有效的初步救治，维护其生命安全，在病情尽可能稳定的情况下，将患者转送到医院进行进一步治疗，为抢救生命、减少并发症及改善预后赢得时间。

## 第三节　急危重症护士培训及其资质认证

急危重症护理学要想深入发展,必须加强学科建设,抓好人才培养。而做好人才培训及其资质认证工作,也是发展急危重症护理事业的重要环节。

### 一、急危重症护士培训

#### (一)国外急危重症护士培训

发达国家对急诊护士和危重症护士的培训工作十分重视,急危重症护士除了需要正规教育,还要经过若干年实践磨炼和一定时间的继续教育,才能逐渐成熟并成为技术骨干力量。因此,美国急诊护士和危重症护士学会开设了大量的急诊、急危重症护理继续教育项目,可供在职护士选择。20世纪30—40年代,美国开始急诊专科护士培训,部分医院通过对护士进行短期培训,使之成为急危重症护理领域的专家。除此之外,许多大学还专门设置了急危重症专科护士研究生项目。20世纪60年代,加拿大、英国等国家开始实施专科护士培养制度,兼有专科证书课程和研究生学位课程两种形式。1981年,日本急救医学会护理分会制定了急救护理专家的教育课程和实践技能标准,对急救护理专家的教育主要在日本护理学会的研修学校中实施。

关于急危重症护士培训内容各国也不尽相同。比如,美国急诊专科护士培训开设课程包括急诊突发事件的评估及确定优先事项、对医疗和心理紧急情况的快速反应及救生干预、创伤护理核心课程、高级心脏生命支持术、儿科急诊护理课程、急诊护理程序等。日本急救护理专家注重能力的培养,比如抢救技术能力、准确进行病情分类、调整治疗顺序、把握患者及家属需求并给予援助;教育课程包括理论和专业技术课程,专业技术课程又包含抢救、分诊和应急沟通技能等。

#### (二)我国急危重症护士培训

我国急危重症护士培训工作虽然起步晚,但是,长期以来受到党和政府的高度重视。目前,急危重症护理学已是高校护理学专业的必修课,关于在职护士各类继续教育项目的培训十分丰富。随着我国护理学科的迅猛发展,更高层次的培训形式、专科护士培训如雨后春笋。《中国护理事业发展规划纲要(2005—2010)》中明确指出,2005—2010年分步骤在急诊急救、重症监护等重点临床领域开展急诊和危重症专科护士培训。《中国护理事业发展规划纲要(2011—2015)》指出:“十一五”、“十二五”期间,各省(自治区、直辖市)按照卫健委要求,大力开展重症监护、急诊急救等领域的专科护士规范化培训,护士队伍专业技术水平不断提高。2011—2015年,要建立专科护理岗位培训制度。在此方针指导下,中华护理学会和我国多省、区、市将急诊和危重症专科护士培训工作作为急危重症护理专业建设、学科建设及人才培养的基本要求,并不断改进培训形式及培训内容。

我国对急危重症护士培训以在职教育为主,安排急诊和危重症抢救临床经验较为丰富的教师授课,培训内容包括理论教学与临床实践。理论教学包括急诊或急救、危重症监护的所有内容、学科发展与专科护士发展趋势、循证护理、护理科研、护理教育以及突发事件的应对等。专科理论包括重症监护、急救创伤、各种危象、中毒、昏迷等最新急救研究进展。教学形式上,采取理论讲座、病例分析、操作示范、临床实践等多种方式授课。在培训过程中,重点突出对急危重症护理能力的培养。随着我国专业型研究生的设立与发展,研究生教育也已成为急危重症专科护士培训的另一种重要形式。

## 二、急危重症护士资质认证

### (一)国外急危重症护士资质认证

目前,许多发达国家如美国、日本、英国、瑞典、奥地利、丹麦等对急诊和危重症护士已实行资质认证(certification)制度,要求注册护士在经过专门培训获得证书后方可成为专科护士。美国急诊护士认证条件如下:①具有护理学士学位;②取得注册护士资格;③有急诊护理工作经历;④参加急诊护士学会举办的急救护理核心课程学习并通过急诊护士资格认证考试。

美国急诊护士证书有效期:急诊和危重症护士执照有效期通常为 5 年,其间必须要争取继续教育学分来保持执照的有效性,否则执照会被取消或被迫重新参加资格考试。

日本急诊护士证书有效期:临床护理专家、专科护士每 5 年必须重新进行 1 次资格审查。审查条件包括实践(工作)时间、科研成绩、专科新知识学习情况。

### (二)我国急危重症护士资质认证

我国的急危重症专科护士资质认证尚处在尝试阶段,没有统一的资质认定标准。目前,在全国范围内各省区市正在逐步开展急诊急救和危重症专科护士的培训和认证工作,并已经取得了一定的成效。2002 年,中华护理学会与香港危重病学护士协会联合举办了第一届全国性的"危重症护理学文凭课程班",为期 3 个月,给成绩合格的护士颁发"危重症护理学业文凭证书",这是全国范围内对危重症护士认证工作的初步尝试。2006 年,上海市开始进行急诊及危重症适任护士认证工作,对上海各级医院在急诊科或 ICU 工作 2 年以上的注册护士,分期分批进行包括最新专科理论学习、医院实训基地临床实践在内的培训,考核合格发放适任证书。

2006 年,安徽省立医院也建立了第一个急诊急救专科护士培训基地,已培养大量急救专科护士。目前,在全国各省区市正逐步开展急诊急救专科护士的培训及认证工作,并取得了明显的成效。

---

### 思考题

1. 什么是急危重症护理学? 什么是急诊医疗服务体系?

2. 简述急危重症护理学的范畴。

3. 病例分析:

女性,50 岁,上班途中突然栽倒在地,周围的人急呼"120",等某急救中心的人到达时,患者呼吸、心搏已停止。

**请思考:**面对这样的突发状况,您认为我们应该具备哪些知识?

# 第二章　院前急救

========== 学习目标 ==========

1. 知识目标　①掌握：院前急救的基本程序。②熟悉：院前急救的特点及原则。③了解：院前急救的相关配置。
2. 能力目标　学生能运用院前急救的基本程序对患者进行护理。
3. 素质目标　学生具有紧急救护的意识和快速反应、沟通、组织、协作的能力。

**病例思考**

"120"急救中心接到车祸现场报警，急救医护人员赶到现场后，发现出租车司机呼之不应，呼吸、心搏停止，右腿骨折；副驾驶乘客神志淡漠，头部外伤，左侧肱动脉血流不止。

请思考：①根据急救原则医护人员应给予出租车司机和乘客采取的急救措施有哪些？②交警随后到达车祸现场，医护人员需要向其说明司机和乘客伤情吗？

## 第一节　院前急救的特点、任务和救治原则

院前急救(pre-hospital emergency care)也称院外急救(outhospital emergency care)，是指在医院之外的环境中对各种危及生命的急症、创伤、中毒、灾害事故等伤病者进行现场救护、转运及途中救护的统称，即从患者发病或受伤开始到医院就医之前这一阶段的救护。院前急救是急诊医疗服务体系的一个重要组成部分，也是院内急救的基础，它不是处理疾病的全过程，而是把工作重点放在救治伤病的急性阶段，为患者接受进一步诊治创造条件、提供机会。准确、合理、快速的院前急救措施，对挽救患者生命，降低伤残率、死亡率起着举足轻重的作用。

在日常工作中，人们常会受到突发疾病、意外伤害和灾害的袭击。据统计，在我国主要致死性疾病中，前五位依次是脑血管疾病、恶性肿瘤、呼吸系统疾病、心脏病、外伤和中毒。除了恶性肿瘤外，其他疾病的突发性是显而易见的。更重要的是，它们不仅仅是突发，而且往往会在第一时间致命，所以时间就是生命，必须落实急救措施。如果人们在遭遇到突发疾病或意外伤害时，不能在第一时间内得到及时、有效的救治，则会引起组织器官不可逆的损伤和死亡。院前急救一方面维持患

者的生命、防止再损伤、减轻患者的痛苦,为进一步治疗创造条件,提高抢救成功率,降低伤残率、死亡率;另一方面也是衡量一个地区急救工作能力与水平的标志。

因此,院前急救是现代医学的一大进步,将医疗救护送到急危重症患者的身边,不仅体现了现代医学"尊重生命,生命至上"的理念,更重要的是第一时间的正确处理,为患者后期器官功能的恢复、提高生存质量奠定了基础。总之,随着社会的进步与发展,人们对生活质量要求越来越高,对待院前急救的要求已经从单纯的速度变成既要求速度更要求质量的转变,因此院前急救已进入快速发展期并备受关注。

## 一、院前急救的特点

院前急救不同于任何一个医学专科,较医院内各专科而言,院前急救有着鲜明的特点。明确院前急救的特点对于组织急救工作、提高急救效率有着非常重要的意义。院前急救的特点可表现在以下几个方面。

1. **时间紧迫**　急性心肌梗死、猝死、某些急性中毒、大动脉损伤破裂出血、重要脏器损伤等患者,医护人员需迅速到达,缓解患者和家属心理上的恐惧和焦虑。根据病情选择心肺复苏、快速止血、建立静脉通路等急救措施;抢救后根据病情立即转送医院或就地监护治疗,充分体现了"时间就是生命"这一主题。

2. **急救条件受限**　急救现场环境大多较差,有的地方狭窄难以救护;有的光线暗淡不易分辨;有的在马路、街道,围观人群拥挤、嘈杂;有的事故现场险情不断,可能造成再伤亡;转运途中,救护车的颠簸和噪声会给医疗护理操作如听诊、测量血压、吸痰、注射等带来困难。

3. **病种复杂多样**　院前急救的患者病情复杂多变,疾病往往涉及临床多学科、跨专业的情况,要求急救人员在短时间内做出判断和急救处理,医护人员须具备综合的医学理论知识、扎实的急救技能、高度的责任心、极强的耐性和良好的心理素质来应对各种病情多变的急救患者,这是院前急救工作的重要特点,尤其在重大事故抢救过程中。

4. **体力消耗较大**　院前急救现场是多样的,急救人员奔赴现场要经过途中颠簸,急救车无法开进现场就得弃车步行,随身携带急救箱;若现场在高楼且无电梯时就需爬楼梯;到达现场后必须立即对患者进行抢救,抢救后又要边指导边搬运患者;转送途中也要密切观察患者病情,每一环节都要消耗一定的体力。

5. **对症急救**　院前急救时常没有足够的时间和条件让医护人员进行鉴别诊断,他们的主要任务是对症急救,如针对危及生命的问题尤其是心、肺、脑功能衰竭的患者进行救护。对外伤大出血患者,先进行止血处理再转送至医院,减少失血性休克的发生;骨折的患者先进行初步固定、正确搬运和护送,以减轻痛苦,预防骨折加重及并发症的发生。院前急救处置步骤是心肺复苏、止血包扎、躯干及肢体固定,搬运至救护车、途中监护到达救治医院。

6. **社会性强**　工作范围往往超出医学护理领域,要与社会各界打交道,如患者的家属、邻居、同事、事件目击者、围观者、警察、记者、犯罪嫌疑人、医院急诊科的医护人员等。急救人员须具备一定的社会经验、良好的心理素质、较高的应变沟通能力与敏锐的观察能力等。

7. **随机性强**　院前急救的对象往往是预想不到的,突然发生的各种急症或危及生命的患者;病情也随时可能发生变化,随时需要抢救;且重大事故或灾难发生的随机性很强。

8. **机动性大**　院前急救的地点不同,遇有特殊需要,可能会超越行政医疗区域分管范围,到邻近省、市、县帮助救援,前往的出事地点往返距离可达数百里;由于病情和病种不同,医护人员往往需要有针对性地给予吸氧、止血、给药、心肺复苏等急救措施。

9. **存在安全风险** 院前急救的患者有的是肇事者,如打架、斗殴、车祸、吸毒等,医护人员既要处理医疗护理问题,又要处理法律问题,需要医护人员提高自我保护意识,具备一定的社会经验,有较强的人际沟通能力和应变能力,增强忧患意识,依法行医和施救。

10. **急救人员少任务重** 有时只有一两名医护人员进行现场心肺复苏,既要进行胸外心脏按压、人工辅助呼吸,又要建立静脉通路等,因此要求医护人员必须具备较好的独立工作能力,有明确分工,更要密切配合,发扬积极主动、团结协作的精神。

## 二、院前急救的任务和救治原则

### (一)院前急救的主要任务

1. **对院外呼救患者提供院前急救** 这是院前急救的主要和经常性任务。要求接到呼救电话或其他方式的信息后,救护车、飞机或救护艇要立即出动,医护人员要随车、随机或随艇前往,尽快到达现场,进行现场急救后,迅速安全地将患者送到就近的医院急诊科(室)。现场救护时要稳定病情,减轻患者痛苦,防止并发症的发生。呼救的患者一般分为以下三种类型:一是短时间内有生命危险的患者,如急性心肌梗死、严重创伤、大面积烧伤、休克等,占呼救患者总数的 10% ~ 15%。对此类患者必须实施现场急救,目的在于挽救患者生命或维持其生命体征。二是病情紧急但短时间内尚无生命危险的患者,如骨折、急腹症、重症哮喘等,占呼救患者的 70% ~ 80%。对此类患者也需要进行现场处理,目的在于稳定病情、减轻患者在运转过程中的痛苦和避免并发症的发生。三是慢性病患者,占呼救患者的 10% ~ 15%。对此类患者不需要现场急救,只需提供救护车转运服务。

2. **突发公共卫生事件或灾难性事故发生时的紧急救援** 在自然灾害和人为灾害中,由于伤病员多,伤情重、情况复杂,除了做好现场医疗急救外,通常还需要与现场其他救灾队伍如消防、交通、公安等部门密切配合,并做好自身安全防护措施。遇到由于特大灾害或战争产生大批伤病员时应结合实际情况执行有关抢救预案,无预案时需加强现场伤病员分类和现场救护,并根据不同情况及时分流。

3. **执行特殊任务时的救护值班** 特殊任务是指当地的大型集会、重要会议、国际比赛、外国元首来访等救护值班。执行此项任务要加强责任心,严禁擅离职守,随时应付可能出现的各种意外事件。若遇意外伤病员,可按上述 1、2 两条处理。

4. **普及急救知识和技能** 为了实现非医护人员和专业医护人员救护的紧密衔接,应大力开展急救知识和初步急救技能训练的普及工作,使在现场的第一目击者能首先给伤病员进行必要的初步急救。一方面可通过网络、电视、报刊等公共资源普及急救知识,开展有关现场救护及心肺复苏的全民教育;另一方面可针对特殊人群,如红十字会成员、司机、警察、导游等特殊人群进行专项培训。有条件的急救中心可承担一定的科研教学任务。

5. **通信网络中的枢纽任务** 通信网络一般由三个方面组成:一是市民与急救中心的联络;二是急救中心与救护车、急救医院(急救医疗服务体系 EMSS)内部的联络;三是急救中心与上级领导、卫生行政部门和其他救灾系统的联络。院前急救的通信网络在整个急救过程中不仅承担着急救信息的接收任务,还承担传递信息、指挥调度及与上级领导、救灾急救指挥中心、急救现场、急救车、医院急诊科联络的功能,起到承上启下、沟通信息的枢纽作用。

### (二)院前急救的救治原则

院前急救的目的是"以人为本,以生命为中心"。目标是缓解痛苦、预防进一步的并发症和损伤,并促进患者恢复,降低死亡率和致残率,任何人在任何情况下都可以展开急救,包括自我救治;

院前急救时应遵循"就近、安全、迅速、有效"的标准及以下原则。

1. **先脱险再救护**　首先应由经验丰富的高年资急救医生迅速组织人员评估现场环境、了解情况，必要时急救人员采取防护措施，只有确保自身安全，才能完成救援任务；如伤员患者有险情应先排除，再快速使其脱离险区，实施救护。如在地震、火灾、毒气泄漏等现场，应使伤病员安全脱离危险环境后再进行救护。

2. **先救命再治病**　如患者呼吸、心搏骤停，应先进行心肺复苏，再进行止血、包扎及固定等治疗措施；如果存在多发损伤，应先保持气道通畅后再行救治。

3. **先止血再包扎**　如有伤口出血，首先应立即止血，再对伤口消毒包扎，注意观察有无活动性出血。

4. **先重伤再轻伤**　应先救治生命垂危或生命体征不平稳的患者，再救护轻伤患者；对不能确诊或受救治条件限制的情况下，应先对症处理，改善和稳定生命体征，帮助患者度过危险期。

5. **先救护再转运**　先实施救护保证患者生命安全，再实施转运措施。如急性心肌梗死合并危险心律失常或急性左心衰竭，应先救治危重伤员再转运；在转运途中持续进行生命体征的监护和实施抢救措施，严密观察病情变化，直至送达医院。

6. **急救与呼救并重**　如遇多名人员受伤，有两人以上救护者，应合理分工，边急救边呼叫援助；一人在场应按照先处理危及生命的紧急情况，再呼救援助的原则。

7. **听从指挥**　遇有特大灾难性事故发生时，到现场应及时向有关上级报告，顾全大局，听从指挥，团结协作。

# 第二节　院前急救的管理与设置

## 一、院前急救的主要模式

院前急救机构大致可以分为三种模式。

1. **独立型**　又称"北京模式"，该类型的急救中心是一个完善的院前院内急救体系，其特点是急救设备齐全，通信设施先进，经验丰富，科研领先。但耗资大，人才需求大，运行成本高。

2. **依托型**　又称"重庆模式"，该类型依托某家医院建成急救体系，是真正的院前-院内-重症监护一体化的模式。因为依托一家医院，改变了单纯的院前急救模式，所以运行成本及人才结构都能够得到保障，但是存在划分急救区域不明及与其他医院协调不当的困难。

3. **指挥调度型**　又称"广州模式"，该模式只设调度中心，主要任务是指挥调度全市的急救医疗工作，有完善的通信系统和丰富的调度经验。

目前，国内急救界大部分认同指挥调度型与依托型相结合的模式，即指挥中心由行政部门主管，指挥中心主要负责急救网络建设和指挥调度协调各家医院的院前急救工作，院前急救工作的实体由各家医院自己建设，这样既方便市内各个急救区域内的急救资源的协调，又解决了运行成本及人才问题。

## 二、院前急救的管理

重视和加强院前急救工作的关键是管理，要特别注意以下三个方面。

1. 良好的通信联络　现代急救医疗已把通信连同运输、技术称为院前急救的三大要素,通信是其中重要的一环。全国120急救电话时刻保持畅通,充分利用各种有线、无线通信器材进行联络、指挥、调度。

2. 较高的技术水平　院前急救成功率在很大程度上与急救技术水平有关。因此,需要培训提高医护人员的急救技术水平,要使其熟练掌握基础生命支持尤其是徒手心肺复苏术,要能熟练使用心电监护、除颤仪、起搏器、气管插管等,同时须制定院前急救操作流程,实现院前急救规范化管理。

3. 健全的管理制度　制度是急救质量的保证和基础,要重视建立健全调度制度,做到国际上普遍规定的呼救后3 min内出车;做好随车记录制度,准确及时记录患者病情和院前急救情况及其疗效;做好通信器材的维修保养,始终保持急救通信指挥系统的灵敏有效。

### 三、院前急救的相关配置

#### (一)救护车器械装备配置

现代救护车装备水平已成为衡量一个国家或地区急救水平的标志。按救护车转运功能,将救护车分为普通型救护车、监护型救护车和负压监护型救护车。普通型救护车用于非危重症患者的急救与转运,车内配置为救护车的基本配置;监护型救护车主要用于危重症患者的急救与转运,对于经济发达地区的急救中心,可作为日常急救常规配置;负压监护型救护车可用于国家甲类或按甲类管理的乙类传染病患者的转运。急救车辆所用的负压监护型救护车和普通监护型救护车的比例宜为1∶(4～6)。

1. 普通型救护车的配置标准　内科急救箱、外科急救箱、手持或脚踏吸引器、心电图机,2 L医用氧气瓶、10 L医用氧气瓶若干,血糖仪,折叠、铲式、车式担架各1副。

2. 监护型救护车的配置标准　内科急救箱、外科急救箱、便携式呼吸机、手持或脚踏吸引器、除颤监护仪、心电图机、气管插管包、血糖仪、一次性导尿包、骨折固定装置,2 L医用氧气瓶、10 L医用氧气瓶若干,折叠、铲式、车式担架各1副。

3. 负压监护型救护车的配置标准　内科急救箱、外科急救箱、便携式呼吸机、手持或脚踏吸引器、除颤监护仪、心电图机、气管插管包、血糖仪、一次性导尿包、骨折固定装置,2 L医用氧气瓶、10 L医用氧气瓶若干,折叠、铲式、车式担架各1副;防护面屏、一次性防护服若干。

#### (二)急救箱内配置

按照急救箱的功能分为内科急救箱、外科急救箱和气管插管包。

1. 内科急救箱配置　听诊器、血压计、体温计、手电筒、舌钳、开口器、压舌板、口咽通气管、氧气面罩或鼻导管、止血带、针灸针、一次性注射器(5 mL、10 mL、20 mL、50 mL)若干、输液器、套管针、各种腹穿针、胸穿针,无菌手套、剪刀、镊子、乙醇、碘伏、砂轮、胶布、敷贴、绷带等。

2. 外科急救箱配置　无菌清创缝合包、胸腹腔穿刺包、刀片、缝针、动脉止血带、夹板、颈托、脊柱板、解救套、绷带、头套、止血海绵、大小纱布块、三角巾、洞巾。皮肤消毒剂、0.9%氯化钠注射液、利多卡因注射液(局部表面麻醉用)、云南白药气雾剂等。一次性产包、垂体后叶素、催产素。中毒急救包、鼻异物钳、气管异物钳、气管切开包及耳鼻喉专用器材。

3. 气管插管包　呼吸球囊、球囊面罩、喉镜、气管导管、听诊器、牙垫、插管辅助导丝、注射器、胶膏、一次性手套、备用电池。

#### (三)救护车药品配置

救护车药品配置按照药理作用分类如下:

1. 中枢兴奋药　尼可刹米(可拉明)、洛贝林(山梗菜碱)、回苏灵等。

2. 升压药　去甲肾上腺素、盐酸肾上腺素、异丙肾上腺素、间羟胺(阿拉明)、多巴胺等。

3. 降压药　硝酸甘油注射液、硫酸镁注射液、硝苯地平片等。

4. 强心药　毛花苷C(西地兰)、毒毛花苷K(毒毛旋花子苷K)等。

5. 抗心律失常药　利多卡因、维拉帕米、胺碘酮等。

6. 血管扩张药　甲磺酸酚妥拉明、硝酸甘油、硝普钠等。

7. 止血药　卡巴克洛(安络血)、酚磺乙胺(止血敏)、维生素$K_1$、鱼精蛋白、垂体后叶素等。

8. 镇痛镇静药　哌替啶(杜冷丁)、苯巴比妥钠(鲁米那)、氯丙嗪(冬眠灵)、吗啡等。

9. 解毒药　阿托品、碘解磷定、氯解磷定等。

10. 抗过敏药　异丙嗪、苯海拉明、氯苯那敏(扑尔敏)、阿司咪唑(息斯敏)等。

11. 抗惊厥药　地西泮(安定)、苯巴比妥、硫酸镁等。

12. 脱水、利尿药　20%甘露醇、25%山梨醇、呋塞米、利尿酸钠等。

13. 碱性药　5%碳酸氢钠、11.2%乳酸钠等。

14. 激素类药　氢化可的松、地塞米松、可的松等。

### (四)院前急救人员配置模式

我国院前急救人员配置模式主要为医生和护士模式,目前国内大多数院前急救组织是以救护车为单位配备人员。普通救护车一般由1名急救医生、1名护士、1名驾驶员组成;危重病监护车至少由1~2名专科急救医生、1~2名护士及1名驾驶员组成,必要时,可增设1名担架员。

当今医护人员严重短缺,可能导致医院内人力资源短缺问题进一步加重。为缓解这一问题,原国家卫生和计划生育委员会颁布了《院前医疗急救管理办法》,规定了医疗救护员(emergency medical technician,EMT)从业的相关内容,提出了EMT是当前医学专业院前急救人员的重要补充这一观点。

原国家卫生和计划生育委员会颁布的《院前医疗急救管理办法》,其中第十九条明确指出,"从事院前医疗急救的专业人员包括医师、护士和医疗救护员","医疗救护员应当按照国家有关规定经培训考试合格取得国家执业资格证书"。因此从该办法开始施行起,我国院前医疗急救新增了力量——EMT。

EMT是指运用救护知识和技能,在各种急症、意外事故、创伤和突发公共卫生事件现场实行初步紧急救护的人员。在美国等发达国家,从事院前医疗急救的专业人员除医生和护士外,还有EMT。长期以来,我国EMT处于空白状态,影响着院前急救的实施质量。我国劳动和社会保障部与卫生部联合发布公告,将EMT纳入卫生行业特有职业,但其后将近10年EMT职业相关工作基本处于停滞状态。

## 第三节　院前急救的基本程序

### 一、院前急救出诊人员准备工作流程

医生、护士、司机、担架员应提前10 min到岗上班,穿工作服、佩戴胸牌,进行上班前检查和准备

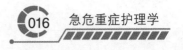

工作。

1. 医生、护士的准备工作

(1)领取出车使用的诊箱和各种仪器设备,做好交接登记。

(2)认真检查诊箱内的急救药品和医疗用品是否齐全,并确保在有效期内;心电图机、除颤仪、气管插管包、氧气瓶、外伤包等设备齐全;电池供电充足,设备使用正常。诊箱和仪器设备等放置在急救车厢内指定位置。

(3)检查救护车上物品及数量是否符合《车上物品规范》的要求。

(4)医生带齐各种医疗表单:病历、处方、签字单、交接单等。

2. 司机的准备工作

(1)与上一班出车司机做好车辆交接登记。

(2)检查 GPS 车载显示器和车载电话是否正常,保证通信畅通,如有问题及时报修。

(3)检查警报器和蓝色警灯。

(4)检查急救车外观是否有剐蹭,机油、汽油、冷却水(防冻水)、电瓶和电液、灯光、刹车、转向装置、车辆空调等是否正常,检查车内电源转换器,以备应急充电,保证车辆卫生,发动车辆(冬天有条件应预热 2 min)。

(5)检查车载氧气瓶。氧气压力是否在 5 MPa 之上,不足 5 MPa 须及时充氧。

(6)随车工具:千斤顶、轮胎套筒、摇杠、备胎、小工具等。

(7)随车记录用具:出车日报表、笔、收费发票等。

3. 担架员的准备工作

(1)检查担架车和铲式担架能否正常使用,检查保险带、一次性担架单。

(2)保证车厢内干净卫生。

4. 其他

(1)医生、护士、司机、担架员准备工作完毕,将车辆停放在指定位置,利于 3 min 内出诊。

(2)医生、护士、司机上岗时应在 GPS 车载显示器上按司机、医生、护士顺序输入工号登录上班,如因故障不能登录,应及时向调度报告,由调度负责人工登录上班。

## 二、院前急救日常工作流程

(1)接受指挥中心指令,改变救护车 GPS 状态为"驶向现场",3 min 内出诊。

(2)在途中,通过电话与患者及家属联系,指导自救并进一步确定接车地点。

(3)到达现场后,改变救护车 GPS 状态为"抢救转送",对患者进行初步诊断和现场救治。

(4)告知患者或家属病情,根据病情以就近、就急、就能力、尊重患者意愿为原则确定转送医院,要求患者或家属在医疗文书上签字确认。

(5)将患者的病情、救治情况及拟送达医院等相关信息报告 120 指挥调度中心,建立抢救绿色通道。

(6)在转运途中,陪伴患者身边,进行严密监护,确保途中安全。

(7)到达医院后,与接诊人员就病情与处置进行交接。

(8)收费返回,改变救护车 GPS 状态为"途中待命",随时准备接受新的任务。

(9)书写病历、检查设备、补充药品与耗材。

(10)1 周后对患者进行回访,了解诊断、治疗情况和对急救服务的意见和建议。

### 三、突发公共事件现场救援指挥流程

（1）接到指令后,立即赶赴现场。

（2）120 第一个到达现场的为现场临时指挥员,须佩戴指挥标识,上级领导到达现场后报告现场情况并移交指挥权。

（3）第一指挥员立即了解现场初步情况并向 120 调度指挥中心报告事件的名称、事件类型、发生时间、发生地点、伤亡人数、涉及的地域范围等,并视大体伤亡人数决定是否要求增援(一报告)。

（4）第一指挥员组织到现场急救人员对现场伤员进行初级检伤分类和现场处置,并指定一人做好登记,必要时联系公安、消防、交通等相关部门共同处理(一指挥)。

（5）检伤分类完毕后(5 人以上伤亡时),将伤员总人数、检伤分类结果(重伤×人、中度伤×人、轻伤×人、死亡×人)、伤员情况上报指挥中心,同时请求 120 调度指挥中心联络分流伤员的医院(二报告)。

（6）按照 120 调度指挥中心指示,指挥各急救车组转送伤员至目标医院(二指挥)。

（7）信息收集:伤亡人数、伤员基本信息、伤情及转送医院等信息,及时记录(信息收集)。

（8）现场处置完毕后,将伤员分流并根据目前现场情况报告 120 调度指挥中心,请求下一步指示(三报告)。

### 四、突发事件及重大事件上报的工作程序

1. 上报重大事件类型　突发事件死亡 1 人或者群伤 3 人以上的事件。其他事件:如集体食物中毒、突发传染病等。

2. 向调度科汇报　电话:120。

3. 报告内容

（1）事件时间,事发地点,事件类型,报警人,到达的救护车数。

（2）伤亡程度,包括死亡人数、受伤人数(重伤、中伤、轻伤)、伤员去向。

### 五、院前急救的实施

院前急救的目的是抢救生命、安全转运,医务人员必须掌握院前急救的基本程序和基本的生命抢救技术,才能使现场急救做到快捷、准确、有效和安全。

#### (一)院前急救伤病员分检

1. 院前急救伤病员分检的重要性　当遇有多人同时受伤或中毒时,为使需要急救的轻、重伤病员各得其需,提高救治效率,必须根据紧迫性进行伤情分检。

2. 分检要求　边抢救边分检;由经过训练、经验丰富、组织能力强的技术人员来安排;应根据先危后重、先轻后微(伤势微小)的原则进行分类。

#### (二)现场伤病员分检的判断与评估

现场伤病员分检是以决定优先急救为前提的。因此,应首先根据伤病员的伤情来评估,对于极度痛苦或病情危重者,一般要求应在短时间(1～2 min)内完成;其他则应根据病情、症状、体征进行有不同侧重的分检。

对现场伤病员的急救标记和急救区划分:现场急救时常用彩色笔或胶布在患者的醒目位置标

记数字以示病情和数量。①红色:表示病情严重,危及生命。②黄色:表示虽病情严重,但尚未危及生命。③绿色:表示受伤程度较轻。④黑色:表示伤病员已死亡。⑤蓝色:可与上述颜色同时加用,表示伤病员已被污染,包括放射污染和传染病污染。

在现场有大批伤病员时,最简单、有效的急救应划分以下四个区,以便有条不紊地进行救护。①收容区:伤病员集中区,在此区挂上分类标签,并提供必要的抢救工作。②急救区:用来接收红色和黄色标志的危重患者,在此做进一步的抢救工作,如对休克、呼吸心搏骤停者等进行心肺复苏。③后送区:这个区内接收能自己行走或较轻的伤病员。④太平区:停放已死亡者。

急危重伤病员的情况多种多样,难以制订统一的评估程序,但评估的共同目的是要迅速找出主要矛盾,也就是能短时间内找出可危及患者生命的问题。为了便于记忆,建议使用"ABCDE"程序,当然这些评估几乎是同时进行的。评估要迅速而轻柔,不同病因的患者,评估的侧重点不同,这有赖于评估者的经验和选择,但决不可因为评估而延误抢救及后送时机。

1. 气道(airway,A) 检查患者的气道是否通畅,如有无舌根后坠堵塞喉咽、口腔内有无异物或分泌物等。此时应首先托起患者下颌使舌根上抬,取出异物,清除分泌物及积血。

2. 呼吸(breathing,B) 观察患者的呼吸,注意其频率和幅度,考虑呼吸交换量是否足够。

3. 循环(circulation,C) 检查患者脉搏的频率是否规则、搏动是否有力,心音是否响亮以及血压情况等。尤其要迅速判定有无心搏骤停,以便立即开始心肺复苏。

4. 决定(decision,D) 根据对呼吸、循环所做出的初步检查,迅速对患者的基本情况做出评估,并对其有针对性地救治。

5. 检查(examination,E) 经过上述基本检查,如病情需要和许可,再做进一步检查。为了防止重要生命体征的漏诊和误诊,国内外普遍倡导采用"CRASHPLAN"检查方法:C(circulation,心脏及循环系统),R(respiration,胸部及呼吸系统),A(abdomen,腹部脏器),S(spine,脊柱、脊髓),H(head,颅脑),P(pelvis,骨盆),L(limbs,四肢),A(arteries,周围动脉),N(nerves,周围神经)。

**(三)实施初步急救措施**

现场救护是指在现代社会发展和人类生活新模式结构下,针对在生产、生活环境中发生的危重急症、意外伤害,向公众普及急救知识,使其掌握先进的救护理念和技能,成为"第一目击者"。第一目击者在现场实施有效的初步紧急救护措施,然后在医疗救护下或运用救援医疗服务系统将患者迅速送达就近的医疗机构进一步救治。有效的现场和途中急救,可为入院后进一步救治提供基础。

常规急救护理措施包括给患者采取合理舒适的体位、吸氧、建立静脉通路、心脑肺复苏等操作。此外,对于不同专科的患者还应针对病情给予必要的救护措施。

1. 现场救护的要点

(1)判断处境、脱离险地、做好防护 一些事故现场往往由于环境危险,有可能对患者造成进一步的威胁,因此,应先加以判断。如有危险因素存在,应立即脱离险境或除去危险因素,否则宜就地加以急救,不可任意移动患者,以免延误抢救时机或造成不必要的损伤。

基于患者的血液、体液、分泌物(不包括汗液)、非完整皮肤和黏膜均可能具有潜在感染风险,如肠道感染、多重耐药菌感染、皮肤感染等,救护人员在标准预防的基础上,还应采用接触传播的隔离和预防措施。应限制患者的活动范围,需要转运时,采取有效措施,减少对其他患者、医护人员和环境表面的污染。接触隔离患者的血液、体液、分泌物、排泄物等时,应戴乳胶手套。接触甲类传染病患者应按要求穿防护服。

接触经空气传播的疾病,如肺结核、水痘等,在标准预防的基础上,还应采用空气传播的隔离与防护措施。如无条件收治,应尽快转送至有条件收治呼吸道传染病的医疗机构,并注意转运过程中医护人员的防护。当患者病情允许时,应戴外科口罩,定期更换,限制其活动范围,严格空气消毒。医护人员进行可能产生喷溅的诊疗操作时,应戴护目镜或防护面屏,穿防护服。

接触经飞沫传播的疾病,如百日咳、白喉、流行性感冒、病毒性腮腺炎、流行性脑脊髓膜炎等,在标准预防的基础上,还应采用飞沫传播的隔离与防护措施。减少患者转运,当需要转运时,医护人员应注意防护,戴帽子和医用防护口罩。患者病情允许时,应戴外科口罩,并定期更换。患者之间、患者与探视者之间相隔距离在1m以上,探视者应戴外科口罩。加强病室通风,或进行空气消毒。

接触新型冠状病毒性肺炎、急性传染性非典型肺炎、人感染高致病性禽流感患者等,应将其安置于有效通风的隔离区域内。严格限制探视,如需探视,探视者应正确穿戴个人防护用品,并遵守手卫生规定。限制患者活动范围,离开隔离区域时,应戴外科口罩,减少转运。需要转运时,医护人员应注意防护,严格按防护规定着装。不同区域应穿不同服装,且服装颜色应有区别或有明显标志。

(2)全面检查　迅速、镇静地对患者进行详细检查。

(3)给予患者最优先的急救措施　具体有以下几种措施。

1)维持呼吸道通畅:包括清除痰液及分泌物,取出假牙,如有舌后坠用舌钳拉出固定,以免堵塞气道。有条件者根据患者病情需要足量给氧,选择合适的给氧技术、氧流量和时间,通过吸氧提高患者动脉氧分压和动脉血氧饱和度,增加动脉血氧含量,纠正缺氧状态,促进组织的新陈代谢,维持机体生命活动。呼吸心跳停止者要进行口对口人工呼吸或面罩-气囊通气、气管插管通气等;对重度气胸的患者进行穿刺排气。

2)维持血液循环功能:包括对高血压急症、急性心肌梗死、严重心律失常及心搏骤停等的急救,可进行心肺复苏、电复律、除颤等治疗。

3)维持中枢神经系统功能:包括对急性脑血管疾病、癫痫发作以及急性脑水肿的急救护理。

4)防止休克:密切观察患者生命体征,早期发现病情变化,及时给予对症处理。

5)防止继续损伤:对疑有脊椎损伤者应立即予以制动,以免造成瘫痪。对颈椎损伤者,有条件时应根据患者颈围的大小及颌底部至胸骨顶间的高度选择合适尺寸的颈托,加以制动保护,经固定后患者勿自行拆卸,以免颈椎移位而加重病情。

6)尽快送往医院或请求医院、急救中心援救,以获得最妥善的治疗。

2.体位　根据不同运输工具和患者病情取舒适体位,一般患者平卧位。恶心、呕吐者应侧卧位,保持呼吸道畅通,防止误吸。胸部损伤致呼吸困难的患者取半卧位。下肢损伤或术后患者应将下肢抬高15°~20°,以减轻肿胀及术后出血。脊柱损伤患者应保持脊柱轴线稳定,将患者身体固定在硬板担架上搬运。对已确定或疑有颈椎损伤的患者要尽量用颈托保护颈椎,运送时尽可能避免颠簸,不摇动患者身体。颅脑损伤者侧卧位或头偏向一侧,以防舌后坠或分泌物阻塞呼吸道。腹部损伤取仰卧位膝下垫高,使腹部松弛。休克患者取仰卧中凹位等。

3.建立有效的静脉通路　迅速使用留置针建立两条或两条以上静脉通道。静脉留置针可保障快速而通畅的液体流速,对抢救创伤出血、休克等危重患者,在短时间内扩充血容量极为有利,且在患者躁动、体位改变和转运途中均不易脱出血管外或刺破血管,还可保障标本采集、营养补给和用药。特殊情况下需中心静脉置管,并保持各管道通畅。

4.松解或去除患者衣服　对于猝死、创伤、烧伤及骨折等患者现场急救时,要掌握松解或去除患者衣、裤、鞋和头盔的护理技巧。如脱上衣时应先健侧后患侧,情况紧急时,可直接使用剪刀剪开衣袖,以赢得时间和减少意外创伤。脱长裤时应将患者呈平卧位,解开腰带及纽扣,从腰部将长裤褪至髋下,平拉脱出,保持双下肢平直,不可随意抬高或屈曲。如确认患者无下肢骨折,可以屈曲,

小腿抬高,拉下长裤。脱鞋袜时应托起并固定住踝部,解开鞋带,向下再向前顺足型方向脱下鞋袜。脱除头盔时应用力将头盔的边向外侧扳开,再将头盔向后上方托起,即可去除。

5.心肺复苏术　心肺复苏术详见第六章。

6.外伤止血、包扎、固定、搬运术　外伤止血、包扎、固定、搬运术详见第十九章。

## 六、途中监护和转运

危重症患者的转运包括危重症患者的搬动和运输。随着科技的迅猛发展以及各类新型便携式医疗设备的不断生产与使用,医疗转运越来越常见,范围越来越广泛,不仅使患者得到更进一步的救治,提高了患者抢救成功率,而且减少了医疗差错和事故。

### (一)转运前的准备

1.医护人员准备

(1)具备全面的危重症监护理论和较广泛的多专科知识和实践经验,熟练掌握各种监护仪器的使用、管理,熟记监护参数和图像的分析及其临床意义。

(2)熟练掌握危重症患者的搬运技术,合理运用正确搬运姿势。安全、轻巧的搬运技术不仅可以尽快将患者转运,还能减轻患者痛苦,避免并发症的发生。

(3)掌握省力的原则和方法,减轻疲劳,防止发生自身损伤。

(4)具备良好的身体素质。危重症患者的转运工作节奏快,体力消耗大,所以护士必须具有强健的体格以适应紧张的工作需要。

(5)了解患者体重,评估身体各部分的重量,大致确定各部分的重心位置,合理分配支托力量和选择着力点。搬运时力量应主要分配在躯干、大腿和臀部,着力点应在各部分重心位置。身体各部分的重量为头、颈和躯干约占体重的58%,上肢各占5%,下肢各占16%。

(6)了解患者病情和病损部位,有针对性地采取保护措施。主要是防止患者病损部位受压和扭曲,以免加重原有病理损害和疼痛。如有肢体骨折,患肢局部应妥善支托固定,使患部既不受压,也不悬空。

(7)保持患者转运过程中安全、舒适,平衡稳定,防止跌倒摔伤。

2.患者及家属准备

(1)向清醒患者及患者家属说明转运的目的、方法和配合事项,鼓励其积极参与转运。

(2)必要时建立静脉通路,维持有效的循环血量和保证治疗药物及时输注。

(3)身上安置有各种导管的患者,应先将各种导管和输液管妥善固定后再转运。

(4)外伤大出血患者应先止血再转运,否则可导致失血性休克,甚至死亡。

(5)心搏骤停的患者就地进行徒手心肺复苏后再转运,以免失去宝贵的抢救时间。

(6)脊柱骨折患者应先进行初步固定后再转运,否则可引起瘫痪等严重的并发症。

(7)必须在保持患者呼吸道通畅和生命体征稳定的情况下方可转运。

(8)为患者准备保暖用品。

3.转运工具准备

(1)根据患者病情选择合适的转运工具,如轮椅、平车、担架和救护车等。

(2)认真检查转运工具的安全性能,保证安全使用。

(3)配备必要的转运用品,使用轮椅时,应根据季节备毛毯、别针、软垫等。使用平车和担架时,上面安置以被单和橡胶单包好的垫子和枕头,带套的毛毯或棉被。如为骨折患者,应有木板垫于其上,并将骨折部位妥善固定。如为颈椎、腰椎骨折或病情较重的患者,应备有帆布中单或布中单等。

(4)短途转运时,根据患者病情需要准备各种急救物品和器械,如氧气袋、简易呼吸器、口咽通气管、舌钳、呼吸机等;长途转运时,护士应检查急救车上的急救药品、仪器和设备,针对患者病情做好充分准备,确保转运途中能正常使用。

**4. 仪器设备准备**

(1)根据患者病情选择合适的仪器设备,如心电监护仪、除颤仪、血糖仪、简易呼吸器、呼吸机以及吸痰器等。

(2)检查转运仪器设备的安全性能,各种仪器设备呈备用状态,保证安全使用。

(3)配备相应仪器设备的用品,如电源线、蓄电池、吸痰管等。

**5. 药品准备**

(1)根据患者病情有针对性地准备药品,如抗心律失常药、血管活性药、强心药、利尿药等,静脉输液溶液,如0.9%氯化钠注射液、复方氯化钠注射液、羟乙基淀粉、甘露醇等。

(2)必要时携带急救箱,以确保患者的安全。

**6. 转运方式的选择**

(1)常用转运方式法 其目的是协助不能行走的患者入院、接受检查、治疗等。

1)评估:患者心理状态及合作程度;患者体重、病情、意识状态与躯体活动能力;患者病损部位的大小与严重程度及转运工具各部件的性能是否良好。

2)操作步骤:①核对患者。②向患者或家属解释转运的目的、注意事项及配合方法。③根据病情将转运工具如轮椅、平车、担架或转运车移至床旁,采用挪动法、一人搬运法、两人搬运法、三人搬运法、四人搬运法、滚动搬运法、平托法、担架搬运法或医用转运板转运法将患者转移至转运工具。④观察患者,确定无不适处,推患者至目的地。⑤把患者转移到床上(方法与上车时相同)。⑥协助患者取舒适体位,并观察患者病情变化。⑦整理好床单位,把转运工具送回原处放置,需要时做记录。

3)注意事项:应仔细检查转运工具各部件的性能,以保证安全使用。根据所选转运工具,调整合适角度摆在患者床旁。搬运过程中,医护人员应注意观察患者的病情变化,及时处理发生的问题并做好记录。保证各种管道的通畅,要留有一定长度,以方便站立和左右翻身;定时挤压管道,以防止引流物形成凝块阻塞;注意保持管道清洁,加强无菌操作,导管外口要覆盖无菌纱布,如气管插管、输液管、胃管、氧气管、导尿管和各种引流管等。转运工具有安全栏的要拉起,对烦躁患者应适当约束四肢,以防坠床。转运工具每次用后进行表面清洁,定期进行消毒擦洗。

(2)其他转运法

1)救护车转运特点:速度快,受气候条件影响小,但在不平的路面上行驶颠簸较严重,给途中救护增加难度,而且部分患者易发生晕车,出现恶心、呕吐的情况,甚至加重病情。

2)轮船转运特点:轮船运送平稳,但速度慢,遇风浪颠簸严重,极易引起晕船。

3)飞机转运特点:速度快、效率高、平稳,不受道路、地形的影响。但随飞行高度的上升,空气中的含氧量会下降,对肺部病变、肺功能不全等患者不利。飞机上升与下降时气压的变化对开放性气胸患者、腹部术后的患者、外伤致脑脊液漏患者不利;湿度低、气压低对气管切开患者不利等。

4)列车转运特点:当转送大批患者时,每节车厢患者的病情轻重应加以调配,转运人员对病情重的患者必须重点护理。①对特殊或重伤员作出明显标志:由于患者多,卧铺又分上中下三层,给转运途中的观察治疗护理带来困难。因此,对出血、瘫痪、昏迷、截瘫等危重伤患者,必须进行病情的评估和分类,病情严重者设醒目标志,以便作为重点观察护理对象。②勤巡回、勤查体、勤询问、

勤处理:只有做到"四勤"才能及时发现病情变化,并给予处理。若本车厢组处理抢救困难,应立即报告,请求他组援助,以保证伤员安全顺利到达目的地。③全面观察、重点监护:患者病情随时可能发生变化,因此对列车上的所有患者无论病情轻重,医护人员都有责任认真检查,观察患者生命体征,及时发现病情变化。

5)注意事项:根据不同病情采取不同搬运方法,应避免再次损伤或由于搬运不当造成的意外伤害。搬运过程中,动作要轻巧、敏捷、步调一致,避免震动,以减少患者的痛苦。救护车在拐弯、上下坡、停车调头中要防止颠簸,以免患者发生坠落。

空运中注意患者保温和湿化呼吸道,因高空中温度、湿度较地面低。飞机上一般将患者横放,但休克患者头部应朝向机尾,以免飞行中引起脑缺血。颅脑损伤导致颅高压的患者应在骨片摘除减压后再空运。脑脊液漏患者因空中气压低会增加漏出液,要用多层纱布保护,严防逆行感染。腹部损伤有腹胀的患者应行胃肠减压术后再空运。气管插管的气囊内注气量要较地面少,因高空低压会使气囊膨胀造成气管黏膜缺血性坏死。

### (二)转运途中的监护与管理

1. 转运原则

(1)转运前提前电话通知相关科室,携带好危重患者转运登记本,详细记录转运患者的姓名、病情、转运事由、转运人及接收科室值班人员签名。

(2)危重患者转运途中必须有医护陪同。

(3)转运途中要保持呼吸道通畅,有气管插管的患者转运前要彻底清理呼吸道,根据病情携带氧气及急救药品,必要时携带便携式呼吸机。

(4)转运途中上下坡时要保持患者的头在上方,且医护人员要站在患者的头侧,密切观察病情变化,患者若出现病情变化应立即就地抢救或转回抢救室抢救。

(5)与病房值班护士严格交接班,核对腕带,交接患者的病情、用药、检查结果等,并请值班人员在危重患者转运登记本上签名。

2. 转运途中的监护

(1)转运途中要严密观察患者的神志、生命体征,必要时观察氧饱和度。

(2)观察患者病情变化,如:出血患者观察出血量及有无活动性出血;使用机械通气的患者,需观察患者的呼吸型态、呼吸机参数,及时处理各种报警等。

(3)注意各仪器设备是否正常运转。用先进的监测、治疗手段加强生命支持,密切观察患者生命体征、意识等变化,做好紧急抢救准备。详细记录患者转运途中病情变化情况,并妥善保存此类医疗文件,到达目的地后做好患者交接工作。

(4)转运过程中注意患者安全。

3. 转运途中的管理

(1)保证转运途中用药安全　转运途中可能因移动造成药物输入不均匀,如血管活性药物,造成血压、心率变化,使医护人员对病情判断有误,因此应严密观察输注速度及滴数。

(2)保证各种管道通畅　转运过程中首先要确保输液瓶的牢固,防止坠落摔破或砸伤患者,固定好输液针管,保证静脉通道的通畅。除静脉通路外,转运中可能还带有其他管道,如气管套管或气管插管、胸腔闭式引流管、尿管、胃管、脑室引流管以及各手术引流管等,要保证各管道的固定通畅,避免管道反折、扭曲以及引流物反流引发感染,观察引流物的量、颜色及性状等,做好记录。

(3)确保患者安全　加强途中急救监护,维持生命体征平稳。确定转运患者时,要求动作准确,并做到轻、稳、快,避免震动,病情危重或颈腰椎骨折的患者要3~4人同时搬运,保持头部、躯干成直线位置。如搬运不当可能引起高位脊髓损伤，导致高位截瘫，甚至在短时间内死亡；搬运骨折患者时，平车上应垫木板，并固定好骨折部位。

轮椅转运时，应系好安全带，头和背应尽量向后靠，并抓紧扶手，不可前倾、自行站起或下轮椅；过门槛时要翘起前轮，随后提起后轮，以免发生意外。

推车转运时保持头部在大轮端，因大轮转速慢、稳而能减轻震动。上下坡时头部始终在高处端，尽量保持快而稳速行驶，减少颠簸，不仅有利于实施急救措施，更有利于患者舒适。

转运过程中医护人员应始终守护在患者上身靠近头端位置，便于观察患者的面色、瞳孔、呼吸变化等。由于患者呕吐、打嗝或车辆颠簸等影响胸廓活动而产生干扰，多参数监护仪显示的呼吸次数和心率与患者的实际呼吸情况、心率可能不相符，医护人员绝不能仅仅依赖仪器的数据而盲目草率地做出错误处置。对于昏迷躁动的患者用约束带，防止受伤，酌情盖好被服。途中保持各种治疗措施有效，途中发现病情恶化和意外伤时要立即进行处理，并及时与有关科室联系呼救，以便得到及时的抢救。

（4）及时做好记录　在转运途中，医生根据病情需要及时给予相应处置，必要时护士执行口头医嘱，除三查七对外，强调"三清一复核"（听清、问清、看清和与医生复核），保证途中忙而不乱和治疗的安全，用药后详细记录用药时间、剂量。转运完毕立即补写抢救记录。

（5）危重患者安全转运制度　①危重（躁动）患者转运前医护人员应向患者及家属做好解释、交代工作。②稳定患者病情，清空各种引流袋（瓶），妥善固定管道，观察管道是否通畅，确保患者各项指征能在一定时间内维持平稳方可转运。③负责转运危重患者的医护人员要具有一定的临床经验，转运途中（或检查时），护士严密观察患者的生命体征、病情变化及各种仪器的工作情况。④转运过程中，患者一旦出现意外，遵医嘱利用随身携带的仪器、物品和药品就地抢救，并在事后及时补记病情变化和抢救过程。⑤转运后应向接诊人员详细交接班。

**4. 转运传染病患者的防护与消毒隔离**　传染病是感染性疾病。但其特点为病原微生物感染人体后具有传染性，并且在一定条件下有可能会造成疾病传播。为了在转运传染病患者的过程中减少传染病的传播和扩散，避免连续的传染环节，应当建立传染病转运组，使用专用的转运救护车。

（1）转运工作方案　①设区的市级以上地方卫生行政部门负责本辖区范围内疑似病例和确诊病例转运的指挥调度工作。医疗机构需转运疑似病例、确诊病例时，向设区的市级以上地方卫生行政部门报告，设区的市级以上地方卫生行政部门通知急救中心（站）将患者转运至接收医疗机构。②急救中心（站）应当设置专门区域停放转运救护车辆，采取洗消措施，配备专门的医务人员、司机、救护车辆，负责疑似病例和确诊病例的转运工作。③医疗机构和急救中心（站）应当做好患者转运交接记录，并及时上报地方卫生行政部门。

（2）转运要求　①转运救护车辆车载医疗设备（包括担架）专车专用，驾驶室与车厢严格密封隔离，车内设专门的污染物品放置区域，配备防护用品、消毒液、快速手消毒剂。②医务人员、司机穿工作服、隔离衣、戴手套、工作帽、防护口罩和防护眼镜。③医务人员、司机接触疑似病例或确诊病例后，要及时更换全套防护物品。④非负压救护车转运时应当开窗通风；负压救护车转运时应保持密闭状态，车辆消毒后打开门窗通风。⑤医务人员和司机的防护、车辆、医疗用品及设备消毒、污染物品处理等按照《医院感染管理办法》《消毒技术规范》及相关规定执行。⑥转运疑似病例或确诊病例后，救护车辆必须返回急救中心（站）消毒后再转运下一例患者。

（3）传染病转运组的分区　工作区域分为清洁区、半污染区、污染区；转运传染病患者的救护车前后舱要有隔断，前舱为半污染区、后舱为污染区；车场分清洁、污染停车场。车上备全套防护用品、小型喷雾器（内配 0.2% ~ 0.5% 过氧乙酸消毒液）、黄色垃圾桶及垃圾袋、利器盒、快速手消毒剂等。

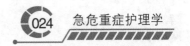

（4）工作流程　工作人员上岗后在指定地点待命。接到出车的命令立即按流程穿好防护用品，在未接触传染病患者前坐在前舱，患者离车后，工作人员应脱去外层隔离衣或防护服、手套、鞋套再回前舱。脱衣不便时用消毒液喷淋防护服污染部位后方可入前舱。转运患者时车辆应开窗通风。

回站后对车内的担架单等一次性污染物品用 0.2%～0.5% 过氧乙酸消毒液喷洒初步消毒后，封闭在黄色垃圾袋内，按医疗垃圾处理，车与其他物品进行终末消毒。每次转运患者或消毒车辆后按流程脱防护服、隔离衣等，七步洗手法规范洗手。下班前淋浴，进行口、鼻、耳的清洁后更衣方可离开工作区。

（5）转运、消毒人员的防护　转运患者、消毒车辆后戴手套在 0.2%～0.5% 过氧乙酸消毒液中浸泡 3 min，同时穿着长筒胶靴站在深度为 30～40 cm 的盛有 0.2%～0.5% 过氧乙酸消毒液槽中浸泡 3～5 min，同时消毒污染车钥匙。取下护目镜浸泡在 0.3% 过氧乙酸消毒液中 30 min 或 75% 乙醇中 30 min，清水冲洗晾干备用。头盔浸泡入 75% 乙醇中 30 min，清水冲洗晾干备用。脱下防护服、鞋套、外层手套及外层口罩，并将其浸泡于 0.2%～0.5% 过氧乙酸消毒液中 1 h 后，甩干封闭在黄色垃圾袋内按医疗垃圾处理。脱下布隔离衣及布帽子浸泡于 1 000～2 000 mg/L 含有效氯消毒液中 1 h 后，封闭在黄色垃圾袋内送洗衣房加热清洗方可再次使用。脱下内层手套、口罩按医疗垃圾处理。换胶靴前应再次消毒胶靴，然后洗手、手消毒。所有需浸泡的物品要完全浸入消毒液中，装消毒液的盆、桶加盖，各班测浓度低于要求浓度及时更换。

（6）救护车及其他污染对象消毒方法　根据污染物品的性质、污染程度选用消毒剂、消毒方法，增减消毒液浓度、消毒时间。不同病种的传染病患者不得用同一辆车转运；疑似传染病患者一人一车。遇污染物随时消毒，每次转运结束后救护车停污染车场进行终末消毒。由消毒员穿全套防护服消毒车辆、医疗设备及患者的污物等，消毒、清洁完成后车辆驶入清洁停车场。

下列为疫点非芽孢污染物的常用消毒方法。

1）救护车的消毒：有以下两种方法。

过氧乙酸气溶胶表面-空间联合喷雾消毒+高压蒸汽清洁法：强调车内开窗自然通风对流。转运经呼吸道传染为主并可能存在多种传播途径的传染病后需对车内空气、车体及物体表面等联合消毒时用此法。用小型电动气溶胶喷雾器及 0.2%～0.5%～0.8% 过氧乙酸，表面-空间参考用液量 20～40 mL/m³，地面 100 mL/m²。关闭车窗门，先喷各外门把手、窗扣，然后消毒前、后舱，重点喷内门把手、窗户开关、担架、坐椅扶手、地面等患者易污染的部位。顺序从外向里，再从里到外，从上到下、从左到右依次进行，先表面后空间，循序而进，均匀喷雾，表面及地面喷至湿润，密闭 1 h 开门开窗通风，再用高压蒸汽水枪（或高压水枪）进行清洁。固定在车上的仪器设备使用前用塑料薄膜覆盖后再用透明塑料袋罩住，车辆经过氧乙酸喷雾消毒后经充分通风，消毒员方可上车对固定在车内的仪器进行消毒，将盖罩摘去，用 75% 乙醇、加防腐剂的 1 000～2 000 mg/L 含有效氯消毒液擦拭消毒。消毒、清洁完毕，救护车驶入清洁停车场。

消毒剂喷洒+擦拭消毒法：用于救护车表面、地面及车内物体表面的消毒。用小型喷壶，装入 0.2%～0.5% 过氧乙酸溶液或 1 000～2 000 mg/L 含有效氯消毒液先喷洒各外门把手、窗户开关，然后消毒前、后舱表面，重点喷内门把手、窗户开关、担架、坐椅扶手、地面等患者易污染的部位，喷湿一遍后再用消毒液擦拭表面及拖地一遍。作用 30～60 min 后对易腐蚀物品用清水擦拭。

2）物体表面消毒：分为以下两种。

车内物品：用 0.2%～0.5% 过氧乙酸溶液或 1 000～2 000 mg/L 含有效氯消毒液浸泡、喷洒加擦拭消毒，作用 30 min 后对易腐蚀的物品用清水清洗或擦拭。

手与皮肤消毒：用 0.5% 碘伏溶液浸泡或擦拭手部 1～3 min。也可用 75% 乙醇浸泡 1～5 min。

使用快速手消毒剂(取 3~5 mL)仔细揉搓 1~3 min。

3)患者排泄物(粪便、尿液、呕吐物)、分泌物、胸腹水及残剩血液等的消毒:①每1 000 mL 液体污染物加入优氯净 40 g 或 10% 次氯酸钠原液 250 mL 混匀后作用表面 2 h 以上。黏稠污物、残剩血液使用消毒液的量和作用时间加倍。②成形粪便,用 50 000 mg/L 有效氯 2 份加于 1 份粪便中混匀后作用 2 h 以上。便器、痰具用 5 000 mg/L 以上含有效氯消毒液或 0.5%~1.0% 过氧乙酸浸泡 60 min 再清洗,浸泡时消毒液要漫过容器。

4)医疗设备的消毒:呼吸治疗装置在使用前应进行灭菌或高水平消毒。建议尽量使用一次性管道,重复使用的各种管道应在使用后立即 2 000 mg/L 含有效消毒液浸泡 30 min 再清洗,然后进行灭菌消毒处理。使用后的一次性呼吸机管路、氧气管、吸痰管、袋等装入黄色垃圾袋带回,以 0.5% 过氧乙酸溶液浸泡 1 h 后按医疗垃圾处理。体温计使用后即用 1 000~2 000 mg/L 含有效氯消毒液浸泡 30 min。仪器联线及诊箱用 1 000~2 000 mg/L 含有效氯消毒剂进行擦拭消毒,每台仪器擦拭时间应在 3 min 以上,擦拭两遍。听诊器、监护仪、心电图视屏及除颤仪电极板应以 75% 乙醇擦拭消毒。血压计袖带浸泡在有效氯为 1 000~2 000 mg/L 消毒液中 1 h 后清洗晾干备用。

5)医疗垃圾的处理:医疗垃圾的处理按上级卫生部门最新规定执行。所有医疗垃圾与传染病患者的生活垃圾一律用黄色垃圾袋封闭,不能立即焚烧的污染废弃物应经消毒剂处理后入黄色垃圾袋封闭,送垃圾房按医疗垃圾处理。使用后的注射器、输液器装入黄色垃圾袋封闭,各类针头、锐器放置防渗漏、防穿刺的利器盒中带回中心按医疗垃圾统一处理。

注意处理污物时,严禁用手直接抓取污物,尤其不能将手伸入桶中向下挤压废物,以免被锐器刺伤。将用过的酒精棉球、棉签、橡胶手套等装入黄色垃圾袋中带回按医疗垃圾处理。担架单、坐椅单等一次性用品用黄色垃圾袋密闭按医疗垃圾处理。

各急救站根据自身布局并参照国家卫健委推荐的《医疗机构内新型冠状病毒感染预防与控制技术指南》制定具体流程。

## 思考题

1. 简述院前急救的特点和原则。

2. 简述转运传染病患者的注意事项。

3. 拨打急救电话应说明哪些情况?

4. 病例分析:

李先生,55 岁,盖楼房时施工现场发生倒塌,被掩埋在废墟中,急救医护人员到达施工现场后,把他从废墟中救出。查体:神志清楚,颈椎骨折,左下肢骨折,右下肢腘动脉有活动性出血。

**请思考**:①如果您在现场,如何对该患者采取急救措施? ②如何对患者进行转运?

1.知识目标　①掌握:急救绿色通道的概念及适用范围、急诊护理工作的流程、急诊科管理制度。②熟悉:急诊科的设置、急诊护理工作的特点。③了解:急诊科的任务、急诊科人员的配备、急诊科人员素质要求。

2.能力目标　能运用急诊护理工作的流程对急诊患者开展护理工作。

3.素质目标　培养学生救死扶伤、人道主义的职业精神和生命至上、关爱患者的职业素养。

### 病例思考

女性,20岁,未婚,由朋友送来急诊科。患者面色苍白,出冷汗,四肢厥冷。体检:体温36.0 ℃,脉搏130次/min,呼吸25次/min,血压70/45 mmHg,经初步会诊确诊为宫外孕。其朋友匆匆离开,母亲赶到,情绪激动,拒绝治疗。

**请思考:**①护士应该立即准备哪些抢救仪器设备和物品?②如何对该患者进行快速救治?③当面对家属的质疑、指责时,急诊科护士应具备怎样的素质?

急救医疗服务体系(EMSS)中的院前急救、急诊科诊治、重症监护病房(ICU)救治这三个部分既紧密相连,组成一个具有严密组织和统一指挥系统的完整急救网络体系,又各具独立的职责和任务,即院前急救负责现场急救、分诊分流、转运和途中救护,急诊科和ICU负责院内救护。其中急诊科(emergency department)是医院急症诊疗的首诊场所,是EMSS的重要组成部分,也是突发公共事件医疗救援的核心。急诊科实行24 h开放,承担来院急诊患者的紧急诊疗服务,为患者及时获得后续的专科诊疗服务提供支持和保障。所以急诊科在医院内位于相对独立的位置,设有醒目的标志,配备齐全的设施和便捷的通信,是集医疗、教学、科研为一体的全面发展的综合性科室。在急诊科最能体现时间就是生命,其急诊急救水平的高低直接关系到患者的生命安危,也能集中反映医院管理水平、医疗技术和服务质量,越来越受到全社会和各大医疗机构的广泛关注。

# 第一节　急诊科的任务和设置

## 一、急诊科的任务

### (一)急诊

急诊是急诊科的主要任务。24 h 随时接诊日常急诊就诊的各种患者,对病情紧急但短时间内尚无生命危险的患者进行及时、合理、有效的诊察和治疗。

### (二)急救

急救是急诊科的重要任务。24 h 不间断地对急救中心转送的和来诊的急危重症患者进行抢救、诊治和病情观察,必要时可派出救护车参加院前急救,对生命受到威胁的急危重症患者,提供及时、迅速、准确的抢救,避免死亡或伤残。

### (三)教学培训

定期对急诊科的医护人员进行专业培训,使之不断更新知识,熟悉和掌握急救专业的新知识和技能,加速急诊人才的成长,提高医疗服务质量,是急诊科的常规任务。急诊科也承担着公众急救知识宣传普及工作。同时急诊科还承担着医学院校的在校生、实习生、轮转医护人员和进修人员的临床带教工作。

### (四)科研

急诊科可以获取急危重症患者病情变化的第一手资料,利于开展有关急症病因、病理、病程、诊断与治疗、护理方面的研究工作,寻找科研素材、积累资料、随访追踪、注重反馈,从而不断促进急救专业的快速发展。

### (五)灾害救护

建立完善突发公共事件应急预案,当发生自然灾害、公共卫生事件等严重威胁公众生命健康的突发事件时,急诊医护人员应当服从上级组织安排,组织人力、物力,立即前往第一现场参加医疗救护。

## 二、急诊科的模式

目前我国急诊科主要的运转模式有独立自主型、半独立型、轮转型。

1. 独立自主型　独立自主型模式下的急诊科医护人员相对固定,由急诊专科医生、护士负责诊治全部急诊患者,包括普通患者的诊治以及急诊危重患者的抢救,也参与管理急诊病房和急诊重症监护室(emergency intensive care unit,EICU)。这种模式集院前急救、院内急救、急诊手术、重症监护治疗为一体,有利于急救程序的管理,明显提高了危重病抢救成功率,也促进了急诊医学队伍的培养与发展。

2. 半独立型　半独立型模式下的急诊科有部分固定医护人员,能完成大部分工作任务,急诊专科医生主要负责危重患者的抢救,并管理急诊病房和 EICU,但还需各专科医生定期轮换,主要负责

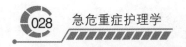 

急诊患者的接诊救治。这一模式的急诊专科医生较少,限制了急诊专科业务的发展。

3.轮转型　轮转型模式下的急诊科无固定医生,工作主要由各专科医务人员来完成,各种急诊患者均由各科在急诊科轮转的医生接诊,再交由各专科病房。这种模式已经无法满足现代医疗服务体系的要求,但在我国部分地区仍然存在。

## 三、急诊科的设置

急诊科是医院抢救患者的重要场所,是急危重症患者最集中、病种最多、病情最复杂的科室。急诊科应当具备与医院级别、功能和任务相适应的场所、设施、设备、药品和技术力量,以保障急诊工作及时有效开展。为了保障急诊工作及时有效开展,急诊科的设置要从应急出发,以方便患者就诊和抢救为原则。科学合理的设置有利于缩短急诊检查和抢救范围半径。

### (一)总体设置

急诊科应当设在医院内便于患者迅速到达的区域,并临近大型影像检查等急诊医疗依赖较强的部门。急诊科入口应当通畅,设有无障碍通道,方便轮椅、平车出入,并设有救护车通道和专用停靠处;有条件的可分设普通急诊患者、危重伤病患者和救护车出入通道。急诊科应当设置日夜都能看得见的醒目路标和标识,以方便和引导患者就诊,与手术室、ICU等相连接的院内紧急救治绿色通道标识应当清楚明显。在医院挂号、化验、药房、收费等窗口应当有抢救患者优先的措施。急诊科医疗急救应当与院前急救有效衔接,并与紧急诊疗相关科室的服务保持连续与畅通,保障患者获得连贯医疗的可及性。急诊科应当明亮,通风良好,候诊区宽敞,就诊流程便捷通畅,建筑格局和设施应当符合医院感染管理的要求。儿科急诊应当根据儿童的特点,提供适合患儿的就诊环境。急诊科应当设有急诊通信装置(电话、对讲机等)。有条件的医院可建立急诊临床信息系统,为医疗、护理、感染控制、医技、保障和保卫等部门及时提供信息,并逐步实现与卫生行政部门和院前急救信息系统的对接。急诊科要设立针对不同病情急诊患者的停留区域,保证抢救室危重患者生命体征稳定后能及时转出,使其保持足够空间,便于应对突来的其他危重患者急救。

### (二)区域设置

急诊科应当设置医疗区和支持区。

1.医疗区　医疗区包括预检分诊处、急诊抢救室(有条件医院应同时设置复苏室)、诊疗室、清创室、治疗室、处置室、急诊输液室、急诊观察室等,三级综合医院和有条件的二级综合医院应当设急诊手术室和EICU。

(1)预检分诊处　是急诊患者就诊的第一站,应设在急诊科入口最明显的位置,标识醒目、光线充足、通风良好、使用面积足够,需要有保护患者隐私的设施,备有血压计、听诊器、体温计、手电筒、压舌板、血糖监测仪、监护仪等。预检分诊处可配置对讲机、信号灯、呼叫器,预检护士能直接呼叫在医院任何位置的值班医师和护士。可配置一部专用电话,一旦接到急救中心危重患者预报,及时通知医生和护士,做好抢救准备工作,并呼叫相应科室医生到位。为就诊患者提供便民服务,备有轮椅、平车、老花眼镜、笔、饮水设施、自助银行等,配备有导医、保安。预检分诊工作应由急诊工作经验丰富的护士承担,对来就诊的患者根据其临床表现和轻重缓急程度进行分类登记,做到快速引导患者进入抢救室或各科诊疗室,合理调配医护人员,使患者得到迅速诊断和治疗。

(2)急诊抢救室　应当邻近预检分诊处,抢救室内应当备有急救药品、器械及心肺复苏、监护等抢救设备,并应当具有必要时实施紧急外科处置的功能。抢救室主要设置如下:

1)整体设施:应有充足的空间、照明设施、电源,墙壁上配有抢救常用的流程图,还有抢救室工作制度、消毒隔离制度等。

2）抢救床及床旁设备：根据需要设置相应数量的多功能抢救床，每床净使用面积不少于 $12\ m^2$。其既可固定当床，床旁设有心电监护仪、中心供氧装置、负压吸引系统、输液架，又可当运送工具转运患者。

3）抢救仪器、设备：根据急诊科仪器、设备配置基本标准，备有心电图机、心脏起搏/除颤仪、心肺复苏机、简易呼吸器、呼吸机、心电监护仪、负压吸引器（有中心负压吸引可不配备）、给氧设备（中心供氧的急诊科可配备便携式氧气瓶）、洗胃机。三级综合医院还应配备便携式超声仪和床旁 X 射线机。有需求的医院还可以配备血液净化设备和快速床旁检验设备。并备有开胸包、腰穿包、胸穿包、气管切开包、中心静脉置管包、导尿包、抢救包、牙垫、输液泵、微量注射泵、输液器、输血器等。

4）常用抢救药品：根据急诊科药品配置基本标准，备有心脏复苏药物，呼吸兴奋药，血管活性药、利尿及脱水药，抗心律失常药，镇静药，解热镇痛药，止血药，常见中毒的解毒药，平喘药，纠正水、电解质、酸碱失衡类药，各种静脉补液液体，局部麻醉药，激素类药物等。药品根据编号顺序放置抢救车内。

5）必备抢救物品：全套气管插管箱、胃管、胃肠减压器、三腔双囊管、吸痰管、气囊导尿管、胸腔引流瓶、各种型号吸氧管、冰袋、喉罩、加压输血器、外科止血带、氧气袋等。

急诊科应当对抢救设备进行定期检查和维护，保证设备完好率达到100%，并合理摆放，有序管理。急诊科内常备的抢救药品应当定期检查和更换，保证药品在使用有效期内。麻醉药品和精神药品等特殊药品，应按照国家有关规定管理。所有抢救物品必须做到"五定一保持"：定数量品种、定点安置、定人保管、定期消毒灭菌、定期检查维修，保持处于备用状态。

（3）诊疗室　一般综合性医院急诊科设置内科、外科、妇产科、儿科、眼科、耳鼻喉科、口腔科等专科诊疗室。儿科要有独立的接诊区。传染病要有隔离区。每个科室单独一间，配备带有遮蔽设施的诊查床、各科诊断器械，并定期消毒检查，根据诊断床数量配备氧气和吸引管道装置。各诊室的医生由急诊科专职医生或者由各临床科室值班医生轮流担任。诊疗时一旦发现危重患者，立即送到抢救室救治。

（4）清创室　应该与外科诊疗室和抢救室相邻。设有诊查床、清创台、完善的洗手装置，配备相应的手术包、手术器械、无菌手套、皮肤消毒液、必要的麻醉药、无菌敷料、各号缝线、绷带、胶布、消毒油纱布、止血带等，还应配有换药包、各种消毒容器、照明设备、消毒设施、污物桶。

（5）急诊手术室　能适应急诊应急的各种手术或清创，使急危重外伤患者能就近进行紧急外科手术，降低伤残率。手术间备有多功能手术床、无影灯、器械柜、器械车等设备；还备有中心供氧和中心吸引装置、麻醉机、吸引器等抢救用品及常用的麻醉、急救药物等。

（6）治疗室　一般设置在各诊室中央或靠近护士站处，方便患者进行各种治疗。室内放置有无菌物品柜、配液操作台等，柜内存放各种常用无菌物品，操作台上放置消毒液、棉签、无菌镊子、纱布、砂轮、药物、一次性无菌注射器、手消毒液等，还应有照明和空气消毒设备。

（7）处置室　是用于存放和中转病区污染物品的主要场所。医疗废物用黄色袋或锐器盒盛放，包括：感染性废物，如使用后的一次性医疗用品、污染的敷料类、污染的卫生用品等；损伤性废物，如针头、缝合针等；病理性废物，如各种废弃的医学标本等；药物性废物，如过期、淘汰、变质的药品和血液制品等；化学性废物，如废弃的汞温度计等。生活垃圾用黑色袋盛放，包括一般废物、家居及办公废物、瓜皮果壳、食物残渣等。

（8）急诊输液室　分为输液室和注射室两部分，根据医院急诊就诊人数确定输液躺椅数量，一般设输液躺椅40～50张，并配置墙壁供氧和中心吸引管道装置，房顶安装轨道式输液架，在治疗室

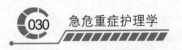

内配备相应的输液用品和必需的抢救药品、器材。注射室主要负责急诊患者各种注射、抽血送检等工作。

(9)急诊观察室　急诊科应当根据急诊患者流量和专业特点设置观察室,收住需要在急诊临时观察的患者,观察床数量根据医院承担的医疗任务和急诊患者量确定。留观对象为暂时不能确诊,等待诊断性检查结果者;病情有潜在进展危险者;需要候床住院者。急诊患者留观时间原则上不超过72 h,之后应根据病情离院、住院或转院。急诊观察室按医院内正规病房设置和管理,设立正规床位,床号固定,每床安装隔帘,以保护患者隐私。对每一位留观患者均应正规书写病历,建立医嘱本、各种护理记录单等。还要有单独的医生办公室、护士站、治疗室、库房等。

(10)EICU　根据急诊科工作性质和特点而设立的重症监护室,由专职医护人员对患者进行监护,应备有监护床、监护装置、呼吸机、除颤仪、血气仪、气管插管器械、负压吸引及输氧装置、抢救车、输液泵、微量注射泵、超声雾化机、各类抢救药品、空调、空气净化装置,主要收治严重创伤、随时有生命危险或病情重、需要监护抢救的患者。有异常情况能及时处理抢救。

(11)其他部门　遇疑似传染病患者,护士应通知医生到隔离室内诊治,患者排泄物要及时处理;凡确诊为传染病的患者,应及时转送入传染病科或传染病医院诊治。有条件的医院可设独立的洗胃室,室内备有洗胃机、洗胃床等专用设施,用于中毒患者洗胃、急救。有些医院设立急诊综合病房以缓解急诊患者入院难的问题。对于存在拥挤现象的急诊科,推荐设立急诊快速处置诊室。

2. 支持区　支持区包括急诊医技部门,如心电图室、超声室、X射线检查室、检验室、药房等;辅助及支持部门,如挂号处、收费处,及安保、后勤等部门。

## 四、急救绿色通道

急救绿色通道是指医院为急危重症患者提供的快捷高效的服务系统,包括在分诊、接诊、检查、诊疗、手术及住院等环节上,实施畅通、高效、安全、规范的急救服务。建立急救绿色通道是救治急危重症患者最有效的机制,可以有效缩短救治时间,降低伤残率和病死率,提高抢救成功率和生存质量。

### (一)急救绿色通道的适用范围

急救绿色通道的适用范围包括各种急危重症需紧急处理的患者,包括但不仅限于以下急诊患者。①各种急危重症患者:昏迷、休克、心搏骤停、呼吸骤停、严重心律失常、主动脉夹层、急性严重脏器功能衰竭、气道异物、急性中毒、电击伤等生命垂危者。②批量患者,如外伤、中毒等患者。③无家属陪同且需急诊处理的患者。

### (二)急救绿色通道的管理

1. 合理配置、规范培训　合理配置仪器设备及急救器械、药品,符合《急诊科建设与管理指南(试行)》中急诊科仪器设备及药品配置基本标准。合理配置急诊人力资源,全员规范培训急救技术操作,实行合格上岗制度。

2. 醒目标识、抢救优先　患者进入急救绿色通道佩戴相应标识,各部门应优先处理该患者,收费处、化验室、药房等设急救绿色通道患者专用窗口,门旁张贴急救患者优先的提示。

3. 正确分诊、有效分流　加强急诊检诊、分诊,及时救治急危重症患者,有效分流非急危重症患者。

4. 首诊负责、无缝衔接　医院与合作的基层医疗机构建立转接服务制度。急诊实行首诊负责制,不得以任何理由拒绝或推诿急诊患者,对危重急诊患者按照"先及时救治,后补交费用"的原则救治,确保急诊救治及时有效,从而保证患者顺利进入绿色通道。第一个接待急诊患者的医院、科室、医师被称为首诊医院、首诊科室、首诊医师。首诊负责制是指第一位接诊医生(首诊医生)对其接诊患者,特别是急危重患者的检查、诊断、治疗、会诊、转诊、转科、转院等医疗工作负责到底的制度。

5.分区救治、优化流程 实施急诊分区救治,建立住院和手术患者的急救绿色通道,需紧急抢救的危重患者可先抢救后付费,保障患者最快速接受救治。

6.各科协调、全员参与 患者病情需要多学科会诊时,专科医师接到通知后,10 min 内到位,协助临床诊断。对于是否采取其他治疗措施,由急诊医师或相关专业主治医师以上人员决定。

7.定期评价、持续改进 定期评价急诊体系对紧急事件处理的反应性、急诊高危患者在急救绿色通道平均停留时间,对评价、监管结果进行持续改进。

8.规范程序、高效救治 急救绿色通道的运作程序:①接诊医生根据患者的病情,确定符合急救绿色通道范围的患者,启动急救绿色通道服务。②可在其处方、检查申请单、治疗单、手术通知单、入院通知单等医学文件的右上角标明"急救绿色通道",先进行诊疗再进行收费。③急诊服务流程体系中每一个责任部门(包括急诊科、各专业科室、各医技检查部门、药剂科,以及挂号与收费等),各司其职,确保患者能够获得连贯、及时、有效的救治。畅通无阻的急救绿色通道,是生命的保障线。

### 五、急诊科人员的配备

急诊科的工作人员要有严格的时间观念,高度的责任心和熟练的抢救技能。急诊科的管理必须突出一个"急"字,做到高质量、高水平、高效能、准确及时地抢救患者。急诊科应当根据每日就诊人次、病种、急诊科医疗和教学功能等配备足够数量,受过专门训练,掌握急诊医学的基本理论、基础知识和基本操作技能,具备独立工作能力的医护人员。并可根据实际需要配置行政管理、保安和其他辅助人员。

三级综合医院急诊科主任应由具备急诊医学副高以上专业技术职务任职资格的医师担任。二级综合医院的急诊科主任应当由具备急诊医学中级以上专业技术职务任职资格的医师担任。急诊科主任负责本科的医疗、教学、科研、预防和行政管理工作,是急诊科诊疗质量、患者安全管理和学科建设的第一责任人。急诊科应当有固定的急诊医师,且不少于在岗医师的75%,医师梯队结构合理。除正在接受住院医师规范化培训的医师外,急诊医师应当具有3年以上临床工作经验,具备独立处理常见急诊病症的基本能力,熟练掌握心肺复苏、气管插管、深静脉穿刺、动脉穿刺、心电复律、呼吸机、血液净化及创伤急救等基本技能,并定期接受急救技能的再培训,再培训间隔时间原则上不超过2年。

三级综合医院急诊科护士长应当由具备主管护师以上任职资格和2年以上急诊临床护理工作经验的护士担任。二级综合医院的急诊科护士长应当由具备护师以上任职资格和1年以上急诊临床护理工作经验的护士担任。护士长负责本科的护理管理工作,是本科护理质量的第一责任人。急诊科应当有固定的急诊护士,且不少于在岗护士的75%,护士结构梯队合理。急诊护士应当具有3年以上临床护理工作经验,经规范化培训合格,掌握急诊、危重症患者的急救护理技能,常见急救操作技术的配合及急诊护理工作内涵与流程,并定期接受急救技能的再培训,再培训间隔时间原则上不超过2年。

急诊科以急诊医师及急诊护士为主,承担各种患者的抢救、鉴别诊断和应急处理。急诊患者较多的医院,还应安排妇产科、儿科、眼科、耳鼻喉科等医师承担本专业的急诊工作。

急诊科的护理人员应树立"时间就是生命"的观念,必须具备救死扶伤的精神,争分夺秒救治患者,要有高度的责任感,深厚的同情心,忙而不乱、一丝不苟的工作作风;较高的业务水平,精湛的护理技术,具有预检、分诊、鉴别各科急症及传染病的能力;熟练掌握各科常见危、急、重症的临床表现

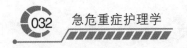

和救治原则,各项护理技术操作与专科护理。

# 第二节　急诊护理工作

## 一、急诊护理工作的特点

急诊工作有很强的时间依赖性,强调第一时间的诊断正确率与抢救成功率。实践性强,操作要求高,急诊工作包括快接诊、快诊断、快处置。其作为医院的一个窗口,在护理工作中形成了自己的特点,主要体现在以下几个方面。

1. 发病急骤、时间性强　需急救的患者病情急、危、重,来势凶险,变化快速,能否及时进行有效的救护是抢救成功的关键。护士必须做到分秒必争,迅速处理,争取抢救时机,急患者和家属之所急。

2. 可控性小、随机性大　急诊患者就诊时间、病种、人数及严重程度均难以预料,尤其是突发公共卫生事件,患者常集中就诊。这就要求抢救物品保持备用状态,护士必须具有很强的应变能力和沟通能力,完善各种急救措施,忙而不乱。

3. 专业性强、多方协作　急诊患者疾病谱广泛、病种复杂,常涉及多系统、多脏器、多学科的护理知识及技能,这就要求护士护理技术、跨学科跨专业水平高。不论个人业务水平多高,一个医护人员不可能包揽全部抢救过程,这就需要多名甚至多科室医护人员共同合作完成抢救任务。甚至需要交通、公安、消防等多个部门介入协同完成,合理分流,尽快转运,提高医疗机构利用率,以免延误病情。因此要有高效能的指挥组织系统和协作制度。

4. 责任重大、易感性高　医务人员长期处于繁忙紧张的工作环境中,劳动强度大、精神高度紧张,所以要具备专业的技术水平、良好的心理素质,紧张有序。接诊无选择性,常遇到传染病患者,易发生交叉感染,所以要特别注意无菌操作,严格执行消毒隔离制度。

5. 耐心细致、服务性强　急诊科是一线工作的窗口科室,接触面广,可能涉及暴力事件,易被新闻媒体、社会公众所关注。要求医护人员增强法律意识,自觉遵守医疗法规,具有高度的自我控制能力,重视与患者及其家属的沟通,防止发生医患冲突,引起医疗纠纷。

## 二、急诊护理工作的流程

急诊护理工作流程包括接诊、分诊、处理三个环节。只有将这些环节紧密相连,设置科学、高效的急诊护理程序,才可以使急诊护理工作规范化,并使患者尽快获得专科确定性治疗,最大限度地降低急诊患者的伤残率和死亡率。

### (一)接诊

1. 接诊要求

(1)接诊护士对到达急诊科的患者要热情接待,将患者快速接诊到位。

(2)一般急诊患者可坐位候诊。

(3)危重患者根据不同病情合理安置体位。

(4)救护车等运输工具送来的急诊患者,应主动到门口接应。

2. 接诊范围

（1）呼吸、心搏骤停患者。

（2）各种危象患者。

（3）急性心力衰竭、严重心律失常、心肌梗死、心绞痛患者。

（4）急性发热，腋温在38 ℃以上或中暑患者。

（5）急性呼吸困难、发绀、窒息患者。

（6）急性大出血患者，如咯血、呕血、便血、鼻出血、妇科出血、外伤性出血及可疑内出血等。

（7）各种急性炎症患者。

（8）昏迷、晕厥、抽搐、癫痫发作、休克、急性肢体运动障碍及瘫痪等患者。

（9）脑血管意外、高血压脑病患者。

（10）各种急性中毒患者。

（11）急性过敏性疾病、严重哮喘、急性喉炎等患者。

（12）急性腹痛患者。

（13）急性外伤患者，如脑、胸、腹、脊柱、四肢等部位的创伤、烧伤、骨折等，在24 h内未经治疗者。

（14）急性泌尿系统疾患，如尿闭、肉眼观或镜检血尿、肾绞痛、肾功能衰竭患者。

（15）急产、难产、流产、产前产后大出血、子痫等患者。

（16）急性眼部疼痛、红肿，突然视力障碍，急性青光眼，电光性眼炎及眼外伤等患者。

（17）耳道、鼻道、咽部、眼内、气管、支气管及食管异物患者。

（18）溺水、触电患者。

（19）可疑烈性传染病患者。

（20）其他经预检医护人员认为符合急诊条件者。

## （二）分诊

1. **分诊的概念** 分诊又称预诊，分诊护士根据患者的主诉和体征，快速对患者评估，测量生命体征，分清疾病的轻、重、缓、急及对所属专科进行初步诊断，使危重患者及时被发现，及时抢救。这个过程一般在3～5 min内完成。分诊护士应登记患者姓名、性别、年龄、症状、生命体征、住址、来院准确时间、来院方式、联系方式等。急诊应当制定并严格执行分诊程序及分诊原则，按患者的疾病危险程度进行分诊，对可能危及生命安全的患者应当立即实施抢救。

2. **分诊的目的** ①安排就诊顺序，优先处理危急症，提高抢救成功率。②提高急诊工作效率。③有效控制急诊室内就诊人数，维护急诊室内秩序并安排适当的诊治地点。④增加患者对急诊工作的满意度。

3. **分诊的功能**

（1）经初步评估，根据病情决定优先诊治顺序。对需要抢救的危重患者开放绿色通道，并立即通知有关医师进行急救。病情稳定后再挂号收费。

（2）给予患者初步的救护措施，如止血、吸氧等。

（3）根据病情，优先安排患者进行简单的实验室检查，缩短就诊时间。

（4）减轻患者和家属的焦虑情绪。

（5）保证急诊通道通畅，减少患者等待就诊时间。

（6）解答患者及家属的询问。

（7）遇到暴力事件及时和公安部门联系。

**4. 病情分级** 　根据病情评估结果进行急诊病情分级,共分为四级。

(1)1 级　病情严重程度是 A(濒危患者),分级标准是病情可能随时危及患者生命,包括气管插管患者,无呼吸、无脉搏患者,急性意识改变患者,无反应患者,需立即采取挽救生命的干预措施。

(2)2 级　病情严重程度是 B(危重患者),分级标准是病情有进展至生命危险和致残危险者,应尽快安排接诊。

(3)3 级　病情严重程度是 C(急症患者),分级标准是患者有急性症状和急诊问题,但目前明确没有危及生命或致残危险,应在一定的时间段内安排患者就诊。占用急诊医疗资源数量≥2。

(4)4 级　病情严重程度是 D(非急症患者),分级标准是轻症患者或非急症患者,患者目前没有急性发病情况,无或很少不适主诉。占用急诊医疗资源数量 0~1。

应注意:生命体征异常者,病情严重程度分级上调一级。占用急诊资源数量是急诊患者病情分级补充依据,临床判断患者为"非急症患者"(4 级),但因其病情复杂,需要占用 2 个或 2 个以上急诊医疗资源,则患者病情分级定为 3 级。

**5. 分诊评估手段和技巧** 　护理体检注意"三清",即"听清"患者或者陪伴者的主诉,"问清"与发病或创伤有关的细节,"看清"与主诉相符的症状、体征及局部表现。

(1)分诊评估手段

问:询问患者和陪伴者,了解既往史、用药史、过敏史和现病史。

视:观察患者的精神、面容表情、面色、呼吸、体位、姿态等来判断患者的病情。

听:说话声音、呼吸、咳嗽等。

闻:特殊气味。

触:脉搏、皮肤温度、疼痛部位。

查:体温、血压、瞳孔等。

(2)分诊技巧

1)SOAP 公式:具体如下。

主诉(subjective):收集患者或陪伴者告诉的主观感受资料。

观察(objective):运用观察手段对患者进行病情观察,获得客观资料。

估计(assess):综合上述收集的资料,对病情进行分析,得出初步诊断。

计划(plan):组织抢救程序,进行专科分诊,按轻、重、缓、急有计划地安排就诊。

2)PQRST 公式:适用于疼痛患者的分析。

诱因(provoke):疼痛的诱因是什么? 怎样可以缓解或加重?

性质(quality):疼痛是什么性质的? 患者是否可以描述?

放射(radiation):疼痛位于什么部位? 有无放射到其他部位?

程度(severity):运用数字评分法、文字描述评分法、视觉模拟评分法或面部表情量表法,评估患者的疼痛相当于哪个程度。

时间(time):疼痛的时间有多长? 什么时候开始或终止? 持续多长时间?

3)CRAMS 评分:是采用循环(circulation,C)、呼吸(respiration,R)、运动(motor,M)、语言(speech,S)4 项生理变化加解剖部位腹胸部(abdomen,A)的一种简易快速初步判断伤情的方法。为便于记忆,以 CRAMS 代表,每项正常记 2 分,轻度异常记 1 分,严重异常为 0 分,总分≤8 为重伤,CRAMS 计分总分越少,伤情越重(表3-1)。

表 3-1 CRAMS 评分

| 项目 | 2分 | 1分 | 0分 |
|---|---|---|---|
| 循 环 | 毛细血管充盈正常和收缩压 >100 mmHg | 毛细血管充盈延迟和收缩压 85~99 mmHg | 毛细血管充盈消失和收缩压<85 mmHg |
| 呼 吸 | 正常 | 急促、浅快或呼吸频率> 35 次/min | 无自主呼吸 |
| 腹胸部 | 无压痛 | 有压痛 | 肌紧张、连枷胸或有穿通伤 |
| 运 动 | 运动自如 | 对疼痛有反应 | 无反应或固定体位 |
| 语 言 | 正常 | 谵妄 | 讲不清完整的词语 |

## (三)处理

急诊护理处理是将进入急诊科的患者,经评估分诊后,根据不同的病种和病情,给予及时、合理的分区和分流。1 级、2 级患者需要进入红区(复苏与抢救区)进行支持、抢救和诊疗。其中,1 级患者应立即应诊;2 级患者需要迅速急诊处理。3 级患者需在黄区(候诊与观察区)进行诊治。在诊治过程中,要密切观察病情变化,及时上调患者病情分级。4 级患者在绿区(快速处置区)就诊。实行"三区四级",实施轻重缓急优先就诊顺序,有利于保障急诊患者医疗安全。

1. 一般患者处理　视病情将患者转入专科病房、急诊观察室或带药离院。

2. 急危重患者处理　病情危急的患者立即进入抢救室抢救,或进急诊手术室实行急诊手术,之后进 EICU 进行加强监护。在紧急情况下,如果医生未到,护士应先采取必要的应急措施,以争取抢救时机。

3. 传染病患者处理　疑有传染病患者应将其进行隔离,确诊后及时转入相应病区或传染病院。

4. 成批患者处理　除积极参与抢救外,还应做好协调工作。

5. 特殊患者处理　因交通事故、吸毒、自杀等涉及法律问题者,积极救治的同时立即通知有关部门;无名氏患者应先处理,同时设法找到其家属;对医疗工作以外的问题不发表看法,留院观察期间由家属及公安人员看守。

6. 患者转运处理　转运途中均须医护人员陪同监护,并做好交接工作。

7. 清洁、消毒处理　按规定做好用物、场地、空间消毒以及排泄物的处理。

8. 各项处理记录　在急诊患者的处理中应及时做好各项记录,执行口头医嘱时,应复述一次,经两人核对无误后方可用药。抢救医嘱及记录,应在 6 h 内据实补记。

## 三、急诊护理程序

### (一)护理评估

通过护理评估,可使急诊护理工作系统化、规范化、程序化,评估重点在生命体征、意识、精神状态和主诉。接待患者的护士介绍病区基本情况并采集病史,应详细询问,仔细检测,分清轻、重、缓、急。

### (二)护理诊断

根据病史查体,综合分析,找出需要解决的健康问题,给予及时的治疗和护理。要求科学、合理、快速地安排患者到相应的专科诊室就诊。遇有危重患者,先抢救再交费,争取最佳时机。如有

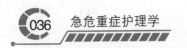

分诊不准确,应及时加强医护、护患之间的沟通,向患者耐心解释,并积极联系好合适的就诊医生。要求护士要有急诊意识,即意识到发生突发事件,意识到患者的状态会急骤变化,意识到患者的迫切需要,做出正确的护理诊断。

### (三)护理计划、实施

做好详细计划,并付诸实施,危重患者立即送入抢救室或 EICU 进行加强监护治疗。怀疑有传染性的患者需要做好相应的隔离和保护措施。对于一般急诊患者,遵医嘱给予相应的治疗、护理。对于要入院、手术的患者,应备齐各种护理记录单及相关的医疗文件陪同前往,做好交接工作。

### (四)护理评价

急诊留观的患者病种多,起病急,发展快,初步计划不一定都正确。这就需要我们认真细致地观察病情,随时听取患者意见,发现不恰当的护理计划及时修正,使之更严密。对已经确诊的患者专人送至住院部,与病区护士做好病情、治疗、用药及护理等交接,使患者从入院到出院这一过程中都得到完善的、高质量的、高效率的有效服务。

## 第三节　急诊科的管理

急诊科应当建立健全并严格遵守执行各项规章制度、岗位职责和相关诊疗技术规范、操作规程,保证医疗服务质量及医疗安全。急诊科应当根据急诊医疗工作制度与诊疗规范的要求,在规定时间内完成急救诊疗工作。

### 一、急诊科管理制度

#### (一)急诊工作制度

(1)急诊科 24 h 随时应诊,节假日照常接诊,并能为急诊患者提供取药、检验、医学影像等及时连贯的配套服务。

(2)热情做好急诊患者的接诊、登记和分诊工作,扼要询问病情,做出初步分类,有困难时要请有关医师协助确定分诊科室,迅速办理挂号登记手续,填写病历,通知有关科室值班医师诊治。对危重伤患者应先行抢救,再办理有关手续。遇有抢救患者,应根据情况立即就地抢救或送抢救室抢救,再补办手续。预检护士应准确记录伤病员到达时间、医师到达时间、伤病员处理结果及去向。

(3)护士应坚守岗位,严格执行各项护理工作制度和技术操作规程,认真细致、准确及时地完成各岗位职责。对病情危重的伤病员,在急诊医师未到达前,值班护士应先采取必要的抢救措施,确保各种抢救物品准备齐全,完好率达 100%。抢救器材设备不得外借。急诊医师到达后,值班护士应密切配合做好抢救工作。

(4)急诊医师应坚守岗位,不得离岗。如经仔细检查需要会诊时,急诊医师应在病历上详细写明情况后,提出转科或请有关科室会诊,商定处理办法,不得延误。

(5)各辅助诊疗科室均应指派急诊值班人员,坚守岗位。接急诊通知后,立即赶赴急诊室,优先检查,尽快报告检查结果。

(6)密切观察病情,发现问题立即报告,并给予相应处理。做好危重患者的基础护理,保持床单位整洁,按时测量生命体征,详细做好各项护理记录。正确执行医嘱,严格执行"三查七对",严防医疗差错发生。

(7)急诊伤病员住院及检查,应由急诊室工作人员或家属陪送,重危伤病员,必须由工作人员陪送并做好交接。住院伤病员应先办理住院手续后住院。若病情危重须先送手术室抢救,可先送手术室抢救,然后再补办住院手续。急诊伤病员已决定收住院者,病区不得拒收。

(8)值班护士交接班时,应共同检查急救用品的性能、数量及其放置位置。如有缺损或不适用时,应立即补充更换;放置位置有误时,立即纠正;担任急诊医护人员如需出诊,必须有人代替工作。急诊室须充分做好急救药品器材的准备,固定存放地点,指定专人负责,每天检查,随时补充,保持临战状态。

(9)严格执行交接班及查对制度。对急诊患者床旁交班。避免将处理未毕的事项交由他人处理,特殊情况必须离开时,应交接清楚,记入交班本,双方签字。

(10)传染病患者应严格做好消毒隔离工作,严格执行传染病疫情报告制度,认真填写疫情卡。

(11)建立突发公共卫生事件应急预案,遇重大抢救,应立即上报科主任和院领导。凡涉及法律、纠纷的患者和无名氏者,在积极救治的同时,及时向有关部门报告。

### (二)预检分诊制度

(1)急诊预检分诊工作必须由熟悉业务、责任心强、工作满3年以上的注册急诊护士担任。

(2)预检护士必须坚守工作岗位,不得擅自离岗,临时因故离开时必须由护士长安排能胜任的护士替代。

(3)预检护士应主动热情接待每一位前来就诊的患者,简单了解病(伤)情,重点检查体征,进行必要的初步检查包括测体温、脉搏、呼吸及血压,并予以合理的分诊。遇有分诊困难时,可请相关医生协助。

(4)根据病情轻重缓急,合理安排就诊顺序。急危重症患者立即送入绿色通道。

(5)对危重患者,予以紧急处理,及时通知有关医护人员进行抢救。

(6)遇有严重工伤事故、交通事故及其他突发事件,应立即通知科主任、医务处及护理部组织抢救工作。对涉及刑事、民事纠纷的伤病员,还应及时向有关部门报告。

(7)注意传染病的预检,对患传染病的患者采取隔离室就诊,以防交叉感染与传染病扩散,并做好传染病登记工作。

(8)掌握急诊就诊范围,做好解释工作,对婴幼儿及老年患者应予以优先就诊。

### (三)首诊负责制度

(1)第一个接待急诊患者的科室和医师称为首诊科室和首诊医师。首诊医师发现涉及他科或确系他科患者时,应在询问病史、体格检查、写好病历、做必要的紧急处置后,才能请有关科室会诊或转科。

(2)凡是遇到多发伤、跨科疾病或诊断未明的患者,首诊科室和首诊医师应首先承担主要诊治责任,并负责及时邀请有关科室会诊。在未明确收治科室时,首诊科室和首诊医师应负责到底。

(3)确需转科,且病情允许搬动时,由首诊科室和首诊医师负责联系安排。如需转院,且病情允许搬动时,由首诊医师向医务科汇报,落实好接收医院后方可转院。

(4)涉及两科及以上疾病患者的收治,由急诊科组织会诊或由医务处协调解决,有关科室均应服从安排。

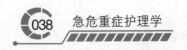
### (四)急诊抢救室制度

(1)急诊抢救室应保证设备齐全、制度严格,做到随时投入抢救。抢救中,相关科室必须积极配合。患者需转入病房时,应及时收治,严禁推脱。急诊抢救室有呼救权和转诊权。

(2)保证各类仪器性能良好,随时备用。急救室物品不得外借,护士每班交接做好记录。

(3)抢救时严肃认真,动作迅速准确。抢救指挥者应为在场工作人员中职称最高者,各级人员必须听从指挥,明确分工,密切协作。指挥者应负指挥之责。

(4)抢救工作中诊断、治疗、技术操作等遇有困难,及时请示上级医生,迅速解决。做好抢救记录,要求准确、清晰、扼要、完整,注明执行时间。

(5)医护密切配合,共同完成所担负的任务。口头医嘱要求准确、清楚,尤其是药名、剂量、给药时间、给药途径等,护士在执行前要复述一遍,避免有误,并及时记录于病历上,事后由医师补写医嘱及补开处方。

(6)抢救用过的空安瓿、输液瓶、输血瓶等集中存放,以便统计与查对,避免医疗差错。

(7)大批需抢救的患者同时就诊时,应立即上报科主任及院领导,以及时组织抢救。

(8)抢救后,根据情况留患者在监护室或观察室进一步处理,待病情稳定送有关科室继续治疗。送前应通知接收单位。

(9)抢救室除工作人员外,其他人员未经许可不得进入。抢救室物品用后及时清理、补充。

(10)对已住院的急救患者要定期追踪随访,总结抢救经验。

### (五)急诊观察室制度

(1)留院观察对象:①病情需要住院,但无床位且一时不能转出,病情允许留院观察者。②不能立即确诊,离院后病情可能突然变化趋于严重者。③经治疗病情尚未稳定者,如高热、腹痛、高血压、哮喘等。④其他特殊情况需要留院观察者。

(2)需收住观察室的患者,由接诊医师通知观察室护士和医师。对危重患者,接诊医师应当面向观察室护士和医师详细交代病情。

(3)留院观察患者必须建立病历,负责观察室的医师应及时查看患者,下达医嘱,及时记录病情变化及处理经过。

(4)护士及时巡视病房,按医嘱诊疗护理,记录病情变化,随时向值班医师报告。

(5)留院观察时间一般为 24 h,不超过 72 h,特殊情况除外。

(6)值班医师或负责观察室的医师应及时向危重者家属交代病情,取得家属的理解。

(7)值班医师或观察室的医师、护士下班前应巡视患者,做好床头交班,写好交班记录。

(8)留院观察患者离室时,由值班医师下达医嘱,护士向患者交代离室手续,办理好离室手续方可离室。

### (六)急诊监护室制度

(1)急诊监护室是危重症患者的抢救场所,室内需保持清洁、肃静。非相关人员未经批准不得入内。

(2)监护室的急救仪器、监护设备要按操作规程使用。操作前要熟悉仪器性能及注意事项;用后要关掉电源,整理完毕后放回原处。

(3)贵重仪器要建立使用登记卡,遇有故障应报告护士长或科主任,并通知专业人员检修。

(4)严格按医嘱对危重症患者执行监护。监护过程中,认真填写监护记录,发现病情变化及时报告医师。

（5）监护人员在工作时必须集中精力，不得撤离职守，如需暂时离开必须有人替换。

### （七）消毒隔离制度

（1）医护人员上班时间应着工作服，戴工作帽，并保持整洁，诊疗工作前后均应洗手，必要时用消毒液浸泡。

（2）注射、换药、导尿、穿刺等，要严格遵守无菌操作规程。

（3）无菌容器、器械、器械盘、敷料缸、持物钳等要定期消毒，消毒液定期更换，体温表用后要用消毒液浸泡。

（4）预检护士应认真仔细地对急诊患者进行预检。对疑似传染病者应及时请传染科会诊，确诊为传染病后由传染科联系转院，转出前应就地做好消毒隔离工作。

（5）抢救室、观察室、注射室每日用紫外线消毒 2 次，走廊每日应定期做重点喷雾消毒。

### （八）院前抢救制度

（1）接到呼救信号时，应立即派救护车奔赴现场抢救。

（2）救护车内应配备抢救箱、必要的抢救仪器，有条件者应配备心电监护等装置。随车出诊的有医生、护士、急救员等。

（3）根据患者情况就地抢救或者运送途中抢救。

### （九）救护车使用制度

（1）救护车专用于抢救运送急诊患者，不得调作他用。

（2）司机轮流值班，救护车由 120 指挥中心和院医务部调度。

（3）救护车平时停放于急诊科附近，做好保养维护和清洁消毒工作，保证及时使用。

（4）建立出车登记制度，将出车地点、出车时间、到达及返院时间、公里数、耗油等登记清楚。

（5）救护车出诊应按标准收费。

### （十）涉及法律问题伤病员处理办法

（1）对于自杀、他杀、交通事故、殴斗致伤及其他涉及法律问题的伤病员，医护人员应本着人道主义精神积极救治的同时，增强法制观念，提高警惕。

（2）预检护士应立即通知急诊科主任、医务处等部门，并报告公安或交通部门。

（3）病历书写应实事求是，准确、清楚，检查应全面仔细，病历要注意保管，切勿遗失或被涂改。

（4）开具验伤单及诊断证明时，要实事求是，并经上级医师核准。对医疗工作以外的其他问题不随便发表自己的看法。

（5）对服毒患者，需将患者呕吐物、排泄物保留，以备毒物鉴定。对昏迷患者，需与陪送者共同清点患者的财物，有家属在场时应交给家属。若无家属，可由值班护士代为保管，但应同时有两人共同签写财物清单。

（6）涉及法律问题的伤病员在留观期间，应与公安部门联系，派人看护。

## 二、急诊科人员素质要求

急诊科护士应具备良好的职业道德修养、较高的业务水平、精湛的护理技术、良好的心理素质及身体素质。

1. 良好的职业道德修养　急诊科护士应树立"时间就是生命"的观念，做到急患者所急、争分夺秒、全力以赴，必须具备救死扶伤的精神，要有高度的责任感、深厚的同情心、忙而不乱、一丝不苟的

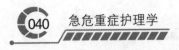

工作作风。

2. 较高的业务水平,精湛的护理技术　急诊护士应掌握的技术和技能包括:急诊护理工作内涵及流程,急诊分诊;急诊科内的医院感染预防与控制原则;常见危重症的急救护理;创伤患者的急救护理;急诊危重症患者的监护技术及急救护理操作技术;急诊各种抢救设备、物品及药品的应用和管理;急诊患者心理护理要点及沟通技巧;掌握突发事件和群伤的急诊急救配合、协调和管理。

3. 良好的心理素质　在紧急情况下,护士要灵活机动,有敏锐的观察能力,有深厚的同情心,应具有良好的心理状态,能做到沉着、冷静、机智、果断地抢救患者。

4. 良好的身体素质　急诊护士应有健康的体魄,文雅、端庄大方的仪表和饱满的精神状态。

## 三、急诊科护理工作质量要求

(1)"以患者为中心"的服务态度,急患者所急。

(2)危重患者的抢救成功率,可依据医院的医疗技术水平拟定常见急诊病种的抢救成功指标。

(3)在急诊科,时间就是生命,一切工作围绕时效原则展开,如院前抢救的出诊时间,医护人员的接诊时间,值班护士通知医生时间、抢救开始时间,进行治疗处理时间,留观后确诊时间,转入院时间及患者死亡时间等。时间是评价急诊科工作效率、医护工作质量和管理水平的重要指标之一。

(4)分诊迅速准确,分诊准确率应≥95%,抢救分诊率应为100%,并应认真登记统计,遇有传染病患者应立即通报、隔离。

(5)抢救工作的组织严密,要求抢救时做到人在其位,各尽其责。同时在特殊情况下,可通过对讲装置立即组织人员协助抢救,做到组织严密,井然有序,忙而不乱。

(6)严格查对制度,要求严防差错事故,执行口头医嘱时,护士要复述一遍,准备的药品经两人核对无误后方可使用。抢救过程中所用药品的安瓿、袋子均应留下以便核对统计。

(7)作为急诊医疗、护理、教学、科研的宝贵资料,急诊科的各种记录是检查急救工作、总结经验,同时也是涉及法律纠纷问题时的依据。各种抢救工作记录应清楚、完整、及时、真实、准确、简练,不可删改,医生、护士均应签全名。

(8)保证设备、仪器及药品足量、适用。

(9)做好消毒隔离,防止交叉感染。

## 思考题

1. 简述急诊护理工作的流程。

2. 急救绿色通道的适用范围有哪些?

3. 如何对急诊患者进行心理护理?

4. 病例分析:

患儿,3岁,来院2h前曾进食核桃,随后出现呛咳、阵发性咳嗽。家属拍背后,呕吐出少量碎核桃,半小时后家属发现患儿喘息明显,遂拨打120电话。

**请思考:**面对这样的患儿,是否应该走急救绿色通道?病情分级属于哪一级别?急诊科护理人员应该采取哪些措施?

# 第四章　ICU 的设置与管理

**病例思考**

某医院是一个拥有 500 张床位的二级综合医院,计划将 ICU 由 10 张床位扩大到 16 张床位。

**请思考:**①扩张后的重症床位一旦完全投入使用后,要增加哪些必要的设备资源? ②扩张后的重症床位一旦完全投入使用后,需要增加多少护理人员? ③您认为作为一名重症护士应具备的素质是什么?

随着医学理论的发展、科技水平的提高和临床医疗的迫切需求,重症监护病房(intensive care unit,ICU)的建立与发展成为现代医学进步的显著标志之一。ICU 应用先进的诊断、监护和治疗设备与技术,对病情进行连续、动态的定性和定量观察,并通过有效的干预措施,为重症患者提供系统的、持续的、高质量的生命支持。重症患者的生命支持技术水平,直接反映医院的综合救治能力,是现代化医院的重要标志。ICU 的设置规模应符合医疗机构的功能任务和实际收治重症患者的需求,并兼顾应对重大突发公共卫生事件重症救治的应急功能。

## 第一节　ICU 的布局与设置

ICU 的建立应根据医院的具体情况,包括医院的患者来源、病情程度、工作特点和重症医学发展状况等因素而定。设置规模应适应医院内收治重症患者的数量及病情严重程度的需要。不具备设置 ICU 条件的医疗机构可以根据需要设立重症过渡病房(high dependency unit,HDU),收治病情相

对稳定的重症患者,配备必要设备和医护人员对重症患者进行监护和治疗。HDU病区的空间设置可参照ICU标准,在人员和设备配齐后可升级为标准的ICU,以满足重大突发公共卫生事件重症救治的需求。

ICU应具备与其功能和任务相适应的场所、设备、设施和人员条件。ICU的病房应独立设置,床位向全院重症患者开放,由具备ICU专业资质的医师和护士等专业人员组成诊疗团队,为重症患者提供24 h不间断的脏器功能监护和救治,为原发病的专科诊疗提供支持。

## 一、ICU的布局及要求

1. 位置　ICU建设应按照"邻近、接近"原则。病房应与其主要服务的医疗区域邻近,以方便重症患者的转运;尽可能邻近手术室、医学影像科、检验科和输血科(血库)等区域,方便重症患者的检查和治疗,从而最大程度保证重症患者的转运效率。"接近"的实现可通过病房大楼的楼上楼下实现,也可通过医院院区内,病房大楼内或病房大楼间的快捷通道实现。在横向无法实现"接近"时,应该考虑楼上楼下的纵向"接近",可利用直通电梯转运患者或自动化物流传输通道输送患者或检验标本。此外,为了提高ICU的工作效率,保证重症患者的治疗安全,ICU应建设在远离密集公共人流的区域,应有安静、舒适的宜人环境,窗户应能接受日光,使患者以及在里面工作的医务人员,可以随时感受一年四季和昼夜的变化。

2. 布局　ICU设计强调平面布局和人流、物流的合理、顺畅,洁污分开,最大程度减少各种干扰和交叉感染风险,全过程控制污染因素。设有患者、工作人员、医疗污物等进出通道,有条件者,可设置洁净物品供应通道或自动化物流传输通道。ICU整体布局按照功能区域至少分为4个区,即医疗区、办公区、污物处理区和医务人员生活辅助区,各区域相对独立,以减少彼此干扰并有利于医院感染控制。

(1)医疗区　包括病房、中央工作站、治疗准备室、清洁物品间、仪器室、实验室、被服室、家属接待室等。

(2)办公区　包括医生办公室、主任办公室、护理办公室、示教室等。

(3)污物处理区　包括内镜清洁消毒室、污物间等。

(4)医务人员生活辅助区　包括医护人员休息室、更衣室、值班室、盥洗室等。

另外,ICU的整体布局应当考虑到收治特殊患者的需求,设置一定数量正压和负压病房,其中正压病房收治造血干细胞移植治疗、脏器移植等需要保护性隔离的患者,负压病房收治炭疽、肺结核、新型冠状病毒肺炎等传染性疾病的重症患者,以实现"平战结合"。

3. 建筑要求　ICU应按照房间规格、用途、病床规模等因素设计。各功能用房面积与病房面积之比一般应达到1.5:1以上,单间病房的使用面积一般不少于18 $m^2$,多人间病房每张床单元使用面积一般不少于15 $m^2$,床间距不少于1 m,并尽可能设置成单间病房或分隔式病床,以减少交叉感染的风险。病床与病床之间、病床与中心工作站之间要尽可能保持视觉通透,病房之间最好采用半玻式隔断,中间装配窗帘,以便医护人员能清楚观察病区内每位患者的情况。病房门净宽不少于1.4 m,便于平车进出,最好采用感应自动开启门。天花板、墙面、地面选用不产尘、不积尘、防潮防霉、防静电、易清洁消毒、不易受化学消毒剂侵蚀的材料。室内不能摆放干花、鲜花或盆栽植物。ICU应能独立控制各功能区域或每个单间病房的温、湿度,并将温度维持在(24±1.5)℃。可装配空气净化系统,必要时能够保证自然通风,以保证室内空气环境清洁。

## 二、ICU 的设置与要求

1. 床位设置与要求　ICU 床位数量设置,既要考虑 ICU 对医院或科室危重病患者的接收能力,也要考虑固定在其中工作的医护人员是否有足够的能力满足日常的医疗需要,并且能够发挥最大的工作效率。三级综合医院 ICU 病床数应不少于医院病床总数的 5%,二级综合医院 ICU 病床数不少于医院病床总数的 2%。二级以上(含二级)专科医院应根据实际工作需要确定 ICU 的病床数。ICU 的床位使用率以 75% 为宜。从医疗运作角度考虑,全年床位使用率平均超过 85% 时,表明 ICU 的床位数不能满足医院的临床需要,应该适度扩大规模。尽量每天至少保留 1 张空床以备应急使用。ICU 每张床单元均应按"生命岛"模式设置,以便于医务人员对患者开展气管插管、气道管理、心电监护等救治工作。病床必须配置足够的非接触式洗手设施和手部消毒装置,单间病房每床 1 套,开放式病床至少每 2 床 1 套,其他功能区域根据需要配置。

2. ICU 的设备配置与要求　ICU 应该配备功能齐全的医疗信息系统,能够收集床旁各种诊疗和护理信息,并连接医院信息系统,以满足临床医疗、护理、教学、科研、科室行政管理和远程医疗等综合功能需求,并具备升级功能。每床配备完善的功能设备带或功能架,至少装配 18 个电源插座,氧气、压缩空气和负压吸引接口各 2 套,提供电、医用氧气、压缩空气和负压吸引等功能支持。医疗用电和生活照明用电线路分开。每个 ICU 床位的电源应该是独立的反馈电路供应。ICU 最好有备用的不间断电力系统(UPS)和漏电保护装置,功率至少满足病房照明和诊疗设备的应急需求,维持 1 h 以上;最好每个电路插座都在主面板上有独立的电路短路器。除以上基础设备外,ICU 还必须配备必要的监护、治疗和检查设备,以保证危重症患者的救治需求。

(1)常用的监护设备　每床配置床旁监护系统,进行心电、血压、脉搏、血氧饱和度、有创压力监测等基本生命体征监护。为便于安全转运患者,每个 ICU 单元至少配置便携式监护仪 1 台。

(2)常用的治疗设备　每床均配置输液泵、微量注射泵和肠内营养输注泵,其中微量注射泵每床 4 套以上。每床配备 1 台常规呼吸机,每个 ICU 单元需另配置 1 台常规呼吸机备用。每床配置简易呼吸器(复苏呼吸气囊)。为便于安全转运患者,每个 ICU 单元至少应配置便携式呼吸机 1 台。根据临床需要配置适当数量的除颤仪、心肺复苏抢救装备车(车上备有喉镜、气管导管、各种接头、急救药品以及其他抢救用具等)、临时体外起搏器、血液净化仪、连续性血流动力学监测设备、物理排痰仪、升降温设备、气动压力泵、颅内压监测设备、主动脉内球囊反搏(intra-aortic balloon counterpulsation,IABP)设备、体外膜氧合(ECMO)设备、高流量氧疗仪、无创呼吸机和重症康复器械等设备。

(3)常用的检查设备　每个 ICU 单元根据临床需要可配置心电图机、血气分析仪、纤维支气管镜、床旁超声检查仪、床旁 X 射线机及简易生化仪等设备。

3. 人员配备与要求　ICU 的医护人员必须经过重症医学的专业培训,掌握重症医学基本理念、基础知识和基本操作技术,具备独立工作的能力。其中医师人数与床位数之比应 >0.8∶1,护士人数与床位数之比应 >3∶1,HDU 医师人数与床位数之比应 >0.5∶1,护士人数与床位数之比应 >2∶1。可以根据临床需要配备适当数量的医疗辅助人员(护理员、呼吸治疗师、康复师、专科药剂师等),有条件的医院可配备相关的设备技术与维修人员。

ICU 应至少配备 1 名副高以上专业技术职务任职资格的重症医学专科医师全面负责医疗工作。ICU 医师须具备重症医学相关理论知识,掌握重症医学相关的临床理论知识、技能和监测与诊疗技术,胜任对重症患者的各项监测、治疗与管理工作。每年至少参加 1 次省级或省级以上重症医学继续教育培训,不断更新专业知识。

ICU 护士长应具有中级以上专业技术职务任职资格,ICU 连续工作 3 年以上或三级医院 ICU 进

修1年的经历,全面负责护理管理工作。ICU护士须熟练掌握重症护理基本理论和技能,并经过科室考核合格后,才能独立上岗。并且除常规临床护理技术外,还应根据科室工作需要,掌握各系统重症患者的常规护理,监护设备和信息系统的使用,氧疗技术,呼吸机常规使用技术,心脏除颤技术,重症康复一般技术;气道管理,各类导管的管理,各类输液泵(注射泵)的应用和管理,疼痛管理;各系统器官功能监测护理,血液净化护理,水、电解质及酸碱平衡监测护理,营养支持护理,心理护理;医院感染预防与控制,内镜使用及重症患者抢救配合技术等。通过日常培训和继续教育等途径,不断更新知识,提高技术水平。

# 第二节　ICU的收治范围

## 一、收治原则

ICU收治患者既要考虑有救治价值的患者得到救治,同时又要避免ICU医疗资源浪费,因此一般遵循以下原则:①急性、可逆、已经危及生命的器官功能不全,经过严密监护和加强治疗短期内可能得到恢复的患者;②存在各种高危因素,具有潜在生命危险,经过严密的监护和有效治疗可能减少死亡风险的患者;③在慢性器官或系统功能不全的基础上,出现急性加重且危及生命,经过严密监护和治疗可能恢复到原来或接近原来状态的患者;④慢性消耗性疾病及肿瘤的终末状态、不可逆性疾病和不能从加强治疗中获益的患者,一般不宜收入ICU。

## 二、收治对象

ICU收治范围主要是经过集中强化治疗和护理后,能度过危险期而有望恢复的各类危重症患者,包括门、急诊及临床各科的危重患者,凡是各专科危重患者,发生呼吸、循环等重要器官急性功能障碍或功能衰竭,随时可能发生生命危险或存在潜在生命危险,需要给予生命支持,经抢救有望好转或治愈者,均属于ICU的收治对象。主要包括:①各种创伤、休克、感染等引起多器官功能障碍综合征的患者;②心肺脑复苏术后需对其功能进行较长时间支持者;③严重多发伤、复合伤需监测救治的患者;④物理、化学因素及某些意外灾害导致急危重症,如中毒、溺水、触电、虫蛇咬伤和中暑的患者;⑤有严重并发症的急性心肌梗死、严重心律失常、急性心力衰竭、高血压危象等严重血流动力学紊乱的患者;⑥各种复杂大手术后或者年龄较大,术后易发生意外的高危患者,尤其术前有合并症(如合并心脏疾病、高血压、糖尿病)、术中生命体征不稳定者(如循环呼吸不稳定、大出血)及手术创伤较大可能出现并发症的患者;⑦严重水、电解质、渗透压和酸碱失衡的患者;⑧严重的代谢障碍性疾病,如甲状腺、肾上腺和垂体等内分泌危象的患者;⑨各种原因大出血、昏迷、抽搐、呼吸衰竭等各系统器官功能不全需要支持的患者;⑩脏器移植术后及其他需要加强护理的患者;⑪严重产科并发症,如重度妊娠中毒症、羊水栓塞等患者;⑫重大高危手术需围手术期监护的患者;⑬重大突发公共卫生事件的重症患者。

## 三、转出指征

ICU患者经过严密监测、治疗和护理,达到以下条件时可转出ICU:①器官或系统功能衰竭已基本纠正或接近原来的功能状态,无须生命支持治疗者;②患者病情转入慢性状态;③患者病情状况不能从继续加强监测及各种治疗中受益;④患者和(或)家属不同意继续在 ICU 继续诊疗,主管医生告知患者病情及可能存在的风险,患者或家属签署知情同意书,并同意自行承担相应责任后可以考虑转出。

# 第三节　ICU 的工作制度

ICU 是危重患者的集合地,具有病种多、病情变化快的特点。利用先进的医疗设备,进行持续的生命体征监测,以获取有重要意义的短暂动态改变、最早的瞬间变化,马上给予反馈。特殊的工作任务给从事 ICU 的医护人员提出了更高的要求。健全的 ICU 工作制度是发挥 ICU 功能和避免医疗护理差错的重要保证。

## 一、组织领导

ICU 实行院长领导下的科主任负责制。科主任负责科室内的全面工作,ICU 实行独立与开放结合原则,即 ICU 应有自己独立的团队,同时又听取专科医生的意见,把更多原发病的处理如外科换药留于专科医生处理。护士长负责科室的护理管理工作。护理队伍是 ICU 的主体,承担着监测、治疗、护理、记录等任务。

## 二、管理制度

制度化管理是 ICU 医疗护理得以保证的基础,为了保证工作质量,提高工作效率,除执行各级政府和各级卫生管理部门的各项法律法规、医疗护理核心制度外,还需建立健全各项规章制度、岗位职责、医疗护理质量控制制度和相关技术规范、操作规程,并严格遵守执行,保证医疗护理服务质量。由于 ICU 运转与管理的特殊性,应在医院一般管理制度的基础上,制定 ICU 的管理制度,包括:ICU 护理工作制度、ICU 仪器设备及物品管理制度、重要诊疗技术知情同意制度、危重症患者转运管理制度、ICU 院内感染管理制度、ICU 特殊药品管理制度、ICU 探视制度等。

### (一)ICU 护理工作制度

(1)病房内患者应按感染疾病与非感染疾病分类收治,特殊感染患者及需保护性隔离的患者单独安置,并采取相应的隔离措施,避免交叉感染。

(2)严密观察病情变化,监测生命体征,保持呼吸道及各种管道的通畅,准确记录 24 h 出入量,做好各种应急准备工作。

(3)每班设护理组长 1 名,除分管患者外,负责本班护士的技术指导,并对进修及实习学生的工作给予合理安排,小组成员团结协作。

(4)责任护士必须全面了解患者的病情及治疗,独立完成分管患者的治疗,随时观察患者各项监测指标,出现异常情况应及时处理并报告医师。

(5)每班全面评估患者各方面的护理问题,及时采取相应的预防措施,防止并发症的发生。保持床单位清洁整齐,床面、被服有污染时应及时更换。妥善固定各种管道,防止非计划性拔管。

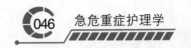 

### （二）ICU仪器设备及物品管理制度

1. 仪器设备管理

（1）仪器设备固定位置摆放，定期检查。抢救仪器设备应做到"五定"，即定品种数量、定点放置、定人管理、定期维修、定期消毒灭菌，并处于完好备用状态。

（2）仪器设备固定位置摆放，由专人负责管理，建立账目，定期清点、检查、保养，及时维修并登记。使用后由值班护士送入处置室由专门人员负责清洁消毒后放回仪器间。

（3）制定并规范各种仪器使用流程，定期对护理人员进行培训及考核。仪器设备原则上不得任意外借。

（4）使用人员应掌握各种仪器设备的消毒处理方法，若发现仪器设备不能正常使用，应做出明确标记，通知办公室护士或护士长，同时联系负责部门及时维修，并对科室自查、设备科巡检及维修情况进行登记。

2. 耗材管理

（1）办公室护士负责对病室日常使用的耗材进行定点放置，及时补充。

（2）一次性消耗有计划领用，遵循合理计划、控制成本的原则，做到不短缺、不积压、不浪费。

（3）一次性耗材严格做到一人一用一废弃。

### （三）重要诊疗技术知情同意制度

（1）对高难度、高风险的操作，实施前必须提前告知患者和（或）家属。

（2）操作前向患者和（或）家属告知该项诊疗技术的名称、目的、必要性和操作方法以及可能引起的并发症和风险，取得患者配合。

（3）由患者本人或由患者授权的法定代理人签订知情同意书并注明完整的时间。

（4）操作中关键环节仍要随时解释，尽量减轻患者痛苦。

（5）无论什么原因导致操作失败时，应积极采取补救措施，取得患者理解。

### （四）ICU特殊药品管理制度

（1）对特殊药品（麻醉药品、精神药品和毒性药品）的管理和使用，必须严格按照国家《药品管理法》及相关的《麻醉药品和精神药品管理条例》《医疗用毒性药品管理办法》等法规文件执行。

（2）特殊药品应储存在易于取用的地方，根据各类特殊药品的管理要求存放，若需加锁，钥匙应由专人保管。

（3）实行专人保管、专柜加锁、专用处方、专用账册、账册登记，并做到逐日或逐月盘点，账物相符，发现问题应当立即上报。

（4）出现特殊药品被盗、被抢、丢失或者其他流入非法渠道的情形应立即报告部门负责人，并由部门负责人报告药剂科主任，再上报保卫科、医务部和当地食品药品监督管理局和（或）卫生行政部门，及时查处。

（5）定期组织培训，学习有关的法律、法规、规章制度及麻醉药品、精神药品临床合理使用等知识。

### （五）ICU探视制度

（1）为加强ICU感染管理，应明示探视时间，限制探视者人数。如遇抢救等特殊情况时，应推迟或取消探视。

（2）探视者必须遵守医院探视制度，进入ICU须穿专用探视服，必要时穿鞋套或更换专用鞋。探视服专床专用，探视日结束后清洗消毒。

（3）探视人员身体健康,如患有呼吸道等感染性疾病和精神异常者,谢绝探视。

（4）探视呼吸道感染患者时,探视者应遵循《医院隔离技术规范》的要求进行防护。

### （六）危重症患者转运管理制度

（1）危重症患者转运前须进行可行性评估,并将转运的必要性和潜在风险告知患者和(或)家属,获取其知情同意并签字,并协调好相关部门。

（2）重症患者转运医护人员应接受过专业训练,转运途中尽力维持患者生命体征稳定,密切监测患者各项生命体征,保证各种管路固定良好。患者到达接收科室后,应与接收人员进行全面交接,交接的内容包括患者病史、重要体征等,交接后应书面签字确认。如患者未移交(如行 CT 检查等),转运人员需要一直陪护患者直至返回病房。

（3）应使用符合要求的转运床、专业转运救护车、监护治疗设备等转运设备,并做好药物准备,如院内转运应配备基本的复苏用药,院际转运应配备紧急抢救复苏时用药以及维持生命体征平稳的药物。院内转运通常由转运床完成,院际转运方式通常包括陆路转运及飞行转运。

### （七）ICU 院内感染管理制度

1. 基本要求

（1）建立由科主任、护士长与兼职(或专职)感控人员等组成的医院感染管理小组,全面负责本科室医院感染管理工作。

（2）制定并不断完善 ICU 医院感染管理相关规章制度,并落实于诊疗、护理工作实践中。

（3）定期研究 ICU 医院感染预防与控制工作存在的问题和改进方案。

（4）所有工作人员(医生、护士、进修人员、实习学生、保洁人员等)定期接受医院感染预防与控制相关知识和技能的培训。

（5）遵循国家相关法规、文件及指导原则应用和管理抗菌药物。

（6）配备足量的、方便取用的个人防护用品,如医用口罩、帽子、手套、护目镜、防护面屏、隔离衣等,并掌握防护用品的正确使用方法。

（7）医疗废物的处置应遵循《医疗废物管理条例》《医疗卫生机构医疗废物管理办法》和《医疗废物分类目录》的有关规定。

2. 人员管理

（1）ICU 工作人员工作时应穿专用工作服、鞋子,戴工作帽、口罩,洗手或手消毒。外出时,应换鞋、换外出服装。

（2）严格人员进出管理,有感染性疾病者禁止入内。限制探视人员和探视时间,减少人员流动,探视时规范着装。除工作人员外,尽量减少其他人员在室内流动。

（3）严格掌握进入 ICU 患者的分室标准,将感染、疑似感染与非感染患者分区安置。多重耐药菌、泛耐药菌感染或定植患者,尽量单间隔离;如隔离房间不足,可将同类耐药菌感染或定植患者集中安置,并设醒目标识。所有物品做到专人专用,用后按要求消毒、处理。

（4）严格掌握侵入性操作指征,尽量缩短侵入性操作时间,严格执行无菌操作规程。正确实施隔离技术,严格执行手卫生。执行侵入性医疗操作前,接触伤口、血液、体液、分泌物及护理特殊传染性疾病患者时必须戴手套,避免锐器刺伤,如意外刺伤应做好应急处理,并报告医院感染管理科,随访观察并记录。

3. 医院感染监测管理

（1）落实 ICU 患者医院感染发病率、感染部位构成比、病原微生物等常规监测,并做好医院感染

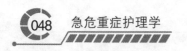 

监测相关信息记录。监测内容与方法应遵循医院感染监测规范。

（2）按照医院感染监测规范开展目标性监测，包括呼吸机相关肺炎（VAP）、血管导管相关血流感染（CLBSL）、导尿管相关尿路感染（CAUTI）、多重耐药菌监测。对于疑似感染患者，应采集相应标本做微生物检验和药敏试验。

（3）早期识别医院感染暴发，实施有效的干预措施。

（4）按照医院消毒卫生标准，每季度对物体表面、医务人员手和空气进行消毒效果监测，当怀疑医院感染暴发、ICU 新建或改建以及病室环境的消毒方法改变时，应随时进行监测。

（5）定期对监测资料进行汇总，分析科室医院感染发病趋势、相关危险因素和防控工作存在的问题，及时采取积极的预防与控制措施。

# 第四节　急危重症医学伦理学问题

随着现代医学的不断进步，临床上对危重症患者的救治水平显著提高，使许多濒临死亡的患者得以挽回生命，但在很多情况下却以失败告终。因此，我们有时必须帮助患者和家属做出决策——坚持或者撤除生命支持，包括药物、监护，甚至最基本的维持生命的措施如营养和水分的补充等。ICU 医护人员对生命支持的决策常常在伦理学或者法律上进退两难，常见的伦理学问题如：履行人道主义与经济效益的矛盾；实事求是与保护性医疗的矛盾；知情同意与保护患者利益的矛盾；卫生资源分配与患者实际需要的矛盾；患者拒绝治疗与维持患者生命的矛盾；安乐死与现行法律的矛盾等。又由于 ICU 管理方式的相对封闭性，当罹患急危重疾病时，大多数危重患者及家属在身体和精神备受打击的情况下，面对素不相识的医护人员，很难在短时间建立信任感，加之 ICU 病房管理的伦理问题还未引起足够的重视，使得医护人员在对危重症患者医疗护理伦理的选择上很难兼顾。因此，根据 ICU 的工作性质及患者的特点，护士在所有的护理实践中必须遵循基本的伦理学原则。

## 一、伦理原则

### （一）有益原则

有益原则指医护人员有照顾患者并充分尊重患者利益（包括挽救生命、缓解痛苦、减少伤残）的责任。这一原则已经成为医学实践的基本目标。

### （二）无伤害原则

无伤害原则指的是一个行为的动机与结果均应对患者有利，而且应避免对患者造成伤害。急危重症患者病情重、变化快、救治方案复杂，往往需要通过各种先进的诊断、监护和治疗设备与技术以及药物对患者实施监护与有效治疗。医护人员应充分考虑各种医疗措施的风险及伤害。在急危重症患者救治中应遵循以患者安全为主要目标的无伤害原则。

### （三）自主原则

自主原则指患者有权利对自己所患疾病的诊断、处理、治疗方式独立地、自愿地做出自己的决定。自主原则强调的是患者做出自主选择的权利。医疗团队有责任通过诚实、真实地提供医疗信息以获取患者对治疗的知情同意，从而保护患者的自主原则。

### (四)公平原则

公平原则是每个人都有平等的权利来享有最为广泛的基本的自由,对同样需要的人同等对待,以同样的服务态度、医疗水平对待有同样医疗需要的患者,不能因为医疗以外的其他因素厚此薄彼。患者公平地利用卫生资源,获得平等的照顾和治疗,以及整个过程中得到生理和心理需要方面的支持。

## 二、伦理决策

### (一)决策能力评估

ICU 内的医疗决策应遵循自主原则,但由于患者病情危重,可能会影响其决策能力。医疗决策能力指的是患者具有接受和理解疾病的具体信息,并在接受和理解了相关信息的基础上,能否结合自身的价值观和自身的生活目标做出相应的逻辑推理分析,并对之做出适当方式反应;并能和他的监护人交流决定和愿望的能力。在判断患者有无决策能力时需考虑:①患者个别的、具体的能力;②对有关事情做出决定的必要条件;③必须能够考虑由决定所引起的后果。

### (二)代理决策人

当患者的决策能力减弱或丧失时,医护人员应寻找代理决策者。最理想的情况是患者预先写好委托书,委托某人来做出决策,或者选择法定的具有权威性和义务的家庭成员作为委托人。通常的顺序是患者的配偶,次之是患者的成年子女,然后是患者的父母,患者的兄弟姐妹,最后是祖父母。

在患者缺乏对医疗措施做出决策的能力时,代理人有义务和责任维护患者的最佳利益,权衡某种治疗可能带来的潜在风险与获益,根据患者先前表达的意愿做出决定。因此,理想状态的代理人应具备以下条件:①愿意承担这些责任;②能理解和接受患者本人的价值观;③与患者没有情感和利益冲突。在某些情况下,患者没有合适代理决策人时,通常由医疗机构的一位或多位医师代患者做出决定,但这样的决定有时需要借助医院伦理委员会进行讨论。当遇到对患者决策能力存疑、代理人不能或拒绝决策、医疗机构认为代理人的决定没有代表患者的最大利益、代理人的决策与患者的预立指示相违背等特殊情况时,可以通过法院为无知情同意能力的患者指定监护人,但同时必须指定一名诉讼监护人,以提醒法院注意被监护人的权益。

代理决策人在行使代理决策时应遵循尊重患者最大利益原则和不合理决策的排除原则。代理决策人在做出决策时应该考虑:①患者在未来的某一天是否可能具备做出该决定的能力,如果可能,这样的期限大概会在什么时候;②患者过去以及现在的一些想法和愿望,尤其是通过在患者有能力时写的书面材料进行判断;③患者有同意能力时的信仰和价值观等这些可能会影响决定的因素;④任何照顾和关心患者的其他人,以及患者的任何委托人或代理人等其他利害关系人的观点。

### (三)共同决策

ICU 的决策过程应当是医护人员、患者或决策代理人共同承担责任的过程。医护人员应避免在患者决策生命支持措施的时候给予家长式的医疗决策。医护人员只是被赋予判断特殊的治疗措施是否对患者医疗无益的资格,只有患者或其代表决策人才有权决定生命质量相关的问题,即判断生命的延长对患者是否具有意义和价值。

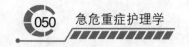 

## 思考题

1. 简述 ICU 的护理人员在护理过程中应遵守的医学伦理学要求。

2. 简述 ICU 的收治原则及收治对象。

3. 病例分析：

患者，丁某，男，65 岁，以"肺部感染、肝硬化"为诊断由消化内科转入 ICU。患者神志清，精神差，呼吸急促。入科给予面罩吸氧，6 L/min，心电监护示窦性心律，心率 128 次/min，血压 143/77 mmHg，呼吸 34 次/min，血氧饱和度为 80%，血气分析结果示 $PO_2$ 50 mmHg，$PCO_2$ 60 mmHg。

**请思考**：面对患者这样的病情状况，您认为我们应该具备哪些能力和知识？

# 第五章　灾难护理

1. 知识目标　①掌握:灾难伤员检伤START程序;灾难伤员送医指征、转运途中的救护。②熟悉:灾难致伤检伤分类原则;灾难后心理危机干预基本原则。③了解:灾难的原因和分类。
2. 能力目标　掌握灾难医学的相关知识,减少受灾人员伤亡,提高受灾人群的健康水平。
3. 素质目标　具有灾难救护的能力,能及时对受灾人群进行救护。

**病例思考**

地震发生后急救团队到现场救护,救护人员在现场发现多名受伤者:有人员发生股骨开放性骨折,有人员发生脊髓损伤,有人员发生开放性气胸,有人员发生皮肤擦伤及裂伤,有人员发生手掌离断伤,有人员死亡。

**请思考:**①作为一名现场救护的护士,你应该如何对这些受伤人员进行检伤分类?②如何对这些受伤人员进行现场救护?

## 第一节　灾难的定义与分类

随着人类活动的空间和范围的不断扩大,人类面临的灾难种类也在不断增多。灾难已经不只限于地震、海啸、火山爆发、雪崩、山崩、洪水等自然灾难,恐怖袭击、核爆炸、非常规战争、世界范围内传染病大流行和化学物质的排放污染等都已成为危害人类社会安全的因素。人类不能完全预防和杜绝灾难的发生,但灾难发生后如何及时地救治伤员,将危害降到最低程度是我们医学救援的核心问题。作为灾难医疗救援队伍中的主力军,护士掌握灾难医学救援的知识和技术,对于减少灾难所致人员伤亡、提高受灾人群的健康水平具有重要意义。

### 一、灾难的定义

世界卫生组织(World Health Organization,WHO)对"灾难(disaster)"的定义是:任何能对社区或

社会功能造成严重损害,包括人员、物资、环境或经济的损失和影响,当其破坏力超过了所发生地区所能承受的程度而不得不向该地区以外的地区求援时,就可以认为是灾难。WHO 的灾难定义强调了不管是自然灾难还是人为事件,其破坏的严重性超出了受灾地区本地资源所能应对的限度,需要国内或国际的援助以应对这些后果,而受灾地区本地可以应对的突发事件就不属于灾难的范畴。

## 二、灾难的分类

### (一)按发生原因分类

灾难主要来自天体、地球、生物圈三个方面,以及人类本身的行为失误,其成因是错综复杂的。灾难的具体分类如下。

1. 自然灾难

(1)天文灾难　陨石灾难,星球撞击,磁暴灾难,电离层扰动,极光灾难等。

(2)气象灾难　水灾,旱灾,台风,龙卷风,暴风,冰冻灾难,雹灾,雷电,沙尘暴等。

(3)地质灾难　地震,火山爆发等。

(4)地貌(表)灾难　滑坡,泥石流,崩塌等。

(5)水文灾难　海啸,厄尔尼诺现象等。

(6)生物灾难　病害,虫害,草害,鼠害等。

(7)环境灾难　水污染,大气污染,海洋污染,噪声污染,农药污染等。

2. 人为灾难

(1)火灾灾难　城市火灾,工矿火灾,森林火灾等。

(2)爆炸灾难　火药爆炸,石油化工制品爆炸,工业粉尘爆炸等。

(3)交通事故灾难　公、铁路交通事故,民航事故,海事事故等。

(4)建筑物事故灾难　房屋倒塌,桥梁断裂,隧道崩塌等。

(5)工伤事故灾难　电伤,烧伤,跌伤,撞伤等。

(6)卫生灾难　医学事故,中毒事故,职业病,地方病,传染病等。

(7)矿山灾难　矿井崩塌,瓦斯爆炸等。

(8)科技事故灾难　航天事故,核事故,生物工程事故灾难等。

(9)战争及恐怖爆炸灾难等。

有些灾害如泥石流、洪水、山体滑坡等,虽然说是天灾,但实际上与森林砍伐、生态环境破坏及社会不稳定等人为因素有关。如这些年来不断增多的沙尘暴,就是由于人类对环境的严重破坏造成的。

### (二)按发生方式分类

1. 突发灾难　难以预测、突然发生,能造成巨大危害的灾难,如地震、火山爆发等。

2. 渐变灾难　发生缓慢,在致灾因素长期发展的情况下,逐渐形成灾难,如水土流失、土地沙漠化等。

### (三)按发生顺序分类

等级高、强度大的自然灾难发生以后,常常诱发一连串的其他灾难,这种现象叫灾难链。

1. 原生灾难　灾难链中最早发生的灾难,如地震、洪水等。

2. 次生灾难　由原生灾难诱发出来的灾难,如地震后建筑物损坏引起的有毒气体泄漏、火灾等。

3. 衍生灾难　灾难发生后,破坏人类生存的和谐条件,诱发出一系列其他灾难,如地震后发生的社会恐慌、通信交通破坏等。

# 第二节　灾难医学救援

## 一、灾难医学救援的主要任务及特点

灾难医学救援是指灾难发生后，政府、社会团体等各级各界力量，特别是广大民众、医护人员参与救灾，以减轻人员伤亡和财产损失为目标的行动。除此之外，灾难医学救援还包括灾区卫生防疫、疾病防治、躯体康复、心理救援等内容，并为现场救援过程提供理论与实践指导。

### (一)灾难医学救援的组织体系

1. 医疗卫生救援领导小组　国务院卫生行政部门成立突发公共事件医疗卫生救援领导小组，领导、组织、协调、部署特别重大突发公共事件的医疗卫生救援工作。国务院卫生行政部门卫生应急办公室负责日常工作。省、市(地)、县级卫生行政部门成立相应的突发公共事件医疗卫生救援领导小组，领导本行政区域内突发公共事件医疗卫生救援工作，承担各类突发公共事件医疗卫生救援的组织、协调任务，并成立机构负责日常工作。

2. 医疗卫生救援专家组　各级卫生行政部门应组建专家组，对突发公共事件医疗卫生救援工作提供咨询建议、技术指导和支持。

3. 医疗卫生救援机构　各级各类医疗机构承担突发公共事件的医疗卫生救援任务。其中，各级医疗急救中心(站)、化学中毒和核辐射事故应急医疗救治专业机构承担突发公共事件现场医疗卫生救援和伤员转运；各级疾病预防控制机构和卫生监督机构根据各自职能，做好突发公共事件中的疾病预防控制和卫生监督工作。

4. 现场医疗卫生救援指挥部　各级卫生行政部门根据实际工作需要在突发公共事件现场设立现场医疗卫生救援指挥部，统一指挥、协调现场医疗卫生救援工作。

### (二)灾难医学救援的主要特点

1. 灾难医学救援是一项系统工程　由于灾害造成社会多方面损害，所以灾难医学救援不单纯是医学意义上的救护，而是一项复杂的社会系统工程。它以灾难学、临床医学、预防医学、护理学、心理学为基础，涉及社会学、管理学、工程学、通信、运输等多门学科。

2. 灾难医学救援不同于传统的急救医学　灾难医学救援包括灾难伤员搜救、分类及救治，伤员运送，移动医院的建立和运作，灾区医院重建和灾区防疫等内容，其内涵远大于传统急救医学，在工作策略、方式和方法上都有明显区别。

3. 灾难医学救援需要依靠强有力的组织体系和多部门协作　重大灾难具有突发性、群体性、复杂性等特点，应动员所有可以借助的应对资源，依托科学的灾难应对指挥体系和应急救援网络，共同实施灾难救援任务。在灾区当地政府的统一领导下，依靠消防、警察、军队等救援人员，展开多部门协作立体救援，才能保证灾难医学救援的顺利开展。

4. 短时间内需大量医护人员赴灾区进行救援　由于灾难造成大量人员伤亡，医疗需求急剧增加，同时，灾区卫生机构和卫生设施遭到不同程度破坏，需要大量的医护人员和医疗资源进入灾区参与灾难应急救援。

5. 卫生防疫是灾难医学的重要组成部分　为防止灾后疫病流行，防疫工作已成为灾难救援的

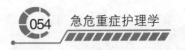 

重要环节,贯穿灾难医学救援全过程。

6.心理救援成为灾难医学不可或缺的组成部分 灾难对伤员造成身体伤害的同时,还对伤员产生重大的心理创伤。因此,现代灾难医学救援已经将心理救援列为重要的救护环节。同时,灾难救援中不仅要关注伤员的心理问题,也要关注救护人员的心理健康。

## 二、灾难救护系统

### (一)灾难事件指挥系统

灾害后伤病员的脱险、抢救、治疗、转送等工作,涉及面广,影响因素多。为使整个救治工作高效率运行,必须要有经过训练的、有一定组织能力的人进行调度、控制和协调。灾害伤病员救护的灾难事件指挥系统能提供共同的组织结构和交流模式,使不同组织共同应对大规模灾难。

指挥系统应分为若干办事机构,包括清理搜寻组、排险组、心理救护组、伤员分类组、救护组、搬运后送组、交通运输组、后勤保障组、药品器械供应组、通信联络组、卫生防疫组、安全保卫组等,各组职责分工明确,服从指挥部统一指挥。

### (二)灾难救护的组织管理、人员组成和物资配备

1.灾难救护的组织管理

(1)灾前准备阶段 对于重大灾难救援,各级救灾机构之间的联系和协同十分重要。日常应开展各级救援训练,包括模拟演习、专项训练等,做好救援人员技术培训,加强各部门协同配合能力。

(2)灾难现场 灾难救护中应统筹安排,组织协调现场各种救援力量,组织有经验的医护人员在现场开展检伤分类工作,并及时组织伤员转送。建立灾难时医疗机构应急管理模式以实施统一指挥。

(3)灾后阶段 灾难救护结束后,相关部门应组织参与救援的医疗机构总结经验和教训,完善切实可行的救治预案,同时高度重视灾后心理救援工作。

2.灾难救护人员组成及素质要求

(1)灾难救护参与人员 包括各级卫生行政部门成立的医疗卫生救援指挥组织、专家组和医疗卫生救援机构(包括医疗急救中心或急救站、综合医院、专科医院、化学中毒和核辐射事故应急医疗救治专业机构、疾病预防控制机构和卫生监督机构)、现场医疗卫生救援人员等。

(2)灾难救护人员素质要求 针对灾害发生后的特殊环境,初始阶段对于灾害性质及影响的判定较困难。灾难救护人员需了解灾难致伤的基本规律,掌握灾难救护的基本知识和基本技能。医疗救护人员应具备高度的责任心和敏锐的观察能力,随时评估灾难现场可疑的伤病员症状及环境变化,具备较高的综合急救技能。同时,灾难救护中涉及各学科人员,救护人员需具备较强的沟通、协调能力和扎实的多学科基础知识,保证灾难救护措施快速、准确实施。

3.灾难救护的物资配备

(1)基本设施和物资 受灾后的医疗卫生设施毁损和救护物资缺乏,将影响灾难救护能力,因此,需确保各种基本救灾物资能快速抵运灾区并投入使用。

(2)专业救援设备 包括搜索设备、营救设备、现场通信设备、现场急救医疗设备和救援装备集成车辆等,应动员所有社会资源,保证专业救援设备及时到位。

## 三、灾难救援护理

### (一)灾难救援护理概念

灾难救援护理指应用灾难护理学特有的知识和技能,在与其他专业领域开展合作的基础上,为

减轻灾难对人类的生命、健康所构成的危害而开展的护理相关活动。

### （二）灾难救援护理的内容要点

1.**伤员现场救护**　护理人员在灾难现场迅速为伤员提供现场救护,配合医生做好救护工作。

2.**伤员转运监护**　护理人员承担转运途中伤员的生命体征监测和病情观察,做好基础护理工作。

3.**伤员心理护理**　对灾难伤员出现的心理问题,协助进行心理疏导。

4.**协助灾区医院护理秩序的重建**　救援护理人员应协助灾区医院重建护理秩序,共同开展救护工作。

5.**协助灾难现场与医疗救治点的消毒工作**　协助各医疗救治点做好消毒防疫工作,协助控制传染病暴发。

6.**其他**　对灾区伤员和公众进行灾难救护知识教育。

### （三）护士在灾难救援中的作用

《护士条例》规定,护士有义务参与公共卫生和疾病预防控制工作。发生自然灾难、公共卫生事件等严重威胁公众健康的突发事件,护士应服从安排,参加医疗救护。护士在灾难救援的不同阶段起着不同的作用,护士应根据灾难救援工作的不同阶段参与制定灾难医疗救援计划。国外学者将灾难的医疗救援分为三个阶段,即准备/预备期( preparedness/readiness )、反应/实施期( response/implementation )和恢复/重建/评价期( recovery/reconstruction/evaluation )。护士在各期有不同的优先活动( 表 5-1 )。

表 5-1　护士在不同灾难救援阶段的优先活动

| 第一期:准备/预备期 | 第二期:反应/实施期 | 第三期:恢复/重建/评价期 |
|---|---|---|
| (1)三级应急准备训练<br>个人准备训练:身体适应性训练,情感预期和熟悉灾难反应,军事技能训练,家庭支持和准备<br>临床技能训练:创伤训练,分类和疏散;工作程序;临床评估,设备使用<br>单位/团队训练:操作能力,任务知识,领导和管理能力,单位整合和认同<br>(2)制定灾难应急反应计划 | (1)机构内人员的通信联系<br>(2)建立伤员接收点并分类<br>(3)分配担架员、志愿者<br>(4)安排伤员分流或转运<br>(5)建立分类区域,将不同伤员安置在不同地点,方便医疗机构的处理<br>(6)灾难安全保障,防止无关人员进入处置区域<br>(7)合理分配工作人员的职责 | (1)护理安置区的伤病员直到转移至外部的医疗机构<br>(2)恢复和补充医疗用具<br>(3)重建/修复医疗设施和设备<br>(4)评价和修改灾难应急计划<br>(5)严重事故的人员报告<br>(6)识别和奖励积极反应行为<br>(7)矫正消极反应行为 |

1.**灾难前的作用**　第一个阶段,护士的角色着重于预防、保护和准备。在这个阶段,应对护士加强训练,评估灾难救援资源,制定和训练灾难应急反应计划。护士的应急准备训练分为三个层次:第一个层次是个人的准备,包括身体、情感、军事技能、家庭支持等准备;第二个层次是临床技能训练,主要包括创伤救护的技能、伤员分类和现场疏散,对伤员的评估、个人防护设备的使用等;第三个层次是团队训练,包括操作能力、相关知识、领导和管理能力以及单位整合和认同的共同训练。在这个阶段的另一重要任务就是制定灾难应急反应计划。

2.**灾难中的作用**　第二个阶段,即灾难救援的实施阶段。护士的主要角色包括与其他灾难救援人员的通信联系,建立伤员接收点(安置点)并进行伤员分类,对其他人员(如担架员、志愿者)的

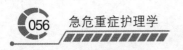

工作进行安排,安排伤员分流或转诊,救援区域的安全保障以及合理分配工作人员的职责等。

3. 灾难后的作用　第三个阶段,灾后恢复/重建/评价期。护士要对安置区内的伤员进行护理,并进行合理的转诊。进行灾难设施的重建工作,恢复医院设施和修复损坏的设备。特别重要的是对现有的灾难应急反应计划进行评估,发现其不足,并提出修改意见。对于灾难救援中的积极行为和消极行为进行识别,奖励积极行为,矫正消极行为,撰写严重事故报告等。

# 第三节　灾难应对反应

一般的灾难或突发性事件可分为超急期、进展期和稳定期。超急期是初发阶段,所有人员都可能面临危险,受到伤害,此时医疗救援人员的职责是在确保自身安全的同时启动预案,随时备援。进展期时,现场相对安全,伤员大量出现,医疗救援人员的责任是在现场建立医疗救援区,对陆续出现的伤员进行检伤分类和急救处置。到了稳定期,现场基本安定,医疗救援人员的责任是对大批伤员进行快捷、有效的现场救治并合理分流。灾难现场医疗救援的程序包括搜救、评估和检伤分流、现场救治、转运及灾难恢复过程中的防疫、治病。下面重点介绍伤病员的检伤分类、安置与救护和转送护理。

## 一、伤病员的检伤分类

灾害发生时,因资源不足,必须依靠恰当的检伤分类来分配救灾救护资源。检伤分类的基本观念是:在有限资源下对大多数伤员给予最好的治疗,从而得到最好的整体结果,通常注意的焦点是那些伤势很危急但有救治希望的伤病员,因此,灾难护理应以全面救护与重点救护相结合为原则。当救护人员面对灾难现场大批伤员时,第一步关键救援措施就是快速检伤分类,按照伤情轻重区分伤员类别,依先后顺序给予医疗救治和转运。对伤员进行检伤分类是护士的重要职责之一。

### (一)检伤分类的原则

1. 服从救治需要原则　伤员分类是为了更好地救治。必须根据现有救治能力和医疗资源状况把握救治重点。根据伤员的数量、受伤的严重程度、灾难发生的地理位置、附近医疗机构所在位置、承受能力、医疗水平和支援资源抵达时间等因素而定。首先治疗危重但有存活希望的患者,切勿在一个伤员身上停留太久。明显感染的伤员要及时隔离。

2. 迅速而准确原则　灾难现场伤员情况危急,现场应争分夺秒,尽快将伤员转送至救护部门。若现场对伤情判断有误,可能将重伤员误检成轻伤员,造成类选不足,耽误救治;也可能将轻伤员误检成重伤员,造成类选过量,加重医疗机构负荷,应急能力下降。两种情况均将降低灾难伤员的整体救治成功率。

3. 生命第一原则　灾难时检伤分类应以挽救伤员生命为核心,在分类现场施行必要的"救命"措施。实施简单却可以稳定伤员生命同时又不过多消耗人力的急救处理。

4. 动态评估原则　伤员分类是一个动态过程,要求对伤员从灾难现场至确定性救治的过程中进行动态检伤。

### (二)检伤分类的种类

根据灾难伤员救治需要,将分类划分为收容分类、救治分类和后送分类三种基本形式,三者相互联系,有时可合并进行。为提高分类准确性,分类时应遵循统一标准,使用统一标记,分类结果要登记。

1. 收容分类 又称为现场分类(第一层次)。根据伤员伤势严重程度及所需的护理不同,对伤员进行大体区分。由首批到达灾难现场的营救人员进行分类,将伤员分为"急性"与"非急性"两类,可用简单的颜色标记:急性=红色,非急性=绿色。

2. 救治分类 又称医学分类(第二层次)。在伤病区,由资深医护人员将伤员按受伤程度进行分类,以确定伤员救护级别,可达到优化配置医疗救护资源,"尽最大努力抢救最多数量伤员"的目的。该分类过程中,掌握不同损伤造成的医学后果至关重要(如烧伤、爆震性损伤、挤压伤或与化学、生化或核武器接触造成的损伤)。

根据灾害现场危害生命的程度及优先救治的程度将伤员分为 4 类,以标志醒目的卡片标色,采用红、黄、绿、黑四色系统。

(1)红色 代表危重伤,第一优先。伤情非常紧急,危及生命,生命体征不稳定,需立即给予基础生命支持,并在 1 h 内转运到确定性医疗单位救治。如呼吸停止或呼吸道阻塞、可能的心脏损伤(心包压塞、严重挫伤)或无法阻止的出血(包括内出血)、稳定性的颈部受伤、严重的头部受伤且意识昏迷及开放性胸部或腹部创伤等。

(2)黄色 代表中重伤,第二优先。生命体征稳定的严重损伤,有潜在危险。此类伤病员应急救援后优先后送,在 4~6 h 内得到有效治疗。如背部受伤(不论是否有脊柱受伤)、中度出血、严重烫伤、开放性或多处骨折、稳定的腹部损伤、眼部损伤及药物中毒等。

(3)绿色 代表轻伤,第三优先。不会立即危及生命,可以延后救治。包括单纯骨折、撕裂伤、小面积烧伤、扭伤等。

(4)黑色 指已死亡、无法救治的致命损伤。

### (三)后送分类

后送分类又称伤员疏散(第三层次)。主要根据伤员的诊断、预后和下一步救治需要,确定伤员后送顺序、地点和转运工具,并根据需要派出护送人员。延迟伤员疏散的情况有:①伤员被污染;②伤员伴有传染性疾病;③伤员的病情不稳定;④飞机起飞未经同意或没有得到起飞的外交许可。

### (四)常用检伤分类方法

1. 初级分类

(1)START(simple triage and rapid treatment) 即简单分类、快速救治。由美国学者提出,作为院前识别伤病员轻重缓急的工具,特别适用于灾难现场分类,是灾难现场常用的分类方法。该方法根据对伤病员的通气、循环和意识状态进行快速判断,将伤病员分为 4 个组,分别为红、黄、绿和黑标识。红色组为立即处理组,黄色组为延迟处理组,绿色组为轻伤组,黑色组为死亡组。START 的具体评估流程见图 5-1。在分类过程中,医务人员仅为伤病员提供必需的急救措施,如开放气道、止血等,强调在每位伤病员身上评估和处置的时间不超过 30 s。

(2)Jump START 是对 START 修正后用于灾难现场受伤儿童(1~8 岁)检伤分类的方法。分组方法和分类依据与 START 相似,但基于儿童的特殊生理特点,研究者对分类依据做了调整,包括:①对能行走的轻伤组伤员,强调再次分类。②对开通气道后仍无呼吸的患儿,要检查脉搏,如可触及脉搏,则立即给予 5 次人工呼吸,并分到红色组;对于无自主呼吸者则分入黑色组。③对有呼吸的患儿,如呼吸频率<15 次/min 或>45 次/min,分入红色组。④使用 AVPU 量表来评估患儿的意识状态,即警觉(alert,A)、语言(verbal,V)、疼痛(pain,P)和无反应(unresponsive,U),根据患儿对 A、V 和 P 的反应或无反应来指导分组。具体操作流程见图 5-2。

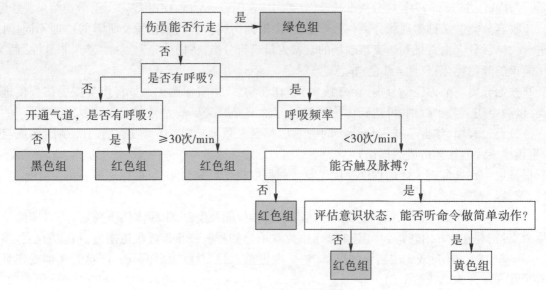

图 5-1　START 分类流程

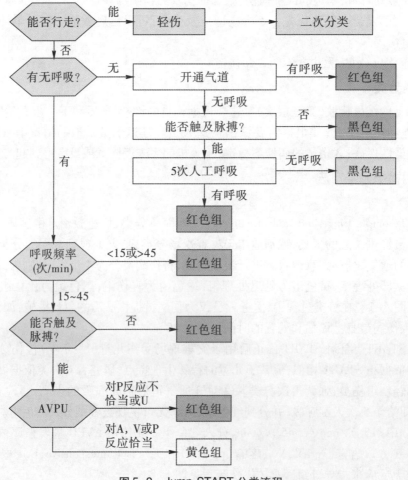

图 5-2　Jump START 分类流程

（3）Triage Sieve　将伤病员分为优先级 1（immediate）、优先级 2（urgent）、优先级 3（delayed）和无优先级（deceased）4 组。分类依据为自行行走、气道开放、呼吸频率和脉搏，但其生理参数临界值与 START 不同，呼吸频率<10 次/min 或≥30 次/min 为异常，脉率>120 次/min 为"优先级 1"。具体操作流程详见图 5-3。

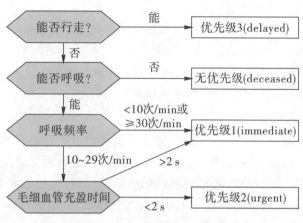

图 5-3　Triage Sieve 分类流程

**2. 二次分类**

（1）SAVE Triage　SAVE 是"secondary assessment of victim endpoint"的缩写，最早用于地震发生后现场大批伤员的检伤分类，现一般用于重大灾难后条件有限、大量伤病员被迫滞留在灾区且时间较长的情况。现将伤病员分为 3 类。①一类：即使治疗也不大可能存活。②二类：有无治疗都会存活。③三类：治疗会存活，不治疗就会死亡。SAVE 一般配合 START 一起使用。

（2）Triage Sort　是一种基于修正的创伤评分法的生理评分，主要分类依据为 Glasgow 评分、呼吸频率和收缩压，具体评估标准见表 5-2。根据评分分值将伤员分为 4 级。①T1 级：评分 4～10 分。②T2 级：评分 11 分。③T3 级：评分 12 分。④T4 级：评分 1～3 分。此外，死亡者为 0 分。此法通常与 Triage Sieve 联合使用。

表 5-2　Triage Sort 评估标准

| 项目 | 4 分 | 3 分 | 2 分 | 1 分 | 0 分 |
|---|---|---|---|---|---|
| 呼吸频率/（次/min） | 10～29 | >29 | 6～9 | 1～5 | 0 |
| 收缩压/mmHg | >90 | 75～90 | 50～74 | 1～49 | 0 |
| Glasgow 评分 | 13～15 | 9～12 | 6～8 | 4～5 | 3 |

## 二、伤病员的安置与救护

### （一）伤病员的安置

灾后的伤病员可集结到相应安全的区域，即伤病员集中区。该区通常离灾难现场有足够的距离，以确保人员安全。可以通过步行、轮椅、推床、担架等辅助设施将伤病员运送至集中区。特别需要注意的是，对长时受困伤员，应避免解救出来"抬了就跑"的策略，否则死亡率很高。对此类伤

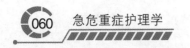

应在现场给予适当的处置后再移动。

伤病员在检伤分类区经伤病情评估和分类后,安置于伤病员治疗区。治疗区一般设在比较安全的建筑物或帐篷内。如果伤病员人数不多,治疗区可与检伤分类区合并,以减少对伤病员的搬动。如果人数较多,则应将治疗区独立设置,以免空间不够而互相干扰。如果人数众多,则需将治疗区细分为轻、重和危重区,可更有效地运用人力,提高抢救效率。对于重伤和危重组伤病员,应再次进行病情评估和二次分类。并根据分类结果安排伤病员转送至确定性医疗单位。

对伤病员的处理按检伤分类的结果,先处理红色组(危及生命者),其次处理黄色组(重伤),再处理绿色组(轻伤),明显死亡或是尸体应留在最后处理。如果死亡者较多,可在较隐秘处设临时太平间,注意一定要有专人看守,以免尸体被任意翻动或遗物遭窃。

### (二)伤病员的现场救护

1. 现场救护的原则与范围　现场救护的原则是对构成危及生命的伤情或病情,应充分利用现场条件予以紧急救治,使伤情稳定或好转,为转送创造条件,尽最大可能确保伤病员的生命安全。

现场救护的范围包括:①对呼吸、心搏骤停的伤病员,立即行初级心肺复苏;②对昏迷伤病员,安置合适体位,保持呼吸道通畅,防止窒息;③对张力性气胸伤员,用带有单向引流管的粗针头穿刺排气;④对有活动性出血的伤员,采取有效止血措施;⑤对有伤口的伤员进行有效包扎,对疑有骨折的伤员进行临时固定,对肠膨出、脑膨出的伤员进行保护性包扎,对开放性气胸者做封闭包扎;⑥对休克或有休克先兆的伤病员进行抗休克治疗;⑦对有明显疼痛的伤病员,给予止痛药;⑧对大面积烧伤伤员,给予创面保护;⑨对伤口污染严重者,给予抗菌药物,防止感染;⑩对中毒的伤病员,及时注射解毒药或给予排毒处理。

2. 现场救护程序　①根据灾难现场伤病员的情况,应协助医生对伤病员的伤情或病情进行初步评估,迅速判断伤情或病情;②立即实施最急需的急救措施,如开放气道、心肺复苏、止血、给氧、抗休克治疗等,特别必要时可在现场实施紧急手术,尽可能地稳定伤情或病情;③稳定伤病员的情绪,减轻或消除强烈刺激对其造成的心理反应。

## 三、伤病员的转送护理

灾难可短时间内造成大批人员伤亡。通过现场检伤分类和初步救治,及时将伤员转送至医疗机构接受进一步治疗,将最大限度保障灾难救治成功率。根据救治需要,灾难伤员转运有急救转运和后送转运两种基本形式,二者相互联系,有时合并进行。转运方式一般分为地面转运、空中转运和水上转运,各具优缺点,可依据现场环境选择适宜转运工具。

### (一)后送的情况

具有下列情况之一者应后送:①后送途中没有生命危险;②手术后伤情已稳定;③必要的医疗处置已全部完成;④伤情的变化已经处置;⑤骨折已安全固定;⑥体温在38.5℃以下。

### (二)暂缓后送的情况

具有下列情况之一者暂缓后送:①休克症状未纠正,病情不稳定者;②颅脑损伤疑有颅内高压者;③颈髓损伤伴有呼吸功能障碍者;④胸、腹部术后病情不稳定者;⑤骨折未经妥善处理者。

### (三)转运前准备

1. 组织准备　大批伤员转运时,转运指挥体系需做好组织准备,包括转运伤员统一编号,预先明确转运时间、转运模式、转运目的地和转运交接方式等准备工作,并预先确定转运伤员数量及其特殊需求,合理配置伤员转运医护人员和设备。

2. 伤员准备

(1)转运前评估病情与风险　主要评估伤员的受伤机制、损伤部位与程度、重要脏器功能及初期救治状况。根据伤员转运时间和转运方式,综合评估转运风险。

(2)伤员转运前的一般处理　评估伤员转运中可能出现的并发症,提前采取应对措施,保障伤员呼吸、循环功能等基本稳定。

(3)伤员转运前的特殊处理　在转运前对重伤员进行针对性处理,可降低转运途中风险。主要处理包括:①对颅内压增高伤员及时使用脱水剂;②对严重血气胸伤员做好胸腔闭式引流;③对骨折伤员做好临时外固定;④对血管损伤出血伤员严格止血;⑤对极可能发生呼吸道阻塞伤员进行预防性气管插管或气管切开;⑥对休克伤员及时进行液体复苏;⑦对严重肠梗阻伤员进行胃肠减压;⑧对有暴力倾向和精神病患者,做好约束和镇静。

3. 物资准备

(1)伤员转运的常规物资准备　简易监护设备和护理工具、基本急救物资与药品、必要的个人防护物资等。

(2)伤员空中转运的物资准备　伤员的固定设备、袋装输液用品、气道管理和呼吸支持设备、电子血压计等器材。

### (四)伤员转运的救护

灾难伤员转运应"充分准备,反应迅速,接转有序,全力救治"。

1. 伤员转运的基本原则

(1)转运前统一指挥,采取合理搬运方式,避免二次损伤。

(2)对转运伤员做好严密的途中监测。全程监测伤员的生命体征、意识、瞳孔、肢体活动和末梢循环等,重点监护转运途中可能迅速恶化的伤情。

(3)做好基础护理和必要的专科护理。转运途中观察生命体征并进行输液、输血、止血、包扎、固定、搬运、通气、导尿和更换绷带等基本护理操作。同时,针对不同部位创伤伤员及特殊感染伤员进行必要的专科护理。

(4)及时进行紧急救治。转运伤员途中应随时做好抢救准备,一旦发现伤员病情恶化,应立即进行紧急救治。

(5)实施必要的延续救治。转运前已给予紧急处置的重伤员,转运途中需保持必要的救治措施,确保转运安全。

(6)必要时进行心理干预。

(7)无明显禁忌时,对转运途中的外伤和烦躁伤员给予适当镇痛、镇静治疗。

2. 不同工具转送途中护理要点

(1)担架转送伤病员的护理　①安置合理的体位:一般取平卧位,如有特殊伤情,可根据病情采取不同体位。②加强安全护理:妥善系好固定带。行进过程中使担架平稳,防止颠簸,在上、下坡时,要使担架保持水平状态,注意防止伤病员从担架上跌落。③注意舒适护理:注意保暖、防雨、防暑,每2 h翻身一次。④加强病情观察:应使伤病员的头部向后,足部在前,方便观察病情。若发现异常变化,可及时处理。⑤移离担架的护理:先抬起伤病员,再移到床上,切忌拖拉而造成皮肤擦伤。

(2)卫生车辆转送伤病员的护理　①准备车辆和器材:对汽车或列车车厢统一编号,备好各种物资、器械、药材、护理用具和医疗文件等。②伤病员的准备:根据伤病员情况及有无晕车史等,遵医嘱给予止痛、止血、镇静、防晕车等药物。③妥善安排登车:将出血、骨折、截瘫、昏迷等重伤员安排在下铺,每台车或每节车厢安排1~2名轻伤员,协助观察和照顾重伤员。④将身体妥善固定在车上,防坠床,避免剧烈震荡而加重出血和再损伤。⑤伤员应头在后,足在前,密切观察其面部表情、脸色及呼吸;上、下坡时要保持伤员的头高位,避免头部充血;加强病情观察,保证途中治疗。⑥下车时的护理:安排危重伤病员先下车,清点伤员总数,了解重伤员病情,做好交接。

(3)卫生船转送伤病员的护理　①防晕船:晕船者预先口服茶苯海明(乘晕宁)。②防窒息:有昏迷、晕船呕吐者头转向一侧,及时清除呕吐物。③妥善固定:使用固定带将伤病员固定于舱位。④保持自身平衡,妥善实施护理操作。⑤病情观察及其他护理措施:同陆路转送的护理。

(4)空运伤病员的护理　①合理摆放伤病员的位置:大型运输机中伤病员可横放两排,中间留出过道,休克者应头部朝向机尾;若为直升机,伤病员应从上到下逐层安置担架,重伤员应安置在最下层。②监测航空生理对伤员的影响,针对低气压、低温、缺氧等因素采取应对措施;高空氧分压下降,给予氧气和辅助呼吸等措施;当伤员体内残留气体无法排除时,可限制飞行高度;转运前处理好伤员伤口;同时注意给伤员保暖。③密切观察伤员体腔压力变化,及时进行干预。外伤导致的脑脊液漏患者,因空中气压低会增加漏出量,要用多层无菌纱布加以保护,严防逆行感染。头颅面部外伤波及中耳及鼻旁窦时,空气可能由此进入颅腔,引起颅内压增高。可在鼻腔内滴入麻黄素、肾上腺素等血管收缩药,保持中耳腔、鼻旁窦与外界畅通。中等以上气胸或开放性气胸者,空运前应反复抽气,或做好胸腔闭式引流,使气体减少至最低限度。④合并呼吸、循环功能障碍者应头朝机尾,合并脑水肿者应头朝机头,以降低颅内压、减轻脑水肿。⑤做好气管切开、气管插管患者护理,保持气道湿润,减少气囊充气量。⑥需呼吸道隔离的感染或怀疑感染的伤员,一般不宜空中转运。情况紧急必须行空中转运时,应保证机舱内达到隔离和通风要求,同时,伤员及机舱内其他人员均应佩戴隔离面罩。伤员离机后,对机舱进行终末消毒处理。

### 四、伤病员转运与接收医院的衔接

(1)预先通知伤病员接收医院有关转运信息,包括拟转运伤员数量、损伤类型、转运方式和所需医疗设备等,使接收医院提前做好针对性准备工作。

(2)转运前应设计合适的转运路线,在转运途中随时保持与接收医院的联系。

(3)伤病员转出地或单位应与接收医院保持转运前、转运中、转运后全程衔接。

(4)对转运伤病员使用伤标、伤票等标设和必要的医疗文书,以便于伤员交接和后续分检、治疗。

(5)当大量伤病员进行远距离转运时,可组织后方接收医院和救护力量对伤员进行前接,以节省灾区救护人力。

# 第四节　灾难心理危机干预

### 一、灾难后心理应激性损伤

突如其来的天灾人祸,不仅给人类带来物质上的损失、躯体上的创伤,也会给人的精神和心理带来重大影响,形成心理应激性障碍。应激相关障碍(stress-related disorder)是一组主要由心理、社会(环境)因素引起异常心理反应而导致的精神障碍,也称为反应性精神障碍。灾后最常见的类型为急性应激障碍(acute stress disorder, ASD)和创伤后应激障碍(post-traumatic stress disorder, PTSD)。

### (一)心理危机的一般反应

1. 情绪反应　当事人在预期发生危险或者不良后果时所表现出来的紧张、担心、恐惧、抑郁和愤怒等情绪状态,是最常见的心理应激反应。

2. 认知反应　灾难亲历者在认知方面表现为感知混乱、思维迟钝、注意力不集中等特点。

3. 行为反应　个体在应激时所表现的行为反应具有差异性,可出现无助与自怜,冷漠、逃避与回避及物质滥用等。

### (二)急性应激障碍

1. 概念　急性应激障碍,又名急性应激反应或急性心因性反应,是一种创伤性事件的强烈刺激引发的一过性精神障碍。本病可发生于任何年龄,在灾难幸存者中发生率可达50%。多数患者在遭受刺激后数分钟或数小时出现精神症状。历时短暂,可在数小时、几天或1周内恢复,预后良好。如处理不当,可有20%~30%的人转为创伤后应激障碍,长期痛苦,难以矫正。

2. 病因和发病机制　突如其来并且超乎寻常的威胁性生活事件和灾难是发病的直接原因。个体易感性和应对能力在其发生和表现的严重程度方面也有一定作用。

3. 临床表现和诊断　依据《中国精神障碍分类与诊断标准第3版》(CCMD-3),急性应激障碍的诊断标准是以急剧、严重的精神打击作为直接原因,在受刺激后立刻(1 h之内)发病,表现为有强烈恐惧体验的精神运动性兴奋,行为有一定的盲目性,或者为精神运动性抑制,甚至木僵。如果应激源被消除,症状往往历时短暂,预后良好,缓解完全。诊断标准如下。

(1)症状标准　这些身体症状通常是由肾上腺素等压力激素和神经系统过度活跃引起的,至少有下列1项:①有强烈恐惧体验的精神运动性兴奋,行为有一定盲目性;②有情感迟钝的精神运动性抑制(如反应性木僵),可有轻度意识模糊。

(2)严重标准　社会功能严重受损。

(3)病程标准　在受到刺激后若干分钟至若干小时发病,病程短暂,一般持续数小时至1周,通常在1个月内缓解。

(4)排除标准　须排除癔症、器质性精神障碍、非成瘾物质所致精神障碍及抑郁症。

### (三)创伤后应激障碍

1. 概念　创伤后应激障碍,又称为延迟性心因性反应,是一种由异乎寻常的威胁性或灾难性心理创伤,导致延迟出现和长期持续的精神障碍。其因病程较长、社会功能明显受损而受到关注。

2. 病因和发病机制　经历创伤性应激事件是PTSD最直接的原因,但不是所有经历创伤性应激事件的人都会发生PTSD,目前认为其发生与个体的一些心理社会易感因素有关。研究发现PTSD的发生与体内神经内分泌异常有关。

3. 临床表现和诊断　根据CCMD-3,PTSD的主要诊断标准如下。

(1)症状标准　遭受对每个人来说都是异乎寻常的创伤性事件或处境(如天灾人祸)后出现。

1)病理性重现:反复出现创伤性体验,并至少有下列1项。①不由自主地回想受打击的经历;②反复出现有创伤性内容的噩梦;③反复发生错觉、幻觉;④反复发生触景生情的精神痛苦,如目睹死者遗物、旧地重游或周年日等情况下会感到异常痛苦和产生明显的心理反应,如心悸、出汗、面色

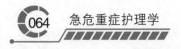

苍白等。

2）持续的警觉性增高：至少有下列 1 项。①入睡困难或睡眠不深；②易激惹；③集中注意力困难；④过分地担惊受怕。

3）对与刺激相似或有关情境的回避：至少有下列 2 项。①极力不想有关创伤经历的人与事；②避免参加能引起痛苦回忆的活动，或避免到引起痛苦回忆的地方；③不愿与人交往，对亲人变得冷淡；④兴趣爱好范围变窄，但对与创伤经历无关的某些活动仍有兴趣；⑤选择性遗忘；⑥对未来失去希望和信心。

（2）严重标准　社会功能受损。

（3）病程标准　精神障碍延迟发生（即在遭受创伤后数日至数月后，罕见延迟半年以上才发生），符合症状标准至少已 3 个月。

（4）排除标准　排除情感性精神障碍、其他应激障碍、神经症、躯体形式障碍等。

## 二、灾难伤员的心理干预

### （一）心理危机干预的原则

灾害心理危机干预的目的是缓解救援对象的精神和躯体症状，预防不良后果发生，做好灾后心理康复工作。但不合适或不成熟的干预，反而会加重心理危机症状。因此，在进行灾害心理危机干预中，必须遵循科学的原则。

1. 适时性原则　应把握好进行心理干预的时机，正确处理好生命救护与心理危机干预的关系。在救护的同时可以给予必要的心理安慰和支持。但如果伤员生命处于严重威胁状态，则应遵循生命优先原则，待伤员病情稳定后，再有针对性地实施心理干预。

2. 保护性原则　实施心理危机干预中，应根据伤员的心理承受能力采取适当的干预方式，尽可能保护其不再遭受心理刺激；建立良好的沟通关系，提供适时的心理疏导和干预，保持伤员心理状态的平衡和稳定。

3. 整体性原则　在干预中注意处理好患者与社会环境和自然环境的关系，清除心理因素与生理因素相互影响而形成的恶性循环。

4. 服务性原则　强调以人道主义为指导，及时为患者提供力所能及的帮助和关爱，鼓励和支持患者尽快走出灾难事件的阴影。

5. 平等性原则　应对所有的救援对象公平对待，尊重患者人格，不因患者的地位、财产及职业等不同而采取不同的医疗服务。

6. 以患者为主体原则　强调根据患者具体情况，采取措施充分调动患者的主观能动性，帮助其建立良好的心理调节机制。

### （二）灾难伤员的心理干预

灾难伤员的心理干预是以不干扰并满足伤病员基本需要为前提而进行的活动，主要包括一般心理干预和对 ASD 和 PTSD 患者的干预。

1. 一般干预　目的是帮助身处灾难性事件中的各类人员，特别是灾难幸存者，减轻因灾难而造成的痛苦，增强其适应性和应对技能，一般包括以下内容。

（1）接触与介入　通过首次接触建立咨询关系。

（2）确保安全感　确保干预场所的安全性。

（3）稳定情绪　安抚和引导情绪崩溃的幸存者，帮助求助对象理解自己的反应，指导一些基本应对技巧。

（4）收集信息　目的是识别求助对象的需求与担忧,制订针对性的干预措施。需要收集的信息主要包括灾难经历的性质和严重程度,家庭成员或朋友的死亡情况,原有的身心疾病及救治情况,社会支持系统,有无负面情绪和物质及药物滥用情况等。

（5）实际帮助　从最紧迫的需求着手为求助对象提供帮助,首先满足其对物质和身体的需求。

（6）联系社会支持系统　帮助求助对象尽可能利用即时可用的社会支持资源。

（7）提供必要信息　包括目前灾难的性质与现状,救助行动的情况,可以获得的服务,灾后常见的应激反应,自助和照顾家人的应对方法等。

2.急性应激障碍（ASD）的干预　应遵循以下原则。①正常化原则:强调在应激干预活动中的任何想法和感情都是正常的,尽管它们可能是痛苦的。②协同化原则:强调干预者和当事人双方的积极参与和协同。③个性化原则:强调心理干预应个体化。常用的干预方法如下。

（1）认知干预　其原理是危机根植于对事件和围绕事件境遇的错误思维,而不是事件本身或与事件和境遇有关的事实。当改变个体的思维方式,尤其是改变其认知中的非理性和自我否定时,就可能改变个体对自己生活中的危机的控制。

（2）社会支持　包括物质上和心理上的支持,来自家庭、社区、干预者的自助群体等。其中家庭支持效果最为明显。干预者应正确评估当事人的家庭支持能力,并帮助其强化这些能力,以减少个体缺乏理性的恐惧。

（3）药物治疗　对急性期有明显紧张、焦虑、恐惧、抑郁反应和失眠、心悸、出汗等躯体症状的患者,适当使用药物可缓解症状,有助于心理干预的开展和起效。但注意药物使用剂量要小,疗程要短。

3.创伤后应激障碍（PTSD）的干预　原则是以帮助患者提高应对技巧和能力,发现和认识其应对资源,尽快摆脱应激状态,恢复心理和生理健康,避免不恰当的应对造成更大损害。其干预焦点是帮助危机中的个体认识和矫正因创伤性事件引发的暂时认知、情绪和行为紊乱。干预重点是预防疾病和缓解症状,以心理环境干预为主,药物治疗为辅。常用的心理干预技术有认知技术、创伤稳定技术、认知暴露技术、应激接种训练、自我对话训练等。通常由专业心理咨询师实施。

### 三、救援人员的心理干预

在灾难救援工作中,救援人员要接触和处理大量的死伤者,容易出现短期和长期的精神紧张和心理应激。据报道,为地震灾民提供医疗和救助服务的救援人员中,9%的人会出现与其受助者同样严重的症状。救援人员本身的心理应激给救援行动及其效率带来一定的影响,因此对救援人员的心理疏导显得尤为重要。

#### （一）救援人员的应激源

1.个体因素　救援环境与个体因素存在着复杂的交互作用,个体因素在灾难后应激反应中起着重要的调节作用。起正调节作用的变量有对变化的容忍、坚持、坚强个性、积极归因等;起负向调节作用的变量有低自尊、自我中心注意、A型人格等。

2.工作与组织因素　是引起工作应激的主要因素,又称为组织应激。可分为两类:一类同工作任务有关,如任务的简单或复杂、多样或单调及工作环境的物理条件等;另一类同角色特点有关,如角色冲突、角色模糊等。研究发现,救援者角色认知对工作应激有明显影响。

3.社会因素　包括双重职业、技术变化、社会角色的变化、工作家庭冲突等。许多灾难救援人

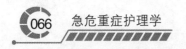

员会担心自己的家人、朋友在灾难中受伤,而参与地震救援行动意味着他们和家人、朋友的分隔,这种情况往往令他们感到内疚。

### (二)救援人员的应激反应及心理问题

1. 常见应激反应　面对突如其来的灾难,救援人员出现应激反应是正常的,常见的反应如下。

(1)心理上的反应　如食欲下降、入睡困难、容易疲倦、脱水、噩梦、体重减轻等,有时伴有心悸、呼吸急促、窒息感、手足发凉、发抖或麻木等。女性可有月经紊乱。

(2)认知上的反应　表现有感觉迟钝或过敏,大脑反应迟钝,注意力难以集中,记忆力变差,操作失误增多,否认、自责、罪恶感、自怜、不幸感、无能为力感等。

(3)情绪上的反应　常有害怕、恐惧、紧张感、抑郁、悲观、麻木、焦虑等。

(4)行为上的反应　表现有活动量改变、退缩、逃避、退行,对人冷漠,重复性动作增多,注意力不集中,过度依赖他人等。个别人有不自主的哭泣、骂人、喜欢独处,甚至自杀行为。

(5)社会功能减退　表现为有意回避,不愿进行社会交往,不愿谈及剧烈场景,不想回想往事,工作效率下降等。严重者出现精神障碍。

2. 常见心理问题　可出现急性应激障碍、创伤后应激障碍等。

### (三)救援人员的应对与调控

救援人员在面对压力时应对的方式不同,产生的效果也不同。应对方式分为积极应对方式和消极应对方式,前者如与人交谈、倾诉内心情绪、尽量看到事物好的一方面,后者如采用吸烟、喝酒、吃东西等方式来缓解压力。在帮助救援人员应对应激时,应帮助其调控应对方式,以有效地应对压力,从而度过心理危机,预防应激相关障碍的发生。调控措施主要有以下几种。

1. 主控信念　帮助救援人员建立一个合理的认知,建立一个正向的暗示,即:我所做的工作是一个告慰死者、慰藉生者的工作,这是一个正义和神圣的工作。这样当他们在救援工作中碰到遗体、受伤者等情况时,恐惧和紧张程度就可能会降低。

2. 小组晤谈　晤谈是指对事件或活动的报告或描述,小组晤谈适用于对较多救援人员的调控。可选择天气较好的时间,互相畅谈,交流在救援中对自己影响较大的刺激性事件,包括所见、所闻、所感。每个人都尽量充分地表述出自己内心的感受。在晤谈结束前,由一位专业心理学工作者进行正确的认知植入,帮助参与者形成正确的认知,即他们的害怕恐惧都是大灾后一种正常的反应,不是心理问题,应正视它。

3. 应用社会支持　救援人员要增强自己的社会支持系统,与朋友、家人、同事多沟通,保持人际关系和谐,对缓解应激可起到一定作用。必要时可寻求专业的心理援助。

## 思考题

1. 简述灾难救援医学的主要特点。
2. 如何用 START 方法对伤病员进行检伤分类?
3. 伤员转运的基本原则有哪些?
4. 如何对灾难后应激障碍患者实施心理危机干预?
5. 病例分析:

患儿,女,11 岁,于地震后失去双亲。虽得到及时救援,但却成为一名孤儿。该患儿最初被安置在灾民安置点进行救护,后由亲友带离此地。在地震灾害现场,该患儿被诊断为张力性气胸。救灾护士第一次走访患者时,看到她面对惨剧,反应麻木,面部没有表情,常处于呆坐状态。虽然地震已过去1个多月,她仍然感到全身无力,食欲不振,睡眠较差,胸闷气短,甚至出现轻生的想法。

  **请思考:**①请问救灾护士应对其伤情给予的标识是什么?②针对该张力性气胸患者,应在多长时间内将其尽快送往当地医院救治?③为及时解除威胁患儿生命的相关因素,稳定其生命体征,救护人员应遵循的救护原则是什么?④护士走访患者时患者的表现,表明该患者出现了哪种心理问题?

# 第二单元

# 急诊护理

## 学习目标

1. 知识目标　①掌握:引起心搏骤停的常见心律失常;心搏骤停的临床表现和高质量心肺复苏的要点。②熟悉:高级心肺复苏的关键要点;心搏骤停后自主循环恢复患者的护理要点、持续生命支持及复苏后的监护与护理。③了解:心搏骤停的常见原因;心搏骤停后病理生理变化;脑缺血缺氧的病理生理机制。

2. 能力目标　学生能演示成人心肺复苏的基本步骤。

3. 素质目标　培养学生救死扶伤的人道主义精神,运用所学技能,在各种环境中对患者进行施救,最大程度提高患者生存率。

**病例思考**

王先生,男,65 岁,因"心前区不适 1 h"为主诉入院。既往曾因类似症状到医院就诊,心电图未见异常。既往有冠心病、高血压病史。护士接诊时患者突然发生抽搐,意识丧失。

**请思考:**①您认为该患者发生了什么情况? ②现场医护人员应该立即采取哪些救治措施?③救治过程中,作为护士应准备哪些药物及采取哪些措施? ④经过救治,患者恢复了意识,下一步治疗和护理重点是什么?

## 第一节　心搏骤停

心搏骤停( sudden cardiac arrest)是指各种原因引起的心脏射血功能突然停止,在瞬间丧失了有效的泵血功能,导致全身组织、细胞严重缺血、缺氧,并由此引发患者意识丧失、脉搏消失、呼吸停止。若能及时采取有效正确的复苏措施,有可能恢复,否则可导致死亡。导致心搏骤停的病理生理机制最常见的为快速性室性心律失常(室颤和室速),其次为缓慢性心律失常或心室停搏,较少见为无脉性电活动。

由于人体各器官对缺血、缺氧的耐受时间各不相同,心搏骤停发生后,由于脑血流中断,一般情况下 5 ~ 10 s 可因脑缺氧而发生晕厥,15 s 以上可致抽搐(阿-斯综合征),60 s 瞳孔散大、自主呼吸停止,4 min 开始出现脑细胞死亡,8 min 呈"脑死亡、植物人状态"。

如果能在 4 ~ 6 min 的黄金时段及时救治,可提高存活率,否则会造成中枢神经系统不可逆的损伤,甚至导致死亡,故应尽早进行心肺脑复苏。

我国心肺复苏有悠久的历史,早在东汉时期,张仲景在其所著《金匮要略》里就有专门论述:"救自缢死……徐徐抱解,不得截绳,上下安被卧致。一人以脚踏其两肩,手少挽其发,常弦弦勿纵之;一人以手按据胸上,数动之",但近一个世纪以来,我国在心肺复苏领域明显滞后于国际水平。目前我国对心肺复苏工作十分重视,大力开展心肺复苏术的普及训练与基础研究,大大缩小了与国际先进水平的差距。

### 一、心搏骤停的常见原因

心搏骤停的原理较复杂,常为多种因素共同作用引起的。导致心搏骤停的常见原因可分为两类。①心源性心搏骤停:常因心脏本身的病变所致,如冠状动脉粥样硬化性心脏病、心肌炎、心肌病、充血性心力衰竭、传导系统病变、心脏瓣膜病等;②非心源性心搏骤停:因心脏以外的其他疾病或因素影响到心脏所致,包括呼吸系统疾病、严重的水电解质失衡、中毒、创伤、电击等。

#### (一)冠状动脉粥样硬化性心脏病

急性冠状动脉供血不足或急性心肌梗死常发生心室颤动或心室停搏,是成人猝死的主要原因。大多数发生在急性症状发作 1 h 内。由冠心病所致的猝死,男女比例为(3 ~ 4):1。西方国家心源性猝死由冠心病所致者约 80%,其中约 75% 有心肌梗死病史。

#### (二)心肌病变

各种心肌病引起的心源性猝死占 5% ~ 15%。原发性心肌病、重症病毒性心肌炎常并发室性心动过速或严重的房室传导阻滞,易导致心搏骤停。

#### (三)主动脉疾病

主动脉瘤破裂、夹层动脉瘤、主动脉瓣狭窄及主动脉发育异常等。

#### (四)迷走神经过度兴奋

机械性刺激气管、肺门、心脏、肠系膜等内脏器官时反射性引起迷走神经兴奋,从而抑制了窦房结及其他室上的起搏点,引起心搏骤停。如胸部或腹部手术时可见。

#### (五)呼吸系统疾病及呼吸停止

如气管异物、各种原因导致的气道组织水肿、溺水或窒息等所致的气道阻塞、呼吸中枢受累(脑卒中、外伤、肿瘤)等均可导致呼吸停止。阻塞性肺疾病、大面积肺动脉栓塞也是引起呼吸停止的主要原因。

#### (六)严重的电解质紊乱和酸中毒

体内严重的高血钾、低血钾、高血镁可引起心搏骤停;心肌细胞功能与细胞膜内外离子浓度变化密切相关,不论高血钾还是低血钾,严重时均可导致心搏骤停或心室颤动。血钠过低可加重高血钾的影响,过高则可加重低血钾的表现。低钙血症亦可加重高血钾的影响,过高则可致传导阻滞、室性心律失常甚至发生心室颤动。酸中毒时细胞内钾外移,血钾增高,心肌收缩力减弱,也可发生心搏骤停。

### (七)严重缺氧

例如大出血、麻醉意外等。此时除缺氧引起迷走神经过度兴奋外,心肌处于无氧状态,局部发生酸中毒及钾离子释放,结果导致心肌自律性、传导性受抑制,最后发生停搏。

### (八)药物中毒或过敏

药物的毒副作用或药物过敏可致严重的心律失常甚至发生心搏骤停,如洋地黄类、氯喹、奎尼丁等药物的毒性反应;青霉素、链霉素、某些中药如乌头碱及某些血清制剂等发生严重过敏反应时,也会导致心搏骤停。此外,某些药物静脉注射速度过快也可导致心搏骤停,如氨茶碱、氯化钙、苯妥英钠、利多卡因等药物。

### (九)麻醉和手术意外

气管插管及手术牵拉对迷走神经的刺激、心脏手术或心导管检查等,可引起心搏骤停。另外呼吸道管理不当、麻醉剂量过大、硬膜外麻醉药物误入蛛网膜下腔、肌肉松弛剂使用不当、低温麻醉温度过低等,也可能引起心搏骤停。

### (十)电击或雷击

强电流通过心脏引起心室颤动或心肌变性坏死、断裂,从而导致心搏骤停;通过头部,可引起生命中枢功能障碍,从而导致呼吸和心搏停止。

此外,其他因素如蛇咬伤、有机磷等中毒、惊吓、严重创伤等均可导致心搏骤停。

有人将可能致心搏骤停的原因,归纳为 5H 和 5T。即:低血容量(hypovolemia)、低氧血症(hypoxia)、酸中毒(hydrogen ion/acidosis)、高/低钾血症(hyper -/hypokalemia)、低体温(hypothermia)、中毒(toxins)、心包压塞[tamponade(cardiac)]、张力性气胸(tension pneumothorax)、肺栓塞(thrombosis pulmonary)和冠状动脉栓塞(thrombosis coronary)。但不论何种因素,其大多通过影响心脏冠状动脉灌注压、心肌收缩力、心输出量或导致心律失常等环节最终导致心搏骤停(图6-1)。

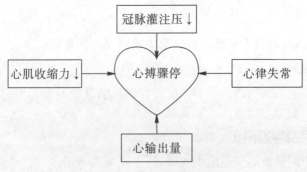

图6-1　心搏骤停常见原因

## 二、心搏骤停的类型

大多数心搏骤停由心律失常所致。根据心脏活动情况及心电图表现,心搏骤停可分为 3 种类型。

### (一)心室颤动

心室颤动(ventricular fibrillation,VF)又称室颤。心室肌发生极不规则的快速而又不协调的颤动,心电图表现为 QRS 波群消失,代之以波形、振幅与频率极不规则的颤动波,频率达 200~400 次/min。室颤多见于心肌严重缺血或急性心肌梗死的早期。室颤是心搏骤停最常见的类型,若颤动波波幅高且频率快(粗颤),较容易复律;若颤动波波幅低且频率慢(细颤),则复律的可能性较小,多为心搏骤停的先兆,患者存活机会微小。

### (二)心室停搏

心室停搏又称心室静止。心室肌完全失去电活动能力,心电图表现为房室均无激动波可见,呈一直线或偶可见 P 波。

### (三)无脉性电活动

无脉性电活动过去称电机械分离(electrical mechanical dissociation,EMD),指的是心肌仍有生物电活动,但没有有效的机械收缩功能,常规方法不能测出血压和脉搏。出现慢而极微弱且不完整的"收缩"情况,心电图表现为宽而畸形、振幅较低的 QRS 波群,频率多为 30 次/min 以下。此时心肌无收缩排血功能,心脏听诊时听不到心音,周围动脉触不到搏动。可见于急性心肌梗死时心室破裂、大面积肺梗死时,是一种死亡率极高的心电图表现,较难复苏成功。

上述三种类型,虽在心电和心脏活动方面各有其特点,但共同的结果是心脏丧失有效收缩和泵血功能,使血液循环停止而引起全身组织器官严重缺血缺氧的临床表现。其中以心室颤动最常见,占 57%~91%,纠正的效果也最好。心室颤动多发生于急性心肌梗死早期或严重心肌缺血时,是冠心病猝死的常见原因,也见于外科心脏手术后,其复苏成功率最高。心搏骤停多见于麻醉、外科手术及缺氧、酸中毒、休克等。心电-机械分离,多为严重心肌损伤的结果,常为左心室泵衰竭的终末期表现,也可见于人工瓣膜急性功能不全、张力性气胸和心包压塞时。

非心律失常性心脏性猝死所占比例较少,常有心脏破裂、心脏流入和流出道的急性阻塞、急性心脏压塞等导致。

心源性猝死的临床经过可分为四个时期,即前驱期、终末事件期、心搏骤停与生物学死亡。不同患者各期表现有明显差异。

1. 前驱期 在猝死前数天至数月,有些患者可出现胸痛、气促、心悸、疲乏等非特异性症状。但亦可无前驱表现,瞬间发生心搏骤停。

2. 终末事件期 是指心血管状态出现急剧变化到心搏骤停发生前的一段时间,自瞬间至持续 1 h 不等。心源性猝死所定义的 1 h,实质上是指终末事件期的时间在 1 h 内。由于猝死原因不同,终末事件期的临床表现也各异。典型的表现包括:严重胸痛,急性呼吸困难,突发心悸或眩晕等。若心搏骤停瞬间发生,事先无预兆,则绝大部分是心源性。在猝死前数小时或数分钟内常有心电活动的改变,其中以心率加快及室性异位搏动增加最为常见。因室颤猝死的患者,常先有室性心动过速。另外有少部分患者以循环衰竭发病。

3. 心搏骤停 心搏骤停后脑血流量急剧减少,可导致意识突然丧失,伴有局部或全身性抽搐。心搏骤停刚发生时脑中尚存少量含氧的血液,可短暂刺激呼吸中枢,出现呼吸断续,呈叹息样或短促痉挛性呼吸,随后呼吸停止。皮肤苍白或发绀,瞳孔散大,由于尿道括约肌和肛门括约肌松弛,可出现大小便失禁。

4. 生物学死亡 从心搏骤停至发生生物学死亡时间的长短取决于原发病的性质,以及心搏骤停至复苏开始的时间。心搏骤停发生后,大部分患者将在 4~6 min 内开始发生不可逆脑损害,随后

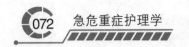

经数分钟过渡到生物学死亡。心搏骤停发生后立即实施心肺复苏和尽早除颤,是避免发生生物学死亡的关键。心脏复苏成功后死亡的最常见原因是中枢神经系统的损伤,其他常见原因有继发感染、低心排血量及心律失常复发等。

### 三、心搏骤停患者的评估

心搏骤停后患者脑血流急剧减少,导致意识突然丧失。临床主要表现为:①意识丧失或伴有短暂抽搐;②心音及颈动脉或股动脉等大动脉搏动消失,血压测不出;③呼吸断续,可呈叹息样或停止;④瞳孔散大固定,对光反应消失;⑤面色苍白或明显发绀。

对心搏骤停的判断依据应简单而可靠。在紧急情况下,最快速、最可靠的临床征象是意识突然丧失和大动脉(如颈动脉或股动脉)搏动消失。出现上述两个征象,心搏骤停的诊断即可成立,应立即进行初步急救,在实际工作中不应要求上述临床表现都具备齐全才确立诊断,不能因反复心脏听诊而浪费宝贵时间,也不可因为等待血压的测定和心电图证明而延误复苏救护的进行。

## 第二节　心肺脑复苏

心肺复苏术(cardiao-pulmonary resucitation,CPR)是指当任何原因引起的呼吸和心搏骤停时,在现场所实施的基本急救操作和措施,其目的是保护脑、心脏等全身重要脏器,并尽快恢复自主呼吸和循环功能。CPR通过胸外心脏按压形成暂时的人工循环,快速电除颤转复心室颤动,促使心脏恢复自主搏动;采用人工呼吸方式代替自主呼吸并恢复自主呼吸,从而纠正缺氧。人体各器官对缺血缺氧的耐受时间各不相同。一般来讲,大脑组织 4～6 min,小脑 10～15 min,延髓 20～25 min,脊髓约 45 min,交感神经节约 60 min,心肌和肾小管细胞约 30 min,肝细胞 1～2 h,而肺组织耐受缺血缺氧的时间更长一些,所以血液循环停止超过上述时间,就可能造成脏器不同程度或不可逆的损害。心搏骤停时间越长,全身组织特别是脑组织所受缺氧损害程度越严重。

心肺复苏成功的关键不仅是自主呼吸和心跳的恢复,更重要的是减轻心搏骤停后的脑缺血缺氧损伤,保护神经功能,促进中枢神经系统功能的恢复。而从心搏骤停到细胞坏死的时间以脑细胞为最短,因此,维持脑组织的灌注成为心肺脑复苏的重点,故将心肺复苏扩展为心肺脑复苏(cardiao-pulmonary-cerebral resucitation,CPCR),它主要强调维持脑血流灌注,是心肺复苏的重点,力争脑功能完全恢复,现在心肺脑复苏已成为现代急诊医学的重要组成部分。

现代心肺脑复苏技术分为三个阶段:包括基础生命支持(basic life support,BLS)、高级心血管生命支持(advanced cardiovascular life support,ACLS)和持续生命支持(persistent life support PLS)。

多年以来,美国心脏协会(American Heart Association,AHA)始终致力于运用和支持心血管急救概念,以及推动此概念的发展,提出了心肺复苏术中生存链的概念,这个概念指出了心血管急救系统概念的要素。2020 版 AHA 心肺复苏指南,根据患者年龄和心搏骤停发生地点不同,将生存链由 2015 版的 2 个(院内生存链和院外生存链),分为 4 个(儿童院内心搏骤停、儿童院外心搏骤停、成人院内心搏骤停、成人院外心搏骤停)。各个生存链略有不同,但都包含有下列要素:①预防和准备;②启动应急反应系统;③高质量 CPR,包括早期除颤;④高级心肺复苏干预措施;⑤心搏骤停恢复自主循环后治疗;⑥康复。

## 一、基础生命支持

基础生命支持(basic life support,BLS)又称初级复苏或现场急救。是抢救有心搏骤停(即无反应、无正常呼吸及无脉搏)患者的一种救生术。主要目标是迅速有效地恢复重要器官(特别是心脏和脑)的血液灌注和供氧,延长机体耐受,直至延续到建立高级生命支持系统或恢复自主心跳和呼吸,其基本程序包括一系列序贯的评估与行动。BLS包括检查患者有无反应和CPR,CPR的主要组成部分包括:胸外按压(circulation,C)、开放气道(airway,A)和人工呼吸(breathing,B)。力争在4 min内进行。

### (一)检查患者有无反应及启动

急救者必须是在判断和避免各种存在和潜在的危险之后,判断患者有无意识和反应,如果患者有头颈部创伤或怀疑有颈部损伤,应尽量避免移动患者,以防脊髓进一步损伤,只有在绝对必要时才能移动患者。在进行基础生命支持前的判断阶段至关重要,只有经过准确的判断后,才能对患者进行进一步的CPR。

1.确认现场安全　确保现场对施救者和患者均是安全的。

2.检查患者有无反应　轻拍患者的肩部,大声呼唤:"你还好吗?",如果患者无反应,则通过移动设备或大声呼救启动应急反应系统。取来AED或者派人去取。启动应急反应系统(emergency medical system,EMS)时应注意不同场景呼叫亦不同,如果是在病房,呼叫护士,带抢救车及除颤仪;如果在院内非病房,急救者应尽快拨打急救电话;如果在院外发生上述情况,请他人帮忙拨打120,携带除颤仪。呼叫时一定要指定到人。

3.评估患者的呼吸及脉搏

使用2~3根手指查找气管(靠近施救者一侧),将手指滑到气管和颈部一侧肌肉之间的沟内,触摸颈动脉搏动,同时观察患者有无胸部起伏,触摸脉搏至少5 s,但不能超过10 s。如果没有明确地摸到患者脉搏,则需立即从心外按压开始进行CPR。需要注意的是,如果施救者为非专业人员,AHA2020版心肺复苏指南指出:建议对可能的心搏骤停患者实施CPR,因为如果患者处于心搏骤停状态,这样做对患者造成伤害的风险也较低。

### (二)进行高质量的胸外按压

CPR的基础是高质量的胸外按压。在CPR期间,按压患者胸部可以将血液从心脏泵送到脑部,并输送到身体各部位。每次停止心脏按压时,心脏输送到全身各脏器的血流量会显著减少。继续胸外按压时,需要按压数次,才能使血流量恢复到按压中断前水平。所以应减少胸外按压中断。

如果患者呼吸不正常或仅有濒死叹息样呼吸,需从心外按压开始进行CPR。

1.患者体位　解开患者衣领和裤带,使患者仰卧在坚实、平坦的表面上,如地板或硬板床上,若患者在软床上,应在其身下垫硬木板或特制木垫。这样可以使按压时施加的力量作用于胸部和心脏,产生充足的血流量。如患者处于俯卧位,应把患者整体翻转,即头、肩、躯干同时转动,避免躯干扭曲,头颈与躯干始终保持在同一轴线上。双臂应置于躯干两侧(如图6-2)。除非在绝对必要时才能移动患者,否则可使有头颈部创伤或脊髓损伤的患者因不适当的搬动而造成截瘫。

2.胸外按压(circulation,C)　胸外按压是建立人工循环的主要方法,胸外按压时,血流产生的原理比较复杂,主要是基于胸泵机制和心泵机制。通过胸外按压可以使胸内压力升高和直接按压心脏而维持一定的血液流动,配合人工呼吸可为心脏和脑等重要器官提供一定量含氧的血流,为进一步复苏创造条件。

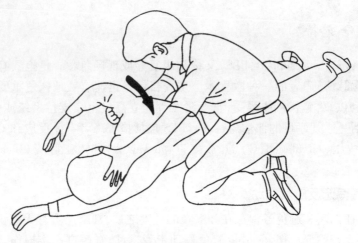

图 6-2 摆体位

（1）方法　将患者仰卧位置于硬板床或地上，救助者跪在患者一侧。确保患者仰卧在坚实、平坦的表面上，如为软床，则应在其背部垫一硬板。硬板宽度应与床等宽。

（2）定位　胸外按压的按压部位在胸骨中下 1/3 交界处，双乳头之间。救护者用一只手手指触到靠近施救者一侧患者的胸廓下缘，手指沿肋弓向中线滑动，找到肋骨与胸骨连接处，一只手的掌根部置于按压部位，另一只手的掌根置于第一只手上，双手掌根重叠，手指交叉互扣，指尖翘起，手掌根部长轴与胸骨长轴确保一致，保证手掌根部全力压在胸骨上，避免指尖接触胸壁，不要按压剑突；按压者双臂伸直、身体前倾、双肩在胸骨正上方，用上半身力量及肩臂肌力量向下用力均匀快速按压（避免冲击式按压：易致下次按压时错位，肋骨骨折）（图 6-3），对于大多数儿童按压方法与成人相同，对于较小儿童，单手按压即可达到预期的按压深度。对于婴儿，在单人施救时可以使用双指按压法或双拇指环绕法，多人施救时，更适于双拇指环绕法。

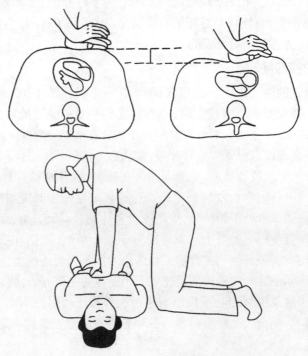

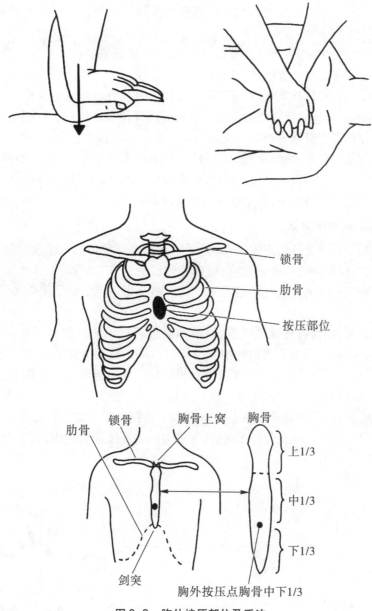

图6-3　胸外按压部位及手法

（3）频率　高质量的胸外按压要求以足够的频率和幅度进行按压，成人按压频率100～120次/min。按压过快会导致按压深度不足。按压与放松时间相等，按压应有规律，平稳不间断，尽量减少胸外按压中断，尽可能将中断时间控制在10 s内。

（4）深度　胸外按压深度必须足够，才能有高质量的CPR，利用实时视听反馈，可作为保持CPR高质量的方法。按压深度成人至少为5 cm，最佳按压深度为5～6 cm，儿童和婴儿的按压幅度至少为胸部前后径的1/3（儿童约5 cm，婴儿约4 cm）。保证按压后胸廓回弹至原来位置。胸廓回弹不完全将减少两次按压之间心脏的充盈量并减少胸外按压所产生的血流。为确保胸廓充分回弹，在两次胸外按压之间，手掌根部不离开胸壁，也不要依靠在患者胸壁上施加任何压力。按压时下压和

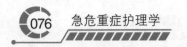

放松的时间大致相等,按压过深会致肋骨骨折,按压人因长时间按压而消耗大量体力,不能保证有效的按压(如不使用反馈装置,可能难以判断按压深度及深度上限),不能冲击式猛压,同时注意节力原则。

胸外按压的并发症主要包括:肋骨骨折、心包积血或心脏压塞、气胸、血胸、肺挫伤、肝脾撕裂伤和脂肪栓塞。应遵循正确的操作方法,尽量避免并发症发生。

3. 除颤　除颤又称心脏体外电除颤,是利用除颤仪在瞬间释放高压电流经胸壁到心脏,使得心肌细胞在瞬间同时除极,终止导致心律失常的异常折返或异位兴奋灶,从而恢复窦性心律。由于室颤是非创伤心搏骤停患者中最常见的心律失常,CPR 的关键起始措施是胸外按压和早期除颤。可以在医务人员到达之前,进行一段时间 CPR(例如 5 个循环或者大约 2 min),如果具备自动体外除颤器(automated external defibrillator,AED),应该联合应用 CPR 和 AED。AED 便于携带、容易操作,能自动识别心电图并提示进行除颤,非专业人员也可以操作。

### (三)开放气道(airway,A)

保持呼吸道通畅是成功复苏的重要一步,舌后坠是造成呼吸道阻塞最常见原因。舌附在下颌上,意识丧失的患者下颌肌肉松弛使舌后坠;有自主呼吸的患者,吸气时气道内呈负压,亦可使舌、会厌或两者同时吸附到咽后壁,产生气道阻塞。此时将下颌上抬,舌离开咽喉部,即可打开气道(图 6-4)。

但在开放气道之前,应保持呼吸道通畅,及时清除患者口中的异物和呕吐物,如有义齿,应取出。救护者或第一目击者可用指套或指缠纱布清除口腔中的液体分泌物。如是固体异物,救护者可一只手按压开下颌,另一只手示指将固体异物钩出。打开气道通常有两种手法。

1. 仰头抬颏法　适用于无颈部创伤者。松开患者的衣领、裤带,救护者一只手的掌根部置于患者前额,用手掌推动,使头部后仰,另一只手的示指和中指托住下颌的骨性部分,举起下颌,使患者下颌尖、耳垂连线与地面垂直,要充分打开气道,勿用力压迫下颌部软组织,否则有可能造成气道梗阻,避免用拇指抬下颌(图 6-5)。

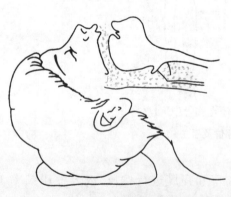
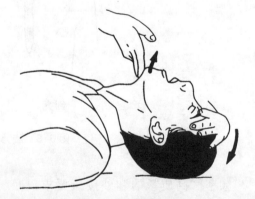

图 6-4　畅通呼吸道　　　　　图 6-5　仰头抬颏法

2. 托下颌法　适用于颈椎受伤者。急救者位于患者头侧,双手拇指置于患者口角旁,余四指托住患者下颌部位,保证头部和颈部固定,用力将患者下颌角向上抬起。如患者紧闭双唇,可用拇指把口唇分开。如果需要进行口对口呼吸,则将下颌持续上托,用面颊贴紧患者的鼻孔。如果怀疑患者颈椎损伤,推荐采用没有头后仰动作的此法,但采用此法无法开放气道时,则应采用仰头抬颏法。因为在心肺复苏中维持有效的气道保持通气是最重要的(图 6-6)。

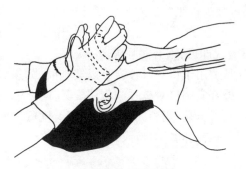

图 6-6　托下颌法

### (四)人工呼吸(breathing,B)

人工呼吸是用人工方法借力推动肺、膈肌或胸廓的活动,使气体被动进入或排出肺脏,以保证机体氧的供给和二氧化碳的排出,以确保身体重要器官的氧供应。急救者将气体吹入患者气道,以维持肺泡通气和氧合作用,减轻机体缺氧与二氧化碳潴留。正常人呼出气含有二氧化碳和 16% ~ 18% 的氧,救护者正常吸气后,呼气吹入患者的气道,呼出气体中的氧气足以满足患者需求。人工呼吸主要包括口对口、口对鼻、口对通气防护装置、球囊-面罩通气和高级气道通气。

1. 口对口人工呼吸　口对口呼吸是一种快捷有效的通气方法,施救者呼出气体中的氧气足以满足患者需求,但首先要确保气道通畅。施救者实施人工呼吸前,正常吸气即可,无须深吸气;方法是用按前额手的拇指和示指捏紧患者鼻孔,施救者自然吸气后,将患者的口完全包在施救者口中,将气吹入患者肺内,使胸廓上抬,吹气完,离开口部,松开捏鼻孔的手指,见患者胸部向下回弹,保证足够的潮气量使胸廓起伏,继续第二口吹气。吹气应缓慢均匀,持续时间大于 1 s(图 6-7)。

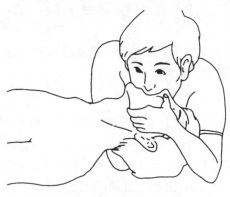

图 6-7　口对口人工呼吸

(1)口对口人工呼吸时应注意自我保护,可先垫上一层薄纱布,有条件者用口对面罩或口对咽通气,或使用单向活瓣吹气。

(2)通气频率视年龄而定。成人应为 8 ~ 10 次/min,儿童(1 ~ 8 岁)15 次/min,婴儿(小于 1 岁)20 ~ 30 次/min。如使用高级气道,医护人员可以每 6 s 进行一次人工呼吸(10 次/min),成人 CPR 中如果通气频率大于 12 次/min,会导致胸内压升高,在按压期间减少回心血量。

(3)成人吹气应大于 1 s,确保吹气时胸廓隆起。吹气完毕后,术者抬头换气,并松开拇、示指,让患者的胸廓及肺依靠其弹性自动回缩,排出肺内的二氧化碳。给予 6 ~ 7 mL/kg(600 ~ 700 mL)潮气量即可提供足够的氧合,还可减少胃胀气的发生。婴儿或儿童吹气量视年龄不同而异,以胸廓上抬为准。

(4)救护者只需进行正常吸气即可,不必深呼吸。

2. 口对鼻呼吸　口对鼻呼吸适用于口对口呼吸难以实施时,如患者牙关紧闭不能开口、口唇创伤或张口困难者。救治溺水者最好应用口对鼻呼吸方法。具体方法为:在保持畅通气道的条件下,救护者吸气后以口唇紧密封住患者鼻孔,用力向鼻孔内吹气。吹气时救护者用手将患者颏部上推,使上下唇合拢,呼气时放开。其他要点同口对口人工呼吸(图6-8)。

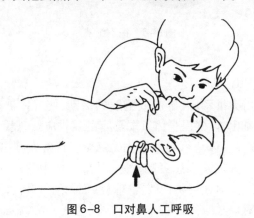

图6-8　口对鼻人工呼吸

3. 口对通气防护装置呼吸　是口对口呼吸的代用品,如便携面罩,可以使急救者无须直接接触患者的口鼻。

4. 球囊-面罩通气　是所有的专业急救者都应该掌握的操作。两人实施球囊-面罩通气较一人操作有更好的效果。一人开放气道,扣紧面罩;另一人挤压球囊。每次送气量为 400～600 mL,频率为 10 次/min。

5. 高级气道通气　如喉罩、气管内插管、食管气管联合导管。建立高级气道后,不需考虑通气与按压同步。通气时胸部按压不需要暂停。

### (五)心肺复苏的注意事项

(1)胸外心脏按压与人工呼吸的比例:单名施救者对成人、儿童和婴儿进行施救的按压-通气比例均为 30∶2。但是,如果 2 名施救者尝试对婴儿或儿童进行心肺复苏,其按压-通气比例为 15∶2。目的是增加按压次数,减少过度通气,减少因人工呼吸的按压中断。完成 5 个 CPR 循环。

(2)按压部位要准确:部位太高,可伤及大血管;手指应离开胸壁,否则可造成肋骨或肋软骨骨折、肝脾破裂、肺损伤、血气胸或心包压塞等并发症;如部位太低,可能损伤腹部脏器或引起胃内容物反流。

(3)肘关节一定要伸直,上肢呈一直线,双肩正对双手,以保证每次按压的方向与胸骨垂直。如果按压时用力方向不垂直,部分按压力丧失,影响按压效果。

(4)可根据患者体形大小增减按压深度,按压力量以按压深度为准,但胸外按压超过 6 cm 时,可能降低胸外按压的有效性并对患者造成伤害。

(5)为使按压有效,按压应有力而快速,节律均匀、平稳。

(6)每次按压后,双手放松让胸部完全回弹,胸廓回弹(胸廓的再扩张)可促使血液流向心脏。放松时双手不要离开胸壁,一方面保持双手位置固定,另一方面减少胸骨本身复位的冲击力,以免发生骨折。

（7）在一次按压周期内，按压与放松时间各为50%时，可产生有效的脑和冠状动脉灌注压。

（8）当两人以上的急救人员在场时，每2 min或每5个CPR循环后，轮换按压者，以防止按压者疲劳，按压质量下降。交换时间5 s以内。

### （八）插入性腹部按压心肺复苏术

插入性腹部按压心肺复苏术（interposed abdominal compression CPR，IAC-CPR）是一种有利于心搏骤停患者自主循环恢复的操作手法。是在进行标准CPR技术的同时，由另一个救护者在胸外心脏按压放松阶段在腹部提供一个人工按压，目的在于在CPR期间增加静脉回流。起到类似于主动脉内球囊反搏泵的作用，即提高主动脉舒张压及冠状动脉灌注压，从而提高心脏自主循环的效率。此外，心脏按压与腹部按压交替进行，可阻止胸主动脉血流到腹主动脉，使脑血流增加，有利于脑复苏。

随机临床研究证明，院内复苏中IAC-CPR效果优于标准CPR，但IAC-CPR不会比标准CPR引起更多的复苏损伤。建议在院内复苏中将该措施作为标准CPR无效时的一种替代方法。对于腹主动脉瘤患者、孕妇以及近期腹部手术的患者，进行IAC-CPR的安全性和有效性尚缺乏研究，应慎用。

**1. 具体方法**　救护者将手指伸开，一只手覆盖于另一只手之上，按压部位在腹部中线，剑突与脐部中点，按压力保持腹主动脉和腔静脉压力在100 mmHg左右，使之产生与正常心跳时的主动脉搏动显示。按压速率与胸部按压相等。

**2. 按压效果评价方法**　在开始按压时，将一个带有血压计的气囊置于患者的腹壁上，观察按压的力量是否适宜，一般压力保持在100 mmHg为宜。

### （九）BLS的有效指标

末梢循环改善，面色、口唇、甲床、皮肤颜色转为红润；瞳孔缩小，对光反射存在；心音或大动脉搏动恢复；收缩压≥60 mmHg；自主呼吸与神志恢复。

## 二、高级心血管生命支持

高级心血管生命支持（advanced cardiovascular life support，ACLS）BLS只是提供了大脑和重要脏器所需的最低血供，使其不致发展为不可逆损伤。而ACLS是在基础生命支持的基础上，由专业急救医护人员所实施的一系列复苏措施，它主要应用辅助设备、特殊技术等措施，如气管插管建立通气、除颤转复心律成为使血流动力学稳定的心律、建立静脉通路并应用必要的药物维持已恢复的循环，建立更为有效的通气和血液循环，尽最大努力保护脑和心、肺等重要脏器不致达到不可逆的损伤程度，并尽快恢复自主呼吸和循环功能。包括心电图、血压、脉搏血氧饱和度、呼气末二氧化碳分压测定等必须持续监测，必要时还需要进行有创血流动力学监测，如动脉血气分析、动脉压、中心动脉压、肺动脉压等。

ACLS的重点在于实施高质量的心肺复苏。最大程度减少因检查脉搏和实施ACLS所引起的胸外按压中断。心搏骤停时最常见的心律失常是室颤，对于改善室颤（VF）导致的猝死，要有高质量的CPR和早期除颤，以利较佳的ACLS干预效果。对于高质量不间断CPR的重视程度远远高于药物抢救。

### （一）明确诊断

尽可能迅速地进行心电、血压监测以及必要的血液动力学监测，寻找引起心搏骤停的病因或诱因，以便及时采取恰当的救治措施。

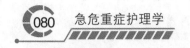

## （二）建立人工气道

人工气道的建立是尽快应用呼吸道的器材,包括气管插管、喉罩、口咽通气管、鼻咽通气管、食管气管联合导管、面罩呼吸囊、环甲膜穿刺及人工呼吸机等建立人工气道,目前多采用气管内插管的方式。

1. 气管插管术　气管插管术(endotracheal intubation,ETI)是指将气管导管经口或鼻通过声门直接插入气管内的方法。是最可靠的保持气道通畅的方法,可维持气道充分开放,有利于气道吸引,防止误吸,使用多种通气方式和气管内给药。因此,在缺乏气道保护的心肺复苏时,有条件者应尽早给患者行气管内插管。插管前,给予患者充分供氧,操作要迅速,应在 30 s 内完成,以免心肺复苏停止时间太长。气管插管后,可有效保障人工呼吸和人工循环,而且人工呼吸和心脏按压可以不同步进行。但该项操作要求实施者有较高的技能与经验,如果经验不足,应使用呼吸道替代性、非侵入性气道技术和设备进行通气。

（1）气管插管术的优点　①保持气道通畅,防止胃内容物反流;②可以持续提供足够的潮气量,保证氧供,并尽可能保证不间断的胸外按压;③节省人力用于实施其他操作;④可以直接气管内吸引,方便清理呼吸道分泌物;⑤方便气管内给药。

（2）气管内插管的缺点　①不易识别解剖位置,易误入食管;②操作过程影响胸外心脏按压;③与其他人工气道的建立相比,有相对高的插管失败率。

2. 喉罩置入术　喉罩(laryngeal mask airway,LMA)是一种临床常用的介于面罩和气管插管之间的新型通气工具,是由一根可弯曲的硅胶通气导管和远端一个卵圆形可充气罩组成,喉罩头端呈匙勺形,边缘为气囊,像个小面罩,尾端为一硬质通气管,与头端呈30°角相连。根据年龄和体型选择合适的喉罩的型号。婴儿及儿童则根据其体重选择不同型号的喉罩。操作时将喉罩送入咽部,在操作者手上感觉有阻力时,向罩内注入适量空气,密封喉部,而远端开口正好在声门开口上方,提供了一条通畅而固定的气道,即可进行通气。适用于常规气管内插管困难及患者有气道病变、颈椎疾患等情况。优点:①简便易学、操作迅速;②无须喉镜协助,无须使用肌松剂;③可开放气道行自主或控制通气。缺点:①不能绝对保证能防止误吸;②与气管内插管相比,转运患者时更难以确保喉罩位置正确。喉罩现已在临床特别紧急气道的开放中得到了广泛应用。其主要适用于没有气管插管经验的非专业医护人员和困难气道,特别是由于解剖原因使插管困难,或怕搬动颈椎造成神经系统损伤。在紧急情况下,当通气成为首要选择时,也可选择喉罩。

3. 气管食管联合通气管　是一种双腔管。操作时操作者将该管盲目插入,直至标志刻度线到达牙齿。将蓝色咽气囊充入 100 mL 空气,将白色远端气囊充入 15 ml 气体。通过较长的蓝色导管通气,检查导管位置,如果有效,则提示该管已插入食管,继续用该管腔通气。如果未闻及呼气音,未见胸廓抬起,则提示该管已插入气管,改用另一短管通气,并继续检查并确认位置。

4. 面罩加简易呼吸器　面罩的优点是简便、快捷、无创。缺点:①不容易密封,使有效通气量减少;②昏迷患者使用正压通气,易使气体进入胃肠道,随之而来的是误吸和反流。面罩适用于本身上呼吸道通畅而出现呼吸衰竭的患者,通常用于在准备建立可靠人工气道以前辅助通气、无创通气。

5. 口咽通气管置入术和鼻咽通气管置入术　口咽通气管置入术是将口咽通气管插入口咽部,来维持气道通畅的技术。鼻咽通气管置入术是将鼻咽通气管插入鼻咽部,来维持气道通畅的技术。口咽通气管通常呈"J"形,是中空的人工气道,其弯曲度与舌及软腭相似。鼻咽通气管形状类似气管导管,长约 15 cm,较短。它们是最简单的气道辅助物,易于插入,其作用在于限制舌后坠,维持开放气道。它们应大小合适,位置准确,在相应环境中使用,也可以和面罩通气结合使用。前者将通气管由舌面上方压入后作180°翻转,放置在中央位置,直至通气管前端开口面对声门。后者管外涂布润滑油,插入鼻孔后沿鼻腔下壁插入至下咽部。

6.环甲膜穿刺术　环甲膜穿刺术是在确切的气道建立之前,迅速提供临时路径进行有效气体交换的一项急救技术。当有插管困难而严重窒息的患者,施救者可用刀、16号粗针头或其他任何锐器,刺入环甲膜处,接上T型管输氧,可立即缓解严重缺氧情况,为下一步气管插管或气管造口术赢得时间。

紧急建立人工气道通常可有3个路径供选择,即经鼻、经口和经环甲膜。经鼻或经口气管插管通常是首选,他们是经典的可靠的人工气道方式。偶尔也会采用经环甲膜穿刺或切开方式。如果患者没有呼吸或呼吸弱,宜选用直视下经口或经鼻插管。如果患者张口困难或口腔有占位或持续抽搐或无法平卧头后仰,则难以用喉镜暴露声门,宜选经鼻或经口盲探插管。在实施确定性人工气道以前,可通过手法开放气道、面罩、口咽通气管、鼻咽通气管等手段增加氧供,增加患者氧储备,提高气管插管的安全性。喉罩及食管气管联合通气管主要供非急救专业医师或急救医士使用,有助于迅速建立有效人工气道。

### (三)机械通气和氧疗

1.机械通气　如果患者自主呼吸没有恢复应尽早行气管插管,充分通气的目的是纠正低氧血症。院外患者通常用面罩、简易呼吸气囊维持通气,医院内的患者常用呼吸机,需要根据血气分析结果进行呼吸机参数调整。

(1)简易呼吸器　简易呼吸器的空气入口处有单向活门,可确保皮囊舒张时空气能单向流入;其侧方有氧气入口,有氧气条件下可自此输氧10 ~ 15 L/min,可使吸入氧浓度增至75%以上。

(2)机械通气　可增加或代替患者自主通气,是目前临床上使用确切而有效的呼吸支持手段,是ACLS中必不可少的措施之一,它可以纠正低氧血症,缓解组织缺氧,纠正呼吸性酸中毒,降低颅内压,改善脑循环,对脑功能的保护和恢复及尽早预防由于严重缺氧所致的不可逆的脑功能损害有益。患者有自主呼吸时可采用无创辅助通气,常采用的模式有S/T模式和CPAP。当患者无自主呼吸时,需采用控制通气(control ventilation,CV)模式,可分为容量控制通气和压力控制通气。气管插管呼吸机辅助呼吸是目前医院内复苏提倡使用的通气方式,可减少呼吸道无效腔,保证足够供氧。呼吸参数易于控制,是最有效的人工呼吸方式。

2.吸氧　调整呼吸机参数,维持$SpO_2$为92% ~ 98%,目前推荐吸入100%浓度的纯氧,高的氧分压可以加大动脉血液中氧的溶解量,增加输送到身体各个部位的氧。但时间宜短,因长时间吸高浓度氧会产生氧中毒。

### (四)复苏药物与静脉通路

1.给药时机　心搏骤停时,对于不可电击心律的心搏骤停,应尽早给予肾上腺素,对于可电击心律的心搏骤停,在最初除颤尝试失败后给予肾上腺素是合理的,给药时不应中断CPR。抢救人员应在下一次检查脉搏前准备下一剂药物,以便在脉搏检查后尽快用药。这些都需要有效的组织和配合。

2.用药目的　①增加心肌、脑血流量,提高灌注压;②减轻酸血症,使其他血管活性药物更能发挥效应;③提高室颤阈值或心肌张力,为除颤创造条件。

3.给药途径　心搏骤停患者在进行心肺复苏时应首先尝试建立静脉通路。为不中断心肺复苏和除颤,一般选择周围静脉,通常选用肘前静脉或颈外静脉,手部或下肢静脉效果较差,尽量不用。如果静脉通路尝试不成功或不可行,可以考虑改用骨内通路,即采用骨髓腔内置管至骨髓静脉丛。

如果静脉通路及骨内通路无法完成,某些药物如肾上腺素、利多卡因、阿托品、溴苄胺、纳洛酮、血管升压素和地西泮可经气管内给药。可通过气管插管或环甲膜穿刺注入气管,经气管、支气管黏膜吸收入血液循环。常用方法为将常规剂量的药物溶解于 5 ~ 10 mL 注射用水,可以一根稍长细管自气管导管远端推注,并继续正压通气,以便药物弥散到两侧支气管。其吸收速度与静脉注射相近,维持时间为静脉给药的 2 ~ 5 倍。因气管内分泌物可稀释药物,气管黏膜血液循环不足可影响药物吸收,常需较大剂量才能达到一定效果,故常作为静脉通路及骨内通路不能建立时的选择。

4. 常用药物　为心搏骤停时使用的血管活性药物和抗心律失常药物。

(1) 肾上腺素　肾上腺素是 CPR 的首选药物。可用于电击无效的室颤及无脉性室速、心搏骤停或无脉性电生理活动。肾上腺素具有 α-肾上腺素能受体激动剂的特性,有比较强的正性肌力和正性心率作用,使心率增快,心肌收缩力加强,心输出量增加,在心肺复苏时可增加心肌和脑的供血。常用给药方法:肾上腺素 1 mg,静脉注射或肌内注射,每 3 ~ 5 min 重复一次;气管内给药吸收良好,剂量一般为静脉内给药的 2.0 ~ 2.5 倍,并用注射用水 10 mL 进行稀释。

肾上腺素也可用于有症状的心动过缓患者。用法为:肾上腺素 1 mg 加入 500 mL 生理盐水或 5% 葡萄糖注射液中持续静脉滴注,给药速度应从 1 μg/min 开始,依据血流动力学效果逐渐调节至有效剂量,一般为 2 ~ 10 μg/min。

(2) 利多卡因　利多卡因为人工合成酰胺类局部麻醉药,具有抗心律失常的作用,是治疗室性心律失常的首选药物,也是处理室颤的一线药物,也可作电除颤前用药。用法:室颤或无脉性室速心搏骤停患者,在出现自主循环恢复(ROSC)后,应立即准备开始或继续应用利多卡因,起始剂量为静脉或肌内注射 1.0 ~ 1.5 mg/kg,5 ~ 10 min 后可应用第二剂 0.5 ~ 0.75 mg/kg,最大剂量 3 mg/kg,也可气管内给药。

(3) 胺碘酮　胺碘酮可作用于钠、钾和钙通道,并且对 α 受体和 β 受体有阻滞作用,可用于房性和室性心律失常,是控制慢性心力衰竭或低心排量患者反复发生房颤及复苏后宽 QRS 或窄 QRS 快速心律失常的首选药。可有效地控制心房颤动(AF)的心室率。心搏骤停患者,如有持续性 VT 或 VF,在电除颤和使用肾上腺素后,使用胺碘酮可能优于其他类抗心律失常药物。还常用于控制血流动力学稳定的 VT、多形性 VT 和不明起源的多种复杂心动过速、顽固的阵发性室上性心动过速(PSVT)、房性心动过速、AF 的药物转复。用法:首剂量 300 mg 静脉注射,如有需要,可再用第二剂 150 mg 静脉注射。

(4) 阿托品　阿托品为 M 胆碱能受体阻滞剂,通过解除迷走神经张力,可加快窦房率和改善房室传导功能。并能抑制腺体分泌,缓解支气管痉挛,对保持呼吸道通畅和肺通气有利。可用于胆碱能性窦性心动过缓、交界区性房室传导阻滞或室性心搏骤停、血管阻力降低、血压下降等。使用方法:1 mg 静脉注射或经气管内滴入,必要时可 3 ~ 5 min 内重复给药,总量达到 0.04 mg/kg。心搏恢复、心率较快时不宜应用。合并心肌梗死时应慎用,因心率过快会加重心肌缺血或扩大梗死范围。

(5) 多巴胺　多巴胺是抗休克的主要药物之一,属于儿茶酚胺类药物,是去甲肾上腺素的化学前体,有 α 和 β 受体激动作用,能增加心肌收缩力,提高心输出量;还有多巴胺受体激动作用。多巴胺药物效应与剂量相关。用药剂量为 2 ~ 4 μg/(kg·min) 时,主要发挥多巴胺样激动剂作用,有轻度的正性肌力作用和肾血管扩张作用。用药剂量为 5 ~ 10 μg/(kg·min) 时,主要起 β 受体激动作用,血管收缩作用占主要地位。用药剂量为 10 ~ 20 μg/(kg·min) 时,α 受体激动效应占主要地位,可以造成体循环和内脏血管收缩。复苏过程中,由于心动过缓和恢复自主循环后造成的低血压状态,常常选用多巴胺治疗。用法:40 ~ 80 mg 加入 500 mL 液体中静脉滴注,视病情调整滴速,一般剂量为 5 ~ 20 μg/(kg·min)。

多巴胺不能与碳酸氢钠或其他碱性液混合使用,碱性药物可使多巴胺失活。多巴胺的治疗也不能突然停药,需要逐渐减量。

(6)多巴酚丁胺　多巴酚丁胺是一种人工合成的儿茶酚胺类药物,选择性激动 β 受体,具有很强的正性肌力作用,常用于严重收缩性心功能不全的治疗。该药也具有剂量依赖性,小剂量多巴酚丁胺 $2.5 \sim 10.0$ μg/(kg·min)能增加心肌收缩力和心输出量,对心率影响较小;大剂量多巴酚丁胺 $10 \sim 15$ μg/(kg·min)则使心率明显增快,大于 20 μg/(kg·min)可使心率增加超过 10% ,可能导致或加重心肌缺血。用法:$20 \sim 40$ mg 加入液体中静脉滴注,根据病情调整滴速,常用剂量范围 $5 \sim 20$ μg/(kg·min)。最大剂量一般不超过 40 μg/(kg·min),否则可能导致中毒。

(7)硫酸镁　硫酸镁仅适用于尖端扭转性室速。用药方法:$1 \sim 2$ g 溶于5%葡萄糖注射液10 mL 中缓慢静脉注射($5 \sim 20$ min),之后可用 $1 \sim 2$ g 溶于 5% 的葡萄糖注射液 $50 \sim 100$ mL 中缓慢静脉滴注。

(8)碳酸氢钠　复苏过程中产生的代谢性酸中毒可通过改善通气得到改善。研究表明,反复大量应用碳酸氢钠可加重组织缺氧,降低心肌收缩力,抑制脑细胞功能。因此,目前临床上只有在原来已有代谢性酸中毒、高钾血症、三环类或苯巴比妥类药物过量的情况下,才考虑应用碳酸氢钠。另外,对于心搏骤停时间较长的患者,只有在除颤、胸外按压、气管插管、机械通气和血管收缩药治疗无效时,方可考虑应用该药。用法:以 1 mmol/kg 作为起始量,在持续 CPR 过程中每 15 min 给予 1/2 量。尽可能应根据血气分析结果调整剂量,避免发生碱中毒。

(9)其他药物　一些药物可用于原发病的治疗及对症治疗,如抗心律失常、纠正电解质紊乱及脑缺氧的防治。

### (五)心电监护(ECG,E)

使用心电监护仪或除颤心电示波器做持续心电监测,监测心电图变化、血压、心率、呼吸、脉搏、体温、CVP 等,及时发现心律失常。

### (六)室颤治疗

引起心搏骤停最常见的致命性心律失常是室颤,约占80%。及时的胸外按压和人工呼吸虽然可以部分维持心脑功能,但极少能将室颤转为正常心律,而迅速恢复有效的心律是复苏成功至关重要的一步。终止室颤最有效的方法是电除颤,早期除颤可增加患者的存活率,故尽早除颤可显著提高复苏成功率。对于目击倒下或心电示波为室颤时,应将电击除颤放在首位,立即进行非同步电击除颤。心搏骤停与无脉电活动电除颤均无效。

1.早期除颤的原因　①大多数成人突发非创伤性心搏骤停的原因是心室颤动或室性心动过速。②电击除颤是治疗 VF 的最有效方法,对于无脉性 VT 的处理同 VF。③除颤成功的可能性随着时间的流逝而降低,对心搏骤停患者 1 min 内除颤,成功率达90%,以后每延迟 1 min,成功率就下降 7% ~10%。④室颤可能在数分钟内转为心搏骤停。

2.选择能量　除颤器释放的能量应是能够终止室颤的最低能量;能量和电流过低无法终止心律失常,过高则会导致心肌损害。根据波形不同,现代除颤仪分两种类型:单相波和双相波除颤仪,目前自动体外除颤仪(AED)多为双相波。双向波在电复律和电除颤方面比单项波更有效。电击电量建议单相波能量 360 J;如果室颤终止后再出现,再给 360 J 能量除颤。双向波能量 200 J。在2020AHA 的 CPR 指南中指出应使用尚未确定双重连续除颤对顽固性可电击心律有用,不建议常规使用。开胸除颤时,电极直接放在心脏前后壁,能量一般为 5~10 WJ。

3.充电　将电极板涂好导电膏。按下充电按钮,确认除颤能量,准备放电。

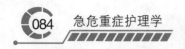

**4.放电**

（1）位置　最常用的电极片位置是指胸骨电极片置于患者右锁骨下方，心尖电极片放在与左乳头齐平的左胸下外侧部。其他位置还有左、右外侧旁线处的下胸壁，或者心尖电极放在标准位置，其他电极片放在左、右背部上方。若植入了置入性装备（如起搏器），应避免将电极片直接放在置入装置上。

（2）注意事项　电极板需全部与皮肤紧贴。放电之前，嘱其他人离开患者床边。操作者两臂伸直固定电极板，使自己的身体也离开床沿，然后双手同时按下放电按钮，进行除颤。需要注意的是，电击时任何人不得接触患者及病床，以免触电。患者电击部位皮肤可有轻度红斑、疼痛，也可出现肌肉痛，3~5 d后就可自行缓解。

（3）除颤后观察　放电后立即观察心电示波，了解除颤效果。第一次电除颤后即监测心律，可对除颤效果提供最有价值的依据；在给予药物和其他高级生命支持措施前，如电击后5 s心电显示心搏停止或非室颤无电活动均可视为电除颤成功。同时还可判断是否恢复规则的心律，包括室上性节律和室性自主节律，以及是否为再灌注心律等。对于细颤型室颤者，应先进行心脏按压、氧疗及药物等处理后，使之变为粗颤，再进行电击，以提高成功率。使用结束后，关闭除颤仪。

电除颤虽然列为高级复苏的手段，但如果有条件应越早进行越好，并不拘泥于复苏的阶段。

**5.起搏治疗**　对心搏停止患者不推荐使用起搏治疗，而对有症状心动过缓患者则考虑起搏治疗。如果患者出现严重症状，尤其是当高度房室传导阻滞发生在希氏束以下时，则应该立即施行起搏治疗。

缓慢性心律失常、心搏骤停的处理不同于室颤。给予基础生命支持后，应尽力设法稳定自主心律，或设法起搏心脏。上述治疗的同时应积极寻找可能存在的可逆性病因，如低血容量、低氧血症、心脏压塞、高钾血症等，并给予相应治疗。

### （七）ACLS的有效指标

**1.自主心跳恢复**　可听到心音，触及大动脉搏动，心电图示窦性心律、房性或交界性心律，心房扑动或颤动也是自主心跳恢复的表现。

**2.瞳孔变化**　散大的瞳孔回缩变小，对光反应恢复。

## 三、持续生命支持及复苏后的监测与护理

在高级生命支持之后，还需继续进行持续生命支持（prolonged life support，PLS）。PLS是指建立与维持更有效的通气和血液循环后，使用药物、设备和其他手段维持机体内环境稳定，改善各器官的功能，维持生命，最大限度加速神经系统功能的恢复，使患者重新获得生活和工作能力。心搏骤停后的治疗后续目标包括：①目标温度管理（targeted temperature management，TTM），优化生存和神经功能的恢复；②识别并治疗急性冠状动脉综合征；③优化机械通气，尽量减少肺损伤；④降低多器官损伤的风险，根据需要支持脏器功能；⑤客观评估预后恢复情况；⑥协助生存者进行康复。其中脑复苏是持续生命支持的重点，也是心肺复苏的最终目标。主要包括进一步加强监护，生命支持，器官（心、肺、肾）功能保护，维持水、电解质和酸碱平衡等；最重要的是脑复苏。PLS包括：病情评估（gauge，G）、脑复苏（human mentation，H）、加强监护（intensive care，I）。

### （一）病情评估

心肺复苏后，循环和呼吸功能虽然已恢复，但尚不稳定，同时心搏骤停期间由于机体严重缺氧、二氧化碳潴留、酸中毒等因素，造成机体重要器官特别是心、脑、肾的损害不能完全纠正，且大部分

死亡发生在心搏骤停后24 h之内,必须继续采取相应的积极措施予以纠正,以促进心、肺、脑的全面恢复,防止心搏骤停再度发生或后遗症的出现。所以心肺复苏后的进一步生命支持非常重要。

经以上抢救之后,患者出现心跳及自主呼吸后,可对其进行总体的评价,估计病程及预后,诊断是否存在脑死亡。如果患者意识障碍减轻、对疼痛刺激有反应,就应转入重症监护病房(ICU)积极改善循环、呼吸功能,维持水、电解质和酸碱平衡,防止缺氧性脑损害,最终恢复意识及各脏器正常功能。

### (二)脑复苏

CPCR的最终目的是脑复苏(human mentation,H)。脑复苏的目的在于保护缺血期的脑损伤和阻滞再灌注损伤后继发脑损害的恶性循环。这是因为脑组织在人体器官中最易受缺血伤害,血流量大、代谢率高、耗氧量高。整个脑组织重量只占体重的2%,但静息时,需氧量占人体总摄取氧量的20%,其血流量占心排出量的15%。另外脑内的能量储备很少,它所储备的三磷酸腺苷和糖原在心搏停止后约5 min即完全耗竭,一旦血流中断,立即引起全脑缺血缺氧损伤。所以,脑复苏治疗应从预防开始,在进行心肺复苏的同时,就应考虑脑保护,尽量为脑提供足量的血流,促进脑循环的再灌注,加强氧和能量的供给,纠正继发性脑损害病理因素等多方面综合措施。采用以头部为主的全身低温配合镇静、冬眠、解痉、促进脑内血流再流通、控制脑水肿、机械通气、应用脑保护药物及高压氧治疗等方法。

脑复苏治疗主要针对四个方面:降低脑细胞代谢率,加强氧和能量供给,促进脑循环再灌通及纠正可能引起继发性脑损害的全身和颅内病理因素。ROSC脑损伤后的神经评估应在恢复正常体温72 h后进行评估。

**1. 药物治疗**

(1)保持足够的脑部血流灌注压力 维持血压,在缺氧状态下,脑血流自主调节功能丧失,主要靠脑灌注压来维持脑血流,任何导致颅内压升高或体循环平均动脉压降低的因素均可降低脑灌注压,减少脑血流。所以心搏骤停后救治中,应避免和立即纠正低血压(收缩压低于90 mmHg,平均动脉压低于65 mmHg),以免造成大脑低灌注而加重脑损害;可使用升压药、血浆或血浆代用品、右旋糖酐等。

(2)镇静 昏迷患者的脑部对外界刺激仍有反应,这些刺激会增加大脑代谢而增加耗氧量,适当镇静有利于保护脑功能,常用药物有巴比妥类。

(3)抗惊厥治疗 抽搐会使脑代谢增加300%~400%,代谢过度增加会产生严重神经功能障碍,可应用冬眠药物控制缺氧性脑损害引起的抽搐及降温过程的寒战反应。常用药物包括地西泮、苯妥英钠、苯巴比妥等。

(4)脱水疗法 为防止脑水肿,在降温和维持血压平稳的基础上尽早应用脱水剂。常用药物有以下两种。①高渗性脱水剂:通过提高血浆渗透压的作用使脑组织脱水。包括20%甘露醇、甘油果糖、高渗性葡萄糖、血清白蛋白和血浆等。②利尿剂:使机体脱水,大量水分子排出使脑组织脱水。常用呋塞米静脉注射。上述药物可重复或交替使用。

(5)促进脑细胞代谢药物的应用 ATP能直接为脑细胞提供能量,恢复钠泵功能,有助于减轻脑水肿。也可与精氨酸、辅酶A、细胞色素C等配合使用。钙通道阻滞药可防止和解除脑血管痉挛,改善脑血流,阻断钙内流,减轻细胞内酸中毒的脑保护作用,常用药物有利多氟嗪和尼莫地平。利多卡因可抑制缺血脑细胞钾外流及游离脂肪酸释放,阻滞钠通道,脑缺血时可保持神经膜稳定。

(6)激素的应用 肾上腺皮质激素能抑制血管内凝集,降低毛细血管通透性,维持血脑屏障的完整性,增加溶酶体的稳定,使脑脊液的形成减少,从而减轻脑水肿,降低颅内压,改善微循环。首

选地塞米松,地塞米松用量为 1 ~ 3 mg/kg,泼尼松用量为 5 ~ 30 mg/kg。

**2. 高压氧治疗** 高压氧一方面提高了血液和组织的氧张力,增加了脑组织中氧的弥散距离,对脑水肿时脑细胞的供氧十分有利,另一方面由于高浓度氧对血管的直接刺激,引起血管收缩,血流量减少,从而使颅内压降低,改善脑循环,对受损脑组织的局部供血有利。可以提高血氧含量,增加脑和脑脊液的含氧量,提高血氧弥散,使脑血管收缩,降低颅内压,改善脑缺氧和患者意识的恢复效果显著,有条件者应早期应用。

**3. 目标温度管理** 循环停止后,中枢神经系统细胞功能的恢复尽管受许多因素的影响,但是最重要的两个因素是脑循环状态和脑温。AHA 心肺复苏指南指出,所有心搏骤停后恢复自主循环的昏迷(即对自主指令缺乏有意义的反应)的成年患者都应采用目标温度管理(TTM)。

(1)降温开始时间越早越好 复苏的早期就应严密监测脑功能并采取积极的复苏措施,最好在复苏后 5 ~ 30 min 内进行,因此时是脑细胞损害和脑水肿的关键时刻。

(2)降温方法 分为物理降温和药物降温。①物理降温:头部可用冰帽或冰枕降温;体表大血管处可用冰袋降温;②药物降温:即用冬眠药物进行人工冬眠。通常需二者同时使用,方可达到预期效果。在此期间,严密观察体温变化非常重要。

(3)降温深度 一项高质量研究对比了 36 ℃ 及 33 ℃ 两种温度管理,发现两者对患者的神经功能预后的结果相近。所以目标温度选定在 32 ~ 36 ℃ 之间,并至少维持 24 h。常用物理降温法,如冰袋、冰帽、冰毯降温。TTM 结束后,可能会出现发热症状,尽管有关 TTM 结束后发热危害的观察性证据存在矛盾,但仍然认为预防发热时有益的,因此应予以预防。

### (三)复苏后的监测与护理

患者复苏成功后病情尚未稳定,需继续严密监测和护理,如稍有疏忽或处理不当,就有心跳、呼吸再度停止而死亡的危险。

**1. 循环系统的监护** 心搏恢复后,血流动力学常处于不稳定状态,应进行全面的心血管系统及相关因素的监测与评价。进行心电、血压、中心静脉压(central venous pressure CVP)、动脉压等监测,可根据以上监测指标指导临床治疗;使用有关心血管活性药物维持心血管功能、改善组织灌注;选用相应的抗心律失常药防治心律失常。

(1)心电监护 复苏后的心律是不稳定的,应予以心电监护,及时识别心律失常。密切观察心电的变化。自主循环恢复后(ROSC),应尽早描记 12 导联心电图。如果疑似心搏骤停为心源性原因和存在 ST 段抬高,应急诊行冠状动脉造影,如高度怀疑 AMI,即使无 ST 段抬高,也应做好行 PCI 准备。如出现室性期前收缩、室性心动过速等心律失常时,给予相应的处理。

(2)脉搏、心率和动脉压的监测 每 15 min 测量脉搏、心率和血压 1 次至平稳。血压一般维持在收缩压≥90 mmHg 或维持平均动脉压 65 mmHg。脉压小于 20 mmHg 时,可用血管活性药物。药物的浓度可根据血压回升情况及心率变化而适当调节。使用血管扩张药物时,不可突然坐起或变换体位,以防体位性低血压。测量脉搏和心率时,要注意其频率、节律和强弱变化。为保证血压、温度及灌注,也可用正性肌力药等。

(3)中心静脉压的测定 中心静脉压的测定对于了解低血压的原因、决定输液量和指导用药有一定的意义。

(4)末梢循环的观察 末梢循环可通过皮肤、口唇的颜色,四肢温度、湿度,指(趾)甲的颜色及静脉的充盈情况来观察。如肢体湿冷,指(趾)甲苍白发绀,末梢血管充盈不佳,即使血压仍正常,也应认为有循环血量不足。如肢体温度、指(趾)甲色泽红润、肢体静脉充盈良好,则提示循环功能良好。

2. 呼吸系统的监护 自主循环恢复后，患者可有不同程度的呼吸系统功能障碍，一些患者可能仍然需要机械通气和吸氧治疗，仍需加强呼吸管理，及时行血气监测，促进自主呼吸尽快恢复正常。自主呼吸出现的早晚，提示脑功能的损伤程度，若长时间不恢复，应设法查出危及生命的潜在因素，给予相应的治疗，如解除脑水肿、改善脑缺氧等。呼气末正压通气（PEEP）对肺功能不全合并左心衰的患者可能很有帮助，但需注意此时血流动力学是否稳定。临床上可以依据动脉血气结果或无创监测来调节吸氧浓度、PEEP 值和每分通气量。维持持续性低碳酸血症（低 $PaCO_2$）可加重脑缺血，因此应避免常规使用高通气治疗。

（1）保持呼吸道通畅 加强呼吸道管理，保持呼吸道通畅，持续进行有效的人工通气，进行血气监测，选择适合的通气模式与参数，促进自主呼吸尽快恢复正常。经常注意呼吸道湿化和清除呼吸道分泌物。

（2）肺部并发症的监护 心搏骤停后由于肺循环中断，呼吸停止、咳嗽反射停止、免疫抗感染功能低下及应用冬眠药物（抑制咳嗽反射）等因素的影响，肺部感染在所难免，是心肺脑复苏后期常见并发症。为此需要严密观察并及早进行防治，包括定时翻身、拍背、湿化气道、排痰、应用抗生素等措施。

（3）应用人工呼吸机的注意事项 ①根据病情变化，调整好潮气量、吸气与呼气之比及呼吸频率；②必须注意吸入气的湿化；③气管切开的护理要求：注意更换局部敷料，预防感染，观察有无导管阻塞、衔接松脱、气管黏膜溃疡、皮下气肿、通气过度或通气不足等现象；④控制吸氧浓度及流量。

3. 肾功能的监护

如果心搏骤停时间较长或复苏后持续低血压，则易发生急性肾衰竭。原有肾脏病变的老年患者尤为多见。心肺复苏早期出现的肾衰竭多为急性肾缺血所致。由于通常已使用大剂量脱水剂和利尿剂，临床可表现为尿量正常甚至增多，但血肌酐升高（非肾小球型急性肾衰竭）。防治急性肾衰竭时应注意维持有效的心脏和循环功能，避免使用对肾脏有损害的药物。若注射呋塞米后仍然无尿或少尿，则提示急性肾衰竭。此时应按急性肾衰竭处理。注意记录 24 h 出入水量，定期监测尿素氮、血肌酐浓度和电解质。

（1）使用血管收缩药物时应每小时测尿量 1 次，每 8 h 结算出入量 1 次，每 24 h 总计。

（2）观察尿的颜色及比重，如血尿和少尿同时存在，且尿的比重大于 1.010，或尿素氮和肌酐水平升高，应警惕肾衰竭。尿的改变可反映心排血量及肾脏本身的功能状况。

4. 维持酸碱平衡 循环呼吸停止后，由于缺氧，组织细胞转为无氧代谢，三羧酸循环不能进行，大量乳酸、丙酮酸形成，无机磷蓄积，钾离子外移，钠离子和氢离子向细胞内弥散，形成细胞内代谢性酸中毒。同时因呼吸停止，体内二氧化碳不能经呼吸排出，导致高碳酸血症，$PaCO_2$ 升高，形成呼吸性酸中毒。此时 pH 值下降，既有代谢性酸中毒，亦有呼吸性酸中毒。心搏停止时间长的患者，在复苏后随着微循环的改善，组织内堆积的酸性代谢产物可能不断被带入血液，造成代谢性酸中毒仍继续发展。酸中毒破坏血脑屏障，加重脑循环障碍，诱发和加重脑水肿。因此，酸中毒常是心、肺复苏后循环、呼吸功能不稳定，发生心律失常和低血压的重要因素，也是脑复苏失败的重要因素，必须迅速纠正，纠正的方法如下。

（1）呼吸性酸中毒 主要通过呼吸支持，建立有效的人工呼吸来纠正。特别是在气管内插管人工呼吸时，可加强通气，造成过度换气，既保证供氧，又使二氧化碳迅速排出，即 $PaCO_2$ 降低，呼吸性酸中毒即可纠正。

（2）代谢性酸中毒 纠正方法包括呼吸支持和碱性药物的应用。迅速建立和健全通气和换气功能，使二氧化碳加速排出，使 $PaCO_2$ 降至 3.3 ~ 4.6 kPa，形成呼吸性碱中毒，以代偿部分代谢性酸

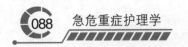

中毒。此外,可静脉滴注碳酸氢钠,以纠正脑、心、肺等重要脏器的酸中毒,不宜应用大剂量的碱性药物。并要护肾,适当应用利尿剂和补充血容量,保护肾脏排酸保碱的功能,充分发挥肾脏代偿功能。护理中应密切观察体征,如有无呼吸急促、烦躁不安、皮肤潮红、多汗和二氧化碳潴留而致酸中毒的症状,并及时采取防治措施。

**5. 防止继发感染** 心搏骤停的患者由于昏迷及体内环境失调,营养供应困难,机体防御能力降低,加之抢救时一些无菌操作不够严格及应用肾上腺皮质激素等,易于并发感染,应及时防治。但抗菌药物治疗过程中应警惕院内感染的发生,尤其是 ICU 常见的四个部位感染:呼吸机相关性感染、导管相关性感染、尿路感染和外科创面感染。避免滥用抗生素。

(1)保持室内空气新鲜,注意患者及室内清洁卫生。

(2)应注意无菌操作,器械物品必须经过严格消毒灭菌。

(3)如病情许可,应勤翻身叩背,防止压力性损伤及继发感染的发生。但患者如处于低心输出量状态时,则不宜翻身,防止心搏骤停的再次发生。

(4)注意口腔及五官护理。眼可滴入抗生素或凡士林纱布覆盖,防止角膜干燥或溃疡及角膜炎的发生。

(5)气管切开吸痰及更换内套管时,注意无菌操作。吸引气管内分泌物时,负压不宜过大,防止鼻咽黏膜破损。

**6. 脑缺氧的监护** 脑缺氧是心跳、呼吸骤停后主要致死原因之一,可造成不可恢复的脑损害。复苏后,应观察患者的神志、瞳孔的变化及肢体活动等情况。

(1)应尽早应用低温疗法及脱水剂。降温时,以头部为主,保持在 30 ℃ 左右,不宜低于 30 ℃。体温保持在适当水平,避免体温过高或过低,否则有导致室颤等并发症的可能。

(2)严密监测血容量及电解质的变化。

**7. 密切观察患者的症状和体征**

(1)观察患者意识,发现定向障碍、表情淡漠、嗜睡、发绀(其范围从手指、足趾向手和足扩展),说明脑缺血、缺氧,应采取紧急措施,防止脑功能损伤。

(2)如瞳孔缩小,对光反射恢复,角膜、吞咽、咳嗽等反射也逐渐恢复,说明复苏好转。

(3)患者如果出现呼吸困难、鼻翼扇动、呼吸频率明显增快或呼吸形式明显不正常时,应注意防止呼吸衰竭。

(4)患者如果出汗或大汗淋漓、烦躁不安、四肢厥冷是休克症状,应采取相应措施。

### (四)心搏骤停的预后

心搏骤停复苏成功的患者,及时地评估左心室的功能非常重要。和左心室功能正常的患者相比,左心室功能减退的患者心搏骤停复发的可能性较大,对抗心律失常药物的反应较差,死亡率较高。

急性心肌梗死早期的原发性心室颤动,为非血流动力学异常引起者,经及时除颤易获复律成功。急性下壁心肌梗死并发的缓慢性心律失常或心室停搏所致的心搏骤停,预后良好。相反急性广泛前壁心肌梗死合并房室或室内阻滞引起的心搏骤停,预后往往不良。继发于急性大面积心肌梗死及血流动力学异常的心搏骤停,即时死亡率高达59%～89%,心脏复苏往往不易成功。即使复苏成功,亦难以维持稳定的血流动力学状态。

### (五)心搏骤停患者的康复

心搏骤停患者中的存活者会引起多脏器的损害,在生理、心理、神经、心肺和认知障碍等方面均存在有问题,所以 AHA2020 版心肺复苏指南将康复增加为生存链的一个环节,建议对心搏骤停存活者在出院前对以上几个方面进行多模式康复评估和治疗,并建议心搏骤停存活者及其护理人员接受全面的多学科出院计划,以纳入医疗和康复治疗建议及活动/工作恢复预期目标,同时建议对心搏骤停患者及其护理人员进行焦虑、抑郁、创伤后应激反应和疲劳度的结构化评估。

## 思考题

1. 心搏骤停的临床表现有哪些?

2. 心肺复苏生存链的环节包括哪些?

3. 高质量 CPR 要点及胸外按压及人工呼吸的注意事项是什么?

4. 病例分析:

某男,危重患者,因呼吸困难给予半卧位及低流量吸氧,为防治压力性损伤发生使用了气垫床,今日补液已经完成,没有保留静脉通路,有 1 人陪护。作为当晚的值班护士,您在常规巡视病房时发现患者出现短暂的点头呼吸、抽搐,脉搏、血压不能测得。

**请思考:**①您认为该患者出现了什么情况? ②作为值班护士,您和其他医护人员将如何对其进行施救? 写出具体实施抢救的步骤与方法。③如果经过及时抢救,患者恢复了自主循环,您认为应采取哪些护理措施?

# 第七章 创 伤

▰▰▰ 学习目标 ▰▰▰

1. 知识目标 ①掌握:创伤、多发性创伤的概念;多发伤创伤的现场救治原则。②熟悉:创伤分类和伤情评估。③了解:创伤后病理生理变化。
2. 能力目标 对多发性创伤患者进行初级评估和进一步评估,评估后给予相应的急救措施和护理。
3. 素质目标 培养学生逻辑思维能力和应急处置能力。

## 病例思考

患者,男性,35 岁,车祸伤。院前急救小组到达现场时查体发现:患者浅昏迷,呼吸急促,口唇发绀,脉搏 123 次/min,呼吸 30 次/min,血压 75/50 mmHg,格拉斯哥评分 12 分,枕骨处有一长 5 cm 钝挫伤口,深达骨膜,活动性出血,左侧胸壁有塌陷,左肺呼吸音低,腹部无阳性体征,毛细血管充盈时间 2.5 s。

请思考:①根据创伤分类原则,对该患者如何进行创伤分类? 分类的目的是什么? ②如何对患者进行创伤严重程度评估? ③到达现场后护士该如何对患者进行应急处置?

当代社会,创伤已成为全球个体致伤、致残、致死的一个非常严重的问题,跃居中国死亡的第五位原因,是 45 岁以下青壮年伤亡的第一原因。20 世纪 80 年代开始,北美国家逐步成立创伤团队和创伤中心,建立了创伤分级救治体系,降低了 15% ~50% 严重创伤患者的死亡率。创伤评估、分检、团队急救等规范化救治流程和严重创伤的救治水平已成为降低创伤死亡率的关键。目前,我国正在成立各级创伤中心,引进创伤的培训和教育计划,通过创伤分级救治体系的创建、规范的团队救治,不断提高我国创伤救治水平。

## 第一节 创伤的分类与评分

创伤(trauma)的含义可分为广义和狭义两种。广义的创伤也称为损伤(injury),指人体受到各种物理性、化学性、生物性等致伤因素作用后出现的组织结构完整性破坏和(或)功能障碍。常见的物理性致伤因素有:机械性、高热、电击等;化学性致伤因素有:强酸、强碱、农药、毒剂等;生物性因素有:虫、蛇、犬等动物咬蜇。狭义的创伤指机械性致伤因素作用于人体所造成的组织结构完整性的破坏或功能障碍。

## 一、创伤的分类

创伤可以从不同的角度进行分类,分类的目的是准确了解创伤的性质、严重程度及创伤部位,以便对伤员做出快速准确的判断和及时有效的救治,同时也有利于病历资料的统计分析。常用的分类方法有以下几种。

### (一)根据致伤因素分类

根据致伤因素可分为挫伤、擦伤、刺伤、切割伤、挤压伤、撞击伤、坠跌伤、火器伤、烧伤、冻伤、化学伤、放射伤和复合伤等。

挤压伤是指四肢或躯干肌肉丰富的部位受到重物长时间挤压所致的一种以肌肉损伤为主的软组织损伤。当肌肉组织缺血坏死后,继而还会发生以肌红蛋白尿和高钾血症为特征的急性肾衰竭和休克的挤压综合征。挤压综合征是除严重创伤导致直接死亡外的第二大致死原因。

### (二)根据受伤部位分类

根据受伤的部位可分为:头部伤、颌面部伤、颈部伤、胸(背)部伤、腹(腰)部伤、骨盆伤、脊椎脊髓伤、四肢伤和多发伤等。同时还需要进一步明确受伤的部位,是软组织、骨骼还是内脏器官等。

### (三)根据伤后皮肤或黏膜完整性分类

根据伤后皮肤黏膜完整性分类,无伤口者称为闭合伤,如挫伤、挤压伤、扭伤、震荡伤、关节脱位和半脱位、闭合性骨折和闭合性内脏伤等。伤后皮肤黏膜有损伤者称为开放伤,如擦伤、撕裂伤、切割伤、刺伤等。开放伤根据伤道类型可再分为:贯通伤和非贯通伤,贯通伤既有入口又有出口,非贯通伤只有入口无出口。开放伤容易发生伤口感染,闭合伤在伤及消化道(如肠管破裂)时可造成严重感染。

### (四)根据伤情轻重分类

根据伤情轻重及是否需要紧急救治,一般分为轻度、中度、重度伤。轻度伤为组织器官结构轻度损害或部分功能障碍,无生命危险,预后良好;中度伤为组织器官结构损害较重或有较严重的功能障碍;重度伤为组织器官结构损害严重或有严重的功能障碍,可危及生命,需要立即进行救治,预后可能对健康有较大伤害。

创伤评分是评估创伤严重程度的一种相对量化的分类方法。能够相对客观地对伤情的严重程度进行评估和分类,常用量化和权重分类的方法。一般选择生命体征、解剖部位的损伤严重程度和其他指标作为参数。经数字量化后,以分值大小判断伤情的严重程度。常用的评分方法有创伤指数(trauma index,TI)、修正创伤评分(revised trauma score,RTS)、CRAMS 计分法、损伤严重程度评分(injury severity score,ISS)等。

## 二、创伤后机体的病理生理变化

在致伤因素作用下,机体产生各种局部和全身防御反应,目的是维持机体自身内环境的稳定。不同的损伤,机体的反应也不相同。轻微的局部软组织损伤,一般以轻微的局部反应为主,全身反应较轻且短暂;而严重的局部损伤,因局部损伤较重的坏死组织的存在,全身反应也较明显且持续

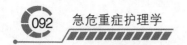

时间长,且更容易发生并发症。

### (一)局部反应

局部反应主要表现为局部炎症反应,由于组织结构破坏、细胞变性坏死、微循环障碍或微生物入侵、异物存留等原因,导致局部出现炎症反应,其病理过程与一般炎症反应基本相同,常可持续3~5 d。创伤性炎症反应是非特异性的防御反应,有利于清除坏死组织,杀灭细菌及组织修复。

### (二)全身反应

全身反应是发生严重创伤后,致伤因素作用于人体后所引起一系列神经内分泌活动增强而引发的各种功能和代谢改变的过程,是一种非特异性应激反应。不仅出现神经内分泌系统和代谢的变化,而且还会出现凝血系统、免疫系统和炎症介质及细胞因子的变化。

1. 神经内分泌系统变化　创伤后机体为了维持内环境的稳定,第一应激反应为神经内分泌系统的变化。神经内分泌系统产生大量的儿茶酚胺、肾上腺皮质激素、抗利尿激素、生长激素和胰高血糖素等。同时,肾素-血管紧张素-醛固酮系统也被激活,共同调节全身各器官功能和代谢,动员机体的代偿能力,以对抗致伤因素的损害作用。

2. 代谢变化　由于神经内分泌系统的作用,伤后机体总体上处于一种高分解代谢的状态;且早期氧摄取、氧输送都明显增加,机体处于高能量消耗状态。糖、蛋白质、脂肪分解加速,糖异生增加。因此,伤后常出现高血糖、高乳酸血症。血中游离脂肪酸和酮体增加,尿素氮排出增加,从而出现负氮平衡。长时间持续负氮平衡,造成机体蛋白质缺乏,免疫与抵抗力下降,也是出现多器官功能障碍的主要原因之一。

### (三)组织修复和创伤愈合

1. 组织修复的基本方式　伤后增生的细胞和细胞间质再生、增殖、充填、连接或替代损伤后的缺损组织。组织缺损完全由原来性质的细胞进行修复,恢复原有的结构和功能,称为完全修复。创伤后多见的组织修复方式是不完全修复,由其他性质细胞(常是成纤维细胞)增生替代来完成。

2. 组织修复的基本过程　细胞增殖分化、肉芽组织生成和组织塑形。

3. 创伤愈合的类型　可分为两种。一期愈合:组织修复以原来的细胞为主,局部无感染,结构和功能修复良好。二期愈合:以纤维组织修复为主,不同程度地影响结构和功能恢复,多见于损伤程度重、坏死组织多,伴有感染而未经规范处理的伤口。在创伤治疗时,应早期采取措施,争取达到一期愈合。

4. 影响创伤愈合的因素　主要有局部和全身两个方面。局部因素中伤口感染是最常见的原因。损伤范围大、坏死组织多或有异物存留的伤口,伤缘往往不能直接对合。局部血液循环障碍使组织缺血缺氧,或由于采取的措施不当(如局部制动不足,包扎或缝合过紧等)造成组织继发性损伤也不利于愈合。全身因素主要有营养不良、大量使用细胞增生抑制剂(如皮质激素等)、免疫功能低下及有全身严重并发症(如多器官功能不全)等。因此,在创伤处理时,应重视影响创伤愈合的因素,并积极采取相应的措施予以纠正。

### (四)创伤并发症

严重创伤后,由于组织或器官损伤,局部及全身器官功能和代谢紊乱,易发生多种并发症,可影响伤员的伤情及病程的发展和预后。故对创伤并发症应有足够的警惕性,要密切观察。

## 三、创伤评分系统

为客观地判断创伤的严重程度,常使用创伤评分系统对伤员进行评估,常用的创伤评分系统可概括为两类:院前创伤评分系统和院内创伤评分系统。下面介绍几种临床常用的评分系统。

**（一）院前创伤评分系统**

1. 创伤指数(TI)　1971 年,由 Kirkpatrick 等提出,依据创伤部位、伤员生理变化和创伤类型三方面,按照其严重程度评 1、3、5、6 分,分值越高伤情越重。5～9 分为轻度伤;10～16 分为中度伤;≥17 分为重度伤。现场急救人员将 TI 值大于 10 分的伤员送往创伤中心或大医院。创伤指数评分见表 7-1。

表 7-1　创伤指数(TI)

| 项目 | 分值 | | | |
|---|---|---|---|---|
| | 1 | 3 | 5 | 6 |
| 部位 | 皮肤 | 腰背部、肢体 | 胸部、骨盆 | 头、颈、腹部 |
| 创伤类型 | 裂伤 | 挫伤 | 刺伤、撕脱伤 | 弹片伤、爆炸伤、骨折脱位、瘫痪、血腹 |
| 血压 | 外出血 | 70～100 mmHg | 50～70 mmHg | <50 mmHg |
| 脉搏 | 正常 | 100～140 次/min | >140 次/min | 无脉或<55 次/min |
| 呼吸 | 胸痛 | 呼吸困难、费力、浅快或>36 次/min | 发绀、血(气)胸或反常呼吸 | 窒息或呼吸停止 |
| 意识 | 嗜睡或烦躁 | 木僵或淡漠、答不切题 | 浅昏迷、逆行健忘 | 深昏迷、再昏迷 |

2. 修正创伤评分(RTS)　是院前较常采用又简便的创伤评分。由收缩压、呼吸频率和意识状态(格拉斯哥昏迷评分,GCS)三项指标作为评分参数,每项记 0～4 分,相加值为 RTS 值,分值越低伤情越严重。RTS>11 分诊断为轻伤,RTS<11 分诊断为重伤,RTS 评分详见表 7-2。

表 7-2　修正创伤评分(RTS)

| 项目 | 分值 | | | | |
|---|---|---|---|---|---|
| | 4 | 3 | 2 | 1 | 0 |
| 意识状态(GCS) | 13～15 | 9～12 | 6～8 | 4～5 | 3 |
| 呼吸/(次/min) | 10～29 | >29 | 6～9 | 1～5 | 0 |
| 收缩压/mmHg | >89 | 76～89 | 50～75 | 1～49 | 0 |

3. CRAMS 计分法　1982 年由 Giomican 等提出,其评定范围包括循环(C)、呼吸(R)、胸腹压痛(A)、运动(M)、语言(S)五个参数。该计分法按轻、中、重度分别赋值 2、1、0 分,分值相加即为CRAMS 值。后经 Clemmer TP 等对其进行修正,其准确度更高。CRAMS 分值 9～10 分为轻伤,7～8 分为重伤,≤6 分为极重伤。总分≤4 分需要送往高级创伤中心,其生存率明显增加。修正后的CRAMS 评分法见表 7-3。

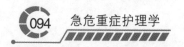

表7-3　修正后CRAMS计分法

| 项目 | 计　分 | | |
| --- | --- | --- | --- |
| | 2 | 1 | 0 |
| 循环 | 毛细血管充盈正常和<br>SBP≥100 mmHg | 毛细血管充盈迟缓或<br>SBP≤100 mmHg | 无毛细血管充盈或<br>SBP≤85 mmHg |
| 呼吸 | 正常 | 费力、浅或R>35次/min | 无自主呼吸 |
| 胸腹 | 均无疼痛 | 胸或腹有压痛 | 连枷、板状腹或深的胸腹穿透伤 |
| 运动 | 正常(遵指令动作) | 只对疼痛刺激有反应 | 无反应 |
| 语言 | 正常(对答切题) | 言语错乱、语无伦次 | 发音听不懂或不能发音 |

### (二)院内创伤评分系统

损伤严重程度评分法(ISS)由Johns Hopkins大学Baker等1971年创用,以解剖损伤为基础的相对客观和容易计算的方法,它更适合于评估损伤严重程度与存活概率的关系。适用于多部位、多发伤和复合伤者的伤情评估。其评分方法把人体分为6个区域,并进行编码,选择其中损伤最严重的3个区域,计算出每一区域之最高AIS值的平方,其值相加即为ISS值。ISS的有效范围为1~75分,ISS分值越高,则创伤越严重,死亡率越高。一般将ISS为16分作为重伤的解剖标准。ISS<16分,定为轻伤,16~25分为重伤,>25分为严重伤。如某伤者头部有两处伤:伤情为1,2。胸部有两处伤:伤情为2,3。腹部有三处伤:伤情为1,3,4。那么,ISS即全身三处最严重创伤的AIS编码数的平方值相加,即$2^2+3^2+4^2=29$。但ISS不能反映伤员的生理变化、年龄、伤前健康状况对损伤程度和预后的影响及对身体同一区域严重多发伤存在权重不足等。ISS区域编码详见表7-4。

表7-4　ISS区域编码

| 编码 | ISS身体区域 | 所包括的具体损伤范围 |
| --- | --- | --- |
| 1 | 头部或颈部 | 包括脑或颈椎损伤、颅骨或颈椎骨折,窒息归入头部 |
| 2 | 面部 | 口、眼、鼻、耳和颌面骨骼 |
| 3 | 胸部 | 胸腔内脏、横膈、胸廓、胸椎以及溺水 |
| 4 | 腹部或盆腔内脏器 | 腹腔内脏、腰椎 |
| 5 | 肢体或骨盆 | 四肢、骨盆、肩胛带的损伤 |
| 6 | 体表 | 任何部位体表的裂伤、挫伤、擦伤和烧伤,体温过低或高压电击伤 |

# 第二节　多发性创伤

## 一、多发性创伤的病因与临床特点

多发性创伤(multiple trauma),又称多发伤,是指同一致伤因素作用下,机体同时或相继有两个或两个以上解剖部位的损伤,其中至少一处损伤危及生命。根据我国首届全国多发伤学术会议建议,多发伤是指单一因素造成两个或两个以上解剖部位(根据 AIS-90 版所指的 9 个部位)的损伤,其严重程度视 ISS 值而定,凡 ISS>16 者定为严重多发伤。

多发伤应与复合伤、多处伤相区别。

复合伤:是指两种或两种以上致伤因素同时或相继作用于人体所造成的损伤,所致机体病理生理紊乱常较多发伤和多部位伤更严重而复杂,是引起死亡的重要原因。

多处伤:是指同一致伤因素作用下,造成同一解剖部位或某个脏器多处损伤。

1. 病因 多发伤的病因多种多样,可为钝性损害和锐器伤。平时多发伤以交通事故最常见,其次是高处坠落,还有挤压伤、刀伤、塌方等,其发生率占全部创伤的 1.0% ~ 1.8%。战时多发伤的发生率为 4.8% ~ 18.0%,有时甚至高达 70%。

2. 临床特点 多发伤伤情严重,可在短时间内致机体生理失衡、微循环紊乱、严重缺氧等一系列影响组织细胞功能的循环和氧代谢障碍,如处理不当或不及时会危及患者生命。

(1)损伤机制复杂 同一患者可能同时存在多种损伤机制,如交通事故患者可能由撞击和挤压等多种机制致伤。

(2)伤情重、变化快 多发伤具有加重效应,总伤情大于各器官伤相加。伤情发展迅速,变化快,需及时准确地判断和处理。

(3)生理功能紊乱严重 多发伤常累计多个重要脏器,伤情复杂,可直接造成组织器官及功能损害,同时由于急性血容量减少、组织低灌注状态和缺氧等病理生理变化,多伴发全身应激反应及脓毒症等引起组织器官的继发性损害,并相互影响,易发生休克、低氧血症、代谢性酸中毒、颅内压增高等。如不能得到有效控制,可导致多器官功能障碍综合征(MODS)。

(4)漏诊、误诊 因多发伤患者损伤部位多,伤情复杂,伤势重,病史收集困难,很容易造成漏诊与误诊。患者可同时有开放性伤和闭合性伤,明显创伤和隐匿创伤,在治疗中,往往只注意发现主要的和显而易见的创伤,而容易忽视隐蔽部位,病情危重时不允许进行相关的辅助检查等均是常见的漏诊原因。

(5)并发症发生率高 严重创伤后,由于组织或器官损伤,局部及全身器官功能和代谢紊乱,易发生多种并发症,可影响伤情及病程的发展和预后。常见的并发症有感染、休克、脂肪栓塞综合征、应激性溃疡、凝血功能障碍、器官功能障碍和创伤后应激障碍等。

## 二、病情评估与判断

快速准确地进行创伤评估并了解创伤护理的知识和技能是急诊护士必须具备的基本能力,评估分为两个阶段,即初级评估和进一步评估。

### (一)初级评估

初级评估的目的:①确认是否存在致命性损伤并需要处理;②明确潜在的损伤;③判定处理患者的优先次序;④根据评估实施恰当的救护,以降低死亡率及伤残率,改善预后。

初级评估包括 ABCDE,即气道及颈椎保护(ariway with simultaneous cervical spine protection,A)、呼吸(breathing,B)、循环(circulation,C)、神经系统(disability,D)及暴露与环境控制(exposure and environmental controls,E)。

1. 气道及颈椎保护

(1)气道评估 对于神志清醒,伴有颌面部及颈部损伤的患者,应特别重视评估其气道有无不

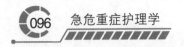

畅或阻塞。其次观察口腔内有无舌阻塞、呕吐物、血液、食物或脱落牙齿、口腔软组织水肿等。

（2）保护颈椎　多种创伤机制都有可能导致伤者脊髓损伤的危险，亦可在事故发生后转运或现场初次处理过程中受到二次伤害。因此，在气道管理的同时评估和保护脊髓尤为重要。评估时让患者仰卧位，移除其头部佩戴物品，如帽子、头盔等，保持身体轴向稳定，并固定颈椎位置，严禁让患者自己活动。置颈托或检查已置颈托是否合适。

2. 呼吸　一旦气道是安全的，即开始评估患者的呼吸。暴露患者的胸部，观察有无自主呼吸、胸廓起伏、呼吸频率和形态、辅助呼吸肌是否参与呼吸运动、是否胸式呼吸、皮肤颜色、胸廓软组织及骨骼的完整性、双侧呼吸音情况，同时查看是否存在气管移位、颈静脉怒张、胸廓塌陷、反常呼吸等。

3. 循环　通过触摸大动脉搏动判定脉搏强度和频率、测量血压、观察是否有明显的外出血、皮肤颜色和温度、毛细血管再充盈情况，判断患者的循环状态。

4. 神经系统　主要评价伤者的意识水平、瞳孔大小和对光反应、有无偏瘫或截瘫等。①用AVPU（alert, responsive to verbal stimulation, responsive to painful stimulation, unresponsive）反应评级快速判断清醒程度，即 A：清醒；V：对语言刺激有反应；P：对疼痛刺激有反应；U：对疼痛刺激无反应。②检查手指和脚趾对感觉和运动情况。③评估瞳孔的大小、形状及对光反射。若患者清醒程度欠佳或有肢体瘫痪，可在进一步评估中进行详细的检查。

5. 暴露与环境控制　将伤者完全暴露以便无遗漏地全面检查伤情，特别是枪伤、腹部及骨盆的创伤可以引起严重的失血性休克，同时一些开放性的骨折也有可能因为暴露不充分而被忽视。

### （二）进一步评估

在了解损伤机制、完成初级评估、维持生命体征稳定后，可开始进行进一步评估，即从头到脚的评估（head-to-toe assessment），评估过程中始终保持颈椎固定。

1. 头面部评估　观察及触摸头面部、口、鼻、耳是否有裂伤、撕裂伤、挫伤、穿刺伤，是否有出血、膨隆或血肿、瘀青、疼痛或肌紧张、骨擦音，是否有外来物或穿刺异物，观察是否有鼻部溢液或出血，触诊鼻中隔位置，观察瞳孔大小、形状、活动、对光反应，判断视力及听力。

2. 颈部评估　让团队成员一人固定颈部，另一人移去前部颈托，观察及触诊颈部，查看气管是否居中，颈部是否有肿胀、皮下气肿、压痛及出血，评估结束后放回前部颈托。

3. 胸部评估　观察胸廓呼吸运动是否对称，胸部是否有外伤、出血、压痛，胸部挤压实验是否阳性，是否存在捻发音及皮下气肿，是否有外来物或穿刺异物，同时听诊两侧呼吸音是否对称、消失、降低或异常（干湿啰音、哮鸣音、噼啪音），听诊心音并叩诊胸部判断是否存在过清音及浊音。

4. 腹部评估　观察腹部整体形状、轮廓，是否有外伤、出血、异物等，听诊肠鸣音，顺时针触诊腹部四象限，查看是否存在腹部紧张、压痛及反跳痛、包块或液波震颤，叩诊是否存在移动性浊音。注意评估腹痛和腹胀、腹膜炎的范围与程度。

5. 骨盆及外生殖器评估　观察及触诊骨盆及外部生殖器，查看是否有外伤、出血、失禁、异物、骨擦音。观察尿道口是否有出血，轻柔地触诊骨盆（挤压和分离试验），若已明确骨盆骨折（pelvic fracture）勿行该试验。骨盆骨折本身易致低血压、失血性休克，伴有腹内脏器损伤、膀胱破裂、尿道、直肠损伤等更加重了休克，评估时应加以重视。

6. 四肢评估　观察及触诊四肢及各关节形状、轮廓并与对侧进行比较，查看是否有肿胀、畸形、压痛、出血、异物，判断四肢肌力、活动度及其神经血管情况，触诊双侧股动脉、腘窝动脉、足背动脉、肱动脉及桡动脉。

7. 检查后背部　三名医护人员使用轴线翻身的方法，翻身过程中避免将患者翻至已可见损伤侧,以防加重患者的疼痛及对受伤侧肢体造成二次损伤。查看后背部,双侧季肋区及臀部、大腿后部是否有裂伤、擦伤、撕裂伤、挫伤、水肿及瘢痕等;触诊脊椎、后背部是否有畸形、肿胀、压痛。

在初级评估及进一步评估中,还需要重点关注是否存在危及生命的情况,如:①严重颅脑损伤;②张力性气胸与大量血胸;③连枷胸与反常呼吸;④腹部内脏器官破裂出血;⑤血流动力学不稳定性骨盆骨折及股骨骨折等。

### 三、现场救治与护理

多发性创伤患者死亡有3个高峰期:第一死亡高峰期为伤后数秒至数分钟内,多因颅脑、高位脊髓、心脏或大血管损伤而立即死亡;第二死亡高峰期为伤后数分钟至数小时内,多因窒息、呼吸循环功能不全、未能控制的大出血等而早期死亡;第三死亡高峰期为伤后数天至数周内,因多器官功能衰竭或严重感染等而晚期死亡。

多发创伤、骨折、脏器破裂、血管损伤引起的难以控制的大出血患者多在伤后 1~2 h 内死亡,因此应重视伤后 1 h 的"黄金时间"救治,做到迅速、准确、及时有效。而伤后 1 h 的"黄金时间"内,前10 min 是决定性的时间,被称为"白金10 min",这段时间内如果患者的出血被控制,并能预防窒息、缺氧的发生,则可避免患者早期死亡。因此,必须十分重视创伤的早期救治与护理。

#### (一)救治原则和程序

面对创伤患者的处理需要遵循时间原则,分秒必争。评估处理患者时遵循优先顺序原则,保障气道、呼吸、循环的安全,ABCDE 一旦有问题就应给予立刻处理,进行针对性快速判断,决定后续措施。

1. 救治原则 ①有多个创伤伤员时,先救治最危重者。②现场急救的首要任务是抢救生命。③严格遵循危重病急诊工作程序:"抢救-诊断-治疗"。④争取创伤部位的解剖复位,不轻易切除受伤组织。⑤减轻创伤刺激,防止再损伤、再污染。

2. 救治程序 救治过程中可以按 VIPCO 程序进行抢救。

(1)V(ventilation) 保持呼吸道通畅、正常通气和氧合。

(2)I(infusion) 迅速建立静脉通路,保证输液、输血,扩充血容量及细胞外液等抗休克治疗。对已有休克症状患者迅速建立多个静脉通道,开始液体复苏。

(3)P(pulsation) 监测心泵功能,监测心电和血压等。如发现心搏骤停者,应立即心肺复苏。多发伤患者除低血容量性休克外,亦要考虑到心源性休克,特别是伴有胸部外伤的多发伤,可因气胸、心肌挫伤、心脏压塞、心肌梗死或冠状动脉气栓而导致心脏衰竭。针对病因给予胸腔闭式引流、心包穿刺及控制输液量或应用血管活性药物等措施。

(4)C(control bleeding) 控制出血。

(5)O(operation) 急诊手术治疗。严重多发伤手术处理是创伤治疗中的决定性措施,而且手术控制出血是最有效的急救措施。危重患者应在伤后的黄金时间(伤后 1 h)内尽早手术治疗。

#### (二)护理措施

1. 现场救护

(1)尽快脱离危险环境 搬运患者到安全的地方,放置合适体位,排除可能继续造成伤害的原因,尽快并作简便的重点检查。注意避免搬运过程中加重损伤。

(2)心肺复苏 如患者呼吸心搏骤停,立即行心肺复苏(CPR)。传统心肺复苏 10 min 无效时,可评估患者是否符合体外心肺复苏(extracorporeal cardiopulmonary resuscitation,ECPR)指征,必要时快速行 ECPR。

（3）保持呼吸道通畅　紧急处理，预防患者窒息，及时清除呼吸道异物、血块和分泌物，呼吸功能障碍。必要时可行气管插管、环甲膜穿刺或气管切开。

（4）处理创伤性气胸　对开放性气胸，应用干净敷料迅速封堵胸壁伤口，使之成为闭合性气胸；对张力性气胸，可于患侧锁骨中线第 2 肋间进行紧急穿刺以排气减压；对连枷胸，应做软化胸壁的包扎固定，以制止反常呼吸运动。

（5）止血　对大量出血者必须立即有效地止血，抢救生命。外出血最常用的方法是加压包扎止血法，若无效，可用止血带止血，但一定要慎重，只有其他方法不能止血的四肢大、中血管的出血方可应用止血带。如需施行断肢再植的患者，不能使用止血带。

（6）保护性制动　对已经存在严重脊柱骨折、脊髓损伤或怀疑有脊柱损伤的患者应立即予以制动，颈托固定，保证有效气体交换，避免脊柱及脊髓继发性损伤而造成瘫痪。在不影响急救的前提下，将其置于舒适安全的体位（平卧位头偏向一侧或屈膝侧卧位）。

（7）注意保暖　对低体温或伴有明显出血、休克的患者要积极采取被动加温的方法。

（8）伤口处理　保护伤口，减少污染，压迫止血，固定骨折。现场急救时，包扎伤口需使用无菌敷料，缺少敷料时应选用干净的纺织物，包扎松紧适度，避免移位、脱落或影响血液循环。不要随意去除伤口内异物或血凝块。创面中有外露的骨折断端、肌肉、内脏，严禁现场回纳入伤口，如发现腹部内脏脱出时，可将脱出的内脏先用急救包或大块敷料覆盖，然后用换药碗或其他物品罩住，或用纱布卷制成保护圈套好，再用三角巾包扎（图 7-1）。脑组织脱出时，应先在伤口周围加垫圈保护脑组织，不可加压包扎。

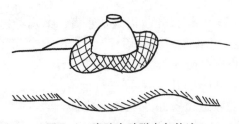

图 7-1　腹腔内脏脱出包扎法

（9）骨折、脱位处理　有效固定伤肢。现场急救可就地取材，如选用树枝、竹竿、木板条等固定伤肢，固定的范围要包括上、下两个关节，以免运送中继发性损伤。现场材料缺乏时，可将伤肢缚在躯体健肢旁，适用于下肢骨折，用绷带或三角巾将健肢和伤肢捆绑在一起，应注意将伤肢拉直，并在两下肢之间骨突出处放上棉垫或海绵，以防局部压伤（图 7-2）。

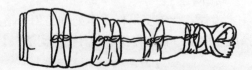

图 7-2　小腿骨折临时固定法（两下肢绑扎在一起固定）

（10）转运与抗休克　应快速转运，边转运边抗休克。包括止血、扩容、镇痛、制动等。

2. 转运途中救护　根据患者伤情轻重缓急有计划地进行转运，危重患者应首先转运。决定患者转运的基本条件是在搬动及运送途中，确保患者不会因此而危及生命或使病情急剧恶化。运送途中应注意：

（1）伤员体位 重伤者一般多采用仰卧位；颅脑伤、颌面部伤应取侧卧位或头偏向一侧，以防舌后坠或分泌物阻塞呼吸道；胸部伤取半卧位或伤侧向下的低斜坡卧位，以减轻呼吸困难；腹部伤取半卧位，膝下垫高使腹壁松弛；休克患者取仰卧中凹位。

（2）保持呼吸道通畅 注意保持气道通畅，尤其是有昏迷或头、胸部损伤者。必要时放置口咽通气管，防止舌后坠。

（3）搬运方法 脊柱损伤者，需要3~4人将其平抬至硬板床上，保持头部、躯干呈直线，以防造成继发性脊髓损伤，尤其是颈椎损伤可造成突然死亡。

（4）伤员的位置 担架运送时，伤员头部在后，以便观察伤员面色、表情、呼吸等病情变化；汽车运送时，防止车速太快，以免颠簸。飞机转运时，患者身体应横放，以防飞机起落时头部缺血。

（5）离断肢体的保存 应先用无菌敷料包好后置于无菌或洁净的无漏孔塑料袋内，扎紧袋口，再放入注满冰水混合液的塑料袋内低温（0~4℃）保存，以减慢组织的变性和防止细菌繁殖，冷藏时防止冰水浸入离断创面，切忌将离断肢体浸泡在任何液体中。离断肢体应随同患者一起送往医院，以备再植手术。

（6）观察病情 注意伤员的神志、瞳孔、生命体征的变化，面色、肢端循环，如发现变化应及时处理，并保持输液通畅。

3. 院内救护 经现场急救被送到医院急诊科后，分诊护士应立即确定分诊分级，开通绿色通道，对患者进行创伤评估，迅速采取针对性的措施进行救治，配合医生明确诊断，尽快手术。在评估和处理严重多发伤患者时，应遵守标准预防，如穿隔离衣、戴手套、护目镜、面屏等。

（1）创伤气道的建立 低氧血症和失血是创伤患者早期死亡的常见原因。气道损伤或梗阻与创伤患者低氧血症的发生密切相关。在创伤救治中，应注意保持气道通畅，确保有效的氧供。若气道已出现局部或全面阻塞，则在保护患者颈椎的同时开放气道，并清除口中异物或呕吐物，但要尽量避免刺激呕吐。

（2）循环支持、控制出血 大部分多发伤患者都存在不同程度的休克，尤其当患者已经出现血压偏低时，应尽快进行液体复苏以恢复有效血容量。积极的液体复苏疗法是多发伤早期救治的关键环节，但对于胸腹部活动性内出血尚未得到控制的患者，则不主张快速提升血压至正常水平，即所谓的"限制性液体复苏"策略。限制性液体复苏亦称低血压性液体复苏或延迟液体复苏，是指当机体处于有活动性出血的创伤失血性休克时，通过限制液体输注速度和输液量，使血压维持在相对较低的水平（即允许性低血压），直至彻底止血。

此外，需要控制显在的外部出血，加压包扎伤口敷料。对大血管损伤经压迫止血后应迅速做好手术止血的准备。尽快备血及输血，补充有效循环血量。遵医嘱留置导尿，观察每小时尿量。若患者出现创伤性呼吸、心搏骤停，立刻进行心肺复苏术，并尽快找出原因，如多发肋骨骨折或胸骨骨折，张力性气胸或大出血，必要时协助进行开胸手术。若发现心脏压塞，协助进行心包穿刺。

（3）保温和复温 低体温、弥散性血管内凝血（disseminated intravascular coagulation，DIC）、酸中毒是导致严重创伤患者死亡的三大主要原因，而其中低体温又在很大程度上可导致或加重DIC及酸中毒的发生，往往会增加其死亡率。因此对已经低体温或高风险患者除进行被动复温外，应积极采取被动复温与主动复温相结合的综合性复温方法，帮助患者恢复到正常体温。

（4）监测生命体征及辅助检查 监测患者的血压、脉搏、呼吸、氧饱和度和体温、疼痛评分等参数，同时配合医生进行诊断性操作或辅助检查，如描记心电图、采集检验标本、血型及交叉配血试验、影像学检查、育龄妇女妊娠试验等。

(5)注重人性化关怀　护士应观察患者的体征、面部表情、流泪等情况,及时发现患者不适及不安情绪。鼓励家属陪同患者,共同参与创伤患者救治,评估及了解家庭成员的需求和愿望。

(6)防治感染　遵循无菌操作原则,按医嘱使用抗菌药物。开放性创伤需使用破伤风抗毒素血清治疗。

(7)支持治疗　主要是维持水、电解质和酸碱平衡,保护重要脏器功能,并给予营养支持。

(8)信息沟通　协助创伤团队中辅助科室人员、会诊人员沟通与联系,与指挥者及时沟通,参与并监测严重创伤患者转运过程。

**4.严重危及生命的创伤救治与护理**

(1)严重颅脑损伤　主要指广泛颅骨骨折、脑挫裂伤、脑干损伤或颅内血肿,有明显的神经系统阳性体征及生命体征改变。其临床表现为:①易出现头痛、喷射性呕吐、生命体征变化等颅内压增高表现;②昏迷,瞳孔一侧变大或双侧瞳孔散大固定,血压可先升高后突然急剧下降,最终因呼吸衰竭而致呼吸停止,心搏骤停。

1)即刻护理措施:①吸氧,保持呼吸道通畅,防止误吸;②动态监测患者生命体征变化,尤其是血压、心率的改变;③建立静脉通路,按医嘱给予药物治疗;④预防脑疝发生,遵医嘱快速静脉滴注高渗降颅压药物如甘露醇,若患者已发生脑疝,根据病情迅速做好开颅术前准备。

2)病情观察:严密观察患者意识改变、瞳孔变化,警惕发生脑疝。

(2)肺压缩90%以上的液气胸、张力性气胸,大量血胸　其临床表现为:①严重胸闷、胸痛、极度呼吸困难,患侧胸部运动下降;②大量血胸,是指胸腔内出血量>1 500 mL,患者可以出现面色苍白、脉搏细速、呼吸急促、血压逐步下降等低血容量性休克症状,胸部叩诊呈浊音;③呼吸音变弱或消失,肋间隙饱满,可伴有气管移位、颈静脉怒张、低血压及发绀等。

1)即刻护理措施:①给予吸氧,密切观察患者生命体征;②协助医生紧急胸腔穿刺抽气或胸腔闭式引流,若胸腔引流管引流出血性液体量>1 500 mL 或>200 mL/h,做好急诊开胸手术的准备;③在紧急情况下,对张力性气胸患者应立即用套管针在其患侧锁骨中线第 2 或第 3 肋间穿刺放气;④建立 2 条以上 18G 静脉通路,对于大量血胸者,遵医嘱立即给予静脉液体复苏及大剂量输血。

2)病情观察:①严密观察患者呼吸及胸部运动;②观察胸腔引流管引流的液体性质、量及是否有气泡逸出等;③输液、输血过程中严密监测血压、心率、血氧饱和度等变化;④密切关注有无出现心脏压塞。

(3)连枷胸与反常呼吸　临床表现:①多根多处肋骨骨折患者,患侧胸廓塌陷,会出现反常呼吸,表现为患侧塌陷部分呼吸运动与正常胸部呼吸运动相反;②严重的肺通气、换气功能障碍,伴有严重呼吸困难、胸痛、发绀、低氧血症等。常合并有肺挫伤,引起或加重休克,随时有生命危险。

1)即刻护理措施:①气管插管,呼吸机辅助呼吸,适当运用呼气末正压通气,发生人机对抗时,使用适当药物抑制患者自主呼吸,以帮助消除反常呼吸。②补充血容量,纠正休克,防治感染。③有效镇痛,胸部固定。④必要时行急诊开胸手术,做好术前准备工作。

2)病情观察:严密监测生命体征,尤其是胸部呼吸型态、血压及氧饱和度的改变。

(4)腹部脏器破裂出血　临床表现:①腹腔内(或腹膜后)出血发生于肝、脾、肾、胰等实质性脏器或大血管损伤时,病情进展迅速,可发生低血容量性休克、多脏器功能衰竭,甚至致死;②腹膜炎症状,胃肠道、胆道等空腔脏器破裂或出血,可出现腹痛、压痛及反跳痛等,甚至发生感染性休克,同时可伴有腹腔内游离气体,肝浊音界缩小或消失,病情亦可迅速进展而危及生命。

1)即刻护理措施:①吸氧,嘱患者禁食禁饮,不随便搬动患者;②建立 2 条以上 18G 静脉通路,慎用止痛药,抗休克、抗感染,做好急诊手术的准备;③对所有有明显出血倾向的患者,在伤后 3 h 内遵医嘱尽早使用止血药。

2）病情观察：①严密观察生命体征，尤其是血压和心率的改变；②关注腹部体征变化，动态评估是否有腹痛、腹胀、压痛及反跳痛。

（5）血流动力学　不稳定性骨盆骨折与股骨骨折临床表现。①血流动力学不稳定，骨盆骨折合并有低血压；②出血：骨盆单处骨折时出血量可达 500 mL，高处坠落和交通事故碾压所致的粉碎性骨盆骨折，出血量最多能达 5 000 mL，表现为疼痛比较剧烈、肿胀，可伴有局部或后腹膜血肿；③股骨干骨折时，出血量可达 500 ~ 1 000 mL，表现为肢体剧痛，活动障碍，患肢缩短，部分伴有开放伤及出血。

1）即刻护理措施：①开放 2 条以上 18G 静脉通路，早期控制损伤，止血、止痛、备血，出现低氧血症时给予吸氧；②对于低体温积极复温；③骨盆及下肢固定，遵医嘱做好术前准备。

2）病情观察：①动态监测血压、心率及血红蛋白的变化；②在大量快速输血、输液的条件下，如患者出现不能解释的低血压，即应高度警惕腹膜后有大出血的可能；③密切观察下肢皮温、动脉搏动等，警惕血管栓塞和破裂的风险。

## 思考题

1. 对于脊柱损伤患者搬运时需要注意什么？

2. 创伤患者出现腹腔脏器脱出时应该如何处理？

3. 比较创伤指数、修正创伤评分和修正后 CRAMS 计分法三种院前评分方法有哪些相同和不同之处？能否设计出自己的评分方法？

4. 病例分析：

患者，女性，23 岁，因车祸致头、胸、腹部多处受伤 20 min 入院。20 min 前患者骑电动车与轿车相撞致伤，由"120"急救车送至急诊，患者神志清，呼吸促，腹部有压痛，能自动睁眼，回答准确，能遵医嘱进行肢体活动，无呕吐。查体：P 118 次/min，R 29 次/min，BP 86/55 mmHg。左颞部头皮有一血肿，直径约 5 cm，胸部及腹部有疼痛，疼痛评分 5 分，左侧肺部呼吸音弱，左腹部有压痛、反跳痛。

**请思考：**①请问患者 GCS 评分为多少？②根据患者病情，需要立即实施的急救护理措施有哪些？③下一步需要重点观察的内容有哪些？

# 第三节　颅脑与胸腹部创伤

## 一、颅脑创伤

颅脑创伤是临床常见的严重创伤，发生率在全身各部位创伤中仅次于四肢伤，居第 2 位，占 10% ~ 20%，是暴力直接或间接作用于头部引起。平时多见于因坠落、交通事故、跌倒及少数锐器、钝器所致的头部损伤，战时可见于开放性火器伤。

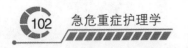

## （一）伤情评估与判断

1. **病史** 应详细向患者或知情者了解当时受伤的具体情况,应特别注意受伤原因、外力的大小、性质和着力点、受伤时间、受伤时头部所处的位置。

2. **临床表现**

（1）**意识状态** 是反映颅脑伤严重程度的可靠指标,也是反映脑功能恢复的重要指标。临床常采用格拉斯哥昏迷评分法(Glasgow coma scale,GCS)评定脑外伤昏迷程度和创伤程度并记录。GCS是对患者的睁眼反应、语言反应和肢体运动三方面进行记分,以总分来评估意识状态,得分值越高,提示意识状态越好,最高分15分,最低分3分。据此可将颅脑损伤患者损伤程度分为:轻、中、重型。轻型:GCS 13~15分,伤后意识障碍在20 min内;中型:GCS 9~12分,伤后意识障碍为20 min~6 h;重型:GCS 3~8分,伤后昏迷或再昏迷在6 h以上。GCS计分与预后密切相关,计分越低,预后越差。见表7-5。

表7-5 GCS昏迷计分指标

| 睁眼反应 | 评分 | 语言反应 | 评分 | 运动反应 | 评分 |
|---|---|---|---|---|---|
| 自主睁眼 | 4 | 语言正常 | 5 | 能按指令动作 | 6 |
| 呼唤睁眼 | 3 | 言语不当 | 4 | 对刺痛能定位 | 5 |
| 刺激睁眼 | 2 | 言语错乱 | 3 | 对刺痛能躲避 | 4 |
| 不睁眼 | 1 | 言语难辨 | 2 | 刺痛时肢体过伸 | 3 |
|  |  | 不能言语 | 1 | 刺痛时肢体屈曲 | 2 |
|  |  |  |  | 对刺痛无任何反应 | 1 |

（2）**生命体征** 密切观察患者的血压、脉搏、呼吸和体温。注意呼吸频率、节律、深度,有无叹息样呼吸、潮式呼吸或呼吸暂停等;判断脉搏是洪大有力还是细弱不整,脉压有无波动,单项指标变化应寻找原因,多项指标同时变化须注意是否为颅内压增高所致的代偿性生命体征改变("两慢一高":脉搏减慢、呼吸减慢、血压升高)。若伤后即有高热,多系脑干或丘脑下部损伤,还应考虑有无出血、感染、脱水或组织挫伤时出现的吸收热。

（3）**瞳孔及眼部体征变化** 瞳孔变化对颅脑损伤有重要的临床意义,正常人双侧瞳孔等大,呈圆形,直径2.5~4.0 mm,对光反射灵敏。当出现双侧瞳孔散大,对光反射障碍,眼球固定伴深昏迷或去大脑强直,多为原发性脑干损伤或临终前的表现;伤后一段时间才出现的进行性一侧瞳孔散大,伴进行性意识障碍、生命体征紊乱和对侧肢体瘫痪,是脑疝的典型改变。伤后就出现一侧瞳孔散大可能是外伤性散瞳,视神经或动眼神经损伤。双侧瞳孔同时有异常时需考虑某些药物作用,如吗啡、氯丙嗪可使瞳孔缩小,亦可见于脑室或蛛网膜下腔出血,阿托品、麻黄素可使瞳孔散大。眼球震颤可见于小脑或脑干损伤;眼球不能外展,有复视者,为外展神经受损;双眼同向凝视,提示额中回后部损伤。

（4）**头痛、呕吐** 呕吐多发生于颅脑损伤后1~2 h,由于迷走神经受刺激而出现,多为一过性反应。若呕吐频繁伴有剧烈头痛,应考虑颅内压增高、颅内血肿、脑疝或蛛网膜下腔出血。

（5）**其他神经体征** 包括运动、癫痫、反射和脑膜刺激征等。注意有无肢体乏力、单瘫、偏瘫及运动性失语等。如出现共济失调、去大脑强直等症状,说明损伤位于中脑或小脑;视力、视野、听力障碍表示视神经局部受损;下视丘损伤多表现为尿崩症、中枢性高热和血压的改变。反射检查包括角膜反射、腹壁反射和病理反射。病理反射多见于原发性和继发性脑干损伤。

### (二)常见颅脑创伤的分类和临床特点

颅脑创伤根据损伤性质可分为开放性脑损伤(硬脑膜破裂)和闭合性脑损伤(硬脑膜完整)两种类型,根据损伤发生的时间和机制可分为原发性脑损伤(脑震荡、脑挫裂伤等)和继发性脑损伤(脑缺血缺氧、颅内血肿、脑疝等)两种类型,根据颅脑损伤部位可分为头皮损伤(头皮血肿、头皮裂伤、头皮撕脱伤)、颅骨骨折(颅盖、颅底骨折)、颅内血肿(硬脑膜外、硬脑膜下、脑内血肿)、脑损伤等类型。

1. 头皮血肿　头皮富含血管,遭受钝器损伤后,可使血管破裂,因此出现没有头皮裂伤却存在头皮血肿的情况。其临床特点如下。

(1)皮下血肿(subcutaneous hematoma)　位于表皮层与帽状腱膜之间,常局限在头皮着力部位,一般范围较小,无波动,周边较中心区更硬。

(2)帽状腱膜下血肿(subgaleal hematoma)　此部位血肿最为常见,位于帽状腱膜与颅骨外膜之间,可以蔓及全头,触之较软,波动明显。

(3)骨膜下血肿(subperiosteal hematoma)　位于颅骨外膜下,局限于骨缝之间,出血量不大,血肿张力较高,可有波动。常见于婴幼儿。

2. 颅骨骨折　颅骨骨折指由外力造成颅骨正常结构改变。闭合性损伤中颅骨骨折占15%～20%,常并发硬脑膜、脑组织、颅内血管和脑神经的损伤。其临床特点如下。

(1)颅盖骨折　按骨折形态分为线性骨折(linear fracture)和凹陷性骨折(depressed fracture)。X射线常可确诊。

(2)颅底骨折　见表7-6。

表7-6　颅底骨折的鉴别

| 骨折部位 | 脑脊液漏 | 瘀斑部位 | 可能累及的脑神经 |
|---|---|---|---|
| 颅前窝骨折 | 鼻漏 | 眼睑、球结膜下 | 嗅神经(熊猫眼征、眼镜征) |
| 颅中窝骨折 | 鼻漏和耳漏 | 颞部、乳突区、咽黏膜下 | 颞骨岩部骨折损伤面神经、听神经;骨折位于中线位,则累及Ⅱ～Ⅵ对脑神经 |
| 颅后窝骨折 | 无 | 乳突部、枕下、咽后壁黏膜下 | Ⅸ～Ⅻ对脑神经 |

3. 脑损伤　原发性脑损伤包括脑震荡(cerebral concussion)与脑挫裂伤(cerebral contusion)。其临床特点如下。

(1)脑震荡短暂意识障碍　持续数秒至数分钟,一般<30 min;逆行性遗忘,即对受伤当时和伤前近期的情况不能回忆;神经系统检查:无阳性体征;CT扫描无阳性发现;一般症状:头痛、头晕、恶心、呕吐。

(2)脑挫裂伤意识障碍　多较严重,持续时间较长;有明显的神经损伤后定位体征;CT扫描有阳性发现;颅内压增高症状;生命体征变化常较明显;脑膜刺激症状。

4. 颅内血肿　颅内血肿是颅脑损伤中最常见、最严重的继发性病变,发生率约占闭合性颅脑损伤的10%和重性颅脑损伤的40%～50%。如果不能及时诊断和治疗,可危及生命。其临床特点如下。

(1)硬脑膜外血肿(epidural hematoma, EDH) 典型的意识变化是有中间清醒期(昏迷—清醒—昏迷),早期伤侧瞳孔缩小,但时间短常不易发觉,继之同侧瞳孔散大,对侧肢体偏瘫,如不及时救治,可在数小时内瞳孔由一侧散大至双侧散大,血压递升,脉搏渐慢,呼吸变慢,昏迷加深,甚至呼吸骤停。

(2)硬脑膜下血肿(subdural hematoma, SDH) 常呈现昏迷不断加深,颅内压增高明显,有脑膜刺激征。①急性型:大多是重型颅脑损伤,常合并脑挫裂伤,伤后意识障碍严重,颅内压增高症状明显,神经损害体征多见。②亚急性型:临床表现与急性型相似,只是脑挫伤和脑受压较轻。③慢性型:多见于老年人,以颅内压升高症状为主,可出现精神障碍。

(3)脑内血肿(intracerebral hematoma, ICH) 伤后意识进行性恶化,无中间清醒期,神经系统损害体征逐渐加重,常伴有定位体征和癫痫,进而出现颅内压增高及脑疝。

(4)外伤性迟发性颅内血肿(delayed traumatic intracranial hematoma, DTIH) 某些伤员头部外伤后首次颅内 CT 检查未发现血肿,经过一段时间后复查时出现的血肿,或清除颅内血肿一段时间后复查时又在颅内其他部位出现血肿,均称为外伤性迟发性颅内血肿,应当引起警惕。血肿既可在脑实质内,也可在硬脑膜中或脑膜下,可以是单发,也可以是多发。

5. 脑疝 不同类型表现各不相同,临床上以小脑幕切迹疝和枕骨大孔疝最多见。其临床特点如下。

(1)小脑幕切迹疝 进行性意识障碍,患侧瞳孔先短暂缩小继之进行性散大、对光反射迟钝或消失,病变对侧出现逐渐加重的面、舌及肢体中枢性瘫痪,颅内压增高症状进行性加重。

(2)枕骨大孔疝 患者首先出现呼吸缓慢、不规则,呈潮式呼吸,血压升高,头痛、呕吐加剧,无意识障碍,可突然呼吸停止。

### (三)救治与护理

1. 详细检查患者 根据 GCS 评分,准确判断患者的病情严重程度,并采取相应的护理措施。

(1)体位 根据病情采用不同的体位。颅内压增高者可采用头高位(15°～30°),有利于静脉血回流和减轻脑水肿;意识不清并伴有呕吐或舌后坠者,应采用平卧位,头偏向一侧,或采用侧卧位,便于分泌物排出;休克者宜采用取中凹卧位;有脑脊液耳、鼻漏者应避免头低位,采用半卧位常能明显减轻脑脊液漏。

(2)保持呼吸道通畅 清除口、鼻、咽、气管内的血液、呕吐物及脑脊液,备好吸痰器及气管插管或气管切开用物。呼吸不规则或骤停时,正确开放气道,立即气管插管,使用呼吸机辅助呼吸。

(3)合理的氧疗 缺氧时给予持续或间断给氧,改善脑缺氧,降低脑血流量,预防或减轻脑水肿。

(4)严密观察病情 定时测量患者呼吸、脉搏、血压、体温(轻型:入院后 6 h 内,每 2 h 测一次;中型:入院后 12 h 内每小时测一次;重型:入院后 24 h 内每 15 min、每半小时或每小时测一次);观察意识、瞳孔及肢体活动的变化,了解有无出现新症状和体征,并及时记录;密切观察危象先兆,如头痛剧烈、呕吐频繁、脉搏减慢、呼吸减慢、血压升高,提示颅内压升高,可能出现脑疝,应立即通知医生,配合进行抢救。

(5)止血 头部损伤严重有出血时,可用压迫止血法,盖上消毒纱布后加压包扎;对大出血者积极抗休克处理。

(6)伤口处理 开放性颅脑损伤应剪短伤口周围头发并消毒。伤口局部不冲洗,不用药,用消毒纱布保护外露脑组织,脑膨出者用消毒弯盘覆盖包扎,避免局部受压,并尽早应用抗生素和破伤风抗毒素。

（7）脱水药应用 常用20%甘露醇、甘油果糖、呋塞米注射液、白蛋白等药物。

（8）保守治疗 亚低温治疗，激素的应用，对症支持治疗等。

（9）辅助检查 协助做好各项检查（X射线、CT等），以明确诊断。

（10）术前准备 需手术者，做好术前准备，必要时紧急钻孔减压。

（11）饮食护理 重型颅脑伤血流动力学稳定者早期可给予静脉输入营养液，如病情允许，24～48 h内给予肠内营养；轻型颅脑伤患者，可给予普食；中型颅脑伤患者应给予低盐易消化的饮食或半流质饮食。

（12）心理护理 神志清醒的患者应做好心理护理，避免情绪激动引起颅内压升高。

（13）控制补液量 对颅脑外伤的患者，短时间内大量饮水及过量过多地输液，会使脑血流量突然增加，加剧脑水肿，使颅内压增高，每日输液量应控制在1 500～2 000 mL。

（14）禁用吗啡、杜冷丁镇痛 这些药物有呼吸抑制作用，可诱发呼吸暂停，并影响病情的观察。

（15）安全护理 对烦躁不安的患者应适当给予约束，设床栏保护，防止坠床等意外事故发生。

（16）保持大便通畅 便秘者可给予缓泻剂，嘱患者大便时不要过度用力，禁用高位灌肠，防止颅内压增高。如排尿困难或尿潴留，应给予导尿，忌用腹部加压帮助排尿，以免诱发脑疝。

（17）颅内压监护 颅内压是严重颅脑损伤患者最主要的监护项目，可用于诊断颅内血肿、判断手术时机、进行术中监护、指导脱水和估计预后。监测方法有：硬脑膜外腔测压、硬脑膜下腔测压、脑室内测压。正常成人颅内压为0.7～2.0 kPa（70～200 mmH$_2$O），儿童0.49～0.98 kPa（50～100 mmH$_2$O），颅内压持续超过2.0 kPa（200 mH$_2$O），引起相应的症状和体征，称为颅内压增高。

**2. 根据患者颅脑损伤的类型采取相应的救护措施**

（1）头皮损伤 ①擦伤：进行创面消毒处理和包扎，局部出血可加压止血，嘱患者勿揉搓；②挫裂伤：尽早清除伤口内的异物，用无菌敷料覆盖，加压包扎止血，争取24 h内清创缝合；③头皮撕裂伤：现场应采取镇痛、抗休克、加压包扎止血、注射破伤风抗毒素，完全撕脱的头皮在6 h内应干燥冷藏，无菌密封随患者送医院，严格清创后行头皮再植。

（2）颅骨骨折 ①颅盖骨折：如线型骨折，可不必处理，但注意有无并发脑损伤和继发颅内出血等；如凹陷骨折，凹陷直径>5 cm或深度>1 cm，易引起颅内压增高，甚至出现神经体征或癫痫，应手术复位或摘除碎骨片；②颅底骨折：骨折本身绝大多数无须特别治疗，但由于颅底骨折属于开放性骨折，常存在耳、鼻出血和脑脊液漏，易引起颅内感染，故不可堵塞、冲洗、置管。一般脑脊液漏多在1～2周自行愈合，超过4周应及时手术修补硬脑膜。为防止颅内感染，均需进行抗生素治疗。

（3）脑损伤 ①脑震荡：一般无须特殊治疗，卧床休息5～7 d，适当给予镇静、镇痛药物，神志清醒后如存在头晕、头痛、恶心和烦躁不安等症状，给予对症处理，由于脑震荡易并发严重的脑损伤，应严密监测患者的瞳孔、意识和生命体征24～48 h，以免漏诊严重的颅内血肿；②脑挫裂伤：防治脑水肿是关键，可采取脱水、利尿、激素、吸氧等对抗脑水肿。体位采取仰卧位，头部抬高30°。注意保持呼吸道通畅，深昏迷患者病程长，应尽早进行气管切开术，防止患者自发过度换气或人工呼吸过度换气。严密监测患者的生命体征、意识状态、瞳孔等，如有异常，及时通知医生。若颅内压明显增高，神经系统损伤加重，甚至出现脑疝，通过CT检查出现脑水肿、颅内血肿增大，应尽早开颅，摘除血肿或进行脑室分流，降低颅内压。

（4）颅内血肿 ①硬脑膜外血肿：尽快手术清除血肿；②硬脑膜下血肿：严密观察患者生命体征、神志、瞳孔变化，一旦出现脑疝，及时手术治疗；③脑内血肿：严密监测患者的生命体征、意识、瞳孔等，配合医生应用脱水药，降低颅内压，如有脑疝发生的可能，可尽早手术治疗。

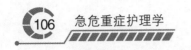

## 二、胸部创伤

胸部创伤约占全身创伤的1/4,也是创伤死亡的主要原因之一。主要包括各类型的胸壁挫伤、胸壁裂伤、肋骨及胸骨骨折、气胸、血胸、肺挫伤、气管及主支气管损伤、心脏损伤、膈肌损伤、创伤性窒息等。胸部损伤按胸壁结构的完整性与否,可分为闭合伤和开放伤两大类。闭合性损伤多是由于暴力挤压、冲撞或钝器打击胸部的钝性伤引起。损伤轻者只有胸壁软组织挫伤或单纯肋骨骨折,重者伴有胸腔器官损伤。后者多由于锐器、火器弹片等贯穿胸壁,导致开放性气胸或血胸,严重影响呼吸和循环功能。迅速正确的救护,是提高严重胸部创伤抢救成功率的关键。

### (一)伤情评估与判断

1. 详细了解胸部外伤史　了解致伤原因、受伤的时间和持续时间、着力部位、肢体姿势、周围环境以及既往健康状况等。

2. 胸部创伤主要表现

(1)胸痛　多位于受伤部位,是胸部创伤的主要症状。伤处随呼吸运动疼痛加剧,局部有压痛,胸廓试验阳性。

(2)呼吸困难　由于胸痛、气胸、血胸压迫或膈肌破裂,使胸廓呼吸运动受限,气管内有血液、分泌物阻塞,肺受压萎陷,肺挫伤后肺泡内出血、瘀血或肺间质水肿,更加重缺氧和二氧化碳潴留,均可引起呼吸困难。

(3)呼吸运动异常　多见于连枷胸伤员。若有多根多处肋骨骨折时,可出现胸壁软化,发生浮动,呼吸时,浮动胸壁运动方向与正常胸壁相反,这种胸壁称为"外伤性浮动胸壁"或"连枷胸"。此种呼吸状态称为"反常呼吸",反常呼吸时,纵隔随呼吸摆动,称"纵隔摆动",易导致严重的低氧血症和循环功能紊乱,如不及时处理可导致呼吸和循环功能衰竭。此外当胸壁、胸膜、肺脏有创伤时,也可出现伤侧呼吸运动减弱或消失。

(4)咯血　当肺、支气管损伤时,痰中常带血或咯血。大支气管损伤者,伤后即刻咯出大量鲜血;而肺挫伤后,多为泡沫样血痰。

(5)休克　气胸、血胸、创伤性膈疝、大血管损伤或急性心包填塞等,可引起血容量急剧下降或严重的呼吸循环障碍,使患者很快陷入休克状态。

3. 肋骨骨折的并发症　好发于第4~7肋骨。当第1、2肋骨骨折合并锁骨骨折时,应密切注意有无并发伤,如有无胸腔内脏器及大血管损伤、气管及支气管破裂、心脏挫伤等。对有第11、12肋骨骨折的伤员,应注意腹腔内脏器损伤。

4. 创伤性气胸的判断　分为三种类型。

(1)闭合性气胸　胸膜腔少量积气,肺裂口缩小封闭,不再有空气进入。根据胸膜腔的空气量及肺萎陷的程度分类。①小量气胸:肺萎陷在30%以下,多无明显症状;②中量气胸:肺萎陷在30%~50%;③大量气胸:肺萎陷在50%以上。中量或大量闭合性气胸的主要症状是胸痛及呼吸困难,气管微向健侧偏移,伤侧叩诊呈鼓音,呼吸音明显减弱或消失。少数可出现皮下气肿。

(2)开放性气胸　胸壁有开放性伤口与胸膜腔相通,呼吸时空气自由进出胸膜腔,伤口处能听到吸吮样"嘶嘶"声。表现为烦躁不安、明显呼吸困难、发绀甚至休克,气管明显移向健侧,伤侧叩诊呈鼓音,伤侧呼吸音减弱或消失。

(3)张力性气胸　因胸壁软组织或肺及支气管裂口呈活瓣状,造成吸气时空气进入胸膜腔,呼气时由于活瓣闭合气体不能排出,致使胸膜腔内气体有增无减,形成张力且不断增高,超过大气压。

表现为严重或极度呼吸困难、发绀、大汗淋漓、意识障碍,气管明显向健侧移位,颈静脉怒张,伤侧胸廓饱满,肋间隙增宽,伤侧叩诊呈高度鼓音,呼吸音消失,常触及皮下气肿。

5. 创伤性血胸的判断　血胸主要来自肺裂伤、胸壁血管损伤、纵隔大血管或心脏出血。根据胸膜腔内积血量的多少分为三种。

(1)少量血胸　积血量为 500 mL 以下,可无明显症状。

(2)中量血胸　积血量在 500～1 000 mL,出现失血及胸腔积液征象。

(3)大量血胸　积血量超过 1 000 mL 以上,有较严重的呼吸和循环紊乱症状。表现为先出现低血容量性休克,继之呼吸困难,气管向健侧移位,伤侧胸部叩诊浊音,呼吸音减弱或消失。

6. 急性心包压塞的判断　当心包腔内急速积聚 200～250 mL 液体或血液时,可压迫心脏引起严重的循环障碍,立刻引起致命危险。心包压塞征表现为心前区闷胀疼痛、呼吸困难、烦躁不安、面色苍白、皮肤湿冷、神志不清或意识丧失等症状。并出现 Beck 三联征:①颈静脉怒张(静脉压大于 1.47 kPa);②心音低而遥远;③低血压、脉压小、奇脉。

### (二)救治与护理

1. 现场救护

(1)病情观察　检查患者的意识、呼吸、脉搏、伤情等。

(2)保持气道通畅　呼吸困难者取半卧位,给予吸氧,彻底清除口咽腔血液、异物、分泌物。紧急时行环甲膜切开,吸出气管内分泌物或血凝块。

(3)抗休克　有出血性休克应立即建立静脉通道,尽快补液输血。

(4)开放性气胸　让患者深吸气屏住呼吸,立即用敷料、衣物、毛巾、塑料布或手掌堵塞伤口,变开放性气胸为闭合性气胸,以待进一步处理。

(5)张力性气胸　立即以粗针头在伤侧锁骨中线第 2 肋间插入排气减压,转运时用活瓣排气法。

(6)软化胸壁　呈反常呼吸者,立即用敷料、棉垫、衣物等置于胸壁软化区,加压包扎固定,控制反常呼吸。

(7)胸骨骨折　胸骨骨折伤员,应取过伸仰卧位搬运,防止继发性损伤。

(8)饮食　伤情未明之前,均应暂时禁食禁水。

(9)心理护理　安慰患者,使其消除紧张情绪,配合治疗。

2. 根据患者受伤类型和程度采取相应的救护措施

(1)单纯肋骨骨折的救护　①止痛;②胸带加压包扎;③卧床休息;④防感染;⑤错位明显者行骨折内固定术。

(2)连枷胸的救护　①适当止痛;②制止胸壁的反常呼吸:包扎固定法、胸壁护板外固定、气道内固定法、手术内固定法;③给氧;④保持气道通畅,必要时气管切开,人工呼吸机支持呼吸;⑤合并血气胸时,应立即放置胸腔引流管;⑥限制输液量,注意纠正水、电解质、酸碱平衡紊乱,防止肺水肿。

(3)气胸患者的救护　①闭合性气胸:小量气胸不需治疗,一般 1～2 周可自行吸收;大量者,应协助医生进行胸腔穿刺抽气术或行胸腔引流术;②开放性气胸:送至医院后需进一步处理,给予吸氧、补液、输血、休克处理,协助医生进行清创、缝合伤口,并做胸腔闭式引流术,术后要做好胸腔闭式引流护理。观察患者的呼吸困难是否减轻,观察引流瓶密闭、通畅情况,观察引流物的颜色、性状和量,并及时记录;③张力性气胸:协助医生进行胸腔穿刺闭式引流术,必要时可采取负压吸引,加快胸腔内气体排出,促进肺功能的恢复。

（4）血胸的救护　①少量血胸可暂时观察，不需治疗，一般可1~2周自行吸收；②中量或大量以上血胸，首先应补充血容量，同时行胸腔穿刺术，尽早施行胸腔闭式引流；③进行性血胸应及早剖胸探查止血；④凝固性血胸可开胸清除血凝块。

（5）心包压塞的救护　心脏创伤引起急性心包压塞需紧急救治，急救护理措施如下。①防止休克：立即输血、输液；②采取心包穿刺减压术或切开心包引流术，一般穿刺抽出心包内积血30~50 mL，可明显改善患者血流动力学状况；③严密观察患者的血压、脉搏、呼吸、神志及颈静脉充盈度等，必要时可进行中心静脉压测定，及时了解体循环淤血的程度；④加强监测：给予心电监护、血气分析及肝肾功能监测；⑤给予吸氧，适当补液或预防脑水肿。

## 三、腹部创伤

腹部创伤根据是否穿透腹壁、腹腔是否与外界相通分为开放性和闭合性两大类。开放性损伤时，腹壁伤口穿破腹膜者为穿透伤，无腹膜穿破者为非穿透伤，常由刀刺、枪弹、弹片所引起；闭合性损伤常系坠落、碰撞、冲击、挤压、拳打脚踢等钝性暴力所致。多数腹部损伤同时有严重的内脏损伤，腹腔内实质脏器损伤可引起腹腔内出血或腹膜后血肿，空腔脏器破裂内容物外流可引起急性腹膜炎。腹部创伤常可致多个脏器损伤，休克发生率高，死亡率高，腹部闭合伤的漏诊、误诊率高。因此，正确地判断伤情，及时处理，是腹部创伤救治成功的关键。

### （一）伤情评估与判断

1. 评估、了解腹部外伤史　了解致伤因素、冲击力大小，受伤时间、受伤部位、受伤的姿势等，判断有无腹内脏器损伤。

2. 全身情况　密切观察伤员神志、皮肤色泽、脉搏、呼吸、体温、血压、尿量等变化，注意有无休克征象。无论空腔脏器或实质脏器伤，均可能发生休克。实质性脏器破裂可发生失血性休克；空腔脏器破裂致急性腹膜炎可发生感染性休克。

3. 腹痛　是腹部伤的主要症状。腹痛呈进行性加重和腹痛范围扩大，为内脏创伤的重要表现。首先是损伤脏器的所在部位出现疼痛，随后因血液、肠液等在腹内播散、扩大而导致腹痛范围扩大，腹痛呈持续性。一般单纯实质性脏器如肝、脾破裂或肠系膜血管破裂出血，腹痛较轻，常有腹胀，但有内出血导致的面色苍白、脉搏快而弱、血压下降等失血性休克表现。空腔脏器（胃、肠、胆囊、膀胱等）穿透伤，导致胃液、肠液、胆汁、尿液等流入腹膜腔，可立即引起剧烈腹痛，且伴有腹肌紧张、压痛、反跳痛等腹膜刺激征。胰腺损伤，胰液漏出也引起类似空腔脏器损伤的腹部症状和体征。

4. 恶心、呕吐　腹壁伤无此症状，腹内脏器损伤大多伴恶心及呕吐。实质性脏器创伤刺激腹膜引起反射性恶心、呕吐，腹膜炎可引起麻痹性肠梗阻，呈持续性呕吐，可呕出肠内容物。

5. 腹胀　创伤后腹腔内有出血（血腹）或积气（气腹）导致患者出现进行性加重的腹胀，血腹提示有实质性脏器或血管破裂伤；气腹则提示有胃或结肠破裂；膀胱破裂可有尿性腹水；腹膜炎患者的腹胀主要是肠麻痹或电解质平衡紊乱低钾引起的。

6. 体征

（1）局部体征　胸腹部闭合伤的伤痕大多不明显，少数仅见下胸腹壁淤血。开放伤可见致伤入口。

（2）腹膜刺激征　腹膜刺激征（压痛、反跳痛和腹肌紧张）是腹内脏器损伤的重要体征。压痛最明显的部位常是脏器受伤处，但腹内多器官损伤或受伤较久，全腹积血或弥漫性腹膜炎时，全腹部均有压痛、腹肌紧张和反跳痛。当胃肠道穿孔、肝破裂时，由于肠内容物和胆汁的刺激性较强，腹壁可常呈板状强直,称为板状腹。

（3）肠鸣音减弱或消失 消化道外伤性破裂,内容物流入腹腔,或腹内出血量大时,均可导致肠鸣音减弱或消失。

（4）移动性浊音 胃肠道破裂气体、液体进入腹腔后,腹内液体多者,腹部可有移动性浊音,叩诊肝浊音界消失。

7. 实验室检查 血红蛋白、红细胞压积持续下降,白细胞数略升高,进一步明确有无实质性脏器破裂出血;白细胞数明显升高,见于空腔脏器破裂;血尿或尿中有大量红细胞有助于发现泌尿系损伤;血、尿淀粉酶升高,有助于诊断胰腺损伤。

8. X 射线检查 膈下游离气体是肠胃破裂的征象。脾破裂时,左膈升高,脾影增大。肝破裂时,右膈升高。

9. 腹腔穿刺或腹腔灌洗术 腹腔穿刺抽出的血液、胃肠内容物、胆汁、腹水、尿液等可判断是哪类脏器损伤,以协助诊断。如无液体抽出,并不能完全排除无内脏损伤的可能,仍应严密观察病情。腹腔灌洗顺利虹吸出 10 mL 以上无凝块的血性灌洗液,表明腹腔内有出血,灌洗液可作实验室细胞、生化检查,以判断脏器损伤。

10. 其他辅助检查 视伤情选择性做 B 超、CT、腹腔镜检查。

**（二）救治与护理**

1. 现场救护 立即协助患者采取平卧位,检查呼吸、脉搏和意识状态。保持呼吸道通畅,防止窒息,有条件者给予吸氧,保持安静,避免不必要的搬动。禁食、禁水。如有开放性伤口,可用无菌纱布或三角巾包扎伤口。有肠外露者,不要将膨出物回纳入腹腔,以免引起腹腔感染,迅速转运患者。

2. 一般护理

（1）体位 在未明确诊断的情况下,不随便搬动患者,予床边 X 射线、B 超检查,以免加重伤情。若血压平稳,可根据病情选择相应的体位,一般可采取半坐卧位。如有休克,则应采取中凹位。

（2）心理护理 消除紧张和恐惧心理。

（3）积极抗休克 建立 2~3 条静脉通道,快速输血、输液,保持收缩压>90 mmHg( 12 kPa) ,平均动脉压>65 mmHg。

（4）严密观察病情 ①定时监测生命体征变化,一般每 15~30 min 测量血压、脉搏、呼吸一次,并做前后对比,及时发现有无进行性恶化趋势或病情变化;②腹部情况观察,一般每 30 min 检查一次腹部体征,了解腹膜刺激征程度和范围的改变;③每 30~60 min 测红细胞计数、血红蛋白和红细胞压积有无下降或上升,必要时可行诊断性穿刺;④一旦决定手术,应尽快做好术前准备。

（5）禁食予以胃肠减压 在未明确诊断时,暂禁食,必要时给予胃肠减压,并注意观察引流管是否通畅及引流液的性状。禁食期间应合理静脉补充液体,保证水、电解质、酸碱平衡。

（6）禁用止痛剂、泻药和灌肠 诊断未明确者禁用止痛剂、泻药和灌肠,以免掩盖或加重伤情。

（7）预防破伤风 开放性腹部创伤,应肌内注射破伤风抗毒素 1 500 IU。

（8）抗感染 及早应用广谱抗生素及抗厌氧菌药物以控制感染。

3. 剖腹探查 剖腹探查术既是为了进一步诊断,也是为了治疗。如通过以上伤情检查仍未查明病情,或在观察期间出现以下情况时,应及时进行剖腹探查。①腹痛不消失,反而逐渐加重或范围扩大;②腹部出现固定性压痛、反跳痛和腹肌紧张;③肠鸣音减弱或消失,出现腹胀;④全身情况有恶化趋势,出现口渴、烦躁、脉率升高,体温上升;⑤红细胞计数持续下降,血压有下降趋势;⑥腹腔内吸出气体、不凝血、胆汁、胃肠内容物者;⑦抗休克治疗无好转或病情恶化者。

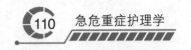

## 四、泌尿系统创伤

泌尿系统创伤以男性尿道损伤最多见,肾、膀胱次之,输尿管损伤最少见。由于肾、输尿管、膀胱、后尿道受到周围组织和器官的良好保护,通常不易受伤。大多是胸、腹、腰部或骨盆严重损伤时的合并伤。

### (一)伤情评估与判断

1. 评估和了解外伤史 了解致伤因素、冲击力大小,受伤时间、受伤部位、受伤姿势等,判断有无泌尿系统损伤。

2. 泌尿系统损伤主要表现

(1)休克 严重肾裂伤、肾蒂裂伤或合并其他脏器损伤时,因损伤和失血常发生休克,可危及生命。骨盆骨折所致剧烈疼痛、大出血、膀胱破裂、后尿道损伤引起尿外渗及腹膜炎,合并其他损伤时,常发生休克。

(2)血尿 肾损伤患者大多有血尿,肾挫伤时可出现少量血尿,严重肾裂伤则呈大量肉眼血尿,并有血块阻塞尿路。膀胱壁轻度挫伤仅排出少量终末血尿。前尿道损伤可见尿道外口滴血、血尿,后尿道损伤尿道口无流血或仅少量血液流出。

(3)疼痛 肾包膜下血肿、肾周围软组织损伤、出血或尿外渗引起患侧腰、腹部疼痛。血块阻塞输尿管时可发生肾绞痛。膀胱壁轻度挫伤仅有下腹部疼痛。腹膜内破裂时,尿液流入腹腔而引起急性腹膜炎症状,并有移动性浊音。腹膜外破裂时,尿外渗及血肿引起下腹部疼痛、压痛及肌紧张。前尿道损伤时伤处疼痛,有时可放射到尿道外口,尤以排尿时剧烈。后尿道损伤下腹部痛,局部肌紧张,并有压痛。

(4)肿块 血液、尿液渗入肾周围组织可使局部肿胀,形成肿块,有明显触痛和肌强直;尿道骑跨伤常发生会阴部、阴囊处肿胀、淤斑及蝶形血肿。

(5)尿外渗 肾损伤、膀胱破裂、尿道断裂均可使尿液渗入腹腔或周围组织,出现全腹疼痛和腹膜刺激症状。

(6)排尿困难与尿潴留 多见于尿道损伤者,前尿道损伤因疼痛而致括约肌痉挛,发生排尿困难。尿道完全断裂时,则可发生尿潴留。膀胱破裂腹膜内型时,伤者有尿意,但不能排尿。

(7)发热 血肿、尿外渗易继发感染,甚至导致肾周脓肿或化脓性腹膜炎,可出现发热伴有全身中毒症状。

3. 常见的泌尿系统创伤分类和临床特点

(1)肾损伤 按创口是否与外界相通分为开放性损伤和闭合性损伤。按损伤程度可分为:肾挫伤、肾部分裂伤、肾全层裂伤和肾蒂损伤。其中肾蒂损伤可引起大出血、休克,常来不及诊治即死亡。

(2)膀胱损伤 按损伤处是否与体表相通分为开放性损伤和闭合性损伤。膀胱开放性损伤多由锐器或枪弹贯通所致;膀胱闭合性损伤多易在膀胱充盈时造成,又可分两种类型:膀胱挫伤和膀胱破裂。膀胱破裂分腹膜内型和腹膜外型,前者膀胱壁与覆盖的腹膜一并破裂,尿液流入腹腔,引起腹膜炎,多见于膀胱顶部和后壁损伤。后者膀胱壁破裂,但腹膜完整。尿液外渗到膀胱周围组织,引起腹膜外盆腔炎或脓肿。

(3)尿道损伤 按致伤原因分为开放性损伤和闭合性损伤。闭合性损伤中会阴部骑跨伤,可引起尿道球部损伤,骨盆骨折引起膜部尿道撕裂或撕断。尿道损伤病理类型包括:尿道挫伤、尿道裂伤、尿道断裂、尿外渗。

4.辅助检查

(1)实验室检查 尿中含大量红细胞,血红蛋白与血细胞比容持续降低提示有活动性出血,血白细胞计数增多提示有感染。

(2)X射线 见肾阴影增大,提示肾被膜下血肿。腹部平片可显示骨盆骨折。自导尿管注入造影剂时和排出造影剂后拍摄影片,若造影剂有外漏,提示膀胱破裂。

(3)B超 有助于了解肾损害的程度及对侧肾情况。

(4)CT 可显示肾皮质裂伤、尿外渗和血肿范围。

(5)排泄性尿路造影 可评价肾损伤的范围、程度和对侧肾功能。

(6)导尿注水试验 经导尿管注入无菌生理盐水200 mL,5 min后吸出,若液体进出量差异很大,提示膀胱破裂。

(7)膀胱造影检查 是诊断膀胱破裂的最可靠方法。

(8)导尿检查 尿道是否连续、完整。如能顺利插入,说明尿道连续而完整。

(9)直肠指检 尿道损伤者有时可触及直肠前方有柔软、压痛的血肿,前列腺尖端可浮动。若指套染有血液,提示合并直肠损伤。

(10)尿道造影 可显示尿道损伤的部位和程度。

## (二)救治与护理

1.肾损伤的救护 ①绝对卧床休息2~4周,防止活动加重出血。②严密监测血压、脉搏、呼吸、体温。③观察尿常规及尿液颜色深浅的变化,判断是否有再出血或停止出血。④应用广谱抗生素以预防感染。⑤使用止痛、镇静剂和止血药物。如:吲哚美辛、哌替啶、氨甲苯酸、维生素 $K_1$ 等。⑥及时补充血容量和热量,维持水、电解质平衡,保持足够尿量,必要时输血。⑦依具体情况行肾修补、部分肾切除术或全肾切除术,必要时积极做好术前准备。

2.膀胱损伤的救护

(1)轻度膀胱损伤无破裂者可插入导尿管持续引流尿液7~10 d,并预防感染。

(2)腹膜外膀胱破裂,如果损伤轻可导尿引流,若伴有其他脏器损伤或膀胱损伤严重时,则需手术修补。

(3)腹膜内膀胱破裂需积极开腹手术修补,缝合腹膜,关闭膀胱裂口,放置导尿管和造瘘管引流尿液。

(4)膀胱损伤常因合并骨盆骨折而发生内出血休克,注意抗休克治疗。

(5)尽早应用抗生素预防感染。

3.尿道损伤的救护

(1)采取抗休克措施,积极纠正骨盆骨折的严重出血,不宜过早切开引流,以免加重出血。若尿道球海绵体严重出血,也可致休克,应立即压迫会阴部止血。

(2)每隔1~2 h测量血压、呼吸、脉搏一次,警惕继发性大出血。

(3)合并骨盆骨折者,卧硬板床8周,勿随意搬动,卧床期间防止压力性损伤的发生。

(4)处理急性尿潴留,首选耻骨上膀胱穿刺造瘘引流膀胱尿液,防止尿液外渗。

(5)尿道挫伤及轻度裂伤 症状较轻,尿道连续性存在,一般不需特殊治疗,尿道损伤处即可自愈。必要时插入导尿管引流1周。

(6)尿道断裂 如导尿失败,应即时行经会阴尿道修补术或断端吻合术,留置导尿管2~3周。对伴有休克、血肿、尿外渗者可简单行耻骨上膀胱造瘘,3个月后再修补尿道。

（7）用抗生素预防感染,并鼓励患者多饮水稀释尿液,减少刺激。

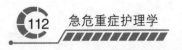

# 第四节　骨关节伤

创伤造成的骨关节损伤,主要是遭受各种暴力所致,多有严重的骨折、脱位和软组织损伤。骨折是指骨的完整性或连续性中断。骨折一般均伴有软组织如骨周围的骨膜、韧带、肌腱、肌肉、血管、神经及关节等的损伤。关节损伤是指构成关节的骨、关节软骨、滑膜、关节囊、韧带等组织的损伤。严重多发性骨、关节损伤,伤情复杂,可造成永久性伤残甚至死亡。

## 一、伤情评估与判断

### (一)外伤史

均有严重外伤史,多为严重暴力或连续重复暴力,可致伤者多部位的骨折与脱位。

### (二)局部表现

1. 一般表现　疼痛、压痛、局部肿胀、皮下瘀斑、伤肢功能障碍等。

2. 特有的体征

（1）骨折部位出现　①畸形;②肢体反常活动;③骨折端互相摩擦产生骨摩擦音或摩擦感。

（2）关节完全性脱位　①关节畸形;②弹性固定;③关节盂空虚感。

### (三)辅助检查

1. X 射线检查　有助于骨折的诊断,指导骨折复位,手术定位,判断治疗效果。常规摄片,包括正、侧位、邻近关节。

2. CT、MRI 检查　对某些诊断不明确的骨关节损伤或椎管内损伤受压情况有很大价值。

### (四)临床特点

1. 伤情危重、死亡率高　尤其见于合并有严重的颅脑创伤、胸腹腔脏器损伤者。

2. 并发症发生率高　严重多发性骨关节损伤死亡的主要原因是并发症。早期并发症有创伤性休克、呼吸心搏骤停、内脏器官损伤、大血管神经损伤、脂肪栓塞等;晚期并发症主要是骨折愈合异常、缺血性肌挛缩、缺血性骨坏死、感染、关节僵硬、创伤性关节炎、截瘫等。

## 二、救治与护理

骨折现场急救的目的是用最为简单而有效的方法抢救生命、保护患肢、迅速转运,以便尽快得到妥善处理。

1. 伤情观察　①立即观察生命体征、全身情况及意识。②观察伤部血运、感觉、肌力。

2. 现场救护

（1）抢救生命　迅速脱离危险现场,及时处理威胁生命的合并伤,注意保持气道通畅,昏迷者头偏向一侧,必要时紧急行心肺复苏术,及早补充血容量,预防和抢救创伤性休克。

（2）伤口处理　开放性骨折,伤口出血绝大多数可用无菌棉垫或干净布类加压包扎止血。大血管出血,加压包扎不能止血时,可采用止血带止血,但须有明显标志,注明扎止血带时间、松止血带时间(止血带捆扎安全时间为 1.5~2.0 h)。如果骨折端已外露出伤口,不应立即回纳,以免污染物带进伤口内导致污染。可先用消毒敷料或干净的布类临时包盖伤口,待送医院清创后再进行复位,及早使用抗生素及破伤风抗毒素以预防感染。

(3)妥善固定 固定的目的在于避免运输中过多地损伤组织和器官,缓解疼痛,便于运输。可就地取材(如树枝、木棍等),也可将受伤的上肢绑在胸部,受伤下肢同健肢一并绑起。四肢损伤的临时性固定包括骨折部的上下邻近关节。

3. **伤员的转送** 注意正确的搬运方法,脊柱脊髓损伤的伤员,应保持伤员的脊柱相对平直,要求 4 人用手托法或滚动法将伤员移到担架上,颈椎损伤者必须有一人将伤员头颈部固定,并略加牵引,切忌一人背驮或两人抬送,以免加重或造成脊柱畸形,造成或加重脊髓损伤。

4. **清创术** 对开放性骨、关节损伤者应积极做好术前准备,争取伤后 6~8 h 内彻底清创,清创中尽量减少组织损伤,保护神经、肌腱、骨关节软骨及骨组织,避免不必要的切除。一般在彻底清创后可作一期缝合伤口,创伤时间长,污染严重的可行二期缝合,必要时予伤口引流。清创后将患肢外固定于功能位或采用持续牵引,全身和局部使用抗生素治疗。

5. **骨折复位** 复位的方法有两类:手法复位和切开复位。

(1)手法复位 应用手法使骨折复位,称手法复位。常用的复位手法有:牵引加压法、屈折手法、分骨手法。

(2)切开复位 通过手术切开骨折和关节损伤部的软组织,暴露骨折部,在直视下将骨折复位。

6. **骨折固定** 固定的形式有外固定和内固定两种。

(1)外固定 由肢体的外部将骨折固定称为外固定。常用的外固定方法有小夹板固定、石膏绷带固定、骨外支架固定。护理要点如下。

1)小夹板固定:注意抬高患肢,密切观察患肢血运,如有剧痛、严重肿胀、青紫、麻木或者水疱等,应立即处理。

2)石膏绷带固定:石膏未干之前避免搬运,注意勿使石膏折断或变形,须用手掌托住石膏,忌用手指捏压,放患肢于病床上时须将石膏用软枕垫好,冬天可采用电烤或通风方法使石膏早干。抬高患肢,观察肢端血运、皮肤颜色、温度、肿胀、感觉、运动情况。防止粪、尿浸湿石膏,保持床铺平整、干燥、清洁,防止压力性损伤。指导患者功能锻炼,情况许可时,鼓励下床活动。

3)外支架固定:常用于开放性骨折伴严重广泛软组织损伤。

(2)内固定 用各种形式的内固定器材直接作用于骨骼本身,称之为内固定。常用的内固定器材有螺丝钉、髓内针、接骨钢板等,特殊内固定器材有 Dick 钉、可吸收螺丝钉等。

7. **持续牵引及护理** 持续牵引具有双重作用,是利用滑车系统的重力作用于肢体远端,以相应的体重作为反作用力对骨折进行复位和固定。适用于不稳定性骨折,如股骨、胫骨开放性骨折或股骨闭合性骨折等。

(1)牵引方法 包括皮牵引、骨牵引。皮牵引用于小儿、骨牵引用于成人。

(2)护理要点 ①患者卧硬板床,床脚抬高做反牵引。②保持牵引的有效性:牵引重锤应悬空,不能放在床上或落在地面。牵引绳与被牵引的肢体长轴应成一直线,不随便改变患者的位置及牵引重量,要经常检查皮肤牵引绷带有无松动、滑脱。③肢体放置于功能位:如股骨开放性骨折时将下肢保持外展正中位。④预防感染:注意牵引部位皮肤有无炎症、水疱,骨牵引针眼处应保持清洁、干燥。⑤预防并发症:注意预防压力性损伤、坠积性肺炎、泌尿系统感染等并发症。鼓励患者利用床架上拉手做抬起上身、臀部的活动,促进血液循环,预防静脉血栓。⑥指导患者有计划地做功能锻炼:如手指、足趾、踝关节及股四头肌运动等,防止关节僵直及肌肉萎缩。

8.功能锻炼 为使患肢迅速恢复功能,避免发生关节僵直、肌肉萎缩或粘连等,功能锻炼非常必要,但必须有计划地循序渐进地进行。如骨折早期,伤后 1~2 周,锻炼的形式主要是使肌肉做舒缩运动;骨折中期,2 周以后,应逐步增加活动上下关节;骨折后期,则是加强患肢关节的主动活动锻炼。

## 思考题

1.多发伤患者现场救护措施有哪些?

2.简述颅脑创伤患者非手术治疗的救护措施。

3.如何救护胸部创伤的患者?

4.病例分析:

某男,44 岁,工作时因爆炸导致胸部及左上肢受伤。查体:血压 85/70 mmHg,心率 102 次/min,呼吸 24 次/min,左胸部压痛,左前臂屈曲畸形,左尺桡骨断端外露,创面污染严重。

**请思考:**①该患者现场救护原则是什么? ②给患者包扎时应注意什么? ③搬运患者的注意事项是什么?

# 第八章　急性中毒

▋ 学习目标 ▋

1. 知识目标　①掌握:急性中毒的概念、临床表现、病情评估与判断及救治原则与护理。②熟悉:常见急性中毒的病因及辅助检查。③了解:急性中毒的病理生理。
2. 能力目标　学生能运用所学知识对常见急性中毒患者进行护理。
3. 素质目标　态度严谨,技术过硬,尊重患者,挽救生命。

**病例思考**

患者,女性,35 岁,以"发现意识丧失 20 min"为主诉入院。患者丈夫诉发病之前患者心情不好,二人曾发生争吵,20 min 前回家发现妻子卧于床上,呼之不应,地面有呕吐物,房间内有大蒜味,全身出汗较多。既往体健,无过敏史。查体:T 36.8 ℃,P60 次/min,R30 次/min,BP 95/60 mmHg,神志不清,皮肤湿冷,肌肉颤动,瞳孔针尖样大小,对光反射减弱,口腔流涎,双肺可闻及湿啰音。

请思考:①作为急诊护士,您认为该患者目前发生了什么状况? ②应配合医生采取哪些急救措施? ③如何护理该患者?

## 第一节　急性中毒的评判与救护原则

急性中毒是指大量毒物短时间内经皮肤、黏膜、呼吸道、消化道等途径进入人体,使机体受损并发生功能障碍。急性中毒起病急骤,症状严重,病情变化迅速,如不及时救治常危及生命。

急性中毒是急诊医学的重要内容,是急诊科最常见的急症之一。根据已有的研究资料,我国现已确认的有毒植物约 1 300 种,有毒蘑菇 480 种,以及数千种有毒动物。西南地区是全球物种资源最丰富的地区之一,有毒生物种类繁多,且有众多独有的有毒物种。急性中毒有其独特的流行病学特征、诊断和救治特点,尤其是对急性重症中毒的救治及相应毒物的认识,临床上面临很多棘手的问题和困难,但常见的急性中毒,已有成熟的救治体系,通过我们及时有效的治疗,可以挽救患者的生命,提高救治成功率。

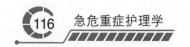

## 一、毒物的体内过程

### (一)毒物入侵途径

有毒物质主要通过皮肤、黏膜、呼吸道、消化道等途径进入人体。粉尘、烟、雾、蒸汽、气体形态的毒物多由呼吸道吸入,如一氧化碳、硫化氢、砷化氢等。少数情况下也可经肌肉、静脉等途径吸收。同一毒物不同的进入途径,其毒物代谢动力学也不完全相同,对机体的损害也呈现不同特点。

生活中毒物大多是经口食入,小肠是消化道吸收的主要部位,如毒蕈、乙醇、河豚、安眠药等。脂溶性毒物以扩散方式透过胃肠道黏膜被吸收,少数毒物以主动转运方式被吸收。胃肠道内的 pH、毒物的脂溶性及其电离的难易程度是影响吸收的主要因素。此外,胃内容物的量、胃排空时间、肠蠕动情况也是影响毒物吸收的因素。少数脂溶性毒物如苯胺、硝基苯、四乙铅、有机磷农药等,可通过完整的皮肤、黏膜侵入,脂溶性越大越易穿透皮肤。毒蛇、毒蜂伤人时,毒液可经伤口进入体内。

### (二)代谢与排泄

毒物被吸收后进入血液循环,主要在肝脏通过氧化、还原、水解、结合等进行代谢。大多数毒物经代谢后毒性减低,但也有少数毒物在代谢后毒性增加,如对硫磷(1605)经氧化形成对氧磷后,其毒性比原毒物增加约 300 倍。

多数毒物经肾脏排出。气体和易挥发的毒物被吸入后,部分以原形经呼吸道排出。多数重金属如铅、汞、砷及生物碱等由消化道排出。少数毒物经皮肤排出,可引起皮炎。此外,铅、汞、砷等毒物可由乳汁排出,会对被哺乳的乳儿造成损害。有些毒物排出速度缓慢,蓄积在体内某些器官或组织内,当再次释放时会产生再次中毒。

## 二、中毒机制

毒物种类繁多,其作用不一,中毒机制主要表现以下 7 种形式。

1. 缺氧　一氧化碳、硫化氢、氰化物等窒息性毒物可阻碍氧的吸收、转运或利用。脑组织和心肌细胞对缺氧敏感,易发生损害。

2. 局部刺激、腐蚀作用　强酸、强碱可吸收组织中的水分,并与蛋白质或脂肪相结合使细胞变性、坏死。

3. 脑功能抑制作用　脑组织和细胞膜脂类含量高,而有机溶剂和吸入性麻醉药有较强亲脂性,因而毒物可通过血脑屏障进入脑内,抑制脑功能。

4. 抑制酶的活性　很多毒物或其代谢产物可通过抑制酶的活力而产生毒性作用。如有机磷农药是通过抑制胆碱酯酶,氰化物通过抑制细胞色素氧化酶,重金属通过抑制含巯基酶等产生毒性作用。

5. 干扰细胞膜或细胞器的生理功能　四氯化碳在体内经酶催化而形成三氯甲烷自由基,作用于肝细胞膜中的不饱和脂肪酸,产生脂质过氧化,使线粒体、内质网变性,导致肝细胞坏死。

6. 受体的竞争　阿托品通过阻断毒蕈碱受体而产生毒性作用。

7. 干扰 DNA 及 RNA 的合成　烷化剂芥子气可与 DNA 及 RNA 结合,造成染色体损伤,参与机体肿瘤的形成。

## 三、病情评估与判断

### (一)病情评估

1. **病史** 中毒通常缺乏特异性的临床表现,目前对毒物的检验和分析有限,因此毒物接触史为诊断中毒的重要依据。①有明确毒物接触史的患者要确定接触毒物的名称、量、入侵途径、摄入时间,采取了哪些急救措施。②毒物接触史不明确时,应了解患者平时的健康状况,如既往史、经常服用的药物种类、精神、生活状态等;患者的职业、工种及生产过程中有无接触毒物、接触毒物的种类及可能的入侵途径、时间、环境条件及防护措施,以及在相同工作条件下其他人员有无发病等。③注意患者身边有无药瓶,缺失多少药物,有无遗书、遗物,并注意搜集剩余食物、呕吐物或胃内容物送检。④群体性发病时宜注意有无共同接触史。大批患者中毒时,应注意排除非中毒者。神志清楚者可询问患者本人,神志不清或企图自杀者应向患者的家属、同事、亲友或现场目击者了解情况。总之,对任何中毒都要了解发病现场情况,查明接触毒物证据。

2. **临床表现** 急性中毒可累及全身各个系统出现相应的临床表现,各系统的重要表现分述如下。

(1)皮肤黏膜表现 ①皮肤及口腔黏膜灼伤:见于强酸、强碱、甲醛、苯酚、百草枯等腐蚀性毒物中毒。常见的强酸有硫酸,硝酸和盐酸。常见的强碱有氢氧化钠、氢氧化钾等。不同毒物损伤呈现特征不同,如硫酸灼伤痂皮呈黑色、盐酸灼伤痂皮呈棕色、硝酸灼伤痂皮呈黄色、过氧乙酸灼伤痂皮呈无色。②发绀:能引起氧合血红蛋白不足的毒物中毒均可产生发绀。如亚硝酸盐、苯胺、麻醉药等中毒;麻醉药、有机溶剂抑制呼吸中枢,刺激性气体引起的肺水肿等均可使动脉血氧饱和度降低导致发绀。③黄疸:毒蕈、鱼胆、四氯化碳、百草枯等中毒损害肝脏可出现黄疸。④樱桃红色:见于一氧化碳、氰化物中毒。⑤大汗、潮湿:见于有机磷杀虫药中毒。

(2)眼部表现 ①瞳孔缩小:见于有机磷杀虫药、吗啡、氯丙嗪、巴比妥类、氨基甲酸酯杀虫药和毒扁豆碱中毒。②瞳孔扩大:见于阿托品、乙醇、大麻、曼陀罗等中毒。③视力障碍:见于甲醇、有机磷杀虫药、苯丙胺等中毒。

(3)神经系统表现 ①肌纤维颤动:见于氨基甲酸酯杀虫药、有机磷杀虫药中毒。②惊厥:见于窒息性毒物中毒,有机氯杀虫药、拟除虫菊酯类杀虫药中毒以及异烟肼中毒。③瘫痪:见于三氧化二砷、可溶性钡盐、正己烷、蛇毒等中毒。④谵妄:见于阿托品、乙醇、抗组胺药中毒等。⑤昏迷:见于麻醉药、镇静催眠药等中毒;有机溶剂中毒;窒息性毒物中毒,如一氧化碳、硫化氢、氰化物等中毒;农药中毒,如有机磷杀虫药、有机汞杀虫药、拟除虫菊酯杀虫药、溴甲烷等中毒;高铁血红蛋白生成性毒物中毒。⑥精神失常:见于二硫化碳、一氧化碳、有机溶剂、乙醇、阿托品、抗组胺药、蛇毒等中毒,成瘾药物的戒断综合征等。

(4)呼吸系统表现 ①呼吸加快:引起酸中毒的毒物如水杨酸类、甲醇等可兴奋呼吸中枢,使呼吸加快。刺激性气体引起脑水肿时,也可引起呼吸加快。②呼吸减慢:见于镇静催眠药、吗啡中毒,呼吸中枢过度抑制可导致呼吸麻痹。③肺水肿:有机磷杀虫药、磷化锌、吸入刺激性气体、百草枯等中毒可直接引起呼吸道黏膜严重刺激症状,表现为咳嗽、胸痛、呼吸困难,严重者可出现肺水肿及急性呼吸窘迫综合征。④呼吸气味:有机溶剂挥发性强,而且有特殊气味,如乙醇中毒有酒味;氰化物中毒后有苦杏仁味;有机磷杀虫药、黄磷、铊等中毒有大蒜味;苯酚、甲酚皂溶液中毒有苯酚味。

(5)消化系统表现 ①胃肠症状:几乎所有毒物均可引起呕吐、腹泻等急性胃肠炎表现,重者可致胃肠穿孔及出血坏死性小肠炎。②口腔炎:腐蚀性毒物如汞蒸气、有机汞化合物等可引起口腔黏膜糜烂、齿龈肿胀和出血等。③呕吐物的颜色和气味：如高锰酸钾呈红或紫色，硫酸或硝酸呈黑或咖啡色，有机磷杀虫药中毒有大蒜味等。④肝脏受损：毒蕈、四氯化碳、某些抗癌药等可损害肝脏引起黄疸、转氨酶升高、腹水等肝功能障碍表现。

（6）循环系统表现　①心律失常：多种药物均可导致心律失常，如洋地黄类、阿托品、氨茶碱及血管扩张药物、抗精神病药物和抗心律失常药物等；重金属中毒，如铅、汞中毒；乌头、蟾酥等中毒均可引起心律失常。②心搏骤停：见于洋地黄、奎尼丁、氨茶碱、锑剂、依米丁等中毒可致心肌毒性作用而心搏骤停。可溶性钡盐、棉酚中毒可致严重低钾血症而心搏骤停。③休克：强酸、强碱、三氧化二砷、巴比妥类、依米丁、锑、砷等毒物中毒均可导致休克发生。

（7）泌尿系统表现　多种化工原料（包括有机溶剂、碳氢化合物、农药、杀菌剂等）、重金属（铅、镉、汞、金、铀、铜、铋、铊、砷、锂、锌等）、几乎所有药物（包括抗生素、解热镇痛药、金属制剂、造影剂、利尿剂、中草药等）和生物毒素（包括蜂毒、蛇毒、生鱼胆毒，蕈毒及花粉等）均具有肾毒性，故泌尿系统主要以肾脏损害为主，多表现为急性肾功能衰竭。①肾小管坏死：肾毒性物质被肾小管上皮细胞重吸收和排泄，毒性物质可直接损伤肾小管上皮细胞。见于四氯化碳、头孢菌素类抗生素、氨基糖苷类抗生素、毒蕈、蛇毒、生鱼胆、斑蝥等中毒。②肾小管堵塞：砷化氢中毒可引起血管内溶血，游离血红蛋白增多，排出时可堵塞肾小管；磺胺结晶可堵塞肾小管。最终导致急性肾衰竭，出现少尿以至无尿。③肾缺血：引起休克的毒物均可导致肾缺血。

（8）血液系统表现　①出血：由血小板量或质的异常引起，见于阿司匹林、氯霉素、氢氯噻嗪、抗肿瘤药等过量。②白细胞减少和再生障碍性贫血：见于氯霉素、抗肿瘤药、苯等中毒及放射病。③溶血性贫血：中毒后红细胞破坏增速，量多时发生贫血和黄疸。急性血管内溶血，如砷化氢中毒，严重者可发生血红蛋白尿和急性肾衰竭；中毒性溶血多见于砷化氢、苯胺、硝基苯等中毒。④血液凝固障碍：由肝素、双香豆素、水杨酸类、蛇毒等引起。

（9）发热　见于抗胆碱药、二硝基酚、棉酚等中毒。

常见毒物中毒的临床表现，见表8-1。

表8-1　常见毒物中毒的临床表现

| 常见毒物名称 | 临床表现 |
| --- | --- |
| 镇静催眠药、麻醉药、有机磷杀虫剂、一氧化碳、有机溶剂 | 昏迷 |
| 兴奋剂、巴比妥类、有机磷杀虫剂等 | 谵妄、幻觉 |
| 四乙铅、一氧化碳等 | 精神失常 |
| 中枢兴奋剂、有机磷杀虫剂、氰化物、异烟肼等 | 抽搐 |
| 吗啡制剂、氰化物、镇静催眠药 | 呼吸缓慢、暂停 |
| 可卡因、樟脑 | 呼吸快速、深大 |
| 甲醛、氨、氯、有机磷杀虫剂、拟胆碱类药物 | 哮喘 |
| 氰化物、有机磷杀虫剂、刺激性气体 | 肺水肿 |
| 有机磷杀虫剂、蛇毒、箭毒 | 呼吸肌麻痹 |
| 洋地黄类、毒蕈 | 心动过缓 |
| 阿托品、可卡因、氯丙嗪 | 心动过速 |

续表8-1

| 常见毒物名称 | 临床表现 |
|---|---|
| 亚硝酸盐、强酸、强碱、砷类、中枢抑制药、有机溶剂等 | 血压降低 |
| 樟脑、麻黄碱、拟肾上腺素类药物等 | 血压升高 |
| 有机磷杀虫剂、毒蕈、强酸、强碱、食物中毒 | 腹痛、呕吐、腹泻 |
| 有机磷杀虫剂(大蒜味)、氰化物(苦杏仁味)、乙醇(酒味) | 特殊气味 |
| 高锰酸钾(红或紫)、硫酸(黑或咖啡色) | 呕吐物颜色 |
| 有机磷杀虫剂、毒蕈 | 流涎 |
| 敌鼠钠、阿司匹林、肝素、水杨酸类 | 出血、凝血障碍 |
| 毒蕈、砷 | 血红蛋白尿 |
| 一氧化碳、酒精、阿托品 | 皮肤潮红 |
| 亚硝酸盐、氢化物、苯类 | 皮肤发绀 |
| 有机磷杀虫剂、吗啡、酒精 | 皮肤湿润 |
| 阿托品、肉毒 | 皮肤干燥 |
| 有机磷杀虫剂、镇静催眠药、毒蕈 | 瞳孔缩小 |
| 阿托品、氰化物、肉毒、酒精 | 瞳孔扩大 |

**3.辅助检查**

(1)毒物鉴定　留取标本尽早送检。留取剩余的毒物或可能含毒标本,如呕吐物、剩余食物、唾液、饮用水、洗胃液、血、尿、粪、首次抽吸的胃内容物、药物和容器等,依具体情况选择测定的标本及项目。在采样、样品运送、保存等环节采取正确的方法。一般标本用洁净干燥的玻璃瓶封装,如怀疑百草枯中毒时,标本要用塑料试管封装;标本不能马上检验时,应放入冰箱中保存。

(2)血液检查

1)外观:①褐色见于高铁血红蛋白血症,如亚硝酸盐、苯胺、硝基苯等中毒。②粉红色见于急性溶血,如砷化氢、苯胺、硝基苯等中毒。

2)生化检查:①肝功能异常见于四氯化碳、硝基苯、毒蕈、氰化物、蛇毒、乙酰氨基酚、重金属等中毒。②肾功能异常见于氨基糖苷类抗生素、蛇毒、生鱼胆、毒蕈、重金属等中毒。③低钾血症见于可溶性钡盐、排钾利尿药、氨茶碱、棉酚等中毒。

3)凝血功能检查:凝血功能异常多见于抗凝血类灭鼠药、水杨酸类、肝素、蛇毒、毒蕈等中毒。

4)动脉血气分析:低氧血症见于刺激性气体、窒息性毒物等中毒;酸中毒见于水杨酸类、甲醇等中毒。

5)异常血红蛋白检测:碳氧血红蛋白浓度增高见于一氧化碳中毒;高铁血红蛋白血症见于亚硝酸盐、苯胺、硝基苯等中毒。

6)酶学检查:全血胆碱酯酶活力下降,见于有机磷杀虫药、氨基甲酸脂类杀虫药等中毒。

(3)尿液检查　①肉眼血尿:见于影响凝血功能的毒物中毒。②蓝色尿:见于含亚甲蓝的药物中毒。③绿色尿:见于麝香草酚中毒。④橘黄色尿:见于氨基比林等中毒。⑤灰色尿:见于酚或甲酚中毒。⑥结晶尿:见于扑痫酮、磺胺等中毒。⑦镜下血尿或蛋白尿:见于氯化汞、生鱼胆等中毒。

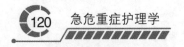

### （二）病情判断

1. 一般情况　包括神志、生命体征、血氧饱和度、皮肤色泽、瞳孔、心率、心律、尿量及尿比重等。

2. 毒物　了解毒物的种类、剂量、中毒时间、院前救治情况等。

3. 危重信号　有下列任何一种临床表现的，均应视为危重信号：①深度昏迷；②严重心律失常；③高血压或休克；④呼吸功能衰竭；⑤高热或体温过低；⑥肺水肿；⑦吸入性肺炎；⑧肝功能衰竭；⑨癫痫发作；⑩少尿或肾功能衰竭。

## 四、救治与护理

### （一）救治原则

急性中毒发病急骤、进展迅速，且病情危重多变。因此，医护人员必须及时明确诊断，争分夺秒地进行有效救治，迅速控制中毒症状，降低死亡率和致残率。

1. 立即停止接触毒物

（1）清除皮肤毒物　接触性毒物中毒者应冲洗接触毒物的部位，包括毛发、指甲、皮肤皱褶处。根据毒物不同可选用不同皮肤清洁剂，如碱性毒物，可用醋酸或1%～2%稀盐酸或酸性果汁冲洗；酸性毒物，可用石灰水、小苏打水、肥皂水冲洗。清洗时忌用热水或用少量水擦洗。美曲膦酯（敌百虫）中毒忌用碱性溶液冲洗。

（2）清除眼内毒物　迅速用温氯化钠注射液或温清水冲洗，时间不少于10 min。酸性毒物中毒后可用2%碳酸氢钠溶液冲洗，浓碱性液中毒不可用酸性溶液中和，应按灼伤处理。然后可应用0.25%氯霉素眼药水或0.5%金霉素眼药膏以防止感染。

（3）吸入性中毒的急救　应立即将患者脱离中毒现场，移至上风或侧风方向，使其呼吸新鲜空气。保持呼吸道通畅，及时清除呼吸道分泌物，防止舌后坠。及早吸氧，必要时可使用呼吸机或采用高压氧治疗。

2. 清除体内尚未吸收的毒物　对口服中毒者尤为重要。毒物清除越早、越彻底，病情改善越明显，预后越好。

（1）催吐　适用于神志清楚能够配合的患者。

1）物理催吐：先让患者饮温水300～500 mL，然后进行催吐。用手指、筷子、压舌板等刺激咽后壁或舌根诱发呕吐，不断重复直至胃内容物呕出为止。适用于现场急救、家庭、乡村卫生所等不具备洗胃条件时采用。发生呕吐时，患者应采取左侧卧位，头部放低；幼儿应俯卧，头部略低，以防止呕吐物误吸或窒息。有条件的还可服用1%硫酸锌溶液50～100 mL。必要时可用阿扑吗啡5 mg皮下注射。催吐禁忌：①已发生昏迷、抽搐、惊厥者；②患有严重心脏病、食管静脉曲张和消化性溃疡者；③服强酸、强碱中毒者；④年老体弱、妊娠、高血压、休克者。

2）药物催吐：吐根糖浆15～20 mL加入200 mL水中分次口服。

（2）洗胃　洗胃应尽早进行，通常在6 h内进行，适用于除腐蚀性毒物中毒外所有服毒患者。若患者服毒量大或所服毒物吸收后可经胃排出，超过12 h仍可洗胃。洗胃应及早、反复、彻底，遵循先出后进、出入相当的原则。洗胃时，每次注入量以不超过300 mL为宜，洗胃液总量2～5 L，必要时可达6～8 L，重度有机磷杀虫药中毒者应重复多次洗胃。根据毒物不同选用相应的洗胃液，一般情况清水即可。洗胃完毕应夹住胃管末端拔出胃管，以免引起误吸。有机磷杀虫药中毒时由于胃肠功能紊乱，肠道内毒物可能由于肠道逆蠕动而进入胃内，可在拔出洗胃管后留置普通胃管反复洗胃。

洗胃液的选择:

1)胃黏膜保护剂。对吞服腐蚀性毒物者,可选用牛奶、蛋清、米汤、植物油等进行洗胃以保护胃肠黏膜。

2)溶剂。脂溶性毒物如汽油、煤油等有机溶剂中毒时,应口服或胃管内注入液体石蜡 150~200 mL,使其溶解而不被吸收,然后进行洗胃。

3)吸附剂。活性炭是强有力的吸附剂,无任何毒性,可吸附多种毒物。常用活性炭 1~2 g/kg,加水 200 mL,由胃管注入,2~4 h 后可重复应用 0.5~1.0 g/kg,直至症状改善。

4)解毒剂。通过与体内存留的毒物发生中和、氧化、沉淀等化学作用,改变毒物的理化性质,使其失去毒性。根据毒物不同选用不同溶液解毒,如 1:5 000 高锰酸钾溶液可用于镇静催眠药、阿片类、烟碱、氰或砷化物、无机磷或士的宁等中毒;2%碳酸氢钠溶液可用于有机磷杀虫剂、氨基甲酸酯类、拟菊酯类、苯、铊、硫、铬、磷、硫酸亚铁等中毒。

5)中和。吞服强酸时可采用弱碱,如镁乳、氢氧化铝凝胶等中和,禁用碳酸氢钠,因其遇酸可生成二氧化碳,使胃肠膨胀,有造成穿孔的危险。强碱中毒可用弱酸性物质(如食醋、果汁)中和。

6)沉淀剂。一些化学物质能与毒物作用,生成溶解度低、毒性小的物质,因而可用作洗胃剂。如乳酸钙或葡萄糖酸钙与氟化物或草酸盐作用,生成氟化钙或草酸钙沉淀;生理盐水与硝酸银作用生成氟化银沉淀。

洗胃禁忌:①吞服强腐蚀性毒物中毒者;②正在抽搐、大量呕血者;③原有食管静脉曲张或上消化道大出血病史者。

(3)导泻　洗胃后口服或从胃管注入导泻剂,有利于清除肠道内毒物。常用的导泻剂有硫酸镁、硫酸钠、山梨醇等。忌用油类泻药,以免促进脂溶性毒物的吸收。硫酸镁吸收过多可抑制中枢神经系统,故肾功能不全、呼吸抑制或昏迷患者及磷化锌和有机磷杀虫剂中毒晚期者都不宜使用。

导泻禁忌:肠梗阻,消化道穿孔,腐蚀性毒物中毒,重度水、电解质平衡紊乱者禁用。

(4)灌肠　除腐蚀性毒物中毒外,适用于口服中毒超过 6 h 以上、导泻无效者及抑制肠蠕动的毒物(如巴比妥类、颠茄类、阿片类等)中毒者。灌肠方法包括温盐水、清水或 1%肥皂水连续多次清洁灌肠,以达到最有效清除肠道毒物的目的。

灌肠禁忌:消化道出血者、消化道穿孔者、肠梗阻者、难治性呕吐者、休克者。

(5)合理应用吸附剂　吸附剂是指一类可吸附毒物以减少毒物吸收的物质,其主要作用为氧化、中和或沉淀毒物。常用有活性炭溶液(25~50 g 加入 200 mL 温水中)和万能解毒剂(活性炭 2 份、鞣酸 1 份、氧化镁 1 份,即按 2:1:1 混合),洗胃后口服或经胃管注入。

3.促进已吸收毒物的排出

(1)强化利尿及改变尿液 pH　适用于原型经肾脏排出的毒物中毒。

1)补液:适用于无脑水肿、肺水肿和肾功能不全等情况,中毒患者大量饮水有利尿排毒作用,大剂量快速输入液体,速度为 200~400 mL/h,液体以 5%葡萄糖氯化钠注射液或 5%葡萄糖注射液为宜。

2)利尿剂:使用呋塞米、甘露醇等利尿剂,而甘露醇尤其适用于伴有脑水肿或肺水肿的中毒患者。

3)碱化尿液:改变尿 pH 可促进毒物的排出,还可促进酸性毒物的离子化(如苯巴妥类和水杨酸类),从而减少肾小管的重吸收。可用 5%碳酸氢钠溶液。

4)酸化尿液:碱性毒物(如苯丙胺,士的宁等)中毒时,静脉输注大剂量维生素 C 或氯化铵,可使 pH 值<5.0,有利于弱碱性毒物排出。

（2）氧疗  一氧化碳中毒时,吸氧可促进碳氧血红蛋白解离,加速一氧化碳排出,还能减少迟发性脑病的发生。高压氧治疗是一氧化碳中毒的特效疗法。

（3）血液净化  常用方法包括血液透析、血液灌注和血浆置换。

1）血液透析:可清除分子量小、水溶性强、蛋白结合率低的毒物,如醇类、水杨酸类、苯巴比妥类、氨茶碱等物质,而对短效巴比妥类、有机磷杀虫药等脂溶性毒物清除作用差。氯酸盐、重铬酸盐中毒时易引起急性肾衰竭,应首选此法。

2）血液灌流:是使血液流过装有活性炭或树脂的灌流柱,毒物被吸附后,血液再输回患者体内的方法。对水溶性和脂溶性毒物均有清除作用,包括镇静催眠药、解热镇痛药、洋地黄、有机磷杀虫药及毒鼠强等。因其对脂溶性强、分子量大的毒物清除能力远大于血液透析,故常作为急性中毒的首选净化方式。

3）血浆置换:主要清除蛋白结合率高、分布容积小的大分子物质,对蛇毒、毒蕈等生物毒及砷化氢等溶血性毒物中毒疗效最佳。此外,还可清除肝功能衰竭所产生的大量内源性毒素,补充血中有益成分,如有活性的胆碱酯酶等。

4. 特殊解毒药的应用

（1）金属中毒解毒药  此类药物多属于螯合剂。常用的有依地酸钙钠,主要治疗铅中毒。二巯丙醇或二巯丙磺钠、二巯丁二钠可用于砷、汞、铜、锑、铅等中毒。

（2）高铁血红蛋白血症解毒药  常用亚甲蓝（美蓝）。小剂量亚甲蓝可使高铁血红蛋白还原为正常血红蛋白,适用于亚硝酸盐、苯胺、硝基苯中毒。

（3）氰化物中毒解毒药  一般采用亚硝酸盐—硫代硫酸钠疗法。

（4）有机磷杀虫药中毒解毒药  可用阿托品、盐酸戊乙奎醚、碘解磷定等。

（5）中枢神经抑制剂中毒解毒药  ①纳洛酮:阿片类药物的解毒药,适用于阿片类毒物、酒精及各种镇静催眠药中毒。②氟马西尼:为苯二氮䓬类中毒的特效解毒药。

（6）其他  氟乙酰胺、氟乙酸中毒特效解毒药是乙酰胺。

5. 对症治疗  许多急性中毒并无特效解毒药。因此,患者需要对症治疗来保护脏器,恢复功能。具体措施:①保持呼吸道通畅,充分供氧。②输液或鼻饲供给营养。③选用适当抗生素防止感染。④应用巴比妥类、地西泮等药物抗惊厥治疗。⑤对脑水肿、肺水肿、呼吸衰竭、休克、心律失常、肾衰竭、电解质及酸碱平衡紊乱等情况给予积极救治。

**（二）护理措施**

1. 病情观察  急性中毒病情危重多变,对病情的正确判断是成功抢救中毒患者的关键。病情观察时应注意以下几个方面:①密切观察患者生命体征、神志、瞳孔变化。②观察患者呼吸形态。③做好心电监护,及早发现心脏损害,及时进行处理。④详细记录出入量:护理人员要注意观察患者的尿量,每日进食、水量、口渴及皮肤弹性、呕吐、排泄情况,并及时给予适量补液。严重呕吐、腹泻者应详细记录呕吐物的颜色和量,必要时留标本送检,及时关注各项辅助检查阳性结果,以便及时对症处理。⑤观察患者皮肤色泽、温湿度、弹性及完整性。

2. 一般护理

（1）休息及饮食  急性中毒者应卧床休息、保暖。病情许可时,尽量鼓励患者进食,急性中毒患者饮食应为高蛋白、高碳水化合物、高维生素的无渣饮食,腐蚀性毒物中毒者应早期给乳类等流质饮食。

（2）保持呼吸道通畅  及时清除呼吸道分泌物,给予氧气吸入,必要时建立人工气道。

（3）口腔护理  吞服腐蚀性毒物者应特别注意口腔护理,密切观察口腔黏膜的变化。

（4）对症护理　惊厥时应保护患者避免受伤,应用抗惊厥药物;高热者在环境降温的同时给予物理降温、退热药物降温等;昏迷患者要做好皮肤护理,防止压力性损伤的发生;尽早进行康复护理,每日为患者做肢体的被动运动,防止肌肉僵直及静脉血栓形成;如有皮肤溃疡及破损应及时处理,预防感染。

（5）心理护理　评估患者的心理状况,尤其对服毒自杀者,要做好患者的心理护理,防范患者再次自杀。

（6）其他护理　正确留取标本并送检,尽早做毒物鉴定,从而减少治疗的盲目性;同时备好特效解毒剂和其他解毒药物,并熟悉药物的作用、剂量、用法和不良反应。

**3. 健康教育**

（1）加强防中毒宣教　因时、因地向群众进行防毒宣教,介绍有关中毒的预防和急救知识,如在初冬进行预防煤气中毒的宣教,喷洒农药季节宣传农药中毒的有关知识。

（2）预防食物中毒　不吃有毒或变质的食物,对于无法辨别有无毒性的蕈类,或怀疑为有机磷杀虫剂等农药毒死的家禽,均不可食用。河豚、木薯等经过适当处理后可以消除毒性,应教育当地居民不可随意食用。棉子油含有棉酚,为工业用油,不可食用。新腌制咸菜,变质韭菜、菠菜、萝卜等蔬菜均不可食用。不宜用镀锌器皿存放酸性食物。

（3）加强毒物管理　严格遵守有关毒物的防护和管理制度,加强毒物保管。厂矿中有毒物质的生产设备应密闭化,生产车间和岗位应加强通风,防止毒物聚积导致中毒,工作人员定期体检。农药中杀虫剂和杀鼠剂毒性很大,要加强保管,盛具专用,标记清楚,防止误食,操作时遵守操作规程,加强个人防护。

（4）预防地方性中毒病　多数见于地方水质含氟量过高或地方井盐含钡量过高引起地方病,可以通过打深井、提取氯化钡等方式消除。

## 第二节　常见急性中毒的救护

### 一、有机磷杀虫药中毒

有机磷杀虫药大多数属有机磷酸酯或硫代磷酸酯类化合物,目前在我国普遍生产和广泛使用,对保证农业高产和丰收起到很大作用,但其对人、畜、家禽均有毒性。有机磷杀虫药多呈油状或结晶状,色泽由淡黄色至棕色,稍有挥发性,且有大蒜味。除敌百虫、乐果外,一般难溶于水,不易溶于多种有机溶剂,在酸性环境中稳定,在碱性条件下易分解失效。当有机磷农药进入人体后,其磷酰基与酶的活性部分紧密结合,形成磷酰化胆碱酯酶而丧失分解乙酰胆碱的能力,以致体内乙酰胆碱过量蓄积,使胆碱能神经功能紊乱,先出现兴奋,继而麻痹胆碱能突触的冲动传递,最后转入抑制和衰竭。

#### （一）中毒途径与中毒机制

**1. 中毒途径**　有机磷杀虫药可以经过呼吸道、消化道、皮肤和黏膜等途径进入人体。

（1）生产及使用过程中的不当　在生产、包装、保管、运输、配制、喷洒有机磷杀虫药的过程中,如果忽视防护、使用不慎、进入刚喷药的农田作业或者在农药调配过程中用手直接接触药液,

均可由皮肤或呼吸道吸收中毒。饮酒、发热、出汗等可以促进毒物吸收而致中毒。

（2）生活性中毒　主要由自服、误服或误食被有机磷杀虫药污染的粮食、水、瓜果蔬菜及毒杀的家禽、家畜等，可经胃肠道吸收而中毒。此种中毒途径一般要比由呼吸道吸入或从皮肤吸收中毒快20倍左右，仅次于静脉注射的吸收速度且症状重。用有机磷杀虫药杀灭蚊虫、治疗皮肤病或内服驱虫应用不当时，也可由皮肤沾染、呼吸道吸入及消化道吸收而发生中毒。

2. 中毒机制　有机磷杀虫药中毒机制主要是在体内与胆碱酯酶迅速结合形成磷酰化胆碱酯酶，抑制体内胆碱酯酶活性，磷酰化胆碱酯酶化学性质比较稳定，且无分解乙酰胆碱的能力，从而使体内乙酰胆碱大量蓄积，引起胆碱能神经先兴奋后抑制的一系列毒蕈碱样、烟碱样和中枢神经系统症状。磷酰化胆碱酶酯酶一般约经48 h即"老化"，不易复能。

### （二）毒物的分类及排泄

1. 毒物的分类　我国生产的有机磷杀虫药的毒性按大鼠急性经口进入体内的半数致死量（$LD_{50}$），将有机磷杀虫药分为四类。

（1）剧毒类　$LD_{50}$<10 mg/kg，如甲拌磷（3911）、内吸磷（1059）、对硫磷（1605）、丙氟磷（DFP）、速灭磷等。

（2）高毒类　$LD_{50}$10～100 mg/kg，如甲基对硫磷、甲胺磷、氧化乐果、敌敌畏、久效磷等。

（3）中度毒类　$LD_{50}$100～1 000 mg/kg，如乐果、乙硫磷、敌百虫、倍硫磷、除草磷等。

（4）低毒类　$LD_{50}$1 000～5 000 mg/kg，如马拉硫磷、辛硫磷、碘硫磷等。

2. 毒物的吸收和代谢　有机磷杀虫药主要经过消化道、呼吸道、皮肤和黏膜吸收。吸收后迅速分布全身各脏器，其中以肝内浓度最高，其次为肾、肺、脾等，肌肉和脑最少。有机磷杀虫药主要在肝内代谢进行多种形式的生物转化。一般经氧化后毒性增强，而后经水解毒性降低，如对硫磷、内吸磷经氧化后形成对氧磷、亚砜，使其毒性分别增加300倍和5倍，然后通过水解反应毒性降低。有机磷杀虫药排泄较快，吸收后6～12 h血中浓度达高峰，24 h内通过肾脏排泄，48 h后完全排出体外。

### （三）病情评估与判断

1. 病情评估

（1）病史　有口服、喷洒有机磷杀虫药等接触史，应了解毒物种类、剂量、中毒时间、中毒经过和中毒途径。患者身体污染部位或呼出气体、呕吐物中闻及有机磷杀虫药所特有的大蒜臭味更有助于诊断。

（2）临床表现　急性中毒发病时间与毒物种类、剂量、侵入途径及机体状态等密切相关。经皮肤吸收中毒，一般在接触后2～6 h发病，口服中毒后10 min～2 h内出现症状，吸入中毒可在30 min内发病。主要的三大特征是瞳孔缩小、大汗、肌束震颤。一旦中毒症状出现后，病情发展迅速。

1）毒蕈碱样症状（muscarinic symptoms）：又称M样症状，出现最早，主要是堆积的乙酰胆碱使副交感神经末梢兴奋所致，类似毒蕈碱作用，表现为平滑肌痉挛和腺体分泌增加。临床表现有恶心、呕吐、腹痛、多汗、流泪、流涕、流涎、尿频、大小便失禁、心跳减慢、低血压和瞳孔缩小（严重时呈针尖样缩小）、支气管痉挛和分泌物增加、咳嗽、气促等，严重者可出现肺水肿。此类症状可用阿托品对抗。

2）烟碱样症状（nicotinic symptoms）：又称N样症状，由于乙酰胆碱在横纹肌神经肌肉接头处过度蓄积，持续刺激突触后膜上烟碱样受体所致。使面、眼睑、舌、四肢和全身横纹肌发生肌纤维颤动，甚至全身肌肉发生强直性痉挛。患者常有肌束颤动、牙关紧闭、抽搐、全身紧束感、胸部压迫感，后期可发生肌力减退和瘫痪,甚至呼吸肌麻痹而引起周围性呼吸衰竭。乙酰胆碱还可刺激交感神经节,促使节后神经纤维末梢释放儿茶酚胺,引起血压增高、心跳加快和心律失常。此类症状不能用阿托品对抗。

3)中枢神经系统症状:中枢神经系统受乙酰胆碱刺激后早期有头晕、头痛、疲乏、倦怠、共济失调,而后出现烦躁不安、言语不清、谵妄、嗜睡、不同程度的意识障碍及抽搐等表现,部分发生呼吸、循环衰竭而死亡。

4)中毒后"反跳":某些有机磷杀虫药如乐果和马拉硫磷口服中毒,可能出现经急救后临床症状明显好转,可在数日至1周后突然病情剧烈恶化,再次出现急性中毒的症状、胆碱能危象甚至发生肺水肿、昏迷或突然死亡,此为中毒后"反跳"现象。原因可能与残留在皮肤、毛发和胃肠道的有机磷杀虫药重新被吸收或解毒药停用过早或减量过快等多种原因有关,其病死率占有机磷中毒者的7% ~8%。

5)中间型综合征(intermediate syndrome,IMS):一般发生在急性症状缓解后1~4 d,个别于7 d后及复能药用量不足者,经过治疗胆碱能危象消失、神志清醒或未恢复和迟发性多发神经病发生之前出现。以屈颈肌、四肢近端肌肉及第3~7对和第9~12对脑神经支配的部分肌肉肌力减退、麻痹、反射消失等临床表现为特征。严重者出现进行性缺氧致意识障碍、昏迷,可因呼吸肌麻痹并迅速进展为呼吸衰竭,甚至死亡。其发病机制可能与胆碱酯酶长期受到抑制,影响神经肌肉接头处突触后功能有关。常见于甲胺磷、甲基对硫磷、乐果、马拉硫磷、倍硫磷等的中毒。

6)迟发型多发性神经病(delayed polyneuropathy):在急性中毒症状消失后2~3周可发生迟发性神经损害,出现感觉、运动型多发性神经病变,主要表现为累及肢体末端,肢体感觉异常、麻木、刺痛、无力、下肢瘫痪、四肢肌肉萎缩等症状,称为迟发性多发性神经病。这种病变不是由胆碱酯酶受抑制引起的,可能是由于有机磷杀虫药抑制神经靶酯酶(NTE)并使其老化所致。

7)其他表现:有机磷杀虫药中毒特别是重度中毒者,常出现不同程度的组织细胞损害,导致中毒性心肌炎、中毒性肝炎、中毒性肾病。

(3)辅助检查

1)全血胆碱酯酶活力(cholinesterase,CHE)测定:是诊断有机磷中毒的特异性实验指标,对中毒程度轻重、疗效判断和预后均极为重要。以正常人全血胆碱酯酶活力值作为100%,有机磷杀虫药中毒时,CHE降至正常人均值70%以下即有意义。

2)尿中有机磷杀虫药分解产物测定:如对硫磷和甲基对硫磷在体内氧化分解生成对硝基酚由尿排出,美曲磷脂(敌百虫)中毒时尿中出现三氯乙醇,此类分解产物的测定有助于中毒的诊断。

2.病情严重程度的判断

(1)轻度中毒　以毒蕈碱样症状为主,全血胆碱酯酶活力降为70% ~50%。

(2)中度中毒　出现典型毒蕈碱样症状和烟碱样症状,全血胆碱酯酶活力为50% ~30%。

(3)重度中毒　除毒蕈碱样症状和烟碱样症状外,出现中枢神经系统症状和呼吸衰竭表现,如脑水肿、肺水肿、昏迷、抽搐、呼吸衰竭等,全血胆碱酯酶活力在30%以下。

**(四)救治与护理**

1.救治原则

(1)迅速清除毒物　立即使患者脱离中毒现场,移至空气新鲜处。脱去污染的衣物注意保暖。用清水或肥皂水彻底清洗污染的皮肤、毛发、外耳道、手部、指甲,然后用微温水冲洗干净,禁用热水冲洗,以免血管扩张加重毒物吸收。眼部污染时,除敌百虫污染必须用清水冲洗外,其他均可先用2%碳酸氢钠溶液冲洗,再用清水或生理盐水彻底冲洗,至少持续10 min,冲洗后滴入1%阿托品1~

2滴。口服中毒者应立即反复催吐,彻底有效地洗胃。用清水、2%碳酸氢钠溶液(美曲磷脂忌用)或1:5 000高锰酸钾溶液(对硫磷忌用)反复洗胃,必要时保留胃管,直至洗出液清亮为止,然后口服或从胃管内注入50%硫酸镁或硫酸钠导泻,近年来多主张用20%的甘露醇口服,导泻效果较好。

(2)解毒剂的应用　应用原则为早期、足量、联合、重复用药。

1)阿托品:可与乙酰胆碱争夺胆碱能受体,起到阻断乙酰胆碱对副交感神经和中枢神经的作用,清除或减轻毒蕈碱样症状和中枢神经系统症状,改善呼吸中枢抑制作用。其对烟碱样症状和呼吸肌麻痹所致的周围性呼吸衰竭无效,对恢复胆碱酯酶活力亦无效。抢救治疗时阿托品应早期、足量、重复给药,轻度中毒2~4 mg皮下注射,每1~2 h一次;中度中毒首剂5~10 mg静脉注射,随后1~2 mg静脉注射,每30 min一次;重度中毒首剂10~20 mg静脉注射,随后2~5 mg静脉注射,每10~30 min一次;直到毒蕈碱样症状消失或患者出现"阿托品化"表现,再逐渐减量或延长间隔时间。阿托品化的表现包括:瞳孔较前扩大、颜面潮红、皮肤干燥、腺体分泌物减少、无汗、口干、肺部啰音消失及心率增快等。此时,应密切观察全身情况及瞳孔大小,一般在6 h内达到阿托品化者效果显著,超过12 h后预后较差,越晚达到阿托品化则病死率越高。因病情轻重及个体差异,不应盲目同等用药,强求一致,护士应掌握"观察中使用,使用中观察的原则",对中毒程度不同的患者要求的阿托品化的程度也不同。

2)盐酸戊乙奎醚:是一种新型长效抗胆碱药,主要选择性作用于脑、腺体、平滑肌等部位的$M_1$、$M_3$、$M_4$受体,对心率影响小,用药剂量小,作用时间长,生物半衰期长,重复用药次数少。用药达标的指征("长托宁"化):口干、皮肤干燥、肺部啰音减少或消失,心率和瞳孔不作为判断指标。一般轻度中毒首次剂量1~2 mg静脉注射,维持剂量1 mg,每12 h一次;中度中毒首次剂量2~4 mg静脉注射,重度中毒首次剂量4~6 mg静脉注射,维持剂量1~2 mg每8~12 h一次。由于盐酸戊乙奎醚较其他抗胆碱能药物具有不良反应小、治疗效果好、使用方便等特点,近年应用较多。

3)胆碱酯酶复能剂:能与磷酰化胆碱酯酶中的磷酰基结合使胆碱酯酶游离,恢复胆碱酯酶活性,常用药物有碘解磷定(PAM—I)、氯解磷定(PAM-CL)、双复磷($DMO_4$)和双解磷($TMB_4$)等。胆碱酯酶复能剂对解除烟碱样症状作用明显,但对毒蕈碱样症状作用较差,也不能对抗呼吸中枢的抑制,所以复能剂与阿托品合用,可取得协同效果,用于中、重度中毒。用时任选一种,切忌两种药或三种药同时应用,以免毒性增加。双复磷和双解磷毒性较大,现在已少用。中毒后如果不用复能剂治疗,被抑制的乙酰胆碱酶在数小时至2~3 d内变为不可逆性,即所谓"老化酶",最后被破坏。复能对"老化酶"无效,故须早期、足量应用,持续时间一般不超过72 h。复能剂对不同的有机磷中毒效果不同,对内吸磷、对硫磷、马拉硫磷疗效较好,对敌敌畏、美曲磷脂疗效稍差,而对乐果中毒则无效。氯解磷定(PAM-CL)为临床首选的解毒药,复能作用强。

4)复方制剂(解磷注射液):为含有抗胆碱剂和复能剂的复方注射液。最常用的复能剂为氯磷定,它疗效好、起效快、作用时间较长。

(3)对症治疗　有机磷中毒主要致死原因有肺水肿、休克、心脏损害,特别是中枢性呼吸衰竭和急性肺水肿,因此应加强对重要脏器的监测,防止脑水肿,保持呼吸道通畅,吸氧或使用机械辅助呼吸,发现病情变化及时处理,防治各种并发症。

2.护理措施

(1)加强基础护理,预防并发症　在治疗护理过程中及时给予吸氧、吸痰,保持呼吸道通畅。昏迷者取平卧位,头偏向一侧。防止肺水肿、脑水肿、呼吸衰竭,防止感染,在呼吸肌出现麻痹时及时气管插管,呼吸机辅助呼吸;对留置导尿管患者,注意尿液的量、颜色、性质的改变,消毒尿道口,预防泌尿系感染。昏迷患者,及时清理大小便,保持床单清洁干燥,定时更换;勤翻身,预防压力性损伤和坠积性肺炎的发生,同时加强肢体功能锻炼,防止深静脉血栓形成;每日 2 ~ 3 次,做好口腔护理,预防口腔感染。建立静脉通路,保持输液通畅,遵医嘱补液,维持水、电解质及酸碱平衡。

(2)病情观察　①生命体征观察:有机磷杀虫药中毒所致呼吸困难较常见,在抢救过程中应严密观察患者的呼吸、脉搏、体温、血压,即使在"阿托品化"后亦不应忽视。②神志、瞳孔变化的观察,多数患者中毒后即出现意识障碍,有些患者入院时神志清楚,但随着毒物的吸收很快陷入昏迷。瞳孔缩小为有机磷杀虫药中毒的体征之一,瞳孔扩大则为达到"阿托品化"的判断指标之一。严密观察神志、瞳孔的变化,有助于准确判断病情。

(3)用药护理

1)阿托品用药的注意事项:阿托品兴奋心脏作用很强,中毒时可能导致心律失常,故应充分吸氧,使血氧饱和度保持在正常水平;应及时纠正酸中毒,因胆碱酯酶在酸性环境中作用减弱;大量使用低浓度阿托品输液时,可发生血液低渗,致红细胞破坏,发生溶血性黄疸。导致"阿托品化"和阿托品中毒的剂量接近,后者可引起抽搐、昏迷等。因此使用过程中应严密观察病情变化,注意区别"阿托品化"与阿托品中毒。正常成人阿托品致死量为 80 mg,当出现中毒症状时,应立即将阿托品减量或停药,应用利尿剂促进排泄,并可用毒扁豆碱(成人 1 ~ 4 mg,儿童 0.5 mg)缓慢静脉注射,可重复使用。也可用间羟胺 10 mg 拮抗。

2)胆碱酯酶复能剂的护理:早期用药,边洗胃边应用特效解毒剂,首次应足量给药;轻度中毒可单用复能剂,中度以上中毒必须复能剂与阿托品并用,两者可取长补短,取得较好较快的疗效,两种解毒药合用时,阿托品的剂量应减少,以免发生阿托品中毒;复能剂如应用过量、注射太快或未经稀释,均可产生中毒,抑制胆碱酯酶,发生呼吸抑制。用药时应稀释后缓慢静脉注射或静脉滴注为宜;复能剂在碱性溶液中不稳定,易水解成有剧毒的氰化物,所以禁与碱性药物配伍使用,密切观察,防止中毒;复能剂中毒与有机磷中毒相似,但有机磷中毒有毒蕈碱样症状与之相鉴别,一旦确认复能剂中毒,应立即停用,根据医嘱给予大量维生素 C、补液和促进排泄并观察生命体征的变化。

3)解磷注射液的护理:首次用药 1 ~ 2 h 后,如中毒症状基本消失和全血胆碱酯酶活力恢复至正常值的 50% ~ 60% 以上时,可停药观察。应用解磷定的过程中,应注意观察不良反应:如口干、面红、瞳孔散大、心率增快等,过量或误用可出现头昏、头痛、烦躁不安和尿潴留等症状。一般停药皆可缓解,无须特殊处理,必要时可注射镇静剂。此外,碘解磷定药液刺激性强,漏于皮下可引起剧痛及麻木感,确定针头在血管内方可注射给药,不宜肌内注射用药。

4)密切观察防止"反跳"与猝死的发生:反跳和猝死一般多发生在中毒后 2 ~ 7 d,其死亡率占急性有机磷中毒者的 7% ~ 8%。"反跳"发生的原因有:①洗胃不彻底、胃肠道内残留农药继续被吸收、阿托品减量过快或停药过早、胆碱酯酶复能剂未早期给药,使磷酰化胆碱酯酶失活即"老化";②有机磷杀虫药导致心肌炎、心肌扩大、心律失常,在某种诱因下突然心脏停跳。因此,应严密观察反跳的先兆症状:如胸闷、流涎、出汗、言语不清、吞咽困难等,若出现上述症状,应迅速通知医师进行处理,立即静脉补充阿托品,再次迅速达到阿托品化。同时做好饮食指导,避免进食过早也是预防反跳的很重要的一方面,因为有机磷经过肝脏代谢后,可以变成毒性更强的物质,过早进食,毒物又经胆道排入肠道,引起毒物再吸收。一般禁食 24 ~ 48 h,首次可口服蛋清或温流质饮食,并观察病情有无变化,胆碱酯酶活力有无下降,逐渐增加进食量,以高热量、高维生素易消化饮食为主,忌食油腻食物。

(4)维持有效通气功能　中毒早期,呼吸道有大量分泌物且常伴有肺水肿,因呼吸肌麻痹或呼吸中枢抑制致呼吸衰竭,故保持呼吸道通畅、维持呼吸功能至关重要。如及时有效地清除呼吸道分泌物、气管插管和气管切开的正确维护、机械通气的正确应用等都能达到维持患者有效通气的

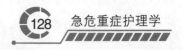

目的。

（5）高热护理　患者体温过高要及时采取降温措施并注意阿托品用量。应用解热药需观察患者出汗情况，防止大量出汗引起失水，导致低血容量性休克。

（6）洗胃护理

1）洗胃要早、彻底和反复进行，直到洗出的胃液无农药味并澄清为止。一般在 6 h 内洗胃最有效，但超过 6 h 仍需洗胃。洗胃前先用注射器抽取胃内容物做毒物鉴定。如无胃内容物抽出，可用注射器注入少量洗胃液，然后再回抽，抽出的胃液做毒物鉴定。

2）一般选用 1%～2% 碳酸氢钠溶液（敌百虫中毒禁用）、1∶5 000 高锰酸钾溶液、0.45% 生理盐水或清水（不用热水，以免增加毒物溶解吸收）洗胃。

3）敌百虫中毒时应选用清水洗胃，忌用碳酸氢钠溶液和肥皂水洗胃。对硫磷、内吸磷、甲拌磷、乐果、马拉硫磷等忌用高锰酸钾溶液洗胃。若不能确定有机磷种类，则用清水或 0.45% 生理盐水彻底洗胃。

4）洗胃过程中应密切观察生命体征的变化，如有呼吸、心搏骤停，应立即停止洗胃并进行抢救。对口服中毒者洗胃后，要注入活性炭，以吸附毒物。

（7）心理护理　护士应了解引起中毒的具体原因，根据不同的心理特点予以心理疏导，以诚恳的态度为患者提供情感上的支持，并认真做好家属的思想工作。

## 二、百草枯中毒

百草枯（paraquat，PQ）又名克芜踪、对草快，是目前应用的除草剂之一，对人、牲畜有很强的毒性作用，在酸或中性溶液中稳定，接触土壤后迅速失活。百草枯可经胃肠道、皮肤和呼吸道吸收。急性百草枯中毒是指短时间接触较大剂量或高浓度百草枯后出现的以急性肺损伤为主，伴有严重肝肾损伤的全身中毒性疾病，口服中毒患者多伴有消化道损伤，重症患者多死于呼吸衰竭或多脏器功能衰竭。我国报道中以口服中毒多见。

### （一）中毒途径与中毒机制

1. 中毒途径　百草枯可经呼吸道、皮肤和胃肠道吸收。常为口服自杀或误服中毒，成年人口服致死量为 2～6 g。因无挥发性，一般不易引起吸入中毒。

2. 中毒机制　百草枯进入人体后，迅速分布到全身各器官组织，以肺和骨骼中浓度最高。其中毒机制尚未完全明确。目前一般认为，百草枯作为一种电子受体，作用于细胞内的氧化-还原过程，导致细胞膜脂质过氧化，引起以肺部病变为主，类似于氧中毒损害的多脏器损害。病理改变：早期肺泡充血、水肿、炎症细胞浸润，晚期为肺间质纤维化。百草枯对皮肤、黏膜亦有刺激性和腐蚀性。

### （二）病情评估与判断

1. 病情评估

（1）病史　重点询问患者中毒的时间和经过、毒物侵入途径、服毒剂量及患者既往健康状况、现场的急救措施等。

（2）临床表现　患者的中毒表现与毒物摄入途径、速度、量及其基础健康状态有关，也有个体差异。百草枯中毒患者绝大多数系口服所致，且常表现为多脏器功能损伤或衰竭，其中肺的损害常见而突出。

1）局部刺激反应：①皮肤接触部位发生接触性皮炎、皮肤灼伤，表现为暗红斑、水疱、溃疡等；②高浓度药物污染指甲时可出现脱色、断裂甚至脱落；③眼睛接触药物则引起结膜、角膜灼伤，并可形成溃疡;④经呼吸道吸入后,产生鼻、喉刺激症状和鼻出血等。

2）呼吸系统:肺损伤是最严重和最突出的病变。小剂量中毒者早期可无呼吸系统症状,少数患者表现为咳嗽、咳痰、胸闷、胸痛、呼吸困难、发绀及肺水肿。大剂量服毒者可在24~48 h内出现呼吸困难、发绀、肺水肿、肺出血,常在1~3 d内因急性呼吸窘迫综合征（ARDS）死亡。肺损伤者多于2~3周死于弥漫性肺纤维化所致呼吸衰竭。

3）消化系统:口服中毒者有口腔、咽喉部烧灼感,舌、咽、食管及胃黏膜糜烂、溃疡、吞咽困难、恶心、呕吐、腹痛、腹泻,甚至出现呕血、便血、胃肠穿孔等。部分患者于中毒后2~3 d出现中毒性肝病,表现为肝脏肿大、肝区疼痛、黄疸、肝功能异常等。

4）泌尿系统:中毒后2~3 d可出现尿频、尿急、尿痛等膀胱刺激症状,尿常规、血肌酐和尿素氮异常,严重者发生急性肾衰竭。

5）中枢神经系统:表现为头痛、头晕、幻觉、抽搐、昏迷等。

6）其他:可有发热、心肌损害、纵隔及皮下气肿、贫血等。

（3）辅助检查 患者尿液和血标本可检测出百草枯。血清百草枯检测有助于判断病情的严重程度和预后,血清百草枯浓度≥30 mg/L,预后不良。服毒6 h后尿液可测出百草枯。

2. 病情严重程度的判断

（1）轻型 摄入量<20 mg/kg,无临床症状或仅有口腔黏膜糜烂、溃疡,可出现呕吐、腹泻。

（2）中-重型 摄入量20~40 mg/kg,部分患者可存活,但多数患者2~3周内死于呼吸衰竭。服后立即呕吐者,数小时内出现口腔和喉部溃疡、腹痛、腹泻,1~4 d内出现心动过速、低血压、肝损害、肾衰竭,1~2周内出现咳嗽、咯血、胸腔积液,随着肺纤维化出现,肺功能进行性恶化。

（3）暴发型 摄入量>40 mg/kg,多数于中毒1~4 d内死于多器官功能衰竭。口服后立即呕吐者,数小时至数天内出现口腔咽喉部溃疡、腹痛、腹泻、胰腺炎、中毒性心肌炎、肝肾衰竭、抽搐、昏迷,甚至死亡。

### （三）救治与护理

百草枯中毒目前尚无特效解毒剂,治疗以迅速清除毒物、减少毒物吸收和对症支持治疗为主。

1. 救治原则

（1）现场急救 一经发现,立即给予催吐并口服白陶土悬液,或者就地取材用泥浆水100~200 mL口服。

（2）减少毒物吸收 尽快脱去污染的衣物,清洗被污染的皮肤、毛发、眼部。给予洗胃、口服吸附剂、导泻等措施减少毒物的继续吸收。

（3）促进毒物排泄 除常规输液、应用利尿剂外,应尽早在患者服毒后6~12 h内进行血液灌流或血液透析,首选血液灌流,其对毒物的清除率是血液透析的5~7倍。

（4）防治肺损伤和肺纤维化 及早按医嘱给予自由基清除剂,如维生素C、维生素E、还原型谷胱甘肽、茶多酚等。早期大剂量应用肾上腺糖皮质激素,可延缓肺纤维化的发生,降低百草枯中毒的死亡率。中到重度中毒患者可使用环磷酰胺。

（5）对症与支持疗法 保护胃黏膜,保护肝、肾、心脏功能,防治肺水肿,积极控制感染。出现中毒性肝病、肾衰竭时提示预后差,应积极给予相应的治疗措施。

2. 护理措施

（1）即刻护理措施 ①尽快脱去污染的衣物,用肥皂水彻底清洗被污染的皮肤、毛发;眼部受污染时立即用流动清水冲洗,时间>15 min;②用碱性液体（如肥皂水）充分洗胃后,口服吸附剂（活性炭或白陶土）以减少毒物的吸收,继之用20%甘露醇(250 mL加等量水稀释)或33%硫酸镁溶液

100 mL 口服导泻,由于百草枯具有腐蚀性,洗胃时应避免动作过大导致食管或胃穿孔;③开放气道,保持呼吸道通畅;④按医嘱给予心电监护,密切监测患者的生命体征。

(2)血液灌流的护理 ①密切监测患者的生命体征,如有异常及时通知医生;②血液灌流中可能会出现血小板减少,密切注意患者有无出血倾向,如牙龈出血、便血、血尿、意识改变等,谨防颅内出血;③严格无菌操作,监测体温,预防感染;④妥善固定血管通路,防止脱管,观察敷料情况,定期给予换药。

(3)肺损伤的护理 监测血气分析指标,观察患者是否有呼吸困难、发绀等表现。一般不主张吸氧,以免加重肺损伤,故仅在 $PaO_2 < 40$ mmHg 或出现 ARDS 时可使用间断、低流量氧气吸入,或使用呼气末正压通气(PEEP)给氧。肺损伤早期给予正压机械通气联合使用激素对百草枯中毒引起的难治性低氧血症患者具有重要意义。

(4)消化道的护理 除早期有消化道穿孔的患者外,均应给予流质饮食,保护消化道黏膜,防止食管粘连、缩窄。应用质子泵抑制剂保护消化道黏膜。

(5)口腔溃疡的护理 加强对口腔溃疡、炎症的护理,可应用冰硼散、珍珠粉等喷洒于口腔创面,促进愈合,减少感染机会。

(6)潜在并发症的护理 密切监测患者生命体征和病情变化。①呼吸状况:呼吸频率、节律和深度,呼吸困难的程度。观察有无发绀,肺部有无异常呼吸音及湿啰音。②循环状况:监测心率、心律及血压,必要时进行血流动力学监测。③监测中枢神经系统变化,注意意识与瞳孔。④定时监测动脉血气分析,注意酸碱失衡和电解质紊乱。遵医嘱及时、积极地补液、充分水化,维持生命体征和内环境的稳定。⑤记录 24 h 总出入量,注意尿量、尿色、酸碱度等变化,必要时行血液滤过、血液透析等肾脏替代、器官支持治疗。⑥注意观察皮肤颜色、温度、湿度、弹性、出血点瘀斑等,观察有无缺氧、脱水、DIC 等现象。

(7)心理护理 根据患者的中毒原因、社会文化背景,以及对中毒的了解程度和心理需要,进行有针对性的心理疏导,给予患者情感上的支持。自杀中毒者做好健康指导,争取家人和朋友的支持和帮助。

(8)健康促进 鼓励患者多与他人交流,增强其对生活的信心,尽可能满足患者的合理要求,帮助患者度过情绪的低谷。

## 三、急性一氧化碳中毒

一氧化碳是一种毒性较强的窒息性毒物,无色、无臭、无味、无刺激性,比重为 0.967,几乎不溶于水,易溶于氨水。在空气中燃烧呈蓝色火焰。与空气混合达 12.5% 时,有爆炸的危险。急性一氧化碳中毒指人体短时间内吸入过量一氧化碳所造成的脑及全身组织缺氧性疾病,严重者可引起死亡。俗称煤气中毒。

### (一)中毒途径与中毒机制

**1.中毒途径**

(1)工业中毒 炼钢、炼焦、烧窑等工业生产过程中均可产生大量一氧化碳,如果炉门或窑门关闭不严,管道泄漏或通风不良,以及煤矿瓦斯爆炸等均可发生一氧化碳中毒。

(2)生活中毒 煤炉产生的气体中一氧化碳含量高达 6% ~30%。室内门窗紧闭,火炉无烟囱,烟囱堵塞、漏气、倒风及在通风不良的浴室内使用燃气热水器沐浴,密闭空调车内滞留时间过长等均可发生一氧化碳中毒。失火现场空气中一氧化碳浓度可高达 10%,也可发生中毒。

2. 中毒机制　一氧化碳中毒主要引起组织缺氧。一氧化碳吸入体内后,85% 与血液中红细胞的血红蛋白结合,形成稳定的碳氧血红蛋白。一氧化碳与血红蛋白的亲和力比氧与血红蛋白的亲和力大 240 倍,而碳氧血红蛋白解离速度仅为氧合血红蛋白的1/3 600,碳氧血红蛋白不仅不能携带氧,而且还影响氧合血红蛋白的解离,阻碍氧的释放和传递,导致低氧血症引起缺氧。血中一氧化碳使氧离曲线左移,氧合血红蛋白中的氧与血红蛋白结合较前紧密,组织缺氧加重。中枢神经系统对缺氧最为敏感,故首先受累。脑内小血管麻痹、扩张,脑容积增大。脑内三磷酸腺苷在无氧情况下迅速耗尽,钠钾泵运转障碍,钠离子蓄积于细胞内而诱发脑细胞内水肿,继发脑血管病变及皮质或基底节的局灶性缺血性坏死及广泛的脱髓鞘病变,致使一部分患者在急性一氧化碳中毒经假愈期后发生迟发性脑病。

### (二)病情评估与判断

1. 病情评估

(1)病史　一般均有一氧化碳吸入史。要及时了解中毒时所处的环境、停留时间及突发昏迷情况。

(2)临床表现　与空气中含氧量、一氧化碳浓度、血中碳氧血红蛋白浓度、暴露一氧化碳时间及是否伴有其他有毒气体有关,也与患者中毒前的健康情况及中毒时的体力活动有关。

1)轻度中毒:血液碳氧血红蛋白浓度为10% ~20%。患者表现为头痛、头晕、乏力、恶心、呕吐、心悸、四肢无力,甚至短暂性晕厥等。原有冠心病患者可出现心绞痛。患者如能及时脱离中毒环境,吸入新鲜空气或氧疗,症状很快消失。

2)中度中毒:血液碳氧血红蛋白浓度为30% ~40%。除上述症状外,可出现胸闷、脉速、视物不清、皮肤黏膜呈樱桃红色、神志不清、呼吸困难、烦躁、谵妄、昏迷,对疼痛刺激可有反应,瞳孔对光反射、角膜反射可迟钝,腱反射减弱等。患者经积极治疗可以恢复正常,且无明显并发症。

3)重度中毒:血液碳氧血红蛋白浓度大于50%。患者处于深昏迷状态,各种反射消失,可呈去大脑皮质状态:患者可以睁眼,但无意识,不语、不动、不主动进食或大小便,并有肌张力增强。还可发生脑水肿伴惊厥、呼吸抑制、休克、心律失常、上消化道出血等,偶可发生心肌梗死。部分患者皮肤出现红肿和水疱,多见于昏迷时肢体受压部位,且会出现压迫性肌肉坏死(横纹肌溶解症),坏死肌肉释放的肌球蛋白可引起急性肾小管坏死和肾功能衰竭。

4)中毒后迟发性脑病:急性一氧化碳中毒患者意识障碍恢复后,经过一段看似正常的"假愈期"(多为 2 ~3 周)后发生以痴呆、精神症状和锥体外系异常为主的神经系统疾病。表现为:精神异常或意识障碍,呈痴呆、木僵或去大脑皮质状态;锥体外系神经障碍:出现震颤麻痹综合征,表现为表情淡漠、四肢肌张力增强、静止性震颤、前冲步态等;锥体外系神经损害:如偏瘫、病理反射阳性或大小便失禁等;大脑皮质局灶性功能障碍:如失语、失明、不能站立或继发癫痫;脑神经及周围神经损害,如视神经萎缩、听神经损害及周围神经病变等。

(3)辅助检查

1)血液碳氧血红蛋白测定:定性法和定量法,其中定量法可信度更高。

2)血清酶学检查:磷酸肌酸酶(CPK)、乳酸脱氢酶(LDH)、天门冬氨酸转氨酶(AST)、丙氨酸转氨酶(ALT)在一氧化碳中毒时可达到正常值的 10 ~100 倍。

3)脑电图检查:可见弥漫性不规则性慢波、双额低幅慢波及平坦波。

4)血气分析:急性一氧化碳中毒患者的动脉血中 $PaO_2$ 和 $SaO_2$ 降低。

2. 病情严重程度判断

(1)病情严重度　一氧化碳中毒患者如果出现以下情况提示病情危重:①持续昏迷、抽搐达 8 h

以上;②$PaO_2<36$ mmHg,$PaCO_2>50$ mmHg;③昏迷,伴严重的心律失常或心力衰竭;④并发肺水肿。

（2）预后 轻度中毒可完全恢复。重症患者昏迷时间过长者,多提示预后严重,但也有不少患者仍能恢复。迟发性脑病恢复较慢,有少数可留有持久性症状。

### （三）救治与护理

**1. 救治原则**

（1）现场急救 进入中毒现场迅速打开门窗进行通风、换气,断绝煤气来源。迅速将患者移至空气清新处。轻症患者予以呼吸新鲜空气、对症处理,患者可迅速恢复。重症患者采取侧卧位,避免误吸,解开衣扣,松开腰带,保持呼吸道通畅,注意保暖。如发生心搏骤停,应立即进行心肺复苏。

（2）迅速纠正缺氧 氧疗是一氧化碳中毒最有效的治疗方法,能加速碳氧血红蛋白解离和一氧化碳排出。氧疗的原则是高流量、高浓度,患者脱离中毒现场后应立即给氧。有条件者应积极采用高压氧治疗,可以减少神经、精神后遗症和降低病死率。高压氧还可引起血管收缩,减轻组织水肿,对防治肺水肿有利。高压氧治疗应早期应用,最好在中毒后4 h内进行,中毒后36 h再行高压氧治疗,收效不大。

（3）防治脑水肿 严重中毒后2~4 h,即可出现脑水肿,24~48 h达高峰,并可持续多天。可快速静脉滴注20%甘露醇6~8 h一次,也可注射呋塞米脱水利尿。地塞米松也有助于缓解脑水肿。2~3 d后颅内压增高现象好转可减量、停用。如有频繁抽搐,给予地西泮10~20 mg缓慢静脉注射。可适量补充能量合剂、细胞色素C、胞磷胆碱、脑活素等药物,以促进脑细胞代谢和恢复脑功能。

（4）对症治疗 昏迷、窒息者应保持呼吸道通畅,平卧时头偏向一侧,必要时行气管插管或气管切开;高热抽搐者,可采用头部降温、亚低温疗法及抗抽搐药物;呼吸衰竭或呼吸停止时,应及早进行气管插管行机械通气;纠正休克、代谢性酸中毒、水与电解质代谢失衡;防治迟发性脑病。

**2. 护理措施**

（1）病情观察 ①生命体征,重点是呼吸和体温。抽搐者更应密切观察,防止坠床和自伤。②瞳孔大小、出入液量、液体滴速等,准确记录24 h出入水量,防治脑水肿、肺水肿及水、电解质代谢紊乱等并发症发生。③神经系统的表现及皮肤、肢体受压部位损害情况,观察患者有无出现癫痫、失语、抽搐、肢体瘫痪及急性痴呆性木僵,皮肤有无水疱及破溃,防止受压和皮肤损害。

（2）氧疗的护理 患者脱离现场后应立即给氧,采用高流量氧气吸入（流量应保持8~10 L/min）,给氧时间一般不应超过24 h,以防发生氧中毒和二氧化碳潴留。重症患者及早采用高压氧治疗,高压氧治疗适用于中、重度一氧化碳中毒或出现神经症状、心血管症状、血碳氧血红蛋白浓度≥25%者。

（3）一般护理 ①重度昏迷并高热和抽搐者应予以头部降温为主的冬眠疗法,降温和解痉的同时应注意保暖,防止自伤和坠床;昏迷患者经抢救苏醒后应休息观察2周,避免精神刺激;②准确记录出入量,注意液体的选择与滴速,特殊药物可选用微量泵准确输入;③注意肢体摆放恰当,避免肢体痉挛、挛缩和足下垂,在康复治疗师指导下进行肢体被动性功能锻炼;④进食困难者给予鼻饲饮食。

（4）健康教育 加强预防一氧化碳中毒的宣传教育。居室内火炉要安装烟囱,烟囱室内结构要严密,与室外通风良好。厂矿使用煤气或产生煤气的车间、厂房要加强通风,配备安装一氧化碳的监测报警设施。进入高浓度一氧化碳环境内执行紧急任务时,要戴好特制的一氧化碳防毒面具,系好安全带。遗留有后遗症者应鼓励患者及家属树立继续康复治疗的信心,嘱其家属悉心照顾,并教会家属对患者进行语言和肢体功能锻炼的方法。

## 四、镇静催眠类药物中毒

镇静催眠药能抑制中枢神经系统,在临床上广泛用于镇静、催眠、抗惊厥及麻醉前给药。过量服用或用药不当,引起镇静催眠药中毒,可抑制延髓中枢,引起昏迷、呼吸衰竭、休克等。

### (一)中毒途径与中毒机制

1. 中毒途径　过量服用是镇静催眠类药物中毒的主要原因。

2. 中毒机制

(1)苯二氮䓬类　苯二氮䓬类与苯二氮䓬类受体结合后,可加强 γ-氨基丁酸(GABA)与 GABA 受体结合的亲和力,使与 GABA 受体偶联的氯离子通道开放,增强 GABA 对突触后的抑制功能。

(2)巴比妥类　巴比妥类药物主要作用于网状结构上行激活系统而引起意识障碍。巴比妥类对中枢神经系统的抑制有剂量-效应关系,随着剂量的增加,其作用逐步表现为镇静、催眠、麻醉,甚至延髓中枢麻痹。

(3)非巴比妥、非苯二氮䓬类　其对中枢神经系统的作用机制与巴比妥类药物相似。

(4)吩噻嗪类　主要作用于网状结构,抑制中枢神经系统多巴胺受体,抑制脑干血管运动和呕吐反射、阻断 α 肾上腺素能受体、抗组胺、抗胆碱能等。

### (二)病情评估与判断

1. 病情评估

(1)病史　有可靠的应用镇静催眠药史,了解用药种类、剂量及服用时间,是否经常服用该类药物、服药前后是否有饮酒史、患病前有无情绪激动等。

(2)临床表现

1)苯二氮䓬类:中枢神经系统抑制较轻,很少出现严重症状,主要表现为嗜睡、头晕、言语不清、意识模糊、共济失调。很少出现长时间深昏迷、呼吸抑制、休克等严重症状。如果出现严重症状,应考虑是否同时联用了其他镇静催眠药或与乙醇过量有关。

2)巴比妥类药物中毒:①轻度中毒,发生于 2~5 倍催眠剂量。表现为嗜睡、注意力不集中、反应迟钝、言语不清,有判断力和定向力障碍,但各种反射存在,生命体征正常。②中度中毒,发生于 5~10 倍催眠剂量。表现为昏睡或浅昏迷,呼吸浅而慢、血压正常、腱反射消失、眼球震颤,角膜反射、咽反射仍存在。③重度中毒,发生于 10~20 倍催眠剂量。表现为进行性中枢神经系统抑制,由嗜睡到深昏迷,出现呼吸浅慢、不规则或呈潮式呼吸;脉搏细速、血压下降,严重者发生休克。昏迷早期,四肢强直,腱反射亢进,病理反射阳性;后期,全身肌肉弛缓,各种反射消失,长期昏迷者可出现感染、肺水肿、脑水肿、急性肾衰竭而威胁生命。

3)非巴比妥类非苯二氮䓬类中毒:表现与巴比妥类相似但有其自身特点。①水合氯醛中毒:心、肝、肾损害,可有心律失常,局部刺激性,口服时胃部烧灼感。②格鲁米特中毒:意识障碍有周期性波动。有抗胆碱能神经症状,如瞳孔散大等。③甲丙氨酯中毒:常有血压下降,久服停药可致惊厥(戒断反应)。④甲喹酮中毒:可有明显的呼吸抑制,出现锥体束征,如腱反射亢进、肌张力增强、抽搐等。⑤溴化物中毒:中毒症状轻者,出现神经、精神系统症状;中毒症状重者,可出现昏迷、休克及呼吸抑制等。

4)吩噻嗪类中毒:最常见表现为锥体外系反应。①震颤麻痹综合征;②不能静坐;③急性肌张力障碍反应,如斜颈、吞咽困难、牙关紧闭、喉痉挛等;④其他可表现为嗜睡、低血压、休克、心律失常、瞳孔散大、口干、尿潴留、肠蠕动减慢,甚至出现昏迷、呼吸抑制等。

（3）辅助检查　①血液、尿液、胃液中药物浓度测定，对诊断有参考意义。②血液生化检查，包括血糖、尿素氮、肌酐、电解质等。③动脉血气分析，了解呼吸抑制所导致的缺氧和酸中毒情况。

2. 病情严重程度的判断

（1）病情危重指标　昏迷、气道阻塞、呼吸衰竭、休克、急性肾衰竭、感染及肺炎。

（2）预后　轻度中毒无须治疗即可恢复；中度中毒经精心护理和适当治疗，在24～48 h内可恢复；重度中毒患者可能需要3～5 d才能恢复意识，其病死率低于5%。

（三）救治与护理

1. 救治原则

（1）迅速清除毒物

1）洗胃：口服中毒者早期用1∶5 000高锰酸钾溶液或清水反复洗胃，服药量大者超过6 h仍需洗胃。

2）活性炭及导泻剂的应用：首次活性炭剂量为50～100 g，用2倍的水制成混悬液口服或胃管内注入。应用活性炭同时常给予硫酸钠250 mg/kg导泻，一般不用硫酸镁导泻。

3）碱化尿液、利尿：以减少毒物在肾小管中的重吸收，可使长效巴比妥类镇静催眠药的肾排泄量提高5～9倍；可用5%碳酸氢钠溶液碱化尿液，用呋塞米利尿；对吩噻嗪类中毒无效。

4）血液透析、血液灌流：对苯巴比妥类和吩噻嗪类药物中毒有效，危重患者可考虑应用。对苯二氮䓬类无效。

（2）应用特效解毒剂　巴比妥类及吩噻嗪类中毒无特效解毒剂。氟马西尼是苯二氮䓬类药物特异性拮抗剂，能通过竞争性抑制苯二氮䓬类受体而阻断苯二氮䓬类药物的中枢神经系统作用。

（3）保持呼吸道通畅　呼吸衰竭者应用呼吸兴奋剂、吸氧，必要时行气管插管，应用呼吸机辅助呼吸。

（4）应用中枢神经系统兴奋剂　一般不主张，但对深昏迷或呼吸抑制的重症患者可适量应用。①纳洛酮：为首选药，具有兴奋呼吸、促醒、解除呼吸抑制的作用，剂量0.4～0.8 mg静脉注射，可根据病情间隔15 min重复一次，直至呼吸抑制解除、意识恢复清醒；②贝美格（美解眠）：50～150 mg加入5%葡萄糖注射液250 mL静脉滴注，可重复使用，直至呼吸、肌张力或反射恢复正常时减量。或可在尼可刹米、洛贝林、戊四氮中任选一种，缓慢静脉滴注，使用时需严格掌握用量和方法，出现肌肉震颤即应停药。

（5）生命体征　维持昏迷患者的生命体征，促进意识恢复。

（6）对症治疗　肝功能损害出现黄疸者，予以保肝和皮质激素治疗；震颤麻痹综合征可选用盐酸苯海索片（安坦）、氢溴酸东莨菪碱等。若有肌肉痉挛及肌张力障碍，可用苯海拉明25～50 mg口服或20～40 mg肌内注射。

2. 护理措施

（1）严密观察病情　①意识状态和生命体征的观察：定时测量生命体征，观察意识状态、瞳孔大小、对光反应、角膜反射，若瞳孔散大、血压下降、呼吸变浅或不规则，常提示病情恶化，应及时向医生报告，采取紧急处理措施。②药物治疗的观察：遵医嘱静脉输液，及时纠正休克，防止急性肾衰竭的发生。用药时应注意观察药物作用、不良反应及患者的反应，监测脏器功能变化，尽早防治各种并发症和脏器功能衰竭。

（2）保持呼吸道通畅、给氧　仰卧位时头偏向一侧，可防止呕吐物或痰液阻塞气道。及时吸出痰液，并给予持续氧气吸入，防止脑组织缺氧而加重脑水肿。

（3）饮食护理　昏迷时间超过3～5 d，患者营养不易维持者，可由鼻饲补充营养及水分。应给予高热量、高蛋白易消化的流质饮食。

（4）心理护理和健康教育　对服药自杀者,不宜让其单独留在病房内,防止再次自杀。向失眠者宣教导致睡眠紊乱的原因及避免失眠的常识。长期服用大量镇静催眠药的患者,包括长期服用苯巴比妥的癫痫患者,不能突然停药,应逐渐减量后停药。镇静催眠药处方的使用、保管应严加管理,特别是对情绪不稳定或精神不正常者,应慎重用药防止产生药物依赖性。

## 五、急性乙醇中毒

乙醇,俗称酒精,是无色、易燃、易挥发的液体,具有醇香气味,能与水或大多数有机溶剂混溶。一次过量饮入乙醇或酒类饮料,引起兴奋继而抑制的状态称急性乙醇中毒（acute ethanol poisoning ）或急性酒精中毒（acute alcohol poisoning）,表现为一系列精神、神经系统症状,严重者导致昏迷、呼吸抑制甚至死亡。

### （一）中毒途径与中毒机制

1. 中毒途径　急性乙醇中毒主要是因过量饮酒所致。

2. 中毒机制

（1）抑制中枢神经系统功能　乙醇具有脂溶性,可通过血脑屏障并作用于大脑神经细胞膜上的某些酶,影响细胞功能。乙醇对中枢神经系统的作用呈剂量依赖性,小剂量可产生兴奋效应,随着剂量增加,可依次抑制小脑、网状结构和延髓,引起共济失调、昏睡、昏迷、呼吸或循环衰竭。

（2）干扰代谢　乙醇经肝脏代谢生成的代谢产物可影响体内多种代谢过程,使乳酸增多、酮体蓄积,导致代谢性酸中毒以及糖异生受阻,引起低血糖症。

### （二）病情评估与判断

1. 病史　重点评估饮酒的种类、量、时间、乙醇的度数及患者对酒精的耐受程度。

2. 临床表现　急性乙醇中毒临床表现与酒精浓度、饮酒量、饮酒速度、个人耐受性及是否空腹饮酒等因素有关,主要表现为中枢神经系统、循环系统和呼吸系统功能紊乱,分为三期。

（1）兴奋期　血乙醇浓度>50 mg/dL,有欣快感、兴奋、多语、情绪不稳、喜怒无常,可有粗鲁行为或攻击行为,也可沉默、孤僻,颜面潮红或苍白,呼出气带酒味。

（2）共济失调期　血乙醇浓度>150 mg/dL,表现为肌肉运动不协调,行动笨拙、步态不稳,言语含糊不清、眼球震颤、视物模糊、复视、恶心、呕吐、嗜睡等。

（3）昏迷期　血乙醇浓度>250 mg/dL,患者进入昏迷期,表现为昏睡、瞳孔散大、体温降低。血乙醇浓度>400 mg/dL 时,患者陷入深昏迷,心率快,血压下降,呼吸慢而有鼾音,并可出现呼吸、循环麻痹而危及生命。重症患者还可并发意外损伤,水、电解质紊乱,酸碱平衡失调,低血糖症,肺炎,急性肌病,甚至出现急性肾功能衰竭等。

3. 辅助检查

（1）血清乙醇浓度　呼出气中乙醇浓度与血清乙醇浓度相当。

（2）动脉血气分析　可见轻度代谢性酸中毒。

（3）血生化检查　可见低血钾、低血镁和低血钙。

（4）血糖浓度　可见低血糖。

（5）心电图检查　酒精中毒性心肌病可见心律失常和心肌损害。

### （三）救治与护理

1. 救治原则　轻度醉酒者,可让其静卧,最好是侧卧,以防吸入性肺炎,注意保暖,避免受凉;重度乙醇中毒且神志清醒者,应用筷子或勺柄压舌根部,迅速催吐,但禁用吗啡,以免加重乙醇的抑制作用;若中毒者昏迷不醒,应注意是否同时服用其他药物,重点是维持生命脏器的功能,严重者可用血液透析促使体内乙醇的排出。

**2. 护理措施**

(1)即刻护理措施　①保持气道通畅,吸氧。及时清除呕吐物及呼吸道分泌物,防止窒息,必要时配合给予气管插管、机械通气;②保暖、维持正常体温;③兴奋躁动患者应予适当约束,共济失调者应严格限制其活动,以免发生意外损伤。

(2)催吐或洗胃　乙醇经胃肠道吸收极快,一般不需催吐或洗胃。如果患者摄入乙醇量极大或同时服用其他药物时,应尽早洗胃。

(3)病情观察　①观察患者生命体征、意识状态及瞳孔的变化;②监测心律失常和心肌损害的表现;③维持水、电解质和酸碱平衡;④低血糖是急性乙醇中毒最严重并发症之一,应密切监测血糖水平。急性意识障碍者可考虑应用葡萄糖溶液、维生素 $B_1$、维生素 $B_6$ 等,以加速乙醇在体内的氧化。

(4)血液透析　当血乙醇浓度>500 mg/dL,伴有酸中毒或同时服用其他可疑药物者,应及早行血液透析治疗。透析过程中密切观察患者的生命体征及反应。

(5)用药的护理　①纳洛酮:为阿片受体拮抗剂,具有兴奋呼吸和催醒的作用。由于其作用持续时间短,用药时需注意维持药效,尽量减少中断。心功能不全和高血压患者慎用。②地西泮:对烦躁不安或过度兴奋者,禁用吗啡、氯丙嗪及苯巴比妥类镇静药,以免引起呼吸抑制。可遵医嘱应用小剂量地西泮,使用时注意推注速度宜慢,不宜与其他药物或溶液混合。

(6)潜在并发症的护理　①窒息:对频繁出现呕吐、意识不清的患者,应在病床旁备好急救设备,一旦患者出现窒息征象,应立即取头低脚高45°俯卧位,面向一侧,轻拍背部,迅速排出在气道和口咽部的呕吐物或直接刺激咽部以咳出呕吐物,必要时用吸痰管进行负压吸引,给予高浓度吸氧,做好气管插管或气管切开的准备与配合工作,以解除呼吸道阻塞。②低血糖:遵医嘱密切监测血糖变化,一旦确定患者发生低血糖,应尽快按低血糖处理流程急救。③上消化道出血:观察患者有无恶心、上腹部疼痛、饱胀、呕血、黑便、尿量减少等症状和体征,观察患者大便的量、颜色和性状,进行大便隐血试验以及时发现少量出血,观察患者有无面色苍白、口唇发绀、皮肤湿冷、烦躁不安、尿量减少、血压下降等失血性休克的表现,如有则配合抢救,迅速建立静脉通道,遵医嘱补充血容量、纠正酸中毒、应用血管活性药物和 $H_2$ 受体拮抗药或质子泵抑制剂。

(7)心理护理　了解患者急性乙醇中毒的心理社会层面的原因,注意观察患者的情绪变化,根据患者不同的心理状态,给予相应的沟通交流和心理护理。关爱、尊重患者,耐心做好安慰、劝导工作,给予心理支持,使其能够配合治疗和护理。

(8)健康促进　选取宣传饮酒危害性的教育片或书刊,供患者观看或阅读,宣传饮酒对身体健康的危害性,协助患者建立戒酒的信心,培养健康的生活习惯。

---

## 思考题

1. 急性中毒的救治原则是什么?
2. 急性中毒的紧急处理措施有哪些?
3. 一氧化碳中毒患者出现哪些情况提示病情危重?
4. 病例分析:

　　某女,35 岁,已婚,因"意识障碍 1 h"入院。之前因与家人不和,自服农药(药名不详)1 小瓶,把药瓶打碎扔掉,1 h 前出现恶心、呕吐、腹痛。呕吐物有大蒜味,出汗较多,逐渐神志不清,急诊来院,既往体健。入院查体:体温 36.7 ℃,脉搏 72 次/min,呼吸 30 次/min,血压 96/60 mmHg,神志不清,皮肤湿冷,肌肉颤动,瞳孔针尖样,对光反射弱,口腔流涎,双肺散在湿啰音。

　　**请考虑:**①您认为此患者目前发生了什么紧急情况? ②如果您是值班护士,在为患者洗胃时有哪些注意事项? ③医生嘱静脉注射阿托品,达到"阿托品化"的表现有哪些?

# 第九章 环境与理化因素损伤

人类在自然环境、生活环境和生产环境中,可能接触到许多危害人体的因素,包括物理、化学和生物的致损伤因素。环境及理化因素损伤作为急诊中的常见病、多发病,所涉及的疾病种类较为广泛,所致病情危急,且可能为多因素、群体性伤害。因此要求施救者必须熟练掌握相关急救知识,并对病情做出快速反应、准确判断和有效救治。

## 第一节 中 暑

病例思考

患者,男,57岁,环卫工人,于10时30分,在户外从事垃圾箱清理工作,当时室外气温38 ℃。患者突然晕倒,呼之不应,被立即送往当地医院救治。查体:体温42 ℃,脉搏120 次/min,呼吸6~7 次/min,血压68/34 mmHg。意识不清,查体不合作;双侧瞳孔大小为1.5 mm,对光反射消失;点头样呼吸,双肺呼吸音粗,双肺底可闻及散在湿啰音;心率120 次/min,律齐;四肢肌力检查配合差,肌张力无亢进。生理反射存在,病理反射未引出。

**请思考:**①该患者最可能发生了什么状况? ②为进一步明确诊断,需要尽快协助医生为患者做哪些检查? ③可采取哪些措施为患者降温? 降温时的注意事项有哪些?

中暑(heat illness)是指人体长时间暴露于高温、高湿或无风的环境中,由于热平衡和(或)代谢紊乱等引起的以中枢神经系统和(或)心血管系统障碍为主要表现的急性热损伤疾病。中暑是一种严重威胁人类健康的急危重疾病,其病情进展迅速,可因出现全身炎症反应综合征(systemic inflammatory response syndrome)和多器官功能障碍综合征(multiple organ dysfunction syndrome, MODS)而导致高死亡率。

国际上按照病因将中暑分为经典型中暑及劳力型中暑两种类型。经典型中暑的发生通常与非剧烈体力活动的情况下暴露于炎热的环境中有关,常见于幼儿及老年人或慢性疾病患者。临床上患者往往表现为无汗或存在排汗功能障碍,以机体缺水的表现较为常见,该类患者少有发生严重的横纹肌溶解及肾功能障碍;而劳力型中暑通常发生于炎热环境下从事强体力活动的健康青年或体格强壮人群,因大量排汗或其他方式的体液丧失导致患者出现水、电解质紊乱,故其常表现为低钙血症,伴有血钾不同程度的异常。目前国内将中暑按临床严重程度分为:先兆中暑、轻症中暑和重症中暑。重症中暑可分为热痉挛(heat cramp)、热衰竭(heat exhaustion)和热射病(heat stroke),但临床上常难以严格区分,可多种类型混合存在。

## 一、病因和发病机制

### (一)病因

1.机体产热增加 正常情况下,机体产热和散热处于动态平衡。当人体在高温或强辐射热环境下从事长时间的劳动,机体产热增加,容易发生热蓄积,如无足够的防暑降温措施则会引起中暑。在同样气温条件下,湿热比干热更容易引起中暑,且与个体因素有关。年老、体弱、肥胖、脱水、睡眠不足、糖尿病、甲状腺功能亢进、水土不服、用阿托品及抗胆碱能药物影响汗腺分泌等情况,均可增加中暑的风险。

2.机体散热减少 在湿度较高和通风不良的环境下从事重体力劳动也可发生中暑。此外,穿透气不良的衣服及汗腺功能障碍(如先天性汗腺缺乏症、广泛皮肤烧伤后瘢痕形成等)也可导致中暑的发生。

3.机体热适应能力下降 热负荷增加时,机体会产生应激反应,通过神经系统的各种反射调节来适应环境变化,维持正常的生命活动,当机体这种调节能力下降时,对热的适应能力下降,机体容易发生代谢紊乱而发生中暑。常见于糖尿病患者、心血管病患者、老年人、久病卧床者、产妇、常年在高温条件下工作的人等。

### (二)发病机制

正常人体在下丘脑体温调节中枢的控制下,体内产热与散热处于动态平衡,使体温维持在37 ℃左右。当环境温度在35 ℃以下时,通过辐射、传导与对流途径散发的热量约占人体总散热量的70%。当空气干燥、气温超过35 ℃时,蒸发散热几乎成为机体最重要也是唯一的散热方式。此外,机体还通过排泄大小便、外界空气进入体内时经鼻腔加热等方式散热。

当外界环境温度增高时,机体大量出汗,引起失水、失盐。若机体以失盐为主或仅单纯补水,易导致血钠降低,引起热痉挛;大量液体丧失会导致失水、血液浓缩、肾血流量减少、尿液浓缩,尿少;在高热和热的强辐射下,体温调节中枢兴奋性增加,导致中枢运动区抑制,在高温时特别在阳光暴晒下,使脑膜及脑组织充血、水肿,导致头痛,眩晕,恶心、呕吐等;因机体失水较多,血容量不足,若同时发生血管舒缩功能障碍,则易发生外周循环衰竭;如外界环境的温度持续增高,机体散热绝对或相对不足,汗腺疲劳,引起体温调节中枢功能障碍,导致体温急剧增高,产生严重的生理和生化异常而发生热射病,俗称"发痧"。

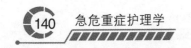

## 二、病情评估与判断

### (一)病情评估

1. 病史　重点询问患者有无引起机体产热增加、散热减少或热适应能力下降的原因存在,如是否在高热环境中长时间工作、未补充水分等,此为中暑的主要诊断依据。同时要注意排除流行性乙型脑炎、细菌性脑膜炎、中毒性细菌性痢疾、脑型疟疾、脑血管病、脓毒症、甲状腺危象、伤寒、抗胆碱能药物中毒等原因引起的高温综合征。

2. 临床表现　根据临床表现的轻重程度分为先兆中暑、轻症中暑和重症中暑。

(1)先兆中暑　患者在高温环境下工作或生活一定时间后,出现大汗、口渴、头晕、注意力不集中、眼花、耳鸣、胸闷、心悸、恶心、四肢无力、体温正常或略升高,不超过38 ℃。如及时将患者转移到阴凉通风处安静休息,补充水、电解质,即可恢复。

(2)轻症中暑　除具有先兆中暑症状外,同时兼有以下情况之一:①面色潮红、皮肤灼热、胸闷、心悸;②体温在38 ℃以上;③出现早期周围循环衰竭的表现,如恶心、呕吐、面色苍白、四肢皮肤湿冷、多汗、脉搏细速、血压下降等。若给予及时有效的处理,3～4 h可恢复正常。

(3)重症中暑　除具有轻症中暑症状外,伴有高热、痉挛、晕厥和昏迷。重症中暑按表现不同分为以下三种。

1)热痉挛:人体在高温环境下进行剧烈活动,大量出汗后出现肌肉痉挛性、对称性和阵发性疼痛,持续约3 min后缓解,常在活动停止后发生。多发生在四肢肌肉、咀嚼肌、腹直肌,最常见于腓肠肌,也可发生于肠道平滑肌。无明显体温升高。常发生于健康青壮年。

2)热衰竭:在严重热应激时,由于体液和体钠丢失过多、补充不足所致。临床表现为疲乏、无力、眩晕、恶心、呕吐、头痛等。可有明显脱水征,如心动过速、低血压、直立性晕厥。可出现呼吸增快、肌痉挛、多汗。体温可轻度升高,无明显中枢神经系统损害表现。检查可见血细胞比容增高、低钠血症、轻度胆汁血症和肝功能异常。常见于老年人、儿童和慢性疾病患者。

3)热射病:又称中暑高热,属于高温综合征(hyperthermia syndrome),是中暑最严重的类型,可发生在任何年龄。典型的临床表现是高热、无汗和意识障碍。临床上依据发病时患者所处的状态和发病机制分为劳力型热射病和经典型热射病。劳力型热射病常见于平素健康的年轻人,多发生在高温、高湿或强烈的太阳照射环境中劳动或者运动数小时后。前驱症状为头晕、头痛、疲乏无力、心悸、恶心,随之体温迅速升高,可达41 ℃以上,最高可达46.5 ℃,皮肤灼热无汗、嗜睡,甚至谵妄、抽搐和昏迷。周围循环衰竭时表现为面色苍白、呼吸表浅、脉搏细速、血压下降,严重时出现休克、多器官功能障碍综合征及弥散性血管内凝血(disseminated intravascular coagulation,DIC)。经典型热射病常发生在老年人、体弱者、有慢性疾病的人群,一般为逐渐起病。前驱症状不易发现,1～2 d后症状加重,表现为意识模糊、谵妄、昏迷等,或有大小便失禁,体温升高,可高达40～42 ℃。

3. 辅助检查

(1)血常规　外周血白细胞总数升高,其中以中性粒细胞升高为主,提示合并感染。

(2)血生化　血尿素氮、血肌酐可升高。血清电解质检查可发现有高钾、低氯、低钠血症。

(3)尿常规　可有不同程度的蛋白尿、血尿、管型尿改变。尿液分析有助于发现横纹肌溶解和急性肾衰竭证据。

### (二)病情判断

根据病史和临床表现可判断患者是否发生中暑。评估中暑的原因、损伤持续时间、开始施救时间。评估中暑的程度,体温,水、电解质紊乱和酸碱失调情况。严密观察意识、生命体征、肌张力、尿量变化。此外,重度中暑应与脑炎、脑膜炎、脑血管意外、脓毒血症、甲状腺危象、伤寒及中毒性痢疾等疾病相鉴别。

### 三、救治与护理

#### (一)救治原则

急救原则为尽快使患者脱离高温环境、迅速降温和保护重要脏器功能。

1. 现场救护

(1)脱离高温环境 迅速将患者搬离高温、高湿环境,安置到通风良好的阴凉处或 20 ~ 25 ℃房间内,解开或脱去外衣,患者取平卧位。

(2)降温 轻者可用冷水擦拭皮肤,直至体温低于 38 ℃。可使用电风扇、空调、扇子等帮助降温。也可口服淡盐水或含盐清凉饮料。

一般情况下,先兆中暑和轻症中暑的患者经现场救治后均可恢复正常,但对疑为重症中暑者,应立即送往医院。转送指征:体温>40 ℃;行降温措施后体温仍>40 ℃;意识障碍无改善;缺乏必要的救治条件。

2. 医院内救护 对于重症高热患者,降温速度决定患者预后。通常应在 1 h 内使直肠温度降至 37.8 ~ 38.9 ℃。降温措施包括环境降温、物理降温和药物降温。

(1)环境降温:将患者安置在 20 ~ 25 ℃房间内,以增加辐射散热,有助于患者的体温尽快恢复正常。

(2)物理降温

1)体表降温:头部降温可选用橡皮冰帽、电子冰帽以降低进入颅内血液温度,或在颈部、腹股沟、腋窝等处放置冰袋,但要注意避免局部冻伤。全身降温可采用冰水或乙醇擦浴,用 40% ~ 50% 乙醇或冰水擦拭全身皮肤,边擦拭边按摩使皮肤血管扩张,血液循环增快,皮肤散热加速而降温。冰水浴可将患者浸浴在 4 ℃冰水中,并不断按摩四肢皮肤,使血管扩张,促进散热。浸浴时每 10 ~ 15 min 测肛温一次,肛温降至 38 ℃时,停止冰水浴;体温回升到 39 ℃以上时,可再行浸浴。

2)体内中心降温:对于重度中暑者可给予 4 ~ 10 ℃的 10% 葡萄糖氯化钠 1 000 mL 注入患者胃内或 4 ℃糖盐水 200 mL+氨基比林 0.5 g 溶解后保留灌肠,有抽搐者可加入 10% 水合氯醛 15 mL,以制止痉挛。有条件者可以用低温透析液(10 ℃)进行血液透析。

3)降温的注意事项:①冰水、乙醇敷擦时,冰袋放置位置应准确,并注意及时更换,尽量避免同一部位长时间直接接触,以防冻伤。擦拭时应顺着动脉走行方向进行,大动脉处应适当延长时间,以提高降温效果。②乙醇擦浴的手法为拍打式擦拭背、臀及四肢,避免摩擦式手法,因摩擦式易产热。擦浴前头部放冰袋,以减轻头部充血引起的不适,足底放热水袋以增加擦浴效果。禁止擦拭胸部、腹部及阴囊处。③冰水擦拭和冰水浴者,在降温过程中,必须用力按摩患者四肢及躯干,以防止周围血管收缩,导致皮肤血流淤滞。④老年人、新生儿,以及昏迷、休克、心力衰竭、体弱或伴心血管基础疾病者,不能耐受冰浴,应禁用。必要时可选用冷水浴或凉水淋浴。⑤应用冰帽、冰槽行头部降温时,应及时放水和添加冰块。

(3)药物降温 注意必须与物理降温同时使用。药物降温可防止肌肉震颤,减少机体分解代谢,从而减少机体产热,扩张周围血管,以利散热。

1)氯丙嗪:25 ~ 50 mg 稀释在 500 mL 4 ℃的葡萄糖氯化钠溶液内,快速静脉滴注,2 h 内滴注完

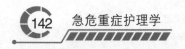

毕。氯丙嗪具有调节体温中枢、扩张血管、松弛肌肉、降低氧耗的作用,但低血压患者应禁用。

2)地塞米松:10～20 mg 静脉注射,既能改善机体反应性,又有助于降温,并能预防脑水肿。对轻度脑水肿,尚有脱水作用。

3)人工冬眠:氯丙嗪 8 mg+哌替啶 25 mg+异丙嗪 8 mg,从墨菲氏(Murphy)滴管内滴入,1 h 无反应,可重复应用一次,注意观察血压、呼吸变化。也可以用退热栓直肠内放入,或者按医嘱抽取退热针剂如清开灵注射液双侧曲池穴穴位注射。

(4)对症处理　保持呼吸道通畅,昏迷或呼吸衰竭者行气管插管,使用呼吸机辅助通气;适当应用抗生素预防感染;控制心律失常;注意防治急性肾衰竭、脑水肿、感染、DIC 等并发症。

### (二)护理措施

1. 保持有效降温

(1)现场降温　①迅速脱离高温、高湿环境,转移至通风阴凉处,将患者取平卧位并去除全身衣物。②使用冷水喷洒或湿毛巾擦拭全身。③扇风,加快蒸发、对流散热。

(2)转运途中降温　①打开转运车内空调或窗户;②冷水擦拭全身;③输液。

(3)医院内降温　见本节三、救治与护理部分。

2. 密切观察病情变化

(1)降温效果的观察　①降温过程中应密切监测肛温,每 15～30 min 测量一次,根据肛温变化调整降温措施。②观察末梢循环情况,以确定降温效果。如患者高热而四肢末梢厥冷、发绀,可提示病情加重;经治疗后体温下降、四肢末梢转暖、发绀减轻或消失,则提示治疗有效。③如有呼吸抑制、深昏迷、血压下降(SBP<80 mmHg)停用药物降温。

(2)并发症的监测

1)监测有无水、电解质失衡,及时发现由于补液过量引起的低钠血症。

2)监测有无急性肾功能衰竭:行留置导尿管术,正确记录尿量,检测尿量、尿色、尿比重,以观察肾功能状况,深茶色尿和肌肉触痛往往提示横纹肌溶解。必要时做血液透析。

3)监测有无脑水肿:密切监测神志、瞳孔、脉搏、呼吸的变化,必要时可测量中心静脉压、肺动脉楔压、心排血量及体外循环阻力指数等,应用激素和脱水剂。

4)监测有无感染及 DIC:密切观察体温变化;监测凝血酶原时间、凝血活酶时间、血小板计数和纤维蛋白原以协助医生明确诊断,防止 DIC。

3. 对症护理

(1)保持呼吸道通畅　休克患者采取平卧位,头部偏向一侧,可防止舌后坠阻塞气道,及时清除鼻咽分泌物,保证吸氧,必要时人工机械通气。

(2)口腔护理　每日清洁口腔两次,以防感染与溃疡。

(3)皮肤护理　因高热应用退热药物导致患者出汗较多,大汗者应及时更换衣裤及被褥,注意皮肤清洁卫生,定时翻身防止压力性损伤,定时按摩增加血液循环。

(4)安全护理　应置患者于保护床内,防止坠床和碰伤。为防舌咬破,床边应备开口器与舌钳。

(5)饮食护理　饮食应以半流质为主,加强多种营养,保证营养供给。

# 第二节　淹　溺

**病例思考**

　　患者,男,23岁,在水库游泳时意外淹溺,被他人发现后救起。当时患者剧烈咳嗽、呼吸急促,并咳出粉红色泡沫样痰,全身皮肤发绀,腹部膨隆。

　　请思考:①患者被救起后应如何对患者进行现场救护? ②针对该患者在院内应采取哪些护理措施?

　　淹溺(drowning)常称溺水,是指人淹没于水或其他液体中,由于液体、污泥等物充塞呼吸道及肺泡或反射性引起咽喉痉挛发生窒息和缺氧,肺泡失去通气、换气功能,使人体处于一种危急状态。淹溺并非时间上某一点的概念,无论患者存活或死亡都属于淹溺概念的范畴。淹溺是意外死亡的常见原因之一,我国每年有五万余人因淹溺死亡,在青少年意外伤害致死的事故中,淹溺事故发生率位居首位。

## 一、病因和发病机制

### (一)病因

　　1. 人淹溺于水中后,本能地出现反射性屏气和挣扎,避免水进入呼吸道。但由于缺氧,不能坚持屏气而被迫深呼吸,从而使大量水进入呼吸道和肺泡,阻滞气体交换,引起严重缺氧、高碳酸血症和代谢性酸中毒。

　　2. 在浅水区跳水,头撞硬物,发生颅脑外伤而致淹溺、潜水意外而造成淹溺。

　　3. 患有心脑血管疾病的人员或者癫痫患者及其他不能胜任游泳运动的患者,在游泳时疾病急性发作而致淹溺。

　　4. 入水前饮用过量的酒或者使用过量的镇静药物而致淹溺。

### (二)发病机制

　　1. 根据淹溺的性质分类　分为干性淹溺和湿性淹溺。干性淹溺是指人入水后,因受强烈刺激(惊慌、恐惧、骤然寒冷等),引起喉痉挛导致窒息。呼吸肌和肺泡很少或无水吸入,约占淹溺者的10%。湿性淹溺是指人入水后,喉部肌肉松弛,吸入大量水分充塞呼吸道和肺泡引发窒息,水大量进入呼吸道数秒后神志丧失,继而发生呼吸、心跳停止,约占淹溺者的90%。

　　2. 根据发生水域不同分类　分为淡水淹溺和海水淹溺。海水淹溺和淡水淹溺共同的基本病理改变是急性窒息所致的缺氧、二氧化碳集聚和酸中毒。

　　(1)淡水淹溺　一般而言江、河、湖、池中的水渗透压低,属于淡水。当人体吸入大量淡水后,一方面使肺泡表面活性物质减少,内皮细胞受损,肺泡萎缩,引起肺不张,加重气体交换障碍和缺氧;另一方面由于淡水渗透压低,可迅速经肺泡被吸收至血液循环,使血容量增加,血液稀释而发生血电解质平衡失常,红细胞破裂引起血管内溶血,血钾浓度增高,血钠、钙、氯浓度降低,血浆蛋白减少。血容量增加和血液稀释可引发心力衰竭、肺水肿;高钾血症和低钙血症可诱发心室颤动和其他心律失常,甚至心搏骤停;血电解质的平衡失常可引起代谢性酸中毒;血红蛋白沉积在肾小管内,引起肾小管阻塞、坏死,而致肾小管坏死性肾病、肾衰竭。污水进入肺部还可引起肺部严重感染、急性呼吸窘迫综合征、DIC 等。

(2)海水淹溺　海水内含有 3～5% 氯化钠和大量钙盐、镁盐,为高渗性液体,渗透压高,是血浆的 3～4 倍。海水吸入肺泡后,其高渗压使血管内的液体或血浆大量进入肺泡内,一方面阻碍气体交换,造成体内缺氧和二氧化碳潴留,另一方面刺激肺泡,使血液中的水分和血浆进入肺泡腔,引起急性肺水肿。约 75% 病例有明显混合性酸中毒;几乎所有患者都有不同程度低氧血症,最后引发心力衰竭而死亡。由于体液从血管内进入肺泡,可出现血液浓缩、血容量降低、低蛋白血症、高钠血症。海水淹溺可引起高钙血症和高镁血症。高钙血症可导致心律失常,甚至心搏骤停。高镁血症可抑制中枢和周围神经,扩张血管和降低血压,导致心律失常,甚至心跳停止。海水淹溺与淡水淹溺的病理改变特点见表 9-1。

(3)其他　如不慎跌入粪池、污水池和化学物贮槽时,可附加腐生物和化学物的刺激、中毒作用,引起皮肤和黏膜损伤、肺部感染及全身中毒。

表 9-1　海水淹溺与淡水淹溺的病理改变特点比较

| 项目 | 海水淹溺 | 淡水淹溺 |
| --- | --- | --- |
| 血容量 | 减少 | 增加 |
| 血液性状 | 血液浓缩 | 血液稀释 |
| 红细胞损害 | 很少 | 大量 |
| 血浆电解质变化 | 高血钠、高血钙、高血镁 | 低钠血症、低氯血症和低蛋白血症、高钾血症 |
| 心室颤动 | 极少发生 | 常见 |
| 主要致死原因 | 急性肺水肿、急性脑水肿、心力衰竭 | 急性肺水肿、急性脑水肿、心力衰竭、心室颤动 |

## 二、病情评估与判断

### (一)病情评估

1.淹溺史　应向淹溺者的陪同人员详细了解淹溺发生的时间、地点和水源性质、现场施救情况以指导急救。

2.临床表现　淹溺者的临床表现个体差异较大,与淹溺持续时间长短、吸入液体量多少、吸入液体的性质及器官损害范围有关。缺氧是淹溺者最重要的表现,可引起全身缺氧,导致呼吸、心搏骤停,脑水肿,肺部吸入污水可发生肺部感染。在病程演变中可发生低氧血症、弥散性血管内凝血、急性肾衰竭、多器官功能障碍综合征。如淹没于粪池、污水池和化学物贮槽等处时,除淹溺窒息表现外,还会伴有相应的皮肤、黏膜损伤和全身中毒。

(1)症状　淹溺者常表现为窒息、昏迷及意识不清,呼吸、心跳微弱或停止。在复苏过程中可出现各种心律失常、肺水肿表现,甚至心室颤动、心力衰竭、脑水肿、ARDS 等各种临床表现。肺部感染较为常见。海水淹溺者口渴感明显,最初数小时可有寒战、发热。冷水淹溺者可发生低温综合征。

(2)体征　淹溺者皮肤发绀,颜面肿胀,球结膜充血,口鼻充满泡沫和泥污。常出现精神状态改变,烦躁不安、抽搐、昏睡、昏迷和肌张力增加。呼吸表浅、急促或停止。肺部可闻及干、湿啰音,偶有喘鸣音,心律失常,心音微弱或消失。腹部膨隆,四肢厥冷。有时可发现头、颈部损伤。

3. 辅助检查　海水淹溺者血钠、血氯增高,血钾变化不明显,血中尿素增高。淡水淹溺者血钾增高,血钠、血氯下降。胸部 X 射线检查常显示斑片状浸润,有时出现典型肺水肿征象。住院 12 ~ 24 h吸收好转或进展恶化。如果胸片异常加重或肺内阴影持续存在 10 d 以上,则提示吸入水后继发细菌性肺炎。约有 20% 的病例胸片无异常发现。

### (二)病情判断

有确切的淹溺史或伴有下列症状,如面部肿胀、青紫、四肢厥冷、呼吸和心跳微弱或停止,口、鼻充满泡沫或污泥,腹部膨胀、胃内充满水而呈胃扩张,即可诊断为淹溺。

## 三、救治与护理

缺氧的时间和程度是淹溺预后最重要的影响因素。淹溺者的救护原则为迅速将患者救离出水,立即恢复有效通气,实施心肺复苏,根据病情对症处理。

### (一)救治原则

1. 现场救护

(1)自救　误入水且不会游泳者,落水后不要心慌意乱,应采取仰面位,头顶向后,口向上方,使口鼻露出水面。呼气宜浅,吸气宜深,使身体浮于水面,等待他人抢救。不可将手上举或挣扎,举手反而易使人下沉。会游泳者,若因小腿腓肠肌痉挛而致淹溺,应息心静气,及时呼人援救,同时自己将身体抱成一团,浮上水面。深吸一口气,把脸浸入水中,将痉挛下肢的踇趾用力向前上方拉,使趾跷起来,持续用力,直到剧痛消失。上岸后继续按摩和热敷患处。若手腕肌肉痉挛,可将手指上下屈伸,并采取仰面位,以两足游泳。

(2)他救　救护者应迅速游到淹溺者附近,对筋疲力尽的淹溺者,救护者可从头部接近;对神志清醒的淹溺者,救护者应从背后接近,用一只手从背后抱住淹溺者的头颈,另一只手抓住淹溺者的手臂游向岸边。如救护者游泳技术不熟练,则最好携带救生圈、木板或用小船进行救护,或投下绳索、竹竿等,使淹溺者握住再拖带上岸。救援时要注意,防止被淹溺者紧抱缠身而双双发生危险,如被抱住,应放手自沉,使淹溺者手松开,再进行救护。

(3)保持呼吸道通畅　立即清除口、鼻中的污泥、杂草,有义齿者取出义齿,并将舌拉出,对牙关紧闭者,可先捏住两侧颊肌然后再用力将口启开,松解领口和紧裹的内衣、胸罩和腰带,确保呼吸道通畅。

(4)倒水处理　可选用下列方法迅速倒出淹溺者呼吸道和胃内积水。

1)膝顶法:急救者取半蹲位,一腿跪地,另一腿屈膝,将淹溺者腹部横置于救护者屈膝的大腿上,使头部下垂,并用手按压其背部,使呼吸道及消化道内的水倒出,如图9-1(1)。

2)肩顶法:急救者抱住淹溺者的双腿,将其腹部放在急救者的肩部,使淹溺者头胸下垂,急救者快步奔跑,使积水倒出,如图9-1(2)。抱腹法,急救者从溺水者背后双手抱住其腰腹部,使淹溺者背部在上,头胸部下垂,摇晃淹溺者,以利倒水,如图9-3(3)。倒水时注意使淹溺者头胸部保持下垂位置,以利积水流出;切忌倒水时间过长,以免影响心肺复苏的进行。

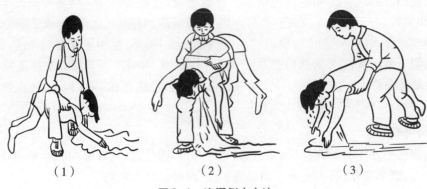

（1）　　　　　　　（2）　　　　　　　（3）

图9-1　淹溺倒水方法

（5）心肺复苏　呼吸心跳停止者应该立即进行心肺复苏。

（6）迅速转送医院,途中不中断救护　注意保护患者的头、颈部,怀疑有颈部损伤者要给予颈托保护。

2.医院内救护

（1）迅速将患者安置于抢救室内,换下湿衣裤,注意保暖,并进行向心性按摩。

（2）维持呼吸功能　给予高流量吸氧,对行人工呼吸无效者应及时行气管内插管,同时给予机械辅助通气,必要时行气管切开。及时清除呼吸道内存留水和分泌物,给予吸痰,确保呼吸道畅通。同时将40%~50%的乙醇置于湿化瓶内吸氧,可促进塌陷的肺泡复张、改善气体交换、纠正缺氧和迅速改善肺水肿。静脉注射呼吸兴奋剂,如洛贝林、尼可刹米等。

（3）维持循环功能　患者心跳恢复后,常有血压不稳定或低血压状态,应注意监测有无低血容量,掌握输液的量和速度,有条件者行中心静脉压(central venous pressure,CVP)监测,结合CVP、动脉压和尿量,分析、指导输液治疗。

（4）对症处理　①纠正低血容量:对淡水淹溺而血液稀释者,静脉滴注3%氯化钠注射液500 mL,必要时可重复一次。对海水淹溺者,由于大量体液渗入肺组织,血容量偏低,可予5%葡萄糖注射液或低分子右旋糖酐。严格控制氯化钠注射液用量,注意纠正高钾血症及酸中毒。②防治脑水肿:使用大剂量肾上腺皮质激素和脱水剂防治脑水肿。③防治肺部感染:由于淹溺时泥沙、杂物、呕吐物等吸入气管,容易发生肺部感染,应给予抗生素预防或治疗。对污染水域淹溺者,除进行常规抢救外,应尽早实施经支气管镜下灌洗。④防治急性肾功能衰竭。⑤纠正水、电解质和酸碱失衡。⑥注意其他并发症与骨折等的处理。

（二）护理措施

1.密切观察病情变化

（1）严密观察患者的神志、呼吸频率、深度,及时评估呼吸困难程度。观察有无咳痰,痰液的颜色、性质、量,听诊肺部啰音及心率、心律情况,测量血压、脉搏。

（2）注意监测尿液的颜色、量、性质,准确记录尿量。

2.输液护理　对淡水淹溺者应严格控制输液速度,从小剂量、低速度开始,避免短时间内大量液体输入,加重血液稀释程度和肺水肿。当海水淹溺者出现血液浓缩症状时,应及时保证5%葡萄糖注射液和血浆等液体的输入,切忌输入生理盐水。

3.复温护理　对于淹溺者,水温越低,人体的代谢需要越小,存活机会越大。某些淹溺者在冷水中心搏骤停30 min后仍可复苏。但是低温亦是淹溺者死亡的常见原因,在冷水中超过1 h复苏很难成功。因此,及时复温对患者的预后非常重要。患者心跳、呼吸恢复以后,应脱去湿冷的衣物,以干爽的毛毯包裹全身予以复温。其他复温方法尚有热水浴法、温热林格液灌肠法等。注意复温时速度不能过快,使患者体温恢复到30～32 ℃,并尽快送至医院,在医院内条件下进行复温。

4. 做好心理护理　消除患者焦虑与恐惧心理,向其解释治疗措施和目的,使其能积极配合治疗。对于自杀淹溺的患者应尊重患者的隐私权,注意引导其正确对待人生、事业、他人。保持心理反应的适度,防止心理反应的失常,积极配合治疗。同时做好其家属的思想工作,以协助护理人员使患者消除自杀念头。

5. 预防　在海边、水池边等地需照看好儿童,不应让婴儿、儿童、老人及残疾人独自留在浴池中。对儿童加强教育及看护,对泳池加强规范管理及建立完善的应急救护流程。

# 第三节　电击伤

电击伤(electrical injury)又称触电,是指一定量的电流或电能量(静电)通过人体,引起组织不同程度损伤或器官功能障碍,甚至死亡。电流能量转化为热量还可造成电烧伤。雷电即闪电(lightning)是一瞬间的超高压直流电引起的一种特殊电击伤。

## 一、病因和发病机制

### (一)病因

触电常见的原因是人体直接接触电源,或在高压电和超高压电场中,电流或静电电荷经空气或其他介质电击人体。触电常发生于违反用电操作规程者;供电线路安装不合格;电器设备损坏或者不合格;交通事故致电线杆倒地,电线折断漏电;日常生活中接触异常电源(晒衣丝接触外皮损坏的电线、风筝线缠绕电线后用力牵拉);风暴、地震、火灾使电线断裂也可使人体意外触电。雷击常见于农村旷野。

### (二)发病机制

人体作为导电体,在接触电流时,即成为电路的一部分。电流对人体的伤害包括电流本身及电流转换为电能后的热和光效应两个方面的作用。电击伤通过产热和电化学作用引起人体器官生理功能障碍,一是引起心室颤动,导致心搏骤停,此常为低电压触电死亡原因。二是对延髓呼吸中枢的损害,引起呼吸中枢抑制、麻痹,导致呼吸停止,此常为高压触电死亡原因。电流转换为热和光效应则多见于高压电流对人的损害,造成人体的电烧伤,轻者仅烧伤局部皮肤和浅层肌肉,重者则可烧伤肌肉深层,甚至骨髓。

### (三)触电方式

1. 单相触电　单相触电也称单线触电,是指人体接触一根电线,电流通过人体,经皮肤与地面接触后由大地返回,形成电流环形通路。此种触电是日常生活中最常见的电击方式。

2. 二相触电　是指人体不同的两处部位同时接触同一电路上的两根电线,电流从电位高的一根,经人体传导流向电位低的一根电线,形成环形通路而触电。

3. 间接接触触电　主要是跨步电压触电,跨步电压差也可引起电损伤。当电线断裂落地,以落地点为中心的 20 m 以内地区形成很多同心圆,各圆周的电压不同。电压由中心点向外周逐渐降低。如有人走近 10 m 以内的区域,两脚迈开 0.8 m,两脚之间即形成电压差,称为跨步电压,电流从电压高的一只脚进入,从电压低的一只脚流出,引起肌肉痉挛,使人触电。如果人跌倒,电流可流经心脏,会造成更大损伤。

### (四)影响触电损伤严重程度的因素

1. 电流类型　电流分交流电和直流电两种,人体对两种电流的耐受程度各异。交流电低频对人体的危害比高频大,高频电流对人体的危害相对要小,当电流频率超过 20 000 Hz 时,损害明显减轻。通常情况下,对人体而言,交流电较直流电危险。但当电压过高时,直流电更危险,因其可导致肌肉强直性收缩,引起心搏骤停,致死率高。

2. 电流强度　一般来说,1～2 mA 的电流可以引起刺痛感;15～20 mA 的电流可以使肌肉出现强直性收缩,但可摆脱电流;20～25 mA 的电流可使手的屈肌发生收缩,不能摆脱电源而造成手烧伤,呼吸肌收缩产生呼吸困难;50 mA 以上的电流,如通过心脏,可引起心室颤动或心搏骤停,另外还可以引起呼吸肌痉挛而致呼吸停止;100 mA 以上的电流通过脑部,可造成意识丧失。因此,电流强度是决定人体组织损伤程度的因素之一。

3. 电压高低　皮肤干燥时,24 V 以下为安全电压。电压越高,产生电流就越大,对人体伤害也越重。

4. 电阻大小　电阻越小,通过的电流越大,组织损害越严重。身体不同组织所含的水分和电解质含量不同,电阻大小也不同。电阻依次增多的组织为神经、血管、肌肉、内脏、皮肤、肌腱、脂肪和骨骼。

5. 电流通过途径　触电时,电流通过人体的途径不同,对组织器官的损害危险程度也不同。电流从上肢或头顶进入体内,经心脏由下肢流出,可引起心室颤动甚至心搏骤停。如电流从一脚进入,通过腹部由另一脚流出,则危害性较小。凡电流流经心脏、脑干或脊髓者,均可导致严重后果。

6. 电流接触时间　电流对人体的损害程度与接触电流的时间成正比。电流通过人体时间越长,机体受损越严重。

## 二、病情评估与判断

### (一)触电史

向触电者或陪同就诊人员详细了解触电经过,包括时间、地点、电源情况等,以指导抢救。

### (二)临床表现

轻者仅有瞬间感觉异常,重者可致死亡。

1. 全身表现　头痛、头晕、心悸等。高压触电,特别是雷击时,常发生意识丧失,心搏、呼吸骤停,如复苏不及时可致死亡。幸存者可有定向力丧失和癫痫发作。部分病例有心肌和心脏传导系统损害,心电图出现心房颤动、心肌梗死和非特异性 ST 段降低。组织损伤区或体表烧伤处丢失大量液体时可出现低血容量性休克。肾脏直接损伤和坏死肌肉组织导致肌球蛋白尿、溶血后血红蛋白损伤肾小管,可发生急性肾衰竭,脱水和血容量不足亦加速急性肾衰竭的发生。

2. 局部表现　低压电引起的损伤伤口较小,一般不损伤内脏。高压电引起的损伤常见于电流进出部位,皮肤入口灼伤比出口严重,进口与出口可能不止一个,烧伤部位组织炭化或坏死成洞。电击周围部位,烧伤较轻。如有衣服点燃,可出现与触电部位无关的大面积烧伤。

高压电流损伤时由于肌肉组织损伤、水肿和坏死,使肌肉筋膜下组织压力增加,出现神经血管受压体征,出现脉搏减弱、感觉及痛觉消失,发生间隙综合征(compartment syndrome),常需行筋膜切开术。触电时大肌群强直性收缩,可发生脊椎压缩性骨折或肩关节脱位。电流可造成血管壁变性、坏死或血管栓塞。胸壁电击伤可深达肋骨及肋间肌并致气胸。腹壁损伤可致内脏坏死或中空脏器穿孔、坏死。

**3. 并发症** 可有短期精神异常、心律失常、肢体瘫痪、继发性出血或血供障碍、局部组织坏死继发感染、高钾血症、酸中毒、急性肾功能衰竭、周围神经病、永久性失明或耳聋、内脏破裂或穿孔等。

### (三)辅助检查

早期可有肌酸磷酸激酶(CPK)、同工酶(CK–MB)、LDH、谷氨酸草酰乙酸转氨酶(GOT)的活性增高。尿液中可见血红蛋白尿和肌红蛋白尿。心电图检查可出现传导阻滞或房性、室性期前收缩等心律失常。

## 三、救治与护理

### (一)救治原则

救护原则为迅速脱离电源,分秒必争地实施有效心肺复苏及心电监护。

**1. 现场救护**

(1)迅速脱离电源 根据触电现场情况,采用最安全、最迅速的办法,使触电者脱离电源。

1)切断电源:迅速关闭电源或拔掉插座。

2)挑开电线:用干燥竹竿或木棒等绝缘物,将触及触电者的电线挑开。注意将挑开的电线处置妥当,以免再触及他人。

3)切断电线:如在野外或远离电闸以及存在电磁场效应的触电现场,施救者不能接近触电者,不便将电线挑开时,可用绝缘钳子或干燥戴木柄的刀、斧或锄头斩断电线,使电流中断,并妥善处理电线断端。

4)拉开触电者:如触电者俯卧在电线或漏电的电器上,上述方法不易使用时,可用干木棒将触电者拨离触电处。或用干燥绝缘的绳索套在触电者身上,将其拉离电源。

在使触电者脱离电源的抢救过程中,应注意:①避免给触电者造成其他伤害。如人在高处触电时,应采取适当的安全措施,防止脱离电源后,从高处坠下骨折或死亡。②抢救者必须注意自身安全,严格保持自己与触电者的绝缘,未断离电源前决不能用手牵拉触电者。脚下垫放干燥的木块、厚塑料块等绝缘物品,使自己与地面绝缘。

(2)防止感染 保护好烧伤创面,防止感染。

(3)轻型触电者 就地观察及休息 1~2 h,以减轻心脏负荷,促进恢复。

(4)重型触电者 对心搏骤停或呼吸停止者立即进行心肺复苏,以减少并发症和后遗症。并迅速转送医院,途中不中断抢救。

**2. 医院内救护**

(1)维持有效呼吸 重症患者尽早做气管插管,必要时给予呼吸机辅助呼吸。注意清除气道内分泌物。

(2)心电监护和纠正心律失常 在触电过程中,由于电压、电流、频率的直接影响和组织损伤后产生的高钾血症及缺氧等因素,均可引起心肌损害和发生心律失常。故应进行心电监护,及时发现心律失常,最严重的心律失常是心室颤动。常用的除颤方法有电除颤和药物除颤。常用药物包括:

①盐酸肾上腺素，一般采用1~5 mg静脉注射或气管内滴入，如无效可每5 min注射一次。如触电后心搏存在，或有房性或室性期前收缩者禁止使用肾上腺素，以免引起心室颤动。②利多卡因，对异位心律有效，触电后发生心室颤动，如使用胸外电除颤无效，可继续做心肺复苏，并同时静脉给予利多卡因和加大电能量除颤，常有较好疗效。常用剂量：室颤时首次用量1 mg/kg，稀释后静脉缓慢注射，必要时10 min后再注射0.5 mg/kg，总量不超过3 mg/kg。

（3）创面处理　局部电烧伤的处理与烧伤处理相似。电损伤常常造成深部组织、肌肉的损伤和坏死，易发生破伤风和气性坏疽等厌氧菌感染。因此，在现场应保护好电烧伤创面，防止感染。在医院应对创面严格消毒，用无菌液或过氧化氢溶液冲洗创面。洗后以无菌敷料包扎。局部坏死组织如与周围健康组织分界清楚，应在伤后3~6 d及时切除焦痂。如皮肤缺损较大，则需植皮治疗。必要时应用抗生素和注射破伤风抗毒素预防破伤风的发生。还要特别注意伤口有无出血，床旁常规放置止血带或者扩创包，防止出血性休克的发生。条件允许的情况下可以考虑进行高压氧治疗。

（4）筋膜松解术和截肢　肢体受高压电热灼伤，大块软组织灼伤引起的局部水肿和小血管内血栓形成，可使电热灼伤远端肢体发生缺血性坏死。因而需要进行筋膜松解术，减轻灼伤部位周围压力，改善肢体远端血液循环。必要时做截肢手术。

（5）其他对症处理　预防感染，纠正水和电解质紊乱，防治肺水肿和急性肾功能衰竭。

## （二）护理措施

### 1. 严密观察病情变化

（1）定时监测生命体征　测量呼吸、脉搏、血压及体温。注意呼吸频率，判断有无呼吸抑制及窒息发生；注意患者神志变化，对清醒患者应给予心理安慰，减轻其恐惧心理，同时注意患者出现电击后精神兴奋症状，应说服患者休息。

（2）心律失常的监测　对复苏后患者尤其应仔细检查心率和心律，每次心脏听诊应保持5 min以上，判断有无心律失常。

（3）肾功能的监测　观察尿的颜色和量的变化，对严重肾功能损害或脑水肿损害使用利尿剂和脱水剂者，应准确记录尿量。电击伤休克期尿量要求不少于30 mL/h。

### 2. 合并伤的护理
注意触电者有无其他合并伤存在，因患者触电后弹离电源或自高空跌下，常伴有颅脑损伤、气胸、血胸、内脏破裂、四肢骨折、骨盆骨折等，应配合医生做好抢救工作。另外，患者电击伤清醒后，精神可能受到极大刺激和创伤，甚至留下遗忘症、惊恐等精神症状，可出现白内障或者视神经萎缩，亦可能致残。针对上述情况，护理人员要给予患者精心的护理，安排舒适安静的疗养环境，培养患者的自理能力，进行功能锻炼。必要时可转入康复科或者疗养机构进行康复。

### 3. 加强基础护理
病情严重者注意口腔护理、皮肤护理、伤口和残肢的护理，预防口腔炎和压力性损伤的发生。保持患者局部伤口敷料的清洁、干燥，防止敷料脱落。

### 4. 加强心理护理
首先要针对电击伤患者早期的恐惧心理，说明电击伤的可治性。其次做好后期的心理护理工作。因电击伤烧伤创面均为Ⅲ度，常深达肌肉至骨骼，病程较长，有时需要截肢。因此要针对电击伤后期患者因上述情况而出现的焦虑和抑郁心理，做好心理疏导工作，鼓励患者保持乐观的态度，积极配合治疗，争取早日康复。

### 5. 健康教育

（1）宣传安全要点知识。选择合格的电器产品，有可靠的接地线，合理使用电器，找专业人员维修电器。学会用电安全知识和触电救护，特别要防止儿童触电。

（2）严格安全生产用电的管理。遵守用电的操作规程，执行保护防范措施。

（3）遇到火灾等意外事故发生先切断电源。

（4）遇到雷雨天气，避免外出，切断电源线和外接天线。

（5）如在外遇到雷雨天气，不可在大树下、高压线下停留，远离避雷器。

（6）在野外遇到雷击，如感到头发竖起、皮肤刺痛，应立即卧倒，迅速滚向他处，以减轻身体的损伤程度。

（7）预防跨步电压触电。人在电线多地点应保持在 10 m 以上的安全距离，室内最少在 4 m 以上，室外最少在 8 m 以上。如果处在非安全区内，应采用单脚跳跃或者双脚小碎步离开危险区。

# 第四节 强酸、强碱损伤

强酸、强碱损伤是指强酸或强碱类物质接触皮肤后造成的腐蚀性损伤，以及进入血液后造成的全身中毒损伤。强酸、强碱损伤多因意外事故经体表接触或口服所致。

强酸类中毒主要指浓硫酸、浓硝酸、浓盐酸 3 种无机酸的中毒。强酸具有强烈的刺激性和腐蚀性，导致组织细胞蛋白凝固，细胞坏死。

强碱类物质主要包括氢氧化钠、氢氧化钾、氧化钠和氧化钾等，其他如碳酸钠、碳酸钾、氢氧化钙和氢氧化铵等。具有强烈的刺激性和腐蚀性，易溶于水、醇类及甘油等。经口误服，局部皮肤、黏膜接触可导致中毒。

## 一、强酸类中毒

### （一）中毒途径与中毒机制

1. 中毒途径 中毒主要是由于经口误服、误伤、呼吸道吸入大量酸雾、皮肤接触而致腐蚀性灼伤所引起。

2. 中毒特点 强酸能使蛋白质与角质溶解或凝固，呈界限明显的组织灼伤。局部病变根据酸的性质、浓度、接触时间、胃内有无食物及食物的种类而定。

（1）浓硫酸 有吸水的特性，与有机物接触，能使有机物质炭化。浓硫酸含三氧化硫，与空气接触后，浓硫酸会释放出有刺激性的二氧化氮，吸入肺内与水接触而产生硝酸易致肺水肿，最小口服致死量为 8 mL。

（2）浓盐酸 可呈氯化氢气态，遇空气呈白色烟雾，具有强烈的刺激气味，吸入后刺激上呼吸道，可引起口腔、鼻、支气管黏膜充血、水肿、坏死、溃疡，眼睑痉挛或角膜溃疡。

（3）氢氟酸 可溶解脂肪和脱钙，造成持久的局部组织坏死。重者溃疡长期不愈，如不及时处理，损伤可深达骨膜，甚至引起骨骼坏死。

（4）草酸 可结合钙质，引起低血钙、手足抽搐。皮肤及黏膜可产生粉白色顽固溃烂。

（5）铬酸 接触引起溃烂及水疱，如不及时处理，铬离子可从创面吸收、导致全身中毒。铬酸雾反复吸入接触后可发生鼻中隔穿孔。

（6）口腔黏膜 接触不同酸类腐蚀剂，可产生不同颜色的痂：①吞服硫酸，痂呈黑色；②吞服硝酸，痂呈黄色；③盐酸可造成灰棕色痂；④冰醋酸或草酸可造成白色痂。若为口服硫酸，则可引起食管、胃、肠等可引起充血、水肿、坏死及溃疡，严重时导致受损器官的穿孔、瘢痕形成、狭窄及畸形。肝、肾常有脂肪变性和坏死。

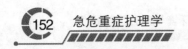

## （二）病情评估与判断

1. **皮肤接触者**　皮肤接触强酸类毒物后即发生灼伤、腐蚀、坏死和溃疡形成。不同的酸引起的损害不一。硫酸所引起的皮肤溃疡界限清楚，周围微红，溃疡较深，溃疡面上覆以灰白色或棕黑色痂皮，局部疼痛难忍。接触50%～60%硝酸后局部呈黄褐色，并有结痂，经1～2周后脱落；如接触98%的硝酸，皮肤局部呈褐色，结痂的皮肤界限清楚，周围红肿起疱，痂皮脱落后形成溃疡。盐酸接触皮肤后，易出现红斑和水疱。

2. **眼部接触者**　酸雾刺激或直接溅入眼部，可发生眼睑水肿、结膜炎、角膜混浊、穿孔，甚至全眼炎、失明。

3. **口服强酸者**　口服强酸类毒物后，口咽、喉头、食管、胃均有剧烈灼痛，反复恶心、呕吐，呕吐物含血液和黏膜组织，表现为口渴、喉头水肿、喉头痉挛、吞咽困难甚至窒息。食管及胃黏膜严重腐蚀，受损组织收缩变脆，严重者1～2 d内可发生穿孔。大量强酸吸收入血后，可发生酸中毒和肝、肾损害。病程后期，患者可发生食管、幽门和肠狭窄性梗阻。硝酸中毒除上述症状外，还可以导致高铁血红蛋白血症。

4. **吸入强酸者**　强酸烟雾吸入后可引起上呼吸道刺激症状，出现咳嗽、咳泡沫状痰或血痰、气促、喉或支气管痉挛、喉头水肿、胸部压迫感、呼吸困难、窒息。

## （三）救治与护理

1. 救治原则

（1）吸入性损伤处理　吸入强酸者，应尽快离开现场。给予异丙肾上腺素、麻黄碱、普鲁卡因、地塞米松类激素及抗生素间断滴入或雾化吸入。

（2）皮肤损伤处理　立即去除衣物，大量流动清水下冲洗，冲洗时间大于10 min。随后局部给予2%～4%碳酸氢钠溶液、1%氨水或肥皂水等冲洗以中和酸，然后再用生理盐水或清水冲洗创面，直至冲洗干净。若有局部水疱形成，应将水疱去除以免残留酸液加重病情。

（3）眼部损伤处理　眼部受到损害时，应立即用大量清水或生理盐水彻底冲洗，至少10 min，随后滴入1%阿托品眼液、可的松和抗生素眼药水。应密切观察病情变化，及时对症处理。

（4）口服损伤处理　一般禁忌催吐和用胃管洗胃，禁忌服用碳酸氢钠、碳酸钠溶液，以免产生二氧化碳气体而使胃肠道胀气甚至穿孔。应尽快给患者口服蛋清、牛奶或豆浆200 mL稀释强酸，继之口服氢氧化铝凝胶、2.5%氧化镁或7.5%氢氧化镁60 mL。

（5）其他处理　建立静脉通路给予补液；保持呼吸道通畅，必要时气管切开，并针对喉头痉挛和肺水肿给予必要的处理并给予氧疗；剧烈疼痛者可给予止痛剂如吗啡、派替啶等；可及早应用肾上腺素皮质激素，可预防性给予口服泼尼松，预防肺水肿；应用抗生素防治继发性感染。

2. 护理措施

（1）一般护理　尽快脱离中毒环境，如撤离有毒环境，脱去污染的衣服，局部创面清洗；建立有效的静脉通道，根据病情给予抢救处理，维持水、电解质平衡；留置导尿管记录出入液量。

（2）病情观察　严密观察患者的体温、呼吸、脉搏、血压、尿量及神智变化。重点观察局部体征的变化，如眼烧伤者眼部烧伤情况及其变化；呼吸道烧伤者，有无呼吸困难、喉头水肿；消化道烧伤者腹部有无异常表现。观察患者的痰液、呕吐物、大便情况。

（3）吸氧　喉头水肿、呼吸困难者给予吸氧，必要时气管切开。

（4）饮食　禁食，给予抗胆碱药物控制唾液分泌，烧伤后口腔分泌物增加、食管痉挛使分泌物在口腔积聚而致吸入性肺炎，给予胃肠外静脉营养支持、空肠造瘘营养支持治疗。

## 二、强碱类中毒

### (一)中毒途径与中毒机制

强碱类化学物质与组织(如皮肤和消化道等)接触后,迅速吸收组织内水分,可与组织蛋白结合形成可溶性、胶样的碱性蛋白盐,造成严重的组织坏死。此种坏死组织易于溶化而遗留较深的溃疡,严重时可形成烧伤。口服强碱后,食管和胃可发生穿孔或者导致消化道狭窄的后遗症。口腔黏膜有明显的水肿,呈红色或者棕色,并有溃疡。同时,碱吸收后可引起碱中毒和肝、肾脂肪变性与坏死。

### (二)病情评估与判断

1. 皮肤接触者　皮肤黏膜受强碱类毒物损伤后,发生充血、水肿、糜烂,局部先为白色,后变为红色和棕色,并形成溃疡,可导致严重化学烧伤。严重碱灼伤可引起体液丢失而发生休克。

2. 眼部接触者　可发生严重结膜炎、角膜炎、角膜溃疡、坏死,甚至失明。

3. 口服强碱者　口服强碱后,可发生口腔、咽喉、食管和胃的严重灼伤和腐蚀。常有强烈的烧灼痛、呕吐血性胃内容物、腹绞痛,常有腹泻及血性黏液便,严重者可发生胃及十二指肠穿孔。吸收过量的强碱可引起碱中毒、休克、昏迷、肝损伤、呼吸及循环功能障碍、肾功能衰竭。存活者常遗有食管狭窄。

4. 吸入强碱者　吸入高浓度氨气体,可引起呼吸道刺激症状,甚至咳出溶解坏死组织碎片,导致喉头水肿和痉挛、窒息、呼吸困难、肺水肿。少数病例可因反射性声门痉挛而发生呼吸骤停。

### (三)救治原则

救护者需要做好自身防护,如穿戴防护衣、防护手套、防护眼镜、防护面罩等,立即将患者救离现场。

1. 皮肤损伤处理　应立即去除污染衣物,在大量流动清水下反复冲洗 1 h 以上,直至创面无滑腻感,然后涂以 1% 醋酸、3% 硼酸、5% 氧化钠或 10% 枸橼酸钠溶液以中和剩余碱,切忌在冲洗前应用中和剂,以免产生中和热,加重组织灼伤。也可用 2% 醋酸湿敷皮肤损伤处。

2. 眼部损伤处理　禁用酸性溶液冲洗,以免产热造成眼睛热力烧伤。应立即用大量清水冲洗 10 min,然后滴入 0.5%～1.0% 硼酸、1% 的硫酸阿托品滴眼。高浓度氨气接触眼部应在冲洗后,交替滴入皮质类固醇眼液和抗生素眼液 1～2 h/次。角膜损伤者病情稳定后可行角膜移植。

3. 口服损伤处理　禁忌催吐、洗胃及导泻。立即给予清水 1 000～2 000 mL 漱口,用于稀释强碱的浓度,减轻损伤。然后口服食醋、3%～5% 醋酸、5% 稀盐酸、大量橘汁或柠檬汁,之后给予服用生蛋清或牛奶,随后再服植物油或者橄榄油 100～200 mL。碳酸盐中毒时忌用醋或醋酸,以免发生穿孔。

4. 吸入损伤处理　应给予吸氧,保持呼吸道通畅,必要时气管切开。

### (四)护理措施

1. 一般护理

(1)保持气道通畅　持续给予氧气吸入,出现喉头水肿而导致呼吸困难应给予气管切开;建立有效静脉通道,根据病情给予补液,对休克及脱水者,注意出入量及水、电解质平衡,做好护理记录;注意局部创面的处理和保护。

(2)口腔护理　口服强碱者,口腔黏膜易致糜烂、出血、坏死,应立刻使用大量清水、中和剂反复

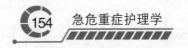

冲洗。已引起口腔黏膜灼伤者，口腔分泌物增加，再加上食管痉挛易致吸入性肺炎。因此，应加强口腔护理，可用 1%~4% 双氧水擦洗口腔，给予西瓜霜、锡类散涂抹口腔黏膜，3~4 次/d，防止厌氧菌感染，动作宜轻柔，尽量避开新鲜创面，急性期宜少漱口，以减少疼痛，避免再出血。

（3）营养支持　早期应禁食，经中心静脉胃肠外营养。中毒恢复期宜改为流质饮食，少量多餐，逐渐过渡到半流质、普食。避免干、硬、刺激性、不易消化食物的摄入，吞咽障碍者可考虑鼻饲供给营养及水分，应注意过早地插入胃管有引起食管狭窄延长的可能，应慎用。

2. 病情观察

（1）一般病情观察　及时给予心电监护，密切观察生命体征如体温、脉搏、呼吸、血压及意识状态、瞳孔大小变化及尿量、大便、局部创面和全身情况变化。

（2）并发症的观察　注意观察有无纵隔炎、腹膜炎的表现，有无发生急性呼吸窘迫综合征。口服酸碱后，剧烈疼痛或恶心、呕吐、胃肠道出血等综合因素作用下患者可能出现休克，应严密观察，防止发生急性肾功能衰竭。观察患者有无腹痛、腹肌紧张、压痛、反跳痛等情况出现，及早发现穿孔情况的发生。

# 第五节　动物咬伤

自然界中能够攻击人类造成损伤的动物有数万种，它们能利用其牙、爪、角、刺等袭击人类，造成咬伤、蜇伤和其他损失（包括过敏、中毒、继发感染、传染病）。咬、蜇伤造成人体软组织撕裂、挫伤、毁损，甚至伤及骨、关节、内脏。创口有较多的损伤组织及异物存留，加上动物口腔、唾液、爪甲及环境中病菌的污染，可引发各种感染。除了一般化脓性感染外，还可引起破伤风、气性坏疽等特殊感染。狂犬病、黄热病等传染病也经由咬蜇伤传播。此外，毒蛇咬伤、足节动物蜇刺的同时常注入毒素，可引起中毒甚至死亡。大多数动物咬伤是由人类熟悉的动物（宠物）所致。其中常见的有狗、猫、鼠咬伤等。

## 一、损伤特点

全身症状一般较轻，如伤口感染严重可出现淋巴管炎、头痛、头晕、发热等症状，甚至脓毒症、化脓性关节炎、骨髓炎、脑脓肿等并发症。

局部有利牙撕咬形成的牙痕和伤口，周围组织水肿、皮下出血、血肿、局部疼痛。部分病例在 8~24 h 后出现伤口感染表现，伤口疼痛加剧，周围渐次出现红肿、脓性分泌物，分泌物可有异常气味。从咬伤部位向外扩散红丝，咬伤部位上方淋巴结肿大。

狂犬病病毒属于弹状病毒科狂犬病毒属，动物通过互相间的撕咬而传播病毒。狂犬病是狂犬病毒所致的急性传染病，人畜共患，多见于犬、狼、猫等肉食动物，人多因被病兽咬伤而感染。临床表现为特有的恐水、怕风、咽肌痉挛、进行性瘫痪等。因恐水症状比较突出，故本病又名恐水症。目前对于狂犬病尚缺乏有效的治疗手段，因此人患狂犬病后的病死率几近 100%，患者一般于 3~6 d 内死于呼吸或循环衰竭，故应加强预防措施。

## 二、救治与护理

### (一)犬咬伤

如果狗被狂犬病毒传染后,其典型表现为两耳直立、双目直视、眼红、流涎、消瘦、狂叫乱跑、见人就咬、行走不稳。但是也有少数狗表现安静,离群独居。如受惊扰则狂叫不已,吐舌流涎,直至全身麻痹而死。这些动物虽无"狂犬病"典型表现,却携带有狂犬病毒,在发病的时候咬人同样致使人感染狂犬病毒。因此,被狗或猫咬伤后,都必须第一时间进行伤口处理。

人被狗或猫咬伤后,不管当时能否肯定是疯狗所为,都必须按下述方法及时进行伤口处理:若伤口出血,当出血量不多时,可暂缓止血。因为流出的血液可将伤口残留的病毒唾液冲走,起到一定的消毒作用。对于出血不多的伤口,要从近心端向伤口处挤压出血,以利排毒。可使用20%的肥皂水(或者其他弱碱性清洁剂)和一定压力的流动清水交替彻底清洗、冲洗所有咬伤和抓伤处至少15 min,然后用2%~3%碘酒(碘伏)或75%乙醇涂擦伤口进行消毒处理。

伤口处理完毕后,不必包扎,可任其暴露。对于其他部位被狗抓伤、舔吮及唾液污染的新伤口,均应按咬伤同等处理。被咬者应该尽快被送往附近医院或卫生防疫站接受狂犬病疫苗的注射,加强预防措施。

### (二)鼠咬伤

由于老鼠能传播多种疾病,被老鼠咬伤后,应做以下处理:立即用清洁水冲洗伤口,把伤口内的污血挤出,再用双氧水消毒。取鲜薄荷洗净、捣烂取汁,涂患处,可止痛、止痒、消肿。尽快到医院请医生诊治。

### (三)猫咬伤

不少家庭饲养宠物,如不慎被猫咬伤后,伤口局部会出现红肿、疼痛,严重时可引起淋巴管炎、淋巴结炎或蜂窝织炎。如猫染有狂犬病,其后果会更为严重。因此,必须做好现场急救处理。

四肢被猫咬伤时,应在伤口上方结扎止血带,然后再作清创处理。先用清水、盐开水或1:2 000高锰酸钾溶液冲洗伤口,然后再用碘酒或5%苯酚局部烧灼伤口(其他部位伤口处理同四肢)。伤势严重者应送医院急救。在狂犬病流行区,猫咬伤的处理应参照狗咬伤处理,以预防狂犬病。

---

### 思考题

1. 对中暑患者实施物理降温时,有哪些注意事项?
2. 淹溺者送至医院后,应实施哪些护理措施?
3. 电击伤的患者有哪些现场救护原则?
4. 病例分析:

患者,男,38岁,被1万伏高压交流电烧伤双上肢、腹部、右大腿及腹股沟区,局部创面碳化、肿胀。受伤时患者腹部及右大腿接触墙壁,电流由双手进入,右大腿及腹部流出,伤后患者意识丧失,3~5 s后自行恢复。患者双上臂肿胀较为明显,左上肢近手腕处形成环形焦痂。

**请思考:**①电烧伤后该患者可能发生哪些并发症?②电烧伤后应如何实施现场救护?

# 第十章　常见急危重症救护

▎学习目标▎

　　1. 知识目标　①掌握：常见急危重症的概念、病情评估与判断及护理措施。②熟悉：常见急危重症的救治原则。③了解：常见急危重症的病因、病理生理变化及辅助检查。
　　2. 能力目标　学生能运用所学知识对临床常见急危重症患者进行护理。

**病例思考**

　　谭××,男,68 岁,1 d 前无明显诱因突发心前区疼痛,伴汗出、乏力、咳嗽、恶心、呕吐,舌下含化硝酸甘油 0.5 mg 症状未缓解,4 h 后急诊来院。查体:急性病容,表情痛苦,大汗,皮肤湿冷,血压 76/52 mmHg,心率 125 次/min。行心电图检查示:$V_1 \sim V_3$ 导联 ST 段弓背抬高,cTnI>1.2 μg/L。

　　**请思考:**①该患者可能的诊断是什么? ②如何对该患者进行病情评估? ③救治原则如何执行? ④您认为对该患者如何进行护理?

# 第一节　哮喘急性发作

**病例思考**

　　李某,男,30 岁,已婚,工人。患者 2 年来常因饮食不当或受凉而发生呼吸不畅,喉中哮鸣。3 d 前因劳累、受凉,呼吸困难、喉中哮鸣又发作。现症:气粗息涌,喉中哮鸣,胸闷,咳嗽,痰黄,黏浊稠厚,咯吐不利,口渴喜饮,面赤,口苦,不恶寒。查体:体温 38.8 ℃,脉搏 110 次/min,呼吸 21 次/min,血压 130/80 mmHg。皮肤湿润有汗,双肺呼吸音粗,满布哮鸣音,呼气延长。舌质红,苔黄腻,脉滑数。辅助检查:血常规示白细胞 $11.2×10^9$/L,中性粒细胞 85%,嗜酸粒细胞 7%。胸部 X 射线片未见异常。

　　**请思考:**①您认为患者最可能的诊断是什么? ②对该患者应该如何进行病情评估? ③救治时应采取怎样的护理措施?

支气管哮喘(bronchial asthma),简称哮喘,是一种以多种细胞(如嗜酸性粒细胞、肥大细胞、T 淋巴细胞、中性粒细胞、气道上皮细胞等)和细胞组分参与的以气道慢性炎症和气道高反应性为特征的异质性疾病。主要特征包括广泛多变的可逆性气流受限、随病程延长而产生的一系列气道结构的改变,即气道重塑。临床表现为反复发作性的喘息、气短、胸闷或咳嗽等症状,通常在夜间和凌晨发作或加重,多数患者可自行或经治疗后缓解。根据哮喘急性发作时的严重程度,将其分为轻度、中度、重度及危重四级,后两者统称为重症哮喘。

## 一、病因和发病机制

### (一)病因

哮喘的病因尚未明确,哮喘是一种复杂的、具有多基因遗传倾向的疾病,多在遗传因素的基础上受环境因素的激发而发病。有研究表明,存在有与气道高反应性、IgE 调节和特应性反应相关的基因,这些基因在哮喘的发病中起着重要作用。环境因素中各种特异和非特异性吸入物(如尘螨、花粉、动物毛屑、二氧化硫、氨气等)、食物(如鱼、虾、蟹、蛋、奶)、药物(如普萘洛尔、阿司匹林、抗生素等)、气候变化、吸烟、运动、肥胖、妊娠等都可能是哮喘的激发因素。

### (二)发病机制

哮喘的发病机制尚未完全阐明,根据近年来的研究可概括为气道免疫-炎症机制、神经调节机制及其相互作用,简述如下。

1. 气道免疫-炎症机制

(1)气道炎症形成机制　外源性变应原通过吸入、食入或接触等途径进入机体后引起变态反应,导致气道慢性炎症。气道慢性炎症反应是多种炎症细胞、炎症介质和细胞因子参与并相互作用的结果。哮喘不论早期、晚期、病情轻重,气道均有炎症改变,如炎症细胞浸润、微血管充血与渗漏、气道上皮损伤。

(2)气道高反应性　气道高反应性(airway hyperresponsiveness,AHR)是指当气道接触内源性或外源性的变应原时,出现过强或过早的收缩反应。目前普遍认为气道慢性炎症是导致气道高反应性的重要机制之一。气道受到刺激引发的气道慢性炎症、气道上皮损害和上皮下神经末梢的裸露等导致气道高反应性的发生。患者气道对内源性或外源性的变应原的刺激的反应增强,导致平滑肌收缩,支气管管腔狭窄,引起哮喘发作。

2. 神经调节机制　是哮喘发病的重要环节。支气管哮喘的发生与 β 肾上腺素受体功能低下和迷走神经张力亢进有关。控制支气管平滑肌的神经调节系统失衡,则可引起支气管平滑肌收缩,进而引发哮喘。

3. 其他因素　①严重脱水未及时补液,哮喘发作时患者张口呼吸、多汗,加之氨茶碱、高渗糖的应用,使尿量增多,均可引起严重脱水,形成痰栓阻塞周围小气道而使哮喘加重。②对平喘药物耐药。③继发气胸、纵隔气肿、肺不张等严重并发症使病情加重,难以缓解。

## 二、病情评估与判断

### (一)临床表现

1. 症状和体征　典型的症状为发作性伴有哮鸣音的呼气性呼吸困难,可在数分钟内发作,并持续数小时至数天,可自行缓解或用支气管扩张药物后症状减轻,某些患者在缓解后可再次发作。不典型哮喘往往不伴有喘息,患者可表现为发作性胸闷、咳嗽或其他症状。夜间及凌晨发作或加重是哮喘的重要临床特征。严重者被迫采取坐位或呈端坐呼吸,干咳或咳大量白色泡沫痰,甚至出现发绀等;有时咳嗽为唯一的症状(咳嗽变异型哮喘),有时胸闷为唯一症状(胸闷变异性哮喘)。

哮喘缓解期可无任何症状和异常体征,发作时胸部呈过度充气状态,有广泛的哮鸣音,呼气音延长。但在轻度哮喘或非常严重哮喘发作时,哮鸣音可不出现。严重哮喘患者有极度呼吸困难、发绀、心率加快、奇脉,甚至大汗淋漓、有濒死感。听诊为呼吸音明显降低、哮鸣音反而消失,称为"寂静胸"。若合并肺部感染,则可闻及湿啰音。

2. **哮喘急性发作时严重程度的分级** 根据哮喘急性发作时患者的症状、体征、动脉血气分析和肺功能情况判断其严重程度。分为轻度、中度、重度及危重度四级(表10-3)。

3. **并发症** 哮喘严重发作时可并发自发性气胸、纵隔气肿、呼吸衰竭或肺不张。长期反复发作或感染可并发慢性支气管炎、肺气肿、慢性阻塞性肺疾病(COPD)、支气管扩张、间质性肺炎、肺纤维化和肺源性心脏病。

### (二)辅助检查

1. **痰液检查** 痰涂片可见嗜酸性粒细胞增多。

2. **肺功能检查**

(1)通气功能检测 哮喘发作时,第一秒用力呼气容积($FEV_1$)、$FEV_1$占肺活量的比值($FEV_1$/FEC%)、$FEV_1$占用力肺活量($FVC$)的比值($FEV_1$/$FVC\%$)、呼气流速峰值($PEF$)等有关呼气流速的指标均显著下降。其中以$FEV_1$/$FVC\%<70\%$或$FEV_1$低于正常预计值的80%作为判断气流受限的最重要指标。症状缓解后,上述指标可逐渐改善。

(2)支气管激发试验(BPT) 用于测定气道反应性。常用的吸入激发剂为醋甲胆碱和组胺,观察指标为$FEV_1$、$PEF$等。通常以吸入激发剂后$FEV_1$下降$\geq20\%$判断为激发试验阳性,但激发试验只适用于$FEV_1$占正常预测值70%以上或非哮喘发作期的患者。

(3)支气管舒张试验(BDT) 用于测定气道的可逆性变化。常用的吸入支气管扩张剂为沙丁胺醇和特布他林。当吸入支气管扩张剂20 min后重复测定肺功能,如$FEV_1$较用药前增加$\geq12\%$且其绝对值$\geq200$ mL,则判断为舒张实验阳性。

(4)呼气流速峰值(PEF)及其变异率测定 哮喘发作时PEF下降。检测PEF日间、周间变异率有助于哮喘的诊断和病情评估,如连续7 d平均每天PEF日间变异率$>10\%$,或PEF周变异率$>20\%$,提示存在气道可逆性的改变。

3. **胸部X射线/CT检查** 发作期胸部X射线可见双肺透明度增高,呈过度充气状态,同时要注意有无肺不张、气胸或纵隔气肿等并发症的存在。缓解期一般无明显异常。部分患者胸部CT可见支气管管壁增厚、黏液阻塞。

4. **动脉血气分析** 轻度哮喘发作,$PaO_2$和$PaCO_2$正常或轻度下降;中度哮喘发作,$PaCO_2$下降,$PaO_2$正常;重度哮喘发作,气道阻塞严重,使$CO_2$潴留,$PaO_2$下降同时$PaCO_2$上升,出现呼吸性酸中毒或合并代谢性酸中毒。

5. **特异性变应原的检测** 外周血变应原特异性IgE增高结合病史有助于病因诊断。血清总IgE增高的程度可作为重症哮喘使用抗IgE抗体治疗及调整剂量的依据。体内变应原试验包括皮肤变应原试验和吸入变应原试验。

### (三)鉴别诊断

1. **左心衰竭引起的喘息样呼吸困难** 发作时的症状与重症哮喘相似,多有高血压、冠心病、风湿性心脏病和二尖瓣狭窄等病史和体征。常并有心源性肺水肿,常在夜间睡眠中惊醒,发生呼吸困难,咳出粉红色泡沫痰,两肺可闻及广泛湿啰音和哮鸣音,左心界扩大,心率增快,心尖部可闻及奔马律,X 射线检查见心脏增大,肺淤血征有助于鉴别。

2. **气胸**　常因咳嗽和在剧烈运动的情况下,突然出现剧烈的胸痛后呼吸困难,叩诊为鼓音,听诊呼吸音减弱,胸片示有气胸征象。

表 10-3　哮喘急性发作时严重程度的分级

| 临床特点 | 轻度 | 中度 | 重度 | 危重 |
|---|---|---|---|---|
| 气短 | 步行、上楼时 | 稍事活动 | 休息时 | |
| 体位 | 可平卧 | 喜坐位 | 端坐呼吸 | |
| 讲话方式 | 连续成句 | 单词 | 单字 | 不能讲话 |
| 精神状态 | 可有焦虑,尚安静 | 时有焦虑或烦躁 | 常有焦虑、烦躁 | 嗜睡或意识模糊 |
| 出汗 | 无 | 有 | 大汗淋漓 | |
| 呼吸频率 | 轻度增加 | 增加 | 常>30 次/min | |
| 辅助呼吸肌活动及三凹征 | 常无 | 可有 | 常有 | 胸腹矛盾运动 |
| 哮鸣音 | 散在,呼气相末期 | 响亮、弥漫 | 响亮、弥漫 | 减弱乃至无 |
| 脉率/(次/min) | <100 | 100 ~ 120 | >120 | 变慢或不规则 |
| 奇脉 | 无,<10 mmHg | 可有,10 ~ 25 mmHg | 常有,>25 mmHg | 无,提示呼吸衰竭 |
| 使用 β₂ 受体激动剂后 PEF 预计值或个人最佳值% | >80% | 60% ~ 80% | <60% 或绝对值 <100 L/min 或作用时间<2 h | |
| PaO₂(吸空气)/mmHg | 正常 | ≥60 | <60 | <60 |
| PaCO₂/mmHg | <45 | ≤45 | >45 | >45 |
| SaO₂(吸空气)/% | >95 | 91 ~ 95 | ≤90 | ≤90 |
| pH 值 | | | 可降低 | 降低 |

3. **慢性阻塞性肺疾病**　多见于老年人,多有长期吸烟或接触有害气体的病史,多有慢性咳嗽史,喘息常年存在,有加重期。体检呼吸音明显下降,可有肺气肿体征,双肺可闻及湿啰音。

4. **上呼吸道梗阻**　因异物、肿瘤、炎症等引起的上呼吸道梗阻,可出现类似哮喘样呼吸困难或闻及局限性哮鸣音,但与哮喘时两肺广泛哮鸣音不同,支气管扩张药无明显效果。胸部 X 射线片、CT 或 MRI 检查,喉部或纤维支气管镜检查等可明确诊断。

### 三、救治与护理

#### (一)救治原则

重度哮喘常危及患者生命,重度哮喘患者就诊时,应及时采取有效措施控制发作并严密监护。目的是尽快缓解气道阻塞,纠正低氧血症,恢复肺功能和防止并发症。急救处理措施如下。

1. 氧疗　经鼻导管或面罩吸入高浓度氧,迅速纠正患者缺氧状态,保持患者血氧饱和度在90%以上。根据血气分析结果调节氧流量,出现$CO_2$潴留时给予低浓度、低流量吸氧。若病情恶化缺氧不能纠正时,进行无创通气或机械通气。

2. β受体激动剂　轻中度哮喘发作应重复使用定量气雾剂,如沙丁胺醇气雾剂第1个小时,每20 min吸入2~4喷,之后为每2 h一次,持续数小时。重度哮喘发作患者,用沙丁胺醇溶液以氧气或压缩空气动力持续雾化吸入,或静脉滴注沙丁胺醇1.0 mg,30~60 min滴完,6~8 h后可重复使用一次。

3. 抗胆碱药　溴化异丙托品气雾剂与β受体激动剂有协同作用,同时雾化吸入疗效更好。

4. 氨茶碱　哮喘发作24 h内未使用过氨茶碱的患者宜首先用氨茶碱5~6 mg/kg加入5%葡萄糖注射液20 mL稀释后缓慢静脉注射(于15~30 min内注射完),使其迅速达到有效血药浓度,之后以0.6 mg/(kg·h)静脉滴注,24 h不超过1.0 g为宜。

5. 糖皮质激素　糖皮质激素是目前治疗重症哮喘最有效的药物。重度哮喘发作以静脉给药为宜,待症状减轻后可改为口服。目前多用琥珀酸氢化可的松100 mg~400 mg/d静脉滴注,其半衰期短,起效快,疗效显著,且不良反应小。

6. 补液　因呼吸用力和大量出汗,患者易发生脱水,痰不易咳出,应根据失水及心功能情况适当补液,每日补液量为2 000~3 000 mL,遵循补液一般原则。

7. 纠正酸中毒　根据血气分析及酸碱度测定,调整酸碱失衡。严重缺氧引起的代谢性酸中毒,可用5%碳酸氢钠溶液静脉滴注。

8. 纠正电解质紊乱　重度哮喘发作患者因入量不足或大量应用糖皮质激素发生低钾、低钠血症时,应予以及时纠正。

9. 积极控制感染　重度哮喘发作时气道阻塞严重,呼吸道和肺部感染机会增加,可酌情使用广谱抗生素,有呼吸道感染征象时应积极控制感染。

(二)护理措施

1. 病情观察　密切观察患者生命体征、神志、尿量、血氧饱和度,以及水、电解质酸碱平衡情况。观察患者咳嗽、咳痰情况及咳痰是否顺畅。哮喘发作或症状加重多在夜间和凌晨,因此,夜间应加强巡视。哮喘发作时,观察患者的意识状态,有无烦躁不安、嗜睡或意识模糊,观察患者呼吸频率、节律,监测呼吸音、哮鸣音变化,监测动脉血气分析和肺功能情况,做好机械通气的准备工作。

2. 起居护理　保持病室环境清洁、空气流通,温、湿度适宜,尽量减少室内变应原。哮喘发作时应绝对卧床休息,气短和呼吸困难患者予以高枕卧位或半卧位,端坐呼吸患者放床桌,使患者前倾趴伏桌上,减少体力消耗。

3. 饮食护理　哮喘发作时勿勉强进食,发作缓解后可清淡饮食,忌食辛、辣、生、冷和油煎食物,避免鱼、虾、蟹、蛋、奶等可诱发哮喘发作的食物。

4. 用药护理　遵医嘱使用各类药物,熟悉药物名称、剂量、给药途径,注意观察药物不良反应。

5. 重症哮喘发作时的护理　专人护理,消除患者紧张、恐惧心理;面罩吸氧,根据动脉血气分析值进行效果评价;鼓励患者饮水,必要时遵医嘱补液;若患者口唇、甲床明显发绀,心率>120次/min,呼吸困难、意识模糊、手足冰凉、脉搏细弱、血压下降、哮喘症状持续加重,应视为危重信号,要及时报告医师,并做好气管插管或气管切开准备。

6. 心理护理　重度哮喘发作的患者因其极度呼吸困难,多伴有紧张、焦虑、恐惧等情绪,可诱发或加重哮喘发作。护理人员应主动关心患者,耐心解释病情、消除其顾虑,减轻患者心理负担。

**思考题**

1. 常见的引起哮喘发作的病因有哪些?

2. 急性哮喘发作时有何表现?

3. 哮喘急性发作时的严重程度如何分级?

4. 病例分析:

王某,女性,52 岁,因"呼吸困难 3 h"入院。患者在家打扫卫生后出现鼻咽痒、打喷嚏及流清涕,继而胸闷、气喘、呼吸困难。患者既往有"哮喘"史。查体:神清,端坐呼吸,口唇发绀,鼻翼扇动,颈静脉怒张,胸廓对称膨隆。双侧语颤触觉减弱,叩诊呈过清音。两肺布满哮鸣音。心率 126 次/min,律齐,心脏各瓣膜听诊区未闻及病理性杂音。腹平软,肝脾未触及。

**请思考:**①该患者最可能的疾病诊断是什么? 需要进一步做哪些检查? ②列出主要的护理诊断。③针对上述护理问题,应该实施哪些护理措施?

# 第二节 咯 血

**病例思考**

张某,女,49 岁。"吐血伴意识不清半小时"入抢救室。半小时前上厕所时突发吐血,色鲜红、量多,被发现时意识不清,摔倒在地,四肢抽搐,120 急救车到时口唇及四肢末梢发绀,SpO₂60%,予面罩吸氧,送我院,途中又吐鲜血一次,量约 200 mL。入急诊抢救室查体:血压 80/40 mmHg,呼吸 24 次/min,储氧面罩吸氧下 SpO₂ 在 60% ~70%,意识模糊,双侧瞳孔无特殊变化,心率 120 次/min,律齐,左肺呼吸音低,双肺可闻及干湿啰音,全身发绀明显,四肢冰冷。神经系统检查:生理征存在,病理征未引出。

**请思考:**①您认为该患者是咯血还是呕血? ②可能出现了什么并发症? ③如何进行救治? 应采取哪些护理措施?

咯血(hemoptysis)是指喉腔及喉部以下的气管、支气管及肺组织的血管破裂导致的出血并由咳嗽动作经口腔排出。多数患者咳出的血为鲜红色,泡沫状,常混有痰液,呈弱碱性,咯血后数天内仍可咳出血痰。每 24 h 咯血量小于 100 mL 为少量咯血,100 ~500 mL 为中等量咯血,大于 500 mL 或一次咯血量大于 300 mL 为大量咯血。咯血的严重程度除咯血量以外,与出血速度与持续时间密切相关。大量咯血可引起肺泡淹溺和(或)气道阻塞,因窒息、低氧血症而致死亡。大咯血病死率高达50% ~100%,在 48 h 内咯血总量达 600 mL 以上者,病死率为 25%,在 1 h 内咯血总量 600 mL 以上者病死率高达 75%。而急剧从口鼻喷射大量鲜血,出血量在 2 000 mL 以上者,多为急性死亡性大咯血。

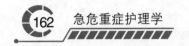

## 一、病因和发病机制

咯血量因病因及发病机制的不同而异,与病变的严重程度也不完全一致。引起咯血的原因有很多,主要见于呼吸系统。少量咯血多因剧烈咳嗽或炎症导致气管、支气管毛细血管破裂所致;大咯血多由支气管动脉破裂引起,支气管动脉管径虽然较细,但由于其直接由胸主动脉发出,压力较高。大咯血以内科疾病如肺结核、支气管扩张症、肺癌和慢性肺部感染多见,约占大咯血的90%,其中感染或恶性肿瘤占70%。咯血的病因与分类见表10-4。

部分常见咯血的发病机制如下。①支气管扩张症咯血:支气管内膜炎症侵及支气管动脉,加上支气管炎症导致支气管血管充血扩张,渗透性改变,血液外溢引起大咯血。②肺结核咯血:最多见于慢性纤维空洞型肺结核形成的假性动脉瘤破裂。③肺癌咯血:多见于原发性支气管肺癌,由于癌肿生长于大支气管管壁,因癌肿血管丰富,癌性感染坏死致使血管破裂,可引起反复多次的中等量咯血。④肺脓肿咯血:由于机化的胸膜组织中动脉与病变区肺血管吻合,以及脓肿壁上的动脉被侵蚀后,当剧烈咳嗽时易导致其破裂而致中等量咯血,呈脓血痰且脓多于血,痰菌阳性。⑤风湿性心脏病二尖瓣狭窄、肺栓塞、肺动脉高压、肺静动脉瘘均可引起咯血。风湿性心脏病二尖瓣狭窄引起的咯血是由于肺静脉长期充血后与支气管静脉相通,使支气管静脉扩张,导致血管瘤样扩张破裂,引起中少量咯血,此类患者多伴有风湿活动史。

表 10-4  咯血病因与分类

| 出血部位 | 疾病 |
| --- | --- |
| 咽部和喉部 | 淋巴瘤、癌症、结核性溃疡等 |
| 气管和大支气管 | 良性或恶性原发性肿瘤、毛细血管扩张、主动脉侵蚀、支气管囊肿、干酪钙化淋巴结侵蚀、食管和其他纵隔结构肿瘤侵蚀、重症急性支气管炎、外伤等 |
| 较小支气管结构 | 癌症、腺瘤、急性支气管炎、支气管扩张症、支气管肺隔离、慢性支气管炎、外伤等 |
| 肺实质 | 原发或转移瘤、肺梗死、肺脓肿、活动性肉芽肿病、陈旧空洞内真菌球、急性肺炎、特发性含铁血黄素沉着症、肾炎肺出血(Goodpasture 综合征)、外伤等 |
| 心血管 | 左心衰竭、二尖瓣狭窄、肺栓塞、原发性肺动脉高压、肺动静脉畸形、心房黏液瘤、纤维性纵隔炎伴肺静脉阻塞、主动脉瘤瘘破入肺实质等 |
| 出凝血障碍 | 血小板减少;肝素治疗;弥散性血管内凝血;维生素 K 依赖因子缺乏:凝血酶原(Ⅱ因子)、Stuart 因子(Ⅹ因子)、Ⅶ因子、Christmas 因子(Ⅸ因子);纤维蛋白溶解治疗:尿激酶、链激酶;各种先天性凝血障碍等 |
| 全身性疾病 | 急性传染病:流行性出血热、肺出血型钩端螺旋体病;结缔组织病;白血病等 |

## 二、病情评估与判断

### (一)病史

患者有无呼吸系统疾病,如支气管扩张症、肺结核、支气管肺癌、肺脓肿、慢性肺部感染等;有无心血管系统疾病,如风湿性心脏病二尖瓣狭窄、急性肺水肿、肺动脉高压等;有无其他可引起咯血的疾病。

**（二）临床表现**

1.有无咯血先兆 如喉痒、胸闷、咳嗽、口腔内有血腥味或痰中带有血丝。

2.咯血量及性状 少量咯血（<100 mL/24 h），中等量咯血（100～500 mL/24 h），大量咯血（>500 mL/24 h 或>300 mL/次）。咯出的血呈鲜红色，泡沫状，常混有痰液，呈弱碱性，咯血后几天内仍可咳出血痰。

3.有无窒息或窒息先兆 胸闷、气短、精神紧张、烦躁不安、面色苍白、口唇发绀、大汗淋漓、咯血突然减少或停止等表现，常为窒息先兆。病情恶化时，患者可有表情恐惧、张口瞪目、双手抓空、大小便失禁、意识丧失等表现，如血液阻塞气道或喉痉挛可引起窒息。

4.伴随症状与体征 少量咯血时可有生命体征的改变，如呼吸和心率增快；大量咯血时可出现血压下降、脉搏细速、面色苍白、血氧饱和度下降等体征。咯血多伴有原发病体征。如肺部感染可有肺部湿啰音或肺实变等；肺栓塞可有心动过速、胸腔积液、发绀；肺癌可有肺部及转移体征；出血性疾病可伴有面色苍白、出血倾向等。

**（三）辅助检查**

1.影像学检查 咯血患者均应做胸部 X 射线检查，可初步判断胸部病变的性质及出血部位。胸部 CT，尤其是高分辨 CT（HRCT）可显示以次级肺小叶为基本单位的细微结构，明确病变性质及范围，基本上已替代原有的支气管造影，HRCT 及核素扫描可明确心肺血管病变及占位性病变。必要时可行支气管动脉造影，但仅作为介入治疗前对出血部位的精确定位。

2.纤维支气管镜检查 对明确病因有重要意义，镜下诊断与临床诊断的符合率高达70%左右。支气管镜检查除了可发现部分患者的出血部位外，还可行局部灌洗，留取样本做病原学和细胞学检查。

3.痰液的细菌、真菌和细胞学检查 有助于诊断和治疗。

4.血常规、出凝血功能检查 怀疑有出血性疾病者应做血常规、凝血酶原时间等检查，有助于病情诊断。

5.动脉血气分析 有助于判断病情危重患者的肺功能状态。

**（四）鉴别诊断**

1.外鼻、咽部和口腔部的出血 患者多有鼻咽部、口腔疾病史，鼻咽镜检查和口腔检查可见局部黏膜破损，鼻咽部出血者多有后吸和吞咽动作。

2.支气管扩张症 有慢性咳嗽病史，咳出大量脓性痰和反复咯血。部分患者以反复咯血为唯一症状，临床上称为"干性支气管扩张"。部分患者表现为反复肺部感染，同一肺段反复发生肺炎并迁延不愈。

3.支气管肺癌 年龄多在40岁以上，早期可无特殊表现，近期发现痰中带血，并反复出现。影像学检查发现占位性病变或阻塞性肺不张。中晚期可出现咳嗽、咳痰、气促、消瘦等症状。痰液细胞学检查或肺活检病理学检查可确诊。

4.肺结核 可有午后低热、倦怠、乏力、夜间盗汗等结核中毒症状。痰液检查可发现结核分枝杆菌。胸部 X 射线检查可发现结核病灶，如浸润空洞型、慢性纤维空洞型肺结核等。

5.风湿性心脏病二尖瓣狭窄 有风湿性心脏病史。可在感冒、活动后出现呼吸困难，严重时不能平卧，患者常出现急性左心功能不全表现，咳出大量粉红色泡沫样痰。少量咯血多见，偶见大量咯血。查体可见"二尖瓣面容"，心尖部听诊可闻及第一心音亢进、开瓣音、舒张中晚期隆隆样杂音。超声心动图检查可明确诊断。

6.咯血与呕血的鉴别 见表10-5。

表 10-5　咯血与呕血的鉴别

| 项目 | 咯血 | 呕血 |
|---|---|---|
| 病史 | 原有各种呼吸道疾病(肺结核、支气管扩张症等) | 原有各种消化道疾病(胃溃疡、食管静脉曲张等) |
| 出血途径及方式 | 经气道咯出 | 经食道呕出,可为喷射状 |
| 前驱症状 | 喉痒、胸闷、咳嗽等 | 上腹部不适、恶心、呕吐等 |
| 血液性状 | 色鲜红,泡沫状,常伴有痰液,呈碱性 | 暗红或咖啡色,凝块状,伴有食物残渣或胃液,呈酸性 |
| 病情演变 | 大咯血后常持续血痰数天,咽入较多血痰时,可有少量黑便 | 呕血停止后数日仍有黑便 |

## 三、救治与护理

### (一)救治原则

迅速有效止血、防止继续出血;保持呼吸道通畅,防止气道阻塞甚至窒息;对症治疗;病因治疗及防治并发症。

1. 窒息的紧急处理　窒息是导致咯血患者死亡的主要原因,应尽早识别和积极抢救。重点是保持呼吸道通畅和纠正缺氧。如自主呼吸极微弱或消失,需外界辅助通气给氧,应立即行气管插管或机械通气;如呼吸、心搏骤停立刻行心肺复苏。

2. 急救处理

(1)绝对卧床　大咯血的患者应绝对卧床休息,患侧卧位为宜,若不能明确出血位置,可暂时取平卧位。减少患侧活动度,防止病灶向健侧扩散,并有利于健侧肺的通气功能,维持氧供。

(2)解除阻塞　大咯血时迅速置患者头低足高(45°)俯卧位,或抱起患者下身倒置,使身体与病床呈 45°~90°,头偏向一侧,轻拍背部,帮助排出其气道和口咽部的血块,必要时用负压吸痰装置进行机械吸引,做好气管插管和气管切开的准备工作,以解除呼吸道阻塞。

(3)氧疗　解除阻塞后遵医嘱用鼻导管吸氧,氧流量一般为 3~6 L/min。

(4)镇静　无论咯血量多少,都极易引起患者的精神紧张、恐惧。若患者因紧张屏气,可诱发其喉头痉挛,引起血液引流不畅而形成血块,导致窒息。因此,应有效安慰患者,使其尽量保持情绪稳定。必要时,对无严重呼吸功能障碍者可给予少量镇静剂,口服或肌内注射地西泮。

(5)镇咳　一般不用镇咳药,但当患者出现剧烈咳嗽时为了避免诱发再次出血,必要时可口服镇咳药,如盐酸可待因。若患者年老体弱、咳嗽无力或心肺功能不全,应慎用镇咳药。为防止血液滞留在气道内导致阻塞,通常禁用抑制咳嗽反射和呼吸中枢的麻醉药物,如吗啡。

(6)维持有效循环血容量　持续大咯血者出现循环容量不足,应及时补液、输血。

3. 止血

(1)药物止血

1)垂体后叶素:疗效迅速而显著,是血管收缩剂中最有效的药物,可使肺循环压力降低而迅速止血。用法:①大咯血时以 25% 葡萄糖注射液 20~40 mL 加垂体后叶素 5~10 U,于 10~15 min 内缓慢静脉注射;②持续咯血者可用 5% 葡萄糖注射液 500 mL 加垂体后叶素 10~20 U,缓慢静脉滴注。由于垂体后叶素可引起冠状动脉、子宫平滑肌、肠管平滑肌收缩,故高血压、冠心病、肺源性心脏病患者和孕妇应慎用。

2)普鲁卡因:用于对垂体后叶素有禁忌者。用法:①5%葡萄糖注射液500 mL加普鲁卡因150~300 mg,缓慢静脉滴注;②25%葡萄糖注射液40 mL加普鲁卡因50 mg,缓慢静脉注射;③用药前需作皮试,防止过敏反应的发生。

3)酚妥拉明:为α-肾上腺素能受体阻滞剂,能有效扩张血管,降低肺循环阻力及心房压、肺毛细血管楔压和左心室充盈压,具有较好的止血作用。用法:5%葡萄糖注射液250~500 mL加酚妥拉明10~20 mg,持续静脉滴注。使用时应监测血压并维持血容量足够。

4)抗纤维蛋白溶解剂:常用的纠正凝血障碍的药物包括氨基己酸(EACA)、氨甲苯酸(对羧基苄胺,PAMBA)、氨甲环酸(AMCA)。①氨基己酸:5%葡萄糖注射液250 mL加氨基己酸6.0 g,静脉滴注。②氨甲苯酸:25%葡萄糖注射液40 mL加氨甲苯酸100~200 mg,静脉滴注,或5%葡萄糖注射液500 mL加200 mg,静脉滴注。③氨甲环酸:25%葡萄糖注射液40 mL加氨甲环酸250 mg,静脉注射,或5%葡萄糖注射液500 mL加750 mg,静脉滴注。

5)其他止血药物:①卡巴克洛(安络血)。对毛细血管通透性有较大的抑制作用,并能增加毛细血管抵抗力和血管断裂的回缩作用。②酚磺乙胺(止血敏)。有收缩肺毛细血管、增加毛细血管抵抗力和加速管壁回缩的作用,并能轻微地促进血小板聚集。③血凝酶(立止血)。可选择性地降解纤维蛋白原,在出血部位生理性凝血因子的作用下,纤维蛋白多聚体迅速形成稳固的纤维蛋白,发挥凝血作用。

(2)非药物止血

1)局部止血治疗:适用于大咯血并发窒息和严重反复咯血、肺功能较差、不适合手术治疗者。放置气管插管或使用支气管镜时应边插管边吸血,达出血部位后,将聚乙烯导管由活检孔插入至病变部位,注入4 ℃生理盐水50 mL,留置30~60 s后吸出,重复数次,或注入凝血酶200~400 U,或去甲肾上腺素液1~2 mg局部使用,达到止血目的。

2)支气管动脉栓塞:经股动脉置入导管,在X射线透视下,将导管插到对病变区域供血的支气管动脉内,注入明胶海绵碎粒或聚乙烯醇微粒,达到栓塞支气管动脉止血目的。

3)手术止血:对于出血部位确定且无手术禁忌者,经多种方法止血无效时,可行急诊手术止血挽救生命。手术指征包括:①肺部病变引起的致命大咯血;②可能引起气道阻塞或窒息。

**(二)护理措施**

1. 病情观察 动态监测呼吸、脉搏、血压,密切观察患者精神及意识状态的变化;注意咯血的量、颜色、性质及出血的速度、持续时间,及时发现窒息先兆并采取积极应对措施。

2. 用药护理

(1)密切观察药物不良反应 如垂体后叶素静脉注射时速度过快,可出现恶心、心悸、便意、面色苍白等不良反应,使用过程中应密切观察。若出现不良反应宜减慢速度,及时报告医生,遵医嘱给予处理。血管扩张药物可引起血压下降,给药前后应注意观察血压的变化。

(2)控制输液速度 输入止血药物时,应严格控制输液速度,输液量不宜过多,防止血容量增加、肺循环压力升高致使出血不易停止。

3. 预防和观察并发症的发生

(1)窒息 窒息发生时,患者可表现为咯血突然减少或中止,表情紧张或惊恐,大汗淋漓,两手乱动或用手指向喉头(示意空气吸不进来),继而出现发绀、呼吸音减弱、全身抽搐,甚至心跳、呼吸停止而死亡。护士对咯血量较多有发生窒息风险的患者应保持高度警惕,增加巡视。临床中的咯血患者具有下列情形者易发生窒息:①极度衰竭无力咳嗽;②急性大咯血;③情绪高度紧张,因极度

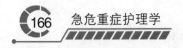

紧张可导致声门紧闭或支气管平滑肌痉挛;④应用镇静药或镇咳药使咳嗽反射受到严重抑制。

(2)结核和炎症病灶的播散  咯血患者在用止血药的同时,必须进行抗感染及抗结核治疗。咯血后若体温在38℃左右,可能是肺内潴留血液吸收热,如体温在39℃以上或持续不退、剧烈咳嗽、肺部湿啰音明显、血中白细胞总数及中性粒细胞偏高、胸片X射线示炎性病灶或结核病灶较前增多,则提示并发肺炎或结核播散。

(3)肺不张  安慰患者,保持患者安静,鼓励咳嗽。慎用镇静、镇咳药物,及时体位引流等有利于预防咯血后肺不张的发生。

(3)失血性休克  频繁多次咯血,失血量过多,可发生失血性休克。应及时补液,并配血备用,酌情适量输血,以维持有效循环血量。

4. 心理护理  咯血患者每天不间断咳嗽、咯血,严重时出现呼吸困难,尤其是大咯血窒息患者,极可能产生焦虑、紧张、恐惧等心理问题。如疾病反复发作,经久不愈可使其丧失治疗信心,甚至有轻生念头。护士应耐心解释和安慰患者,使其解除顾虑,消除紧张、恐惧心理,并保持病区安静,减少探视。

5. 一般护理

(1)休息与体位  大量咯血患者需绝对卧床休息,协助患者平卧位,头偏向一侧,尽量将血轻轻咯出,或取患侧卧位,减少患侧活动度,防止病灶向健侧扩散,同时有利于健侧肺的通气功能,维持氧供。保持病房安静,避免不必要的交谈,避免搬动,减少肺活动度。

(2)饮食  少量咯血者宜进少量温、凉流质饮食,多饮水,适量增加富含膳食纤维的食物,保持大便通畅,避免排便用力而引起再次咯血。大量咯血者应暂禁食。

(3)清洁护理  及时帮助患者漱口,擦净血迹,保持口腔清洁,防止口腔残留血液产生异味刺激患者。

## 思考题

1. 什么是咯血?

2. 如何鉴别咯血和呕血?

3. 简述大咯血窒息的紧急处理。

4. 病例分析:

李某,男性,35岁。有肺结核病史,因突然大咯血引起胸闷、气憋、口唇发绀、面色苍白、全身大汗淋漓、烦躁不安而入院。查体:神志恍惚,双侧瞳孔等大等圆,血压60/30 mmHg,心率124次/min,呼吸28次/min。

**请思考:**

(1)该患者目前出现了什么并发症?

(2)您认为该患者目前的首优护理问题是什么?

(3)针对上述护理问题,应该采取哪些护理措施?

# 第三节　急性心肌梗死

急性心肌梗死(acute myocardial infarction, AMI)是在冠状动脉粥样硬化的基础上,发生冠状动脉供血急剧减少或中断,使相应心肌严重而持久的急性缺血,最终发生心肌细胞坏死。所有缺血引起的任何大小的心肌坏死均为心肌梗死(图 10-1)。临床上习惯分为 ST 段抬高型心肌梗死(ST-segment elevation myocardial infarction, STEMI)和非 ST 段抬高型心肌梗死(nonST-segment elevation myocardial infarction, NSTEMI)。

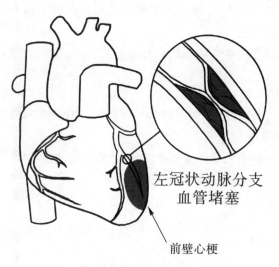

左冠状动脉分支血管堵塞

前壁心梗

图 10-1　急性心肌梗死

## 一、病因和发病机制

### (一)病因

本病的基本病因是冠状动脉粥样硬化(偶为冠状动脉栓塞、炎症、先天性畸形、痉挛和冠状动脉口阻塞所致),造成一支或多支血管管腔狭窄和心肌供血不足,而侧支循环尚未充分建立。一旦血供急剧减少或中断,使心肌严重而持久的急性缺血达 20~30 min 以上,即可发生 AMI。

### (二)发病机制

AMI 发生的原因多数是不稳定冠脉粥样硬化斑块破溃,继而出血或管腔内血栓形成,使血管腔完全闭塞,少数情况是粥样斑块内或其下发生出血或血管持续痉挛,使冠状动脉完全闭塞。

1. 粥样斑块易破裂出血的原因

(1)其富含脂质的软斑块表面的纤维覆盖帽较薄,加上斑块的外形凸起,其中脂肪灶处于偏心位置,受血流冲击易破裂(图 10-2)。

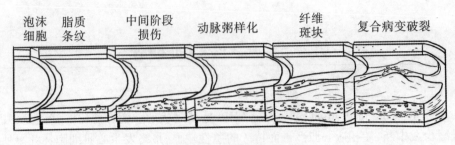

图 10-2　粥样斑块变化

（2）除易损斑块的结构外，由冠状动脉腔内压力急性改变；冠状动脉张力改变；随着每次心搏，冠状动脉弯曲及扭转等外界因素都可使易损的斑块破裂或内膜下出血，诱发血小板聚集、血栓形成，使冠状动脉阻塞。

（3）暴饮暴食，特别是进食大量含高脂肪高热量的食物后，血脂升高，血黏稠度增高，血小板聚集性增加。

2. 导致心肌缺血缺氧的主要诱因

（1）重体力活动、情绪过分激动（刺激交感神经兴奋，儿茶酚胺分泌增多）、用力排便时，使左心室负荷明显加重，心肌耗氧量增加。

（2）休克、脱水、出血、外科手术或严重心律失常，致使心排血量骤降，冠状动脉灌流量锐减。

（3）吸烟、大量饮酒是诱发冠状动脉痉挛的主要因素。

（4）寒冷刺激导致交感神经兴奋，血管收缩痉挛、血压升高、心率加快，冠状动脉张力增高。

## 二、病情评估与判断

### （一）病情评估

1. 临床表现

（1）先兆　50%～81.2%的患者有前驱症状，多在发病前数天出现，主要表现为乏力、气短、烦躁、胸部不适，活动时心悸、心绞痛等。无心绞痛病史者突发心绞痛；原有心绞痛病史者，心绞痛发作较以往频繁，疼痛程度明显加重，持续时间延长；含服硝酸甘油效果差；轻微活动或休息时即发作。

（2）症状

1）疼痛：最早最突出的症状，表现为持久剧烈的胸骨后压榨样闷痛伴窒息感，程度剧烈，多伴有大汗、烦躁不安、恐惧，部分患者有濒死感，持续时间可达数小时或数日，休息和舌下含服硝酸甘油不缓解。部分患者疼痛可放射至左肩或左臂，偶尔可放射到咽喉部、下颌部、上腹部，少数患者以休克、心律失常或心力衰竭为首发症状。

2）全身症状：表现为发热、心动过速、白细胞增多、红细胞沉降率增快等，发热常于疼痛发生后24～48 h出现，因坏死物质吸收所致，体温可升高至38 ℃左右，很少超过39 ℃，持续约1周。

3）胃肠道症状：疼痛剧烈时伴恶心、呕吐、上腹胀痛、胀气，主要与坏死心肌刺激迷走神经，心排血量减少，组织灌注不足等有关，严重者发生呃逆。

4）心律失常：见于75%～95%的患者，多发生在起病1～2 d内，24 h内最多见。以室性心律失常居多，其中发生率最高的为室性期前收缩，当室性期前收缩频发、成对或呈阵发性室性心动速、多源性或成 R on T 现象时,常为心室颤动的先兆。室颤是 AMI 早期的主要死因。

5)心力衰竭:发生率为32%～48%,主要是急性左心衰竭,多于起病最初几日或在疼痛、休克好转时期出现,可能为 AMI 后心脏舒缩力显著减弱或不协调所致。表现为呼吸困难、咳嗽、发绀等症状,严重时可发生急性肺水肿,也可发生右心衰竭表现。右心室 AMI 者可一开始就出现右心衰竭表现,且伴随血压下降。

6)休克:发生率约为20%,主要为心源性休克,多于起病后数小时至1周内发生,因心肌广泛坏死、心排血量急剧减少所致。若疼痛缓解而收缩压仍<80 mmHg,且患者伴有面色苍白、皮肤湿冷、脉细速、大汗淋漓、尿少于20 mL/h、神志迟钝甚至晕厥等则为休克表现。

(3)体征

1)心脏体征:心脏浊音界轻度或中度增大;心率多增快或减慢;心尖区第一心音减弱,可出现第四心音奔马律,少数有第三心音奔马律;可有各种心律失常;少数患者可在发病最初2～3 d出现心包摩擦音。

2)血压:几乎所有患者血压均降低,若梗死部位在心肌下壁则是副交感神经亢进所致。发病早期少数患者血压可升高,主要是因自主神经失调,若前壁梗死血压可达160/100 mmHg,主要是交感神经亢进所致。

3)其他:当出现全身症状、心律失常、心力衰竭、休克时,可出现相应的体征。

(4)并发症

1)乳头肌功能不全或断裂:总发生率为50%,但乳头肌断裂极少见,发生率仅为1%,发生部位主要为二尖瓣,因缺血、坏死导致其收缩功能失调,造成二尖瓣关闭不全,心尖区可闻及吹风样收缩期的杂音。严重者见于下壁心肌梗死,乳头肌整体断裂,出现急性左心衰竭,在数天内死亡。

2)心室壁瘤:发生率为5%～20%,多见于左心室,左侧心界扩大,超声心动图可见心室局部有反常搏动,心电图示 ST 段持续抬高。

3)心脏破裂:少见但较严重的并发症,是 AMI 早期死亡的主要原因之一,心室游离壁破裂多见,常见于 AMI 发病后1周内。

4)栓塞:多见于起病1～2周后,脑动脉栓塞最常见,其次为肾、脾、四肢等动脉栓塞,主要因左心室附壁血栓脱落所致。

5)心肌梗死后综合征:发生率为10%。AMI 后数周至数月内出现,可反复发生,表现为心包炎、胸膜炎或肺炎,有发热、胸痛等症状,可能为机体对坏死组织的过敏反应。

(二)辅助检查

1.心电图

(1)ST 段抬高型 MI(STEMI)心电图特点　①ST 段抬高呈弓背向上型,在面向坏死区周围心肌损伤区的导联上出现(图10-3)。②宽而深的 Q 波(病理性 Q 波),在面向透壁心肌坏死区的导联上出现。③T 波倒置,在面向损伤区周围心肌缺血区的导联上出现。在背向 MI 区的导联则出现相反的改变,即 R 波增高、ST 段压低和 T 波直立并增高。

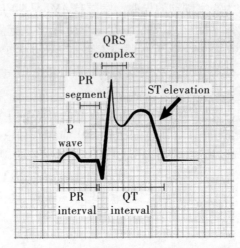

图 10-3　ST 段抬高型 MI(STEMI)心电图特点

(2)非 ST 段抬高型 MI(NSTEMI)的心电图特点　①无病理性 Q 波,但有普遍性 ST 段压低≥ 0.1 mv;②无病理性 Q 波,也无 ST 段变化,仅有 T 波倒置(图 10-4)。

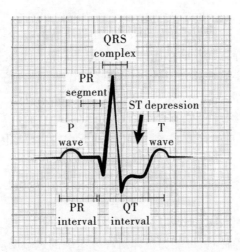

图 10-4　非 ST 段抬高性 MI(NSTEMI)的心电图特点

(3)动态性演变

1)T 波:起病数小时内可无异常或出现异常高大的 T 波,2 周后 T 波逐渐平坦或倒置,反映心肌缺血,3 ~6 周达最深,数周以至数年 T 波才逐渐转为正常,部分患者可有持续的 T 波异常。

2)ST 段:起病数小时后,ST 段呈弓背向上抬高与直立的 T 波连成单相曲线,数日至 2 周后抬高的 ST 段恢复到等电位线。

3)Q 波:数小时至 2 d 出现病理性 Q 波后,70% ~80% 患者永久存在 Q 波。

(4)定位诊断　见表 10-1。

表 10-1　STEMI 的定位诊断

| 梗死部位 | 病理性 Q 波出现导联 |
|---|---|
| 前间壁 | $V_1$、$V_2$ 或 $V_3$ |
| 前壁 | $V_3$、$V_4$、$V_5$ |
| 前侧壁 | $V_5$、$V_6$、$V_7$ |
| 高侧壁 | I 、aVL |
| 下壁 | II 、III 、aVF |
| 心尖部 | II 、III 、aVF、$V_3$、$V_4$、$V_5$ |
| 后壁 | $V_7$、$V_8$、$V_9$、$V_1$、$V_2$ 的 R 波增高 |
| 右室 | $V_{3R}$、$V_4$、$V_{5R}$ |
| 广泛前壁 | $V_1$、$V_2$、$V_3$、$V_4$、$V_5$、$V_6$、I 、aVL |

2. 超声心动图　可观察心室壁运动情况,测量左心功能,诊断梗死部位、梗死范围、乳头肌功能、室间隔有无穿孔、室壁瘤、心室壁血栓、心包积液等。对临床治疗、疾病发展及其预后的评估均有重要意义。

3. 放射性核素检查　可显示梗死的部位、范围和程度,测定心室功能,并可估计预后。急性心肌梗死的快速明确诊断至关重要,对于不典型的心肌梗死患者,当心电图动态变化和酶学检查仍不能快速诊断时,核素心肌显像为快速诊断提供依据。

4. 实验室检查

(1)血常规检查　AMI 起病后 1~2 d 白细胞计数增高至 $(10~20)×10^9$/L,持续 2~4 d,中性粒细胞增多、嗜酸性粒细胞减少或消失,红细胞沉降率增快,C 反应蛋白增高,均可持续 1~3 周。

(2)血清心肌坏死标记物测定　建议于入院即刻、2~4 h、6~9 h、12~24 h 测定(表 10-2)。

表 10-2　血清心肌坏死标记物出现时间

| 项目 | 肌红蛋白 | 肌钙蛋白 | | CK | 肌酸激酶同工酶 CK-MB | AST |
|---|---|---|---|---|---|---|
| | | cTnI | cTnT | | | |
| 出现时间/h | 1~2 | 2~4 | 2~4 | 6 | 3~4 | 6~12 |
| 100% 敏感时间/h | 4~8 | 8~12 | 8~12 | 6 | 8~12 | 6~12 |
| 峰值时间/h | 4~8 | 10~24 | 10~24 | 24 | 16~24 | 24~28 |
| 持续时间/d | 0.5~1 | 7~10 | 10~14 | 3~4 | 3~4 | 3~5 |

## 三、救治与护理

### (一)救治

1. 院前急救　AMI 在发病后的几小时内病死率高,缩短患者就诊延误、院前检查、处理、转运所需的时间至关重要,因此院前应将急性心肌梗死患者安全、迅速地转运到医院,并尽早开始再灌注

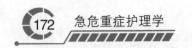

治疗。①立即停止任何主动活动，就地平卧；②立即舌下含服硝酸甘油片（0.6 mg），每隔 5 min 一次，连续 3 次仍未能缓解者应拨打急救电话。

2.一般治疗

（1）休息　绝对卧床休息，一切日常活动在护理人员和家属协助下进行，保持环境安静，减少探视，防止不良刺激，减轻焦虑。

（2）吸氧　间断持续的鼻导管吸氧 2～3 d，第一个 24 h 高流量吸氧，3～5 L/min，以后改为 2～4 L/min；重者给予面罩吸氧，氧流量为 4～6 L/min。

（3）监测　入住冠心病重症监护室（CCU），持续心电监护，密切监测心率、心律、血压和呼吸的变化，同时观察体温和尿量等。

3.解除疼痛　剧烈疼痛会反射性引起冠状动脉收缩，心动过速导致心肌耗氧量增加，心肌缺血缺氧坏死更加严重，因此解除疼痛至关重要。常用治疗药物如下。

（1）吗啡或哌替啶　吗啡 2～4 mg 静脉注射或哌替啶 50～100 mg 肌内注射，必要时 5～10 min 后重复，可减轻患者交感神经过度兴奋和濒死感。注意低血压和呼吸功能抑制的不良反应。哌替啶（杜冷丁）50～100 mg 肌内注射或吗啡 5～10 mg 皮下注射，必要时 1～2 h 后重复一次，以后每隔 4～6 h 可重复使用，直至疼痛消失，若出现低血压、呼吸抑制、严重呕吐应立即停止使用。对于高龄、心动过缓、房室传导阻滞者应慎用吗啡。疼痛较轻者可口服可待因或罂粟碱 0.03～0.06 g。

（2）硝酸酯类　舌下含服硝酸甘油 0.3～0.6 mg，1～2 min 即起效，但 30 min 作用即消失，主要通过扩张冠状动脉、降低心脏前后负荷、减轻心肌耗氧量来减轻疼痛，因此应注意血压降低和心率增快，维持血压在 100 mmHg 以上。

4.抗血小板治疗　各种类型的 AMI 均需要联合应用包括阿司匹林和 P2Y12 受体拮抗剂在内的口服抗血小板药物，负荷剂量后给予维持剂量。

（1）阿司匹林　怀疑 AMI 但没有用过阿司匹林的患者即可嚼服 300 mg，以后每日 75～325 mg 维持，一级和二级预防以 75～150 mg/d 长期应用。禁忌证包括：高敏或不能耐受（哮喘），血友病，严重的未控制的高血压，活动性或新近发生的、潜在的可能危及生命的出血（如视网膜、胃肠道和泌尿生殖系统出血）。

（2）ADP 受体拮抗剂　患者耐受性好，没有阿司匹林的胃肠道不良反应。可用于阿司匹林禁忌的或阿司匹林不耐受的替代疗法。高危心梗或行经皮冠状动脉介入术（PCI）以后的患者可与阿司匹林合用，氯吡格雷首剂 300 mg，然后 75 mg/d；替格瑞洛，负荷剂量 180 mg，然后 90 mg，每天 2 次，疗程 9～12 个月。

（3）GIPIb/Ⅱa 受体拮抗剂　用于无复流或血栓并发症。

5.抗凝治疗　除非有禁忌，所有 STEMI 患者无论是否采用溶栓治疗，均应在抗血小板治疗基础上常规联合抗凝治疗。抗凝治疗可建立和维持梗死相关血管的通畅，并可预防深静脉血栓形成、肺动脉栓塞和心室内血栓形成。

（1）磺达肝癸钠　对于接受溶栓或不计划行再灌注治疗的患者，有利于降低死亡率和再梗死率，而不增加出血并发症，无严重肾功能不全的患者可最长使用 8 d。

（2）普通肝素　STEMI 直接 PCI 时，需联合普通肝素治疗，以减少导管内血栓形成。

（3）比伐卢定　直接 PCI 尤其出血风险高时推荐应用比伐卢定，无论之前是否使用肝素。

（4）华法林　对于 STEMI 合并心室内血栓或合并心房颤动时，需在抗血小板治疗基础上联合华法林治疗，需注意出血风险，严密监测国际标准化比值（INR），缩短监测间隔。

6.心肌再灌注　血管开通越早越好，在发病 3～6 h（最多 12 h 内）开通闭塞的冠状动脉，恢复血流,可缩小心肌梗死的范围,降低死亡率,改善预后。因此急性心肌梗死患者就诊后应及早做出诊断,尽快行再灌注治疗。

(1)溶栓疗法 溶栓的最佳时间为起病后6 h内(一般发病3~4 h内溶栓,患者获益最大,溶栓再通率最高),接诊后30 min内无禁忌证、无条件实施PCI者应立即行溶栓治疗。

1)适应证:①相邻2个或更多导联ST段抬高,胸导联抬高≥0.2 mv、肢体导联抬高≥0.01 mv,或逐渐出现左束支传导阻滞的患者;②起病<12 h,若发病时间已达12~24 h,但患者有严重胸痛、广泛ST段抬高者也可考虑;③患者年龄<75岁,若年龄≥75岁者,选择溶栓治疗应慎重权衡利弊,并酌情减少溶栓药物剂量。

2)禁忌证:①2~4周内有活动性内脏出血、外科大手术、创伤史、在不能进行压迫的大血管穿刺;②有脑出血或蛛网膜下腔出血史,1年内发生过缺血性脑卒中或脑血管事件,有出血性视网膜病史;③各种血液病、出血性疾病或有出血倾向者,严重肝肾功能损害等;④重度高血压控制血压后仍≥160/100 mmHg者;⑤高度怀疑有夹层动脉瘤,及恶性肿瘤者;⑥目前正使用抗凝药物者。

3)溶栓药物:包括特异性和非特异性纤溶酶原激活剂。溶栓药物的作用机制是激活纤维蛋白溶酶原,使其成为纤维蛋白溶酶,而后通过降解纤维蛋白原和溶解已形成的纤维蛋白来达到溶栓的目的。①非特异性纤溶酶原激活剂(第一代):尿激酶(UK)和链激酶(SK),不具有纤维蛋白特异性。UK:150万~200万U/次静脉滴注,30 min内滴完,其无抗原性和过敏反应;SK:150万U/次,30~60 min内滴完,其有抗原性可引起过敏反应。UK和SK需配合肝素使用,在溶栓结束后12 h使用7 500~10 000 U的肝素皮下注射,共用3~5 d。②特异性纤溶酶原激活剂(第二代):重组组织型纤维蛋白溶酶原激活剂(rt-PA)阿替普酶,需持续静脉给药且需同时联合使用肝素。因其半衰期较短,常用90 min给药法:先静脉注射15 mg,之后30 min持续静脉注射50 mg,剩余35 mg于60 min内滴完,最大剂量100 mg;3 h给药法:先静脉注射10 mg,其对纤维蛋白有特异性的亲和力,因此有较强的局部溶栓作用而对全身纤溶活性影响较小;且无抗原性。③其他特异性纤溶酶原激活剂(第三代):主要是组织型纤溶酶原激活剂(t-PA)的衍生物,例如:瑞替普酶、替奈普酶和兰替普酶,其有较强的选择性溶栓作用,半衰期长,可静脉注射直接给药,适合院前使用,与肝素联合使用48 h,亦有抗原性。

(2)经皮冠状动脉介入治疗 经皮冠状动脉介入术(percutaneous coronary intervention,PCI)是目前最有效的降低急性心肌梗死(急性ST段抬高型心肌梗死)患者死亡率的治疗方法。主要包括:经皮冠状动脉腔内成形术(PTCA)、冠状动脉内支架植入术、冠状动脉内斑块旋切术、旋磨术和激光成形术。应在患者住院90 min内施行PCI,使冠状动脉再通。

1)适应证:①急性ST段抬高(相邻2导联)或伴发左束支传导阻滞、大面积心肌梗死者立即行直接PCI治疗;②AMI发病12 h内,尤其有严重充血性心力衰竭或肺水肿者;或发病12~24 h以内,有严重心力衰竭或有严重心肌缺血证据者;③适合再灌注治疗而有溶栓禁忌或出血倾向者;④心源性休克患者不论发病时间都应行直接PCI治疗。

2)禁忌证:①对碘剂、造影剂过敏者;②严重心功能不全,不能耐受手术者;③室性心律失常、快速房颤及室上性心动过速等严重心律失常未得到控制者;④未纠正的电解质紊乱、酸碱平衡失调等;⑤洋地黄中毒、低钾血症等。

3)方法:①PTCA是PCI的治疗方式,主要是经皮穿刺周围动脉(桡动脉或股动脉),将带球囊的导管送入到冠状动脉狭窄的部位,通过扩张球囊使狭窄管腔扩大;②冠状动脉内支架植入术是在PTCA基础上将不锈钢或合金材料制成的支架植入以支撑狭窄的冠状动脉管壁,从而保持管腔内血流通畅。

(3)冠状动脉旁路移植术 介入治疗失败或溶栓治疗无效有手术指征者,宜争取6~8 h内施行紧急冠状动脉旁路移植术(coronary artery Bypass graft,CABG)术,但死亡率明显高于择期 CABG 术。

**7. 抗休克治疗** 根据休克是否为心源性,亦尚有周围血管舒缩障碍或血容量不足等因素存在,而分别处理。补充血容量、应用升压药及血管扩张剂、纠正酸中毒和电解质紊乱、应用糖皮质激素、避免脑缺血、保护肾功能等抗休克治疗措施,必要时应用洋地黄制剂等。若上述处理无效,为了降低心源性休克的死亡率,应在主动脉内球囊反搏术(IABP)或左心室辅助装置(ECMO)辅助循环的支持下行冠状动脉造影,随即施行介入治疗或冠状动脉旁路移植手术,以挽救一些患者的生命。

**8. 抗心律失常治疗** 心肌梗死后的室性心律失常严重时会发生猝死,因此必须及时消除。

(1)发生室颤或持续多形性室速时,尽快采用非同步直流电除颤或同步直流电复律。

(2)一旦发现室性期前收缩或室速,立即用利多卡因静脉注射,必要时每 5~10 min 重复一次,至期前收缩消失。如室性心律失常反复可用胺碘酮治疗。

(3)对缓慢型心律失常可用阿托品 0.5~1.0 mg 肌内或静脉注射。二度或三度房室传导阻滞伴有血流动力学障碍者,可安装人工心脏起搏器。

**9. 心力衰竭的治疗** 主要是治疗急性左心衰竭,嘱患者取半卧位或坐位,吸入 3~5 L/min 氧气;以利尿剂为主,也可选用血管扩张剂以减轻左心室的前、后负荷。急性心肌梗死发生后 24 h 内避免使用洋地黄制剂,以防发生心律失常;有心室梗死者慎用利尿剂(详见心力衰竭章节)。

**10. 其他治疗**

(1)β 受体阻滞剂、钙通道阻滞剂 根据病情正确选用 β 受体阻滞剂和钙通道阻滞剂。可减少心肌耗氧量和改善缺血区的氧供需失衡,缩小 MI 面积,减少复发性心肌缺血、再梗死、室颤及其他恶性心律失常,对降低急性期病死率有肯定的疗效。

(2)血管紧张素转化酶抑制剂(ACEI)和血管紧张素受体阻滞剂(ARB) 作为辅助药物,可改善恢复心肌的重构,降低心率衰竭的发生率,降低死亡率。

(3)极化液疗法 用氯化钾 1.5 g、普通胰岛素 8~12U 加入 10% 葡萄糖注射液 500 mL 静脉滴注,每天 1~2 次,7~14 d 为一疗程。促进心肌细胞对葡萄糖的吸收,使钾离子进入细胞内,恢复心肌细胞膜的极化状态,改善心脏收缩功能,减少心律失常。但对于重度房室传导阻滞者应禁用。

(4)促进心肌代谢药物 常用维生素 C、辅酶 A、腺苷、细胞色素 C、维生素 $B_6$ 等,加入 5% 或 10% 的葡萄糖注射液中静脉滴注,每天 1 次,2 周为一个疗程。

**(二)护理措施**

**1. 休息与活动** AMI 后第 1~3 天绝对卧床休息,协助患者洗漱、进食、排便及翻身;第 4~6 d 卧床休息,可在床上做被动或主动活动;若无并发症,在病后 1~2 周可逐渐增加活动量,可由床上坐起逐渐过渡到坐床边、椅子上,在病房内走动,以不感觉疲劳为限;第 3~4 周可试着进行上下楼梯的活动。若患者在活动过程中出现心前区不适,心率增加超过 20 次/min,收缩压降低超过 15 mmHg,出现心律失常或心电图 ST 段偏移,应及时调整活动量。

**2. 氧气吸入** 采用鼻导管或面罩持续或间断给氧,氧流量一般为 2~5 L/min,可改善心肌缺氧,缓解胸痛。

**3. 心电监护** 严密监测患者的心率、心律、血压及动脉血氧饱合度,及时发现各种类型的心律失常。

**4. 疼痛护理** 遵医嘱给予吗啡或哌替啶止痛,注意观察药物的疗效及有无呼吸抑制等不良反应;应用硝酸酯类药物应注意监测血压的变化。

**5. 溶栓治疗的护理**

(1)溶栓前询问患者有无溶栓禁忌证。协助医生做好溶栓前血常规、出凝血时间和血型等检查。溶栓后询问患者胸痛有无缓解。

（2）密切监测血压和心电图等。

（3）注意观察溶栓药物的不良反应：①有无寒战、发热、皮疹等过敏反应，如有给予抗过敏治疗；②观察皮肤黏膜有无瘀斑、瘀点的发生；③有无咯血和胃肠道出血的征象；④有无血尿、便血等；⑤有无头痛、意识模糊、意识障碍等颅内出血。一旦出血，应立即停止溶栓并立即处理。

（4）溶栓疗效观察　①溶栓后 2 h 内胸痛缓解或基本消失；②溶栓后 2 h 内心电图抬高的 ST 段回降>50%；③发病后 12 h 内 cTnI 和 cTnT 达高峰，发病 14 h 内 CK–MB 即达高峰；④2 h 内引起再灌注性心律失常，如出现窦性心动过缓、舒张晚期室性期前收缩、加速性室性逸搏心律、房室或束支传导阻滞突然改变或消失；⑤根据冠状动脉造影直接判断溶栓是否成功。

6.饮食护理　宜进低盐、低脂、低胆固醇、低钠、清淡易消化的流质、半流质饮食然后逐渐过渡到软食、普通饮食。要求饱和脂肪酸占总热量的 7% 以下，胆固醇<200 mg/d。进食应少量多餐，不宜过饱。多吃蔬菜、水果。禁烟酒，避免浓茶、咖啡，及过冷、过热、辛辣刺激性食物。避免进食产气过多的食物。

7.预防便秘　AMI 患者由于需长期卧床休息，进食少，胃肠蠕动减慢，使用吗啡等药物易引起便秘，而用力排便极易诱发心律失常、心力衰竭甚至心搏骤停。因此，急性心肌梗死患者应合理饮食，多吃高纤维食物，无糖尿病者每天清晨给予蜂蜜 20 mL 加适量温开水饮服。以顺时针方向按摩腹部，促进肠蠕动。指导患者养成每日定时排便的习惯，避免用力排便。必要时常规应用缓泻剂或开塞露通便。

8.介入治疗的护理　见《内科护理学》第三章循环系统疾病患者的护理。

9.健康指导

（1）疾病知识指导　根据 AMI 疾病特点，树立终身治疗的观念，只要坚持做好危险因素控制，坚持健康生活方式，可以带病长寿。指导患者了解疾病诱因、心绞痛特点及发生心绞痛时如何自救。

（2）运动与休息指导　根据 AMI 特点，康复运动前应进行医学和运动评估，确定康复运动指征。康复运动分为住院期间康复和家庭持续康复等阶段。要针对休息与运动、家务劳动、娱乐活动等进行康复。无并发症者，AMI 后 6~8 周可恢复性生活。经 2~4 个月的体力活动锻炼后，酌情恢复部分工作，但对重体力劳动、驾驶员、高空作业及其他精神紧张或工作量过大的工作建议给予调整。①运动原则：有序、有度、有恒。②运动形式：以步行、慢跑、游泳等有氧运动为主。③运动强度：根据个体心肺功能循序渐进。④持续时间：初始是 6~10 min/次，含 1 min 左右的热身和整理活动。可逐渐延长至每次 30~60 min。⑤运动频率：有氧运动 3~5 d/周，如果身体能承受，可每天运动；抗阻运动、柔韧性运动 2~3 d/周，至少间隔 1 d。

（3）用药指导　AMI 后患者需要长期用药，必须掌握所用药物的名称、时间、用量、频次、作用及不良反应。保证按时按量服用。

（4）情绪心理指导　AMI 后患者焦虑情绪多来自对今后工作能力和生活质量的担心，应予以充分理解并指导患者保持乐观、平和的心情，正确对待自己的病情。告诉家属对患者要积极配合和支持，并创造一个良好的身心休养环境，生活中避免对其施加压力，当患者出现紧张、焦虑或烦躁等不良情绪时，应予以理解并设法进行疏导，必要时争取患者工作单位领导和同事的支持。

# 第四节　急性心力衰竭

**病例思考**

王先生,67 岁,有心肌损害病史,突发严重呼吸困难,端坐呼吸,频繁咳嗽,咳粉红色泡沫样痰,烦躁不安,面色苍白,口唇发绀,大汗淋漓,心悸乏力。查体:体温 37.4 ℃,脉搏 130 次/min,呼吸 30 次/min,血压 132/78 mmHg。双肺布满湿啰音及哮鸣音,心尖部可闻及奔马律。实验室检查:①X 射线可见肺门有蝴蝶状阴影并向周围扩大,心尖搏动减弱;②心电图示 ST 段压低。

请思考:①您认为该患者出现了什么情况? ②如何判断该患者心功能受损的严重程度? ③针对此患者应该采取哪些急救措施?

急性心力衰竭(acute heart failure,AHF)是指突然起病或在原有慢性心力衰竭的基础上心肌收缩力急剧降低,心脏负荷加重,造成心排血量骤降和组织淤血的一种临床综合征。可表现为心力衰竭急性发作或慢性心力衰竭急性失代偿状态。

急性心力衰竭可分为急性左心衰竭和急性右心衰竭。临床上急性右心衰竭较少见,但近年有增加的趋势,主要见于右心室梗死、急性大面积肺栓塞及右心瓣膜病。而急性左心衰竭较常见,常见于急性肺水肿(acute pulmonary edema)或心源性休克(cardiogenic shock),病情严重常危及生命,是此部分讨论的重点内容。

随着社会经济的发展,尤其是人口老龄化及城镇化进程的加速,居民不健康生活方式日益突出,心血管病危险因素对居民健康的影响越加显著,心血管病发病率持续增高。据推算心血管病现患人数为 3.3 亿,其中心力衰竭患者达到 890 万。多项研究显示,中国心力衰竭患者平均年龄呈上升趋势,但是随着医疗水平的发展,心力衰竭患者住院病死率呈明显下降趋势。但是总体而言,心力衰竭给居民和社会带来的经济负担日渐加重。

## 一、病因和发病机制

### (一)病因

1.急性心肌坏死和(或)损伤　如急性重症心肌炎、急性冠脉综合征、广泛心肌梗死等。

2.急性血流动力学障碍　如感染性心内膜炎所致的二尖瓣或主动脉瓣穿孔、乳头肌断裂、重度主动脉瓣或二尖瓣狭窄、主动脉夹层、心包压塞等。

3.慢性心力衰竭急性加重　如冠心病、高血压、风湿性心脏病等。诱发因素有感染、快速性心律失常、电解质紊乱、贫血、输液过多过快、妊娠、体力及精神负荷突然增加(如用力排便、情绪激动)等。

### (二)发病机制

心脏功能出现异常,导致心肌收缩力明显降低、心脏负荷加重,造成心排血量急剧下降,一方面使左室舒张末压、左房压力迅速升高,肺静脉回流不畅,导致肺静脉压急剧升高,肺毛细血管压随之明显升高使血管内液体由毛细血管渗出至肺间质和肺泡内,导致急性肺水肿的发生。另一方面左心室排血量急剧下降可导致心源性晕厥、休克或心搏骤停。

## 二、病情评估与判断

### (一)病情评估

1. 临床表现

(1)症状

1)急性肺水肿:起病急骤,突然发生严重的呼吸困难,呼吸频率可达 30~50 次/min,端坐呼吸、面色灰白、发绀、烦躁,并伴有频繁咳嗽,咯大量粉红色泡沫痰。严重者可因脑缺氧导致神志模糊。

2)心源性休克:持续低血压,收缩压在 90 mmHg 以下,持续 30 min 以上,肺毛细血管楔压 ≥ 18 mmHg,心脏指数 ≤ 2.2 L/(min·m$^2$),伴组织低灌注状态,如皮肤湿冷、苍白、发绀,同时伴有尿量明显减少,意识障碍,代谢性酸中毒。

(2)体征　肺水肿早期血压可一过性升高,如不能及时治疗,血压可持续下降直至出现心源性休克。听诊时双肺布满湿啰音及哮鸣音,心率快,心尖部第一心音减弱,可闻及舒张期奔马律,肺动脉瓣区第二心音亢进。

2. 辅助检查

(1)心电图　可帮助判断是否有急性心肌缺血、既往心肌梗死、传导阻滞及心律失常等。

(2)超声心动图　可准确地提供各心腔大小变化及心瓣膜结构及功能情况,对评估心功能和判断病因提供便利,是诊断心力衰竭最主要的检查。以收缩末及舒张末的容量差可测定左室射血分数(left ventricular ejection fraction,LVEF),可反映心脏收缩功能。超声多普勒成像可间接测量肺动脉压、左右心室充盈压等,是临床上最实用的判断舒张功能的方法。

(3)X 射线检查　是确诊左心衰竭导致的肺水肿的主要方法,对心力衰竭与肺部疾病的鉴别提供重要的依据。可确定心影大小及外形,心脏扩大的程度及动态改变可反映心功能状态。肺淤血、肺动脉高压及肺部病变的情况,可反映心力衰竭的程度。

(4)动脉血气分析　急性左心力衰竭时,PaO$_2$ 常不同程度降低,并且由于组织缺氧产生无氧代谢,致代谢性酸中毒;PaCO$_2$ 在病情早期多因过度换气而降低,但在病情晚期可升高出现混合性酸中毒。血气分析不能直接用于 AHF 的诊断,但对于确定呼吸衰竭有不可替代的价值,为酸碱平衡失调等提供关键信息,是判断 AHF 病情严重程度、指导治疗的必要检查之一。

(5)血液检查　B 型脑钠肽(B type natriuretic peptide,BNP)及氨基末端 B 型利钠肽前体(N-terminal brain natriuretic peptide,NT-proBNP)已成为心力衰竭诊断、筛查、预后评估、患者管理、临床事件风险评估中的重要指标。未经治疗的患者若 BNP 水平正常可基本排除心力衰竭,已经接受治疗的患者 BNP 水平增高说明预后差。但很多疾病均可导致 BNP 升高,因此特异性较低。其他指标也很重要包括血常规、肝肾功能、电解质、血糖、血脂及超敏 C 反应蛋白(high sensitivity C reactive protein,hs-CRP)。研究表明,hs-CRP 对评价急性心力衰竭患者的严重程度和预后有一定的价值。

(6)有创性血流动力学检查　对急性重症心力衰竭患者必要时采用漂浮导管(Swan-Ganz 导管)检查,经静脉插管直至肺小动脉,测定各部位的压力及血液含氧量,计算心脏指数及肺小动脉楔压,直接反映左心功能。

危重患者也可采用脉搏指示连续心输出量监测(PICCO),经外周动、静脉置管,应用指示剂热稀释法估测血容量、外周血管阻力、全排血量等指标,更好地指导容量管理,通常仅适用于具备条件的

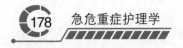

CCU、ICU。

## (二)病情判断

1.鉴别诊断　急性左心衰竭根据患者典型的症状和体征,一般不难做出诊断。临床评估时应尽快明确。但当患者心脏病史不明确,同时合并呼吸困难时,需要与可引起明显呼吸困难的疾病如慢性阻塞性肺疾病(chronic obstructive pulmonary disease,COPD)急性加重、支气管哮喘等相鉴别。

(1)慢性阻塞性肺疾病急性加重　多有 COPD 病史,可出现 $PaCO_2$ 升高。BNP、肺功能检查有助于鉴别。

(2)支气管哮喘　严重左心衰竭患者常出现"心源性哮喘",应与支气管哮喘相鉴别。心源性哮喘多见于器质性心脏病患者,发作时必须坐起,重症者肺部有干、湿性啰音,甚至咳粉红色泡沫痰;支气管哮喘多见于青少年有过敏史,发作时双肺可闻及典型哮鸣音,咳出白色黏痰后呼吸困难常可缓解。测定血浆 BNP 水平对鉴别心源性和支气管性哮喘有较大的参考价值。

(3)急性呼吸窘迫综合征　多有顽固的低氧血症,心功能检查可鉴别。

(4)急性心脏压塞　根据病史、临床表现不易与急性心力衰竭鉴别,可行心脏超声鉴别。

2.严重程度分级　评估急性左心衰竭的严重程度主要有三种方法:Killip 法、Forrester 法和临床程度分级。Killip 法适用于急性心肌梗死时心力衰竭的严重程度;Forrester 法多用于心脏监护室、重症监护室及有血流动力学监测条件的场合;临床程度分级则可用于一般门诊及住院患者。

急诊一般常用 Killip 法分级:

Ⅰ级:无心力衰竭的临床症状与体征。

Ⅱ级:有心力衰竭的临床症状与体征。肺部 50% 以下肺野湿啰音,心脏第三心音奔马律。

Ⅲ级:严重的心力衰竭临床症状与体征。严重肺水肿,肺部 50% 以上肺野湿啰音。

Ⅳ级:心源性休克,低血压(收缩压≤90 mmHg),发绀、出汗、少尿。

# 三、救治与护理

## (一)救治原则

急性左心衰竭导致的严重呼吸困难是致命的威胁,必须尽快治疗。治疗目标为改善症状,稳定血流动力学状态,维护重要脏器功能,避免复发,改善预后。

1.一般处理

(1)体位　立即协助患者取半卧位或端坐位,双腿下垂,以减少静脉回流。

(2)吸氧　保证开放的气道,立即高流量鼻导管或面罩给氧,严重者采用无创呼吸机持续气道正压(CPAP)或双水平气道正压(BiPAP)给氧,增加肺泡内压,既可加强气体交换,又可对抗组织液向肺泡内渗透。

(3)救治准备　迅速开放两条静脉通道,遵医嘱正确用药,留置导尿管,心电监护。

(4)出入量管理　准确记录 24 h 出入量。

2.药物治疗

(1)镇静　吗啡3 ~ 5 mg 静脉注射,既可使患者镇静,减少躁动,又可以扩张小血管而减轻心脏负荷。必要时每间隔15 min 重复使用 1 次,共 2 ~ 3 次。老年人应减量或改为肌内注射。呼吸衰竭、昏迷、严重休克者禁止使用。

(2)快速利尿　呋塞米 20 ~ 40 mg 静脉注射,4 h 可重复一次。迅速利尿降低心脏前负荷。除利尿作用外,还有静脉扩张作用,有利于肺水肿症状的缓解。

（3）血管扩张药　可选用硝普钠、硝酸甘油静脉滴注,需密切监测血压变化,用输液泵控制滴速,根据血压调整剂量,维持收缩压在 90 ~ 100 mmHg。

1）硝普钠:为动、静脉血管扩张药,静脉注射后 2 ~ 5 min 起效,一般从小剂量 0. 3 μg/（kg· min）开始静脉滴注,根据血压逐步加量。硝普钠见光易分解,应现配现用,避光滴注,因含有氰化物,药物保存和连续使用不宜超过 24 h。

2）硝酸酯类:扩张小静脉,降低回心血量。常用药物包括硝酸甘油、双硝酸异山梨醇酯。后者耐药性和血压、浓度稳定性优于硝酸甘油。

3）重组人脑钠肽（rhBNP）:奈西立肽（nesiritide）,具有扩张动脉和静脉、降低前后负荷、利尿、抑制肾素-血管紧张素-醛固酮系统（RASS）和交感神经作用,适用于急性失代偿性心力衰竭。

（4）正性肌力药物　有以下几种。

1）洋地黄类药物:适用于快速心室率的心房颤动或心室扩大伴左心室收缩功能不全者。可用毛花苷丙稀释后静脉注射,首次剂量为 0. 4 ~ 0. 8 mg,2 h 后可酌情再给 0. 2 ~ 0. 4 mg。

2）非洋地黄类药物:多巴胺、多巴酚丁胺、米力农、左西孟旦等,适用于低心排血量综合征,可缓组织低灌注所致的症状,保证重要脏器血液供应。

（5）氨茶碱　可解除支气管痉挛,并有增强心肌收缩、扩张外周血管的作用。

3. 非药物治疗

（1）机械通气　包括无创机械通气和气管插管机械通气,应用于合并严重呼吸衰竭经常规治疗不能改善者及心肺复苏患者。

（2）机械辅助循环支持装置

1）主动脉内球囊反搏（intra-aortic balloon counterpulsation,IABP）:可用于冠心病急性左心衰竭患者,可有效改善心肌灌注,降低心肌耗氧量和增加心排血量。

2）体外膜肺氧合（extracorporeal membrane oxygenation,ECMO）:在心脏不能维持全身灌注或者肺不能进行充分气体交换时,可提供体外心肺功能支持。急性心力衰竭时可替代心脏功能,使心脏有充分的时间恢复,可作为心脏移植过渡治疗。

3）可植入式电动左心室辅助泵（Impella）:在急性心力衰竭时通过辅助心室泵血来维持外周灌注并减少心肌耗氧量,从而减轻心脏的损伤。可用于高危冠心病患者和急性心肌梗死患者。

4. 病因治疗　在治疗急性左心衰竭的同时,积极明确基础心脏病并做病因及诱因治疗。应用静脉和（或）口服降压药物以控制高血压;选择有效抗生素控制感染;积极治疗各种影响血流动力学的快速性或缓慢性心律失常;应用硝酸酯类药物改善心肌缺血。对血红蛋白低于 60 g/L 的严重贫血者,可输注浓缩红细胞悬液或全血。

5. 心源性休克的治疗　其治疗应在血流动力学的监测下积极开展各项抢救工作。补充血容量,合理应用血管活性药物和利尿剂,纠正水、电解质及酸碱平衡失调,建立有效的机械辅助循环,治疗原发病。

6. 急性心力衰竭处理流程　急性心力衰竭确诊后即按图 10-5 的流程处理。

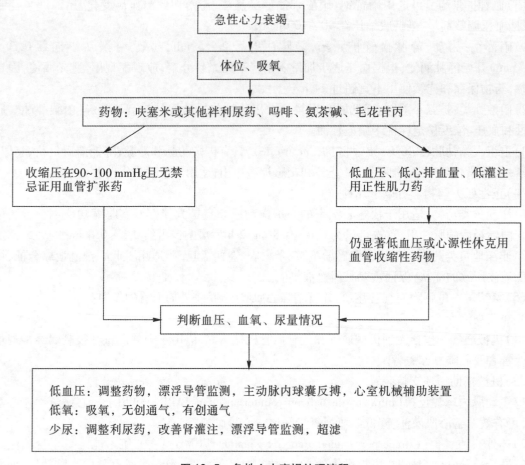

图 10-5　急性心力衰竭处理流程

## （二）护理措施

1. 即刻护理

（1）将患者置于安静、温湿度适宜的环境中　协助患者取坐位或半卧位,双腿下垂,以减少静脉回流。

（2）立即给予高流量鼻导管或面罩吸氧　对病情特别严重者应给予无创正压通气（NIPPV）辅助呼吸,以增加肺泡间隙压力、缓解肺水肿。每日做好氧气导管护理,保持导管通畅,固定妥善,无扭曲。吸氧时要保持呼吸通畅,并观察患者咳嗽、咳痰情况,注意其痰液的颜色、性质、量,必要时可予以吸痰。若粉红色泡沫痰颜色变淡、量变少,则表示患者心力衰竭有改善;反之则说明病情加重,需要进一步采取有效措施。鼓励患者有效咳嗽和深呼吸,辅助变换体位,以促进气道分泌物的排出。吸痰时应注意规范操作,动作轻柔,避免造成呼吸道黏膜损伤。

（3）迅速开放 2 条静脉通路　遵医嘱正确使用药物,观察疗效及不良反应。

（4）病情监测　遵医嘱描记 12 导联心电图,给予心电监护,严密监测血压、呼吸、血氧饱和度、心率、心律,留取动脉血气、脑钠肽、血常规、血糖、电解质和心肌损伤标记物等各种血标本,协助患者做 X 射线胸片、超声心动图等检查。

2. 病情监测

（1）保持呼吸道通畅　注意观察患者咳嗽、咳痰情况，肺部啰音或哮鸣音的变化，及时清除呼吸道分泌物。

（2）监测生命体征　注意观察心率、呼吸、血压、血氧饱和度、心电图等情况。当患者出现血压下降、心率增快时，应警惕心源性休克的发生。

（3）观察神志变化　观察患者意识、精神状态，及时观察患者有无脑供血不足、缺氧及二氧化碳增高导致的头晕、烦躁、反应迟钝、嗜睡等症状，特别是使用吗啡时注意观察神志及有无呼吸抑制情况。

3. 控制液体入量　每天摄入液体量一般宜在 1 500 mL 以内，不超过 2 000 mL。保持每天出入量平衡约 500 mL，严重肺水肿者水负平衡 1 000 ~ 2 000 mL/d，甚至可达 3 000 ~ 5 000 mL/d，以减少水钠潴留，缓解症状。在负平衡下应注意防止低血容量、低血钾和低血钠等。

4. 饮食护理　病情危重期间应禁食，病情稳定后给予患者高维生素、富含营养的易消化、清淡半流质饮食。每餐不宜过饱，少食多餐（6 ~ 8 次/d）。饮食宜低盐、低脂，限制含钠量高的食物，如腌或熏制品、香肠、罐头食品、海产品等。戒烟酒，不饮浓茶、咖啡，适当限制水分以防增加心脏负荷。利尿剂长期应用的患者要注意补充多种维生素和微量元素。

5. 用药的护理　根据医嘱给予患者强心、利尿、平喘、抗感染、扩容等治疗，严格执行查对制度，防范护理差错事故。用药时要掌握个体的特点及耐药差异情况，在抢救治疗中，应准确掌握剂量、浓度、时间、滴速及药物动力学知识。

（1）吗啡　吗啡可抑制中枢交感神经，使外周血管扩张以减少回心血量，降低心脏负荷；使患者镇静，减少烦躁；用药后应密切观察疗效及有无低血压和呼吸抑制的发生。

（2）利尿剂　遵医嘱正确使用利尿药，注意药物不良反应的观察和预防。如袢利尿药最主要的不良反应是低钾血症，从而诱发心律失常或洋地黄中毒，故应监测血钾。患者出现低钾血症时常表现为乏力、腹胀、肠鸣音减弱、心电图 U 波增高等。服用排钾利尿剂时多补充含钾丰富的食物，如鲜橙汁、番茄汁、柑橘、香蕉、枣、杏、无花果、马铃薯、深色蔬菜等，必要时遵医嘱补充钾盐。口服补钾宜在饭后，以减轻胃肠道不适；外周静脉补钾时，每 500 mL 液体中氯化钾含量不宜超过 1.5 g。应用利尿药选择早晨或日间，以防止夜间排尿过多影响患者的休息。

（3）血管加压素受体拮抗剂　近年来，开发新的利尿剂是战略目标之一，血管加压素受体拮抗剂可选择性阻断肾小管的精氨酸血管加压素受体，具有排水不排钠的特点，能够减轻体重和水肿，使低钠血症患者的血钠正常化。特别适用于心力衰竭合并低钠血症水肿的患者，但其是否能够改善低钠血症患者的认知功能等问题需要进一步探讨。

（4）氨茶碱　静脉注射时要缓慢，即 0.25 g 氨茶碱加入 40 mL 50% 葡萄糖注射液中静脉注射 10 ~ 15 min。不良反应主要有休克、低血压、室性心律失常，严重者猝死等；此类药物不宜用于冠心病如急性心肌梗死或不稳定型心绞痛所致的急性心力衰竭患者，不可用于伴心动过速或心律失常的患者。使用时出现不良反应及尿量增多等情况时，必须稀释后缓慢注射。

（5）血管扩张剂　严格按医嘱定时监测血压，有条件者用微量注射泵控制滴速，根据血压调整合适的维持剂量，停药时应逐渐减量，并加用口服血管扩张剂，以避免反跳现象。高血压急症引起的急性心力衰竭应使血压逐渐下降，严格按医嘱调节给药速度，使血压在开始用药的数分钟至 2 h 内降低不超过原血压的 20% ~ 25%，在 2 ~ 6 h 内使血压逐渐降到 160/100 mmHg。若血压明显下降，心率显著增快并伴有出汗、胸闷、气短等症状时应及时通知医生。

1）硝酸甘油：扩张小静脉，降低回心血量。一般从 10 μg/min 开始，每 10 min 调整一次，每次增加 5~10 μg,最大剂量为 100~200 μg/min。亦可每次含服 0.3~0.6 mg。

2)硝普钠:适用于严重心力衰竭、原有后负荷增加或伴心源性休克的患者。扩张动、静脉,同时降低心脏前、后负荷。一般从小剂量为 0.3 μg/(kg·min)开始,可酌情逐渐增加剂量至 5 μg/(kg·min)。硝普钠见光易分解,应现配现用,避光滴注,药物的保存与应用不应超过 24 h。

(6)正性肌力药

1)洋地黄类药物:应详细询问患者的用药史,2 周内用过慢效洋地黄者,应适当减少剂量。给药前监测心率,若成人低于 60 次/min、儿童低于 70 次/min 不宜给药。洋地黄类药物适用于快速心房颤动伴快速心室率并已知有心室扩大伴左心室收缩功能不全者,可用毛花苷 C 0.4~0.8 mg 稀释后缓慢静脉注射,必要时 2 h 后可酌情再给 0.2~0.4 mg。注射时间 5 min 以上或更长,禁止与钙注射剂合用,注意密切监测心率及心律、心电图、电解质等情况。注意询问患者有无不适,一旦出现不良反应要及时通知医师。

临床上,洋地黄中毒最重要的反应是各类心律失常。最常见者为室性期前收缩,多呈二联律或三联律,窦性心动过缓是停药指征。胃肠道反应如食欲下降、恶心、呕吐和中枢神经系统症状如头痛、疲倦,其中黄视、绿视、视力模糊等视觉障碍是中毒先兆停药指征。

一旦出现中毒反应要立即停用洋地黄;低血钾者可口服或静脉补钾,停用排钾利尿剂;快速心律失常时可用利多卡因或苯妥英钠,一般禁用电复律,因易致心室颤动;有传导阻滞或慢性心律失常者可用阿托品静脉注射或安置临时心脏起搏器。

2)非洋地黄类正性肌力药:小剂量多巴胺[<2 μg/(kg·min)]可降低外周阻力,扩张肾、冠状动脉和脑血管。小到中等剂量多巴胺[2~5 μg/(kg·min)]可增加心肌收缩力和心排出量。急性左心衰竭伴低血压者,可选用多巴胺;顽固性心力衰竭患者可使用多巴酚丁胺、米力农等非洋地黄类正性肌力药物。

(7)心理护理　急性心力衰竭的患者往往因严重的呼吸困难产生濒死感、极度恐惧和烦躁不安,并且家属情绪也高度紧张。因此,医护人员在抢救过程中必须保持镇静、操作熟练、忙而不乱,使患者产生信任和安全感。护士应与家属保持密切接触,取得患者与家属的配合,增强患者战胜疾病的信心。避免在患者面前讨论病情,以增加患者心理负担。

6. 健康指导

(1)让患者及家属了解心力衰竭的基本症状和体征,遵医嘱规律用药并制订合理的锻炼计划,指导患者规律休息,心境平和,避免激动、紧张,教患者计算出入量,限制水的摄入。指导家属给予患者积极的支持,帮助患者树立战胜疾病的信心,积极配合治疗。

(2)积极治疗原发病,定期复查。1~2 个月随访一次,了解患者肺部啰音、水肿程度、心率和心律及用药等情况。3~6 个月随访一次,定期行心电图、生化检查、BNP/NT-proBNP 监测,必要时做胸部 X 射线和超声心动图检查。

(3)告知患者应避免过度劳累和体力活动、情绪激动和精神紧张;预防感染;不可擅自停药、减药;避免饮食不当,如食物偏咸等;未经专科医生同意,不可擅自加用其他药物,如非甾体抗炎药、激素、抗心律失常药物等。有器质性心血管疾病的育龄妇女应注意避孕,以免加重心脏负荷,诱发和加重心力衰竭。

(4)当患者出现心力衰竭症状加重如疲乏、运动耐受性降低、水肿(尤其是下肢)再现或加重、体重明显增加(2~3 kg/d)、持续性血压降低或增高、心率加快或过缓、心脏节律显著改变等情况时,应及时就医。

### 思考题

1. 常见的引起急性心力衰竭的病因有哪些？
2. 急性左心衰竭有何表现？
3. 急性左心衰竭急救措施有哪些？
4. 病例分析：

王某,男,76 岁,于 20:00 出现胸部不适,自行服药(药品剂量不祥)后缓解,于次日 00:30 自觉症状加重,伴气促、面色苍白、出大汗,家人呼叫我院救护车接回。查体:患者神志模糊,烦躁不安,皮肤湿冷,口唇发绀,脉搏 135 次/min,呼吸 33 次/min,血压 155/85 mmHg,端坐呼吸,$SpO_2$56%,心脏听诊呈奔马律,心率 135 次/min,节律整齐,两肺布满湿啰音,既往有相同的发病史。入院后给予吸氧、心电监护、心电图检查、建立静脉通道,遵医嘱对症治疗。

**请思考:** ①该患者的医疗诊断是什么？②您认为该患者的心功能为几级？③针对此患者应采取哪些急救措施？

## 第五节 主动脉夹层

主动脉夹层(aortic dissection,AD)是指主动脉腔内的血液从主动脉内膜撕裂口进入主动脉中膜,并沿主动脉长轴方向扩展,造成主动脉真假两腔分离的一种病理改变,因通常呈继发瘤样改变,故也将其称为主动脉夹层动脉瘤(图 10-6)。是一种病情凶险、进展快、死亡率极高的心血管疾病灾难性危重急症。

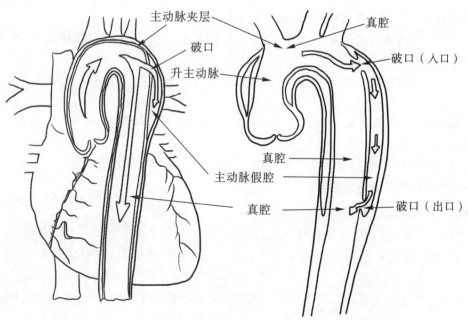

图 10-6 主动脉夹层动脉瘤

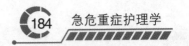
一般表现为突发剧烈疼痛、休克及压迫症状。若不及时给予正确处理,24 h 内死亡率将超过50%,主要致死原因为主动脉夹层动脉瘤破裂至胸、腹腔或者心包腔,进行性纵隔、胸膜后出血,以及急性心、肾等器官衰竭。

# 一、分型

## (一)根据病变累及范围分型

见图 10-7。

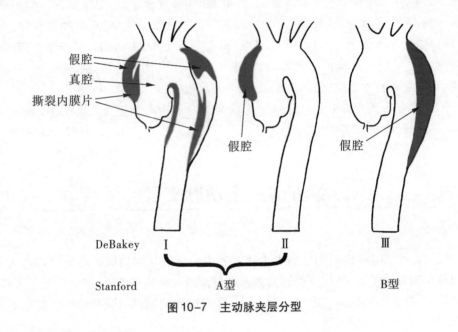

图 10-7　主动脉夹层分型

1. DeBakey 分型　分为 Ⅰ 型、Ⅱ 型和Ⅲ型。

Ⅰ型:指夹层起源于升主动脉,内膜裂口多位于主动脉瓣上 5 cm。夹层向两端扩展,可累及主动脉弓、降主动脉、腹主动脉、髂动脉。

Ⅱ型:夹层起源并局限于升主动脉,内膜裂口多位于主动脉瓣上 5 cm(此型多见于马凡综合征)。

Ⅲ型:指内膜破口位于左锁骨下动脉开口下 2~5 cm 内,向远端扩展,可至腹主动脉。

(2)Stanford 分型　分为 A 型和 B 型。

A 型:指不论起源,病变累及升主动脉,相当于 DeBakey 分型 Ⅰ 和Ⅱ型。

B 型:指病变仅累及降主动脉者。

## (二)根据病程分型

1. 急性期　急性 AD 患者病程持续在 2 周之内。

2. 亚急性期　主动脉夹层 2 周~2 月以内,14 d 以内主动脉夹层的并发症发生率,尤其是破裂率远远高于 14 d 以上的夹层。

3. 慢性期　对于病程超过 2 周或偶然发现的不能确定其发病时间的 AD 都称为慢性 AD。

（三）根据夹层稳定性分型

1. 稳定型 AD　稳定型 AD(uncomplicated aortic dissection,UAD)病情相对稳定。

2. 不稳定型 AD　不稳定型 AD(complicated aortic dissection,CAD)是指伴有分支动脉血流灌注不足、假腔破裂或者即将破裂、顽固性高血压和持续性疼痛不能缓解等并发症的 AD。

## 二、发病机制与病理改变

### （一）发病机制

AD 发病机制目前尚未完全清楚,好发危险因素有以下几个方面。

1. 遗传学　遗传与人类疾病相关,有研究表明,家族性病例在急性 AD 疾病中占较大比例,多个致病基因参与其形成的病理生理机制。易引起 AD 的遗传性结缔组织疾病主要有 4 种:马凡综合征、Ehlers-Danlos 综合征、Loeys-Dietz 综合征及家族性 AD。这些疾病具有遗传易感性,常有与其相关的基因改变。

2. 解剖学　AD 有明确的好发部位,胸主动脉至腹主动脉,动脉壁弹性蛋白水平下降,动脉中膜逐渐变薄。通常胸主动脉多于腹主动脉,主裂口(入口)多位于主动脉根部至左锁骨下动脉开口这一弧形区域,腹主动脉好发真性动脉瘤。

3. 血流动力学　主动脉管腔内流动的血液高速、高压,动脉管壁承受着血液动力学因素的作用。

(1)血压　大多数患者在诱发因素(如情绪激动、举重物或蹲位起立等)作用下,血压明显增高,血压变化幅度增大,左心室射血流速增加,从而引起内膜撕裂。高血压状态下血流对血管壁产生的横向切应力增加,可破坏中层结构,易发生夹层,纵向切应力增加易使主动脉壁分层。长期高血压可促使动脉壁内膜增生、纤维化和钙化,以致细胞外酸性脂肪沉积。

(2)血流阻力　血流阻力来源于血液内部以及血液与管壁之间的摩擦力,并与血管口径、长度以及血液黏滞性相关。血液流动过程中对血管产生的作用可分解为 2 个主要向量:①垂直于管壁的代表压力的向量;②作用于血管表面且与管壁平行的因血液黏滞性而产生的摩擦力,即剪应力。

(3)血流状态　血液在血管内的流动状态大体上可分为层流、逆流、涡流及湍流。在心动周期内,AD 患者的动脉内血流情况较正常主动脉复杂的多,可出现湍流等异常血流情况,夹层开口处可形成多漩涡。

4. 分子生物学　细胞外基质(extracellular matrix,ECM)成分始终处于合成与降解的动态平衡中,在维持主动脉正常组织结构与功能中起着重要作用。ECM 合成与降解失衡是 AD 形成过程中的重要环节,ECM 改变是导致主动脉壁病理改变和主动脉机械性能改变的主要原因,是 AD 形成的基础。

5. 免疫学　免疫炎症反应存在于 AD 发生的各个阶段,可影响中膜的滋养血管,加重主动脉壁的营养缺乏,导致 AD 的发生。免疫组织化学研究发现,激活的 T 淋巴细胞和巨噬细胞可加剧平滑肌细胞的破坏和基质的降解,并促进夹层的形成。

6. 组织病理学　AD 发生的关键性组织病理学特征是主动脉壁中层退行性病变,其特征是平滑肌细胞凋亡和 ECM 降解。粥样硬化是动脉壁退行性变最重要的促进因素,粥样斑块的破裂脱落可引起内膜撕裂,特别是穿透性斑块和溃疡,可导致内膜血肿,并直接导致夹层的形成。

7. 其他　外伤、吸毒、吸烟、饮酒、性别、年龄、肥胖等也可能与 AD 相关。

### （二）病理改变

AD 主要病理改变是遗传或代谢性异常引起的主动脉壁中层囊样退行性变。遗传或代谢性异

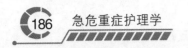

常引起结缔组织的遗传性缺损,使弹性硬蛋白沉积于主动脉壁,造成主动脉壁弹性纤维的断裂、中层空泡样变性和平滑肌局灶性丧失,导致主动脉中膜退行性变,血管壁弹力纤维减少、断裂和平滑肌细胞减少。AD另一病理改变是动脉瘤样形成,血管壁弹性纤维和平滑肌数量的减少使得主动脉壁局部易于扩张,内膜的撕裂导致血液进一步破坏血管壁,导致血管形成瘤样改变。

## 三、病情评估与判断

### (一)临床表现

**1. 症状**

(1)疼痛　常为"撕裂样"或"刀割样"持续性难以忍受的锐痛。疼痛的部位和性质可提示AD破口的部位及进展情况。出现迁移疼痛可能提示夹层进展,若出现下肢疼痛,则提示夹层可能累计髂动脉或股动脉,部分患者亦可无疼痛症状。

(2)心脏并发症表现

1)夹层导致主动脉根部扩张、主动脉瓣对合不良等引起主动脉瓣关闭不全。

2)夹层累及冠状动脉开口可导致急性心肌梗死、心力衰竭或恶性心律失常,患者可表现为典型的冠状动脉综合征表现。因此急性心肌梗死患者,在进行溶栓或抗凝治疗前,首先要除外AD。

3)夹层假腔渗漏或夹层破入心包可引起心包积液或心包压塞,发生率为17.7%。

4)急性主动脉瓣关闭不全、急性心缺血或梗死及心包压塞常表现为心力衰竭。

(3)其他脏器灌注不良表现　AD累及主动脉的其他重要分支血管可导致脏器缺血或灌注不良的临床表现如下。

1)夹层累及无名动脉或左颈动脉可导致中枢神经系统症状。

2)3%~6%的患者发生脑血管意外,患者表现为晕厥或意识障碍;夹层影响脊髓动脉灌注时,脊髓局部缺血或坏死可导致下肢轻瘫或截瘫。夹层累及一侧或双侧肾动脉可有血尿、无尿、严重高血压,甚至肾功能衰竭。

3)夹层累及腹腔干、肠系膜上及肠系膜下动脉时可引起胃肠道缺血表现,如急腹症和肠坏死,部分患者表现为黑便或血便;有时腹腔动脉受累引起肝脏或脾脏梗死。

4)夹层累及下肢动脉时可出现急性下肢缺血症状,如疼痛、无脉,甚至下肢缺血坏死等。

5)周围动脉阻塞征象:周围动脉搏动消失或两侧强弱不等、两上臂血压明显差别(>20 mmHg)、上下肢血压差距减小(<10 mmHg)。

**2. 体征**

(1)血压异常　AD常可引起远端肢体血流减少,导致四肢血压差别较大。若测量的肢体是夹层受累一侧,将会误诊为低血压,从而导致误诊和错误治疗。因此对于AD患者,应常规测量四肢血压。相当一部分AD患者合并高血压,亦有部分患者就诊时表现为低血压,此时应考虑心包压塞的可能。

(2)主动脉瓣区舒张期杂音　患者既往无心脏病史,则提示夹层所致急性主动脉瓣反流可能。

(3)胸部体征　AD大量渗出或者破裂出血时,可出现气管向右侧偏移,左胸叩诊呈浊音,左侧呼吸音减弱;双肺湿啰音提示急性左心衰竭。

(4)腹部体征　AD导致腹腔脏器供血障碍时,可造成肠麻痹甚至坏死,表现为腹部膨隆,叩诊呈鼓音,广泛压痛、反跳痛及肌紧张。

(5)神经系统体征　脑供血障碍时出现淡漠嗜睡、昏迷或偏瘫;脊髓供血障碍时,可有下肢肌力减弱甚至截瘫。

### (二)辅助检查

1.实验室检查　血常规和血型、尿常规、生化全套、血气分析、乙肝等传染病筛查、心肌酶及心肌标志物、肌红蛋白、凝血五项检查推荐作为常规实验室检查项目,其中D-二聚体对于夹层的诊断及鉴别诊断至关重要。研究表明,24 h内,当D-二聚体达到临界值500 μg/L时,其诊断急性AD的敏感性为100%,特异性67%,故可作为急性AD诊断的排除标准。

2.影像学检查

(1)计算机断层扫描(CT)　疑似急性AD患者全主动脉CTA作为首选确诊影像学检查手段,具有100%敏感性及98%~99%特异性。

(2)磁共振成像(MRI)　患者因碘过敏、严重肾功能损害、妊娠、甲状腺功能亢进或医疗机构无CT设备而不能行全主动脉CTA检查时,可行MRI明确诊断,除了形态学的显示,还可对瓣膜功能、内膜片的摆动及通过破口的血流、真假腔内血流进行评价。

(3)超声心电图　超声心电图相较CT、MRI诊断准确性较低,但由于其便携性强,可用于各种状态下的患者评价。

(4)血管造影　作为一种侵入性有创操作,依靠血管造影明确Stanford A型AD的诊断存在较大风险。因此血管造影不作为AD常规检查手段,仅作为Stanford B型AD行覆膜支架置入手术中的辅助检查。

## 四、救治与护理

### (一)救治原则

1.内科治疗　以减慢心率、镇静止痛、控制血压为治疗原则。

2.外科治疗　开放手术目前仍是治疗A型AD的金标准,急性和亚急性期Stanford A型AD应积极地施行手术治疗,主要针对升主动脉内膜撕裂处的血管置换、主动脉根部及主动脉瓣的修复或置换。

主要术式(图10-8):主动脉瓣和升主动脉置换和冠脉移植术(Bentall手术)、保留主动脉瓣主动脉根部置换加冠状动脉移植术(David手术)、主动脉瓣膜和升主动脉置换术(Cabrol手术)、全主动脉弓人工血管置换术、部分主动脉弓人工血管置换术、胸主动脉部分切除伴人工血管置换术、腹主动脉部分切除伴人工血管置换术、主动脉夹层内膜升窗术、血管内导管介入治疗等。

3.腔内隔绝治疗　随着腔内技术的不断进步,以及其微创的优势,外科手术结合腔内隔绝术正逐渐作为传统手术的替代方法(图10-9)。内科治疗下高血压难以控制,疼痛无法缓解,出现夹层动脉瘤或主动脉破裂征象应采用介入治疗或杂交治疗。介入治疗临床成功的标准为完全封闭破口,无明显内漏和严重并发症,假腔消失或假腔内血栓形成,较之外科手术具有创伤小、成功率高、恢复快、并发症少等优点。

上行大动脉置换     弓部大动脉置换     下行大动脉置换     胸腹部大动脉置换

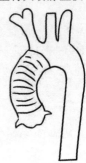
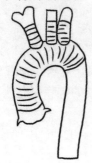
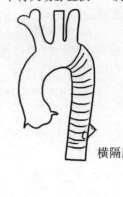
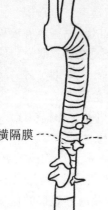

横隔膜------

腹部大动脉置换

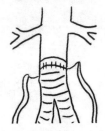

图 10-8　主要术式

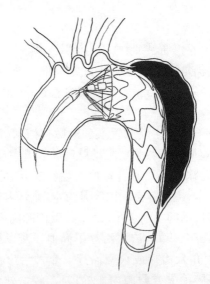

图 10-9　腔内隔绝治疗

**4. 常见并发症治疗**

（1）Stanford A 型 AD 治疗及常见并发症处理

1）急性呼吸衰竭：是 Stanford A 型 AD 术后最为常见的并发症，发生率为 5% ~ 15% 。长期吸烟或合并慢性肺疾病、肥胖、高龄、体外循环、输注大量库存血、术前血肌酐浓度增高等是患者术后早期发生呼吸衰竭的主要危险因素。术前血气或肺功能检查有助于麻醉及手术医师判断术后可能发生的呼吸系统并发症。术中应尽可能缩短体外循环时间、避免过度输血、定期膨肺、清除气道分泌物等,术后早期采取肺保护性通气策略,保持适当的呼气末正压,维持良好的循环。

2)神经系统并发症:术后神经系统并发症发生率为4%～30%,包括脑部并发症和脊髓损伤。①脑部并发症:主要有一过性脑功能损害、卒中、脑出血等。高龄和既往脑血管病史是患者术后发生脑部并发症的主要独立危险因素。术后常规应用甘露醇脱水(125～250 mL/次,每6 h一次)、激素、脑神经营养药、对症支持治疗等有助于患者恢复。②脊髓损伤:发生率为2%～7%,患者主要表现为轻瘫或截瘫,主要肋间动脉发自假腔是术后发生脊髓损伤最直接的危险因素。术后无特殊情况应使患者尽早苏醒,观察下肢运动情况,若出现异常应早期积极干预。术后出现截瘫者应提高组织灌注压,并尽早行脑脊液穿刺引流,将脑脊液压力控制在10 mmHg以下,有助于改善预后。

3)肾衰竭:Stanford A型AD术后肾衰竭发生率为5%～12%。术后出现肾功能不全,围手术期大量输血、体外循环时间长、术后急性呼吸衰竭等是患者术后发生急性肾衰竭的主要危险因素。术后维持有效循环血量及灌注压,避免使用肾毒性药物,减少血制品应用。一旦出现术后少尿、无尿或血肌酐浓度迅速升高,应尽早干预。连续肾脏替代治疗(CRRT)是急性肾衰竭的有效治疗措施。

4)出血:术中及术后大量出血或输血是该类型患者围手术期多种并发症及远期预后不良的显著影响因素。术中确切缝合、主动脉根部–右心房分流可有效减少外科性出血。可采取自体血液分离与回输,可有助于减少手术出血量及输血量。

5)感染:Stanford A型AD术后院内感染的发生率约为12%,以呼吸道感染为主。患者手术切皮前、术中及术后均应规范预防性使用抗生素。患者术后发生感染时应根据药敏试验结果合理应用抗生素。

(2)Stanford B型AD治疗及常见并发症处理

1)TEVAR相关并发症:①逆行性Stanford A型AD。是TEVAR术后最严重并发症,发生率为1.4%～10.0%。可能与主动脉壁病变、术中操作不当、覆膜支架选择不当等因素有关。可发生于术中、术后或随访期,也有部分患者无症状,仅在复查CTA时发现。一经发现应按Stanford A型AD治疗原则进行处理。②内漏。国内TEVAR术后内漏发生率为9.7%,锚定区过短、覆膜支架头端与主动脉内壁贴合不严导致血液从两者的间隙进入原发破口是形成内漏的主要原因。术中发现中、大量的内漏应积极处理,可行球囊扩张或置入另一短覆膜支架消除;少量的内漏术后可自行吸收,术中无须即刻处理,但需密切随访。近端有足够的锚定区是避免术后内漏的关键。③卒中。TEVAR术后卒中发生率为1%～3%。可能与操作过程中主动脉弓或头臂干血管开口处斑块脱落、左锁骨下动脉开口被覆膜支架遮挡、术中低血压状态持续时间过长等因素有关。术前应充分评估主动脉弓及头臂血管病变情况,术中尽量减少操作及控制性低血压时间,避免遮挡左锁骨下动脉开口。④截瘫。发生率在1%以下。术中、后均需检测患者下肢活动情况,一旦出现运动障碍,尽快行脑脊液测压引流,维持脑脊液压力≤10 mmHg。其他治疗措施包括:提高动脉压、适当抗凝、应用糖皮质激素等。

2)开放性手术相关并发症:①截瘫。对于需全胸腹主动脉替换术的患者,术前可行预防性脑脊液测压引流术,降低术后脊髓缺血导致的截瘫发生率。术中应维持压力≤10 mmHg,引流速度10～15 mL/h,引流量≤300 mL/h,术后72 h未发生截瘫者即可去除引流,发生截瘫者可保留至5～7 d。术中脊髓诱发电位技术可连续监测脊髓功能,指导术中采取有效的脊髓保护措施,预防脊髓缺血相关并发症的发生。②出血。除上述相关的出血预防和处理措施外,术中亦可应用快速输血装置加温加压输血,保证大出血时血液能及时回输,有助于保护凝血机制。术中低温、分支动脉灌注等措施有助于降低术后脏器缺血并发症的发生率。

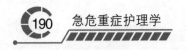

## （二）护理措施

**1. 一般护理**

（1）监护　绝对卧床休息，监测血压、心率、尿量、意识状态、神经系统体征。

（2）建立静脉通道和动脉通道　应尽量避免股动脉穿刺或置管，留作动脉修补术中旁路插管部位，如急诊已建立了股动脉通道，应避免在对侧股动脉穿刺。

（3）镇痛　疼痛可以加重高血压和心动过速，因此须及时静脉注射吗啡或哌替啶止痛，也可选择安定等，注射时速度要慢，注意观察呼吸、神志等，尽量避免呼吸抑制发生。

（4）降压　降低血压是缓解疼痛的有效方法，血压下降后，疼痛减轻或消失是夹层分离停止扩展的临床指征之一。

（5）饮食　术后第一天，最好给予静脉营养，治疗 2～3 d，病情稳定后可以进食，3 d 后可以开始逐渐将静脉使用的抗高血压药改为口服，没有并发症者可以转出重症监护室并开始活动。

（6）加强心理护理　根据评估结果，耐心、仔细地向患者介绍治疗及护理措施，稳定患者的情绪，使其有充足的思想准备和信心，消除或减轻焦虑心理，主动配合治疗。

**2. 转运护理**　AD 患者的转运是一项安全隐患多、风险系数高的临床活动，因此需更好的转运方式和条件来有效降低本病的并发症和死亡率。转运前，责任护士和主管医生应共同评估患者的生命体征、在途中可能发生的病情变化及转运的可行性，并做好充分的转运急救准备。转运由接受过专业训练及工作经验丰富的医护人员共同护送。对于患者，应做好充分准备，包括心理护理，稳定患者血流动力学，控制疼痛，尽早解除患者恶心、呕吐症状，嘱患者排空大小便等。保证设备、用品准备齐全，转运途中采取头高足低位，并对患者的生命体征行严密监护，同时要严格执行转运登记制度。

**3. 入院评估及并发症的观察与护理**　入院评估是护士对新入院患者进行综合、全面评估的过程，也是制订护理计划的重要基础，评估是否客观，关系到患者入院后能否得到及时有效的护理，也将直接影响护理质量。AD 患者的入院评估需结合临床诊断及临床表现，密切观察是否存在下列并发症：

（1）夹层累及主动脉根部　应评估有无心力衰竭、心肌梗死、心律失常、心包压塞等临床症状，密切观察患者生命体征。

（2）夹层累及弓上大血管　应评估有无中枢神经系统症状、脊髓缺血表现，观察神志、瞳孔、呼吸形态及四肢感觉与活动情况。

（3）夹层累及腹腔干及肠系膜上动脉　应评估有无腹痛、腹胀、腹肌紧张、肠鸣音减弱及呕吐、便血等胃肠道缺血征象，应遵医嘱暂禁食水。

（4）夹层累及肾动脉　应评估尿液颜色、性状，有无腰痛，并准确记录每小时尿量，维持水、电解质平衡等。

（5）夹层累及髂总动脉　应评估有无单侧或双下肢麻木、疼痛、感觉及运动功能减退甚至丧失等缺血症状，皮温降低、皮肤花斑、足背动脉搏动减弱甚至消失等缺血体征。

**4. 血压及心率的控制**

（1）血压　高血压是 AD 的主要病因，同时也是导致夹层撕裂、扩展及疼痛加重的重要因素，血压的波动幅度、上下肢血压值的差异与 AD 的分离密切相关。血压下降后疼痛明显减轻或消失是夹层停止扩展的临床指征。AD 急性期必须迅速将收缩压降至 100～110 mmHg，或保持脑、心、肾脏等重要脏器灌注的最低水平，避免出现少尿、心肌缺血及精神神经症状等重要脏器灌注不良的症状。快速降压以硝普钠经静脉泵入最有效和最常用，可立即起效，同时应用 β 受体阻滞剂和（或）钙通道阻滞剂，待血压稳定后逐渐停止使用硝普钠。护士应掌握降压药物的使用浓度、输入剂量、速度、用药禁忌，降压过程中应密切监测血压变化，防止血压忽高忽低。同时密切观察患者的意识、心率、尿量、疼痛变化、药物的不良反应等情况。测量血压时，应同时测量四肢血压，并详细记录，一旦发现血压大幅下降应考虑到动脉夹层破裂的可能，应立即报告医师，及时进行抢救和处理。

对于可疑主动脉夹层的患者出现严重低血压，考虑可能存在心包压塞或主动脉破裂，须迅速扩容，在采取积极治疗前必须仔细排除假性低血压的可能性，这种假性低血压是由于测量了被夹层累及的肢体动脉的血压引起的。如果迫切需要升压药治疗顽固性低血压，最好选用去甲肾上腺素，尽量避免使用可增加左室射血速度的多巴胺等药物。

（2）心率　心率过快及波动过大亦可加重病情，不利于治疗。治疗中使心率维持在 50 ~ 60 次/min 为理想心率，可减少心肌耗氧，降低心肌收缩力，减少左室射血分数，从而减少血流对夹层动脉的冲击，控制夹层进展。如无禁忌证一般常选择 β 受体阻滞剂如美托洛尔等，可有效地延缓或终止夹层血肿继续延伸，减轻疼痛。

5. 疼痛的管理　疼痛为本病突出的症状，约 90% 的患者有突发的剧烈胸背痛或腹痛，常呈"撕裂样、刀割样"疼痛，难以忍受，常持续数小时至数天。疼痛不仅是 AD 最典型的临床表现，也是 AD 发展的标志，疼痛的加重或缓解能直接反映病情的进展情况。疼痛突然加重提示有夹层破裂的可能，疼痛减轻后又反复出现提示夹层分离继续扩展。剧烈的疼痛可致交感神经极度兴奋，患者烦躁不安，使血压、心率持续在较高水平。护士应重视患者疼痛情况，评估疼痛的性质、部位、时间、程度、伴随症状及使用镇痛镇静药后的疼痛变化情况，做好相关记录。胸痛可见于 Ⅰ、Ⅱ、Ⅲ 型 AD，腹部剧痛常见于 Ⅲ 型 AD。疼痛患者应给予吗啡 5 ~ 10 mg 皮下注射或哌替啶 50 mg ~ 100 mg 肌肉注射。疼痛剧烈时可静脉或皮下注射吗啡、哌替啶或安定，必要时可给予冬眠药物，进行冬眠治疗。

6. 维持腹内压稳定　正常成年人的腹内压在 0 ~ 5 mmHg，若腹内压过高或波动过大，会对人体正常血流动力学产生不利影响，可增加 AD 患者夹层进一步撕裂甚至破裂的风险。为防止夹层进一步撕裂或瘤体破裂，患者应绝对卧床，限制活动，尽可能减少引起胸内压、腹内压增高的因素，如大幅度改变体位、屏气、打喷嚏、剧烈咳嗽、用力排便等。而长时间卧床及不习惯床上大小便等原因均可导致便秘，应给予患者合理的膳食，指导其床上大小便，重建排便习惯，必要时遵医嘱给予开塞露或应用缓泻剂。对于剧烈咳嗽的患者，应观察咳嗽的性质、持续时间，是否与体位有关，主动脉血肿压迫气管、支气管时也引起咳嗽，若干咳频率过高，应遵医嘱使用镇咳药物。当夹层撕裂至腹腔干及其分支时，可引起腹胀、腹泻、恶心、呕吐等临床表现，且剧烈疼痛及焦虑、恐惧等不良心理因素可加重恶心、呕吐症状，护士应耐心询问患者主诉，动态评估患者身心状态，提前做好应对措施。若患者出现呕吐，应密切观察心率、血压的波动情况，协助患者取合适体位，及时清理呕吐物，防止发生误吸或窒息，同时，给予患者心理支持及健康指导，稳定患者情绪，必要时遵医嘱应用止吐药物。

7. 围手术期护理　急性 A 型 AD 患者，除保持必要的治疗外，尽量减少有创操作，避免对患者造成刺激而引发 AD 破裂。同时按照急诊手术准备。择期手术患者，术前训练患者床上排尿、排便，介绍手术的大致过程，消除或减轻焦虑，使其主动配合手术。术后严密监测生命体征及各项检测，特别是血压、心率、血氧饱和度、尿量等。严密观察切口渗血情况，有无血肿或瘀斑。密切注意桡动脉及足背动脉搏动、皮肤颜色及温度情况及肢体活动情况，术后当天可床上做踝泵运动，术后第 2 天床边适量运动。以后每天逐渐增加活动量和时间，促进体力的恢复。

8. 休克的观察与护理　急性期约有 1/3 患者出现面色苍白、大汗淋漓、皮肤湿冷、脉搏快弱及呼吸急促等休克征象，但血压仅轻度下降或反而增高。若主动脉夹层发生外膜破裂引起大出血，则血压迅速下降，常伴晕厥，甚至死亡。一旦出现休克征象，立即通知医生，并遵医嘱给予抗休克治疗，补充有效循环血量，必要时输血、输液，低分子右旋糖酐扩容治疗，以提升患者血压。同时观察患者休克进展情况，以便采取相应措施。若怀疑患者患有 AD，立即嘱患者绝对卧床休息，给予双鼻导管吸氧,监测血压、心率、呼吸、血氧饱和度等生命体征的变化,使用留置针建立静脉通路,抽血检验,床头备好抢救仪器设备。

9.心理护理 由于发病突然,呈撕裂样胸痛,部分患者会出现恐惧、焦虑等情绪,担心自身会出现生命危险和预后不良,加上住院新环境,加剧情绪紧张,患者的焦虑、紧张情绪不利于血压、心率的控制。因此,要以热情、耐心、和蔼可亲的态度主动关心患者,耐心细致解释疾病的相关知识,做好健康宣教工作,要保持病房绝对安静,消除患者对疾病的恐惧心理,注意观察患者情绪变化及心理需求,多与患者沟通,建立良好的护患关系。当患者疼痛剧烈时,护士要以亲切恰当的语言安慰患者,给予关怀,避免因情绪紧张而加重病情。

# 第六节 急性上消化道出血

**病例思考**

男性,49 岁,以"上腹部不适伴柏油样便 3 周,呕血 1 d"急诊入院。患者 3 周前,自觉上腹部不适,偶有嗳气,反酸,大便 1 ~ 2 次/d、色黑,未予注意。1 d 前,进食之后排出柏油样便 1 次,量约 600 mL,并呕吐鲜红色血液,量约 500 mL,出现昏迷。既往有乙型肝炎、胃溃疡病史 10 年,常用制酸剂。身体评估:体温 37 ℃,脉搏 120 次/min,血压 90/70 mmHg;皮肤、结膜苍白,无出血点;胸前可见蜘蛛痣 2 颗;肝脏右侧肋弓及剑突下未触及,脾脏左侧肋弓下三横指,质韧,无触痛,移动性浊音(−)。实验室检查:血常规示血红蛋白 55 g/L,红细胞 $3.11×10^{12}$/L,白细胞 $8.22×10^{9}$/L,血小板 98×$10^{9}$/L,HCT 0.35。

**请思考:**您认为该患者出现了什么情况? 针对此患者应该采取哪些即刻护理措施?

消化道是指从食管到肛门的管道,包括食管、胃、十二指肠、空肠、回肠、盲肠、结肠及直肠。消化道出血按照出血部位可分为上、中、下消化道出血,其中 60% ~ 70% 的消化道出血源于上消化道。

急性上消化道出血(acute hemorrhage of upper alimentary tract)是指十二指肠悬韧带(Treitz 韧带,译为屈氏韧带)以上的消化道,包括食管、胃、十二指肠、胰管和胆管等病变引起的数小时内出血量超过 1 000 mL 或超过循环血量20%的急性出血,以及胃空肠吻合术后吻合口附近的空肠上段病变所致急性出血。临床表现为呕血、黑便或便血等,并伴有血容量减少而引起的急性周围循环衰竭,病情严重者可危及生命。本病是临床常见的急危重症之一,成年人每年发病率为(100 ~ 180)/10 万,死亡率约为10%,随着现代诊疗技术的进步,病死率较前明显下降,但高龄、有严重并发症患者中死亡率仍较高。及早识别出血征象,迅速确定出血部位、明确出血原因和采取积极有效的治疗措施,是抢救患者生命和改善其预后的关键。

## 一、病因

急性上消化道出血的病因很多,其中常见的原因有胃、十二指肠溃疡,食管-胃底静脉曲张破裂,急性胃黏膜病变,胆道出血,胃癌,食管裂孔疝,贲门撕裂综合征。具体分类如下。

**（一）上消化道疾病**

1. 食管疾病 如食管贲门黏膜撕裂（Mallory-Weiss）综合征、食管损伤（器械检查、异物或放射性损伤；强酸、强碱或其他化学制剂引起的损伤）、食管憩室炎、食管癌、主动脉瘤破入食管等。

2. 胃、十二指肠疾病 最常见有消化性溃疡、急性糜烂出血性胃炎、胃癌等。其他较为常见的疾病有胃血管异常（血管瘤、动-静脉畸形、Dieulafoy 病变等），胃泌素瘤（Zollinger-Ellison 综合征），其他肿瘤（平滑肌肉瘤、平滑肌瘤、息肉、淋巴瘤、神经纤维瘤、壶腹周围癌等），胃黏膜脱垂，急性胃扩张，胃扭转，膈裂孔病，十二指肠憩室炎，糜烂性十二指肠炎，胃手术后病变（吻合口溃疡、吻合口或残胃黏膜糜烂、残胃癌等）。其他疾病还有重度钩虫病、胃血吸虫、胃或十二指肠克罗恩病、胃或十二指肠结核、嗜酸性胃肠炎、胃或十二指肠异位胰腺组织等。

3. 其他 门脉高压引起的食管-胃底静脉曲张破裂出血或门脉高压性胃病。

**（二）上胃肠道邻近器官或组织的疾病**

1. 胆道出血 胆管或胆囊结石、胆道蛔虫病、胆囊或胆管癌、术后胆总管引流管造成的胆道受压坏死、肝癌、肝脓肿或肝血管瘤破入胆道。

2. 胰腺疾病累及十二指肠 胰腺癌、急性胰腺炎并发脓肿溃破。

3. 其他 纵隔肿瘤或脓肿破入食管。

**（三）全身性疾病**

1. 血管性疾病 过敏性紫癜、遗传性出血性毛细血管扩张、弹性假黄瘤、动脉粥样硬化等。

2. 血液疾病 血友病、血小板减少性紫癜、白血病、弥散性血管内凝血（DIC）及其他凝血机制障碍等。

3. 结缔组织病 结节性多动脉炎、系统性红斑狼疮或其他血管炎。

4. 急性感染或传染病 流行性出血热、钩端螺旋体病等。

5. 应激相关胃黏膜损伤（stress-related gastric mucosal injury） 是指各种严重疾病，在应激状态下发生的急性糜烂出血性胃炎及应激性溃疡等急性胃黏膜损伤，如严重感染、急性脑血管疾病、休克、大面积烧伤、手术、重症心力衰竭等。

6. 其他 如尿毒症等。

## 二、病情评估与判断

上消化道出血的临床表现取决于出血的速度和出血量，对于患者的病情首先判断是否是上消化道出血，其次明确出血原因，评估出血量和对机体影响程度，正确判断出血治疗效果、出血是否停止，最后要客观评价其预后（图10-10）。

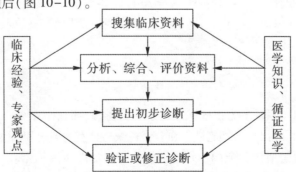

图 10-10 临床疾病诊断步骤示意

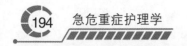

### (一)确定是否为上消化道出血

1. 健康史　询问患者是否曾经有上述病因中引起上消化道出血的病史。

2. 排除消化道以外的出血因素　①排除呼吸道出血:注意呕血与咯血鉴别(见第十章第五节)。②排除口腔、牙龈、鼻咽部的出血:注意询问病史和局部检查,检查口、咽、鼻有无出血点,患者是否因将血液吞咽后呕出。③排除食物引起的黑便等非出血因素:排除服用铁剂、铋剂、某些中草药或进食富含动物血的食物造成粪便颜色变黑,这些原因所致的黑便缺乏光泽,而且隐血试验阴性,通过询问病史、临床观察、隐血试验及停止药物或食物后隐血试验转为阴性可以确诊。

### (二)临床表现

1. 呕血与黑便　出血部位在幽门以上者常伴有呕血,这是上消化道出血的特征性表现。若出血量少、速度慢亦可无呕血。反之,幽门以下大量出血、速度快,可因血反流入胃腔引起恶心、呕吐而表现为呕血。呕血多为棕褐色呈咖啡渣样,这是血液经胃酸作用形成正铁血素所致。如果出血量大、速度快,血液在胃内停留时间短,未经胃酸充分混合即呕出,则为鲜红或有血块。幽门以下病变常表现黑便,幽门以上病变常表现为呕血和黑便。一次出血达 50～70 mL 即可出现黑便,呈柏油样,黏稠而发亮,是血红蛋白的铁经肠内硫化物作用形成硫化铁所致。若出血量大,血液在肠内推进快,可呈暗红甚至鲜红色血便。

2. 失血性周围循环衰竭　急性上消化道出血量较大,失血较快者,会在短时间内引起有效循环血容量急剧减少,回心血量不足,心输出量降低,导致周围循环衰竭。一般表现为头晕、心悸、面色苍白、脉搏细速、出冷汗、恶心、口渴、晕厥等症状,患者往往有便意,在排便或便后起立时晕厥倒地。如出血量大,出血不止或未及时补充有效血容量,患者可出现休克状态,若处理不当可导致死亡。

3. 贫血和血常规变化　急性大量出血后均有失血性贫血,但在出血的早期,血红蛋白浓度、红细胞计数与血细胞比容可无明显变化。出血后 3～4 h,组织液渗入血管内,使血液稀释,才出现贫血,出血后 24～72 h 血液稀释至最大限度。贫血程度除取决于失血量外,还与出血前有无贫血基础、出血后液体平衡状况等因素有关。急性出血患者为正细胞正色素性贫血,慢性失血为小细胞低色素性贫血。出血 24 h 内网织红细胞即可增高,4～7 d 可高达 5%～15%,以后逐渐降至正常。如出血未止,网织红细胞可持续升高。上消化道大量出血 2～5 h,白细胞计数可达 $(10～20)×10^9/L$,止血后 2～3 d 可以恢复正常。但在肝硬化患者,如同时有脾功能亢进,则白细胞计数可不增高。

4. 发热　多数上消化道出血的患者会在 24 h 内出现低热,通常不超过 38.5 ℃,持续 3～5 d 降至正常。可能与周围循环衰竭,导致体温调节中枢的功能障碍等因素有关。

5. 氮质血症　上消化道大出血后,因血液进入肠道后被分解为蛋白分解产物,由肠道吸收而引起血中尿素氮浓度增高,消化道大量出血后数小时可出现血尿素氮升高,一般在 24～48 h 可达高峰,大多不超过 14.3 mmol/L,3～4 d 后逐渐降至正常。对于血尿素氮持续增高或明显升高 > 17.9 mmol/L 者,若活动性出血已停止,且血容量已基本纠正而尿量仍较少,则应考虑由于休克时间过长或原有肾脏病变基础而发生急性肾衰竭。

### (三)辅助检查

1. 实验室检查

(1)血常规　急性出血患者多为正细胞正色素性贫血,血细胞比容降低。失血刺激造血系统,外周血网织红细胞增多,可暂时出现大细胞性贫血。慢性失血性贫血多呈小细胞低色素性缺铁性贫血。

(2)隐血试验　大便隐血试验强阳性是诊断消化道出血的重要依据。

(3)其他　根据原发病及并发症的不同,可伴有血常规、凝血功能、肝功能或肾功能等指标的变化。

2. 特殊检查

（1）内镜检查　于消化道出血后 24~48 h 内行急诊内镜检查,有助于迅速对出血部位及病因作出正确诊断,同时能视情况需要在内镜下行喷药、硬化剂注射、套扎等止血措施。

（2）X 射线钡餐检查　诊断价值不如内镜检查,并且一般应在出血停止、病情初步稳定后进行。

（3）选择性血管造影检查　对内镜检查未发现出血者,或有严重心、肺疾病不适宜进行内镜检查,但仍估计有消化道动脉性出血时进行的检查。当检查时造影剂外溢,提示消化道出血,可立即进行经导管栓塞止血。

（4）其他　放射性核素扫描、超声、CT、MRI 等。

### （四）出血征象和生命体征评估

1. 失血量评估　失血量的判断对进一步处理病情极为重要。成人每日消化道出血 >5~10 mL,大便隐血试验出现阳性;每日出血量 50~100 mL,可出现黑便甚至柏油样便;胃内储积血量在 200~300 mL,可以引起呕血;一次出血量 <400 mL 时,一般不引起全身症状;超过 400~500 mL 时,可出现头晕、心悸、乏力等全身症状;短时间内出血超过 1 000 mL 时,可致低血压等周围循环障碍。呕血与黑便的频度与量对出血量的估计虽有一定的帮助,但由于出血大部分积存于胃肠道,且呕血与黑便分别混有胃内容物与粪便,不易对出血的量做出精确的判断,因此可根据血容量减少导致周围循环的改变做出判断（表 10-6）。

（1）出血程度估计　出血严重程度的估计和周围循环状态的判断。

表 10-6　消化道出血量估计与临床表现

| 临床表现 | 出血量估计 | 出血速度 |
| --- | --- | --- |
| 大便隐血试验阳性 | >5~10 mL/d | 慢 |
| 黑便 | 50~100 mL/d | 慢 |
| 呕血 | 200~300 mL/d | 快 |
| 不典型 | <400 mL/总量 | 缓 |
| 全身症状,如头晕、心悸、乏力等 | ≥400~500 mL/次 | 快 |
| 周围循环衰竭 | >1 000 mL | 短时间 |

（2）休克指数法　休克指数=脉搏（次/min）/收缩压（mmHg）,休克指数正常值 0.54±0.2,休克指数可以反映出血的严重程度（表 10-7）。

表 10-7　休克指数与失血量

| 脉搏/（次/min） | 收缩压/mmHg(kPa) | 休克指数 | 失血量/% |
| --- | --- | --- | --- |
| 70 | 140(18.6) | 0.5 | 0 |
| 100 | 100(13.3) | 1.0 | 30 |
| 120 | 80(10.64) | 1.5 | 30~50 |
| 140 | 70(9.3) | 2.0 | 50~70 |

注:1 mmHg=0.133 kPa。

2.活动性出血的判断 上消化道大出血经过恰当治疗,可于短时间内停止出血,由于肠道内积血需经约 3 d 才能排尽,故不能以黑便作为继续出血的指标。临床上出现下列情况应考虑继续出血或再出血:①呕血或黑便(血便)次数增多,粪质稀薄,伴有肠鸣音亢进;②经快速地充分补液、输血后周围循环衰竭的表现未见明显改善,或虽暂时好转而又恶化;③血红蛋白浓度、红细胞计数与红细胞比容继续下降,网织红细胞计数持续增高;④补液与尿量足够的情况下,血尿素氮持续或再次增高;⑤胃管内抽出较多新鲜血液;⑥内镜检查见病灶有喷血、渗血或出血征象。

3.病情程度评估 急性上消化道出血程度可分为轻、中、重度,具体见表 10-8。

表 10-8 出血程度的临床分级

| 程度 | 出血量/mL | Hb/(g/L) | 脉搏/(次/min) | 血压/mmHg | 尿量 | 主要临床表现 |
| --- | --- | --- | --- | --- | --- | --- |
| 轻度 | <500(总循环血量10%~15%) | 正常 | 正常 | 基本正常 | 正常 | 头晕、无力、畏寒(轻度) |
| 中度 | 800~1 000(总循环血量20%以上) | 100~70 | >100 | 90/60~70/50 | 尿少 | 口渴、心悸、眩晕、晕厥 |
| 重度 | >1 500(总循环血量30%以上) | <70 | >120 | <70/50 | 少尿或无尿 | 烦躁、意识模糊或昏迷、水肿 |

### (五)出血部位评估

呕血大多提示上消化道出血,黑便大多数来自上消化道出血,而血便大多来自下消化道出血。但上消化道短时间内大量出血也可以表现为暗红色甚至鲜红色血便,此时不伴有呕血,很难与下消化道出血鉴别,应在病情允许的情况下立即做急诊胃镜检查。胃管抽吸胃液检查适用于病情严重不宜行急诊胃镜检查者。高位小肠乃至右半结肠出血,如血在肠腔内停留时间久也可表现为黑便,应先经胃镜检查排除上消化道出血后再行下消化道有关检查。

1.食管和胃底的出血 常由静脉曲张破裂所致。出血急,一次出血量可达 500~1 000 mL,血色鲜红或暗红,可引起失血性休克。临床表现往往有肝硬化所致肝功能损害和门脉高压表现,主要为呕血,很少出现单纯黑便。

2.胃和十二指肠球部出血 常见原因为消化性溃疡、胃癌,出血较急,出血量一次一般不超过500 mL,多呈咖啡样血。临床表现可以呕血为主,也可以黑便为主。

3.肝内胆道出血 出血量一般不多,一次为 200~300 mL,临床表现以黑便为主,同时伴有上腹痛和寒战、发热、黄疸,很少出现休克。

## 三、救治与护理

### (一)救治原则

急性上消化道大量出血病情急、变化快,严重者可危及生命,应采取积极措施进行抢救。应将抗休克、迅速补充血容量治疗放在一切医疗措施的首位。

1.一般急救措施

(1)卧位 患者立即采用平卧位或者抬高下肢,合并休克者给予中凹卧位,保持环境安静。

(2)吸氧 保持呼吸道通畅,避免呕血时血液吸入呼吸道引起窒息,必要时吸氧或给予人工通气支持。

（3）饮食 活动性出血伴恶心、呕吐者应禁食。

（4）密切观察病情变化 严密监测生命体征：心率、血压、呼吸、血氧饱和度、患者的尿量及意识情况；观察呕血与黑便、血便情况；必要时进行中心静脉压测定、心电监护。

（5）抽血化验 定期复查血红蛋白、红细胞计数、血细胞比容和血尿素氮。

2. 积极补充血容量 立即快速建立有效的静脉通路，补充血容量以防止休克的发生，必要时留置中心静脉导管。急性大出血患者立即查血型与配血，在配血过程中可先用平衡液或葡萄糖盐溶液进行扩容，并应尽早足量输入浓缩红细胞或全血，在没有血源的情况下，可用右旋糖酐或其他血浆代用品，肝硬化患者宜输新鲜血，以维持组织灌注为目标，防止微循环障碍，以免出现脏器功能衰竭。

输液过程中严密监测生命体征的变化，注意避免因扩容速度过快、输液输血量过多而引起的急性肺水肿或心力衰竭，应对合并心、肺、肾疾病或老年患者尤为注意，必要时根据中心静脉压调节输入的速度与量。

3. 止血措施 急性上消化道出血分为急性非静脉曲张性出血和急性静脉曲张性出血。在治疗原发病的基础上，应根据不同部位病变和出血严重程度选择合适的止血措施。

（1）急性非静脉曲张性出血的止血措施

1）抑制胃酸分泌：当 pH 值>6.0 时，血小板聚集及血浆凝血功能所诱导的止血作用才能发挥作用，而胃液 pH 值<5.0 时新凝成的凝血块会被溶解，故抑制胃酸分泌，提高并保持胃内 pH 值在较高水平具有止血作用，临床上常用的有质子泵抑制剂（PPI）或 $H_2$ 受体拮抗剂（$H_2$RA），大出血选用 PPI，并早期给予静脉给药。内镜检查前、后静脉使用 PPI 能改善出血灶的内镜表现及降低高危患者的再出血率。PPI 常用药有奥美拉唑、兰索拉唑、泮托拉唑等；$H_2$RA 常用药有西咪替丁、雷尼替丁、法莫替丁等。

2）中和胃酸：氢氧化铝凝胶提高胃内 pH 值，保护黏膜，亦可经胃管内灌注。

3）内镜下止血：内镜下如见有活动性出血或暴露血管的溃疡应进行内镜下止血，其有效的方法有注射药物、热凝止血及机械止血。注射药物简单易行，可选用高渗钠-肾上腺素溶液等；热凝止血效果可靠，方法包括热探头、高频电凝、微波、氩离子凝固术等；机械止血尤适用于活动出血，但使用部位受限，方法是各种止血夹。

4）介入治疗 对于特殊情况下，患者既不能行内镜治疗，也不能耐受手术治疗，可在选择性肠系膜动脉造影找到出血病灶的同时进行血管栓塞治疗。

5）手术治疗 药物、介入治疗无效的患者，病情紧急考虑手术治疗。

（2）食管-胃底静脉曲张破裂出血的止血措施

1）止血药物：①血管加压素及其类似物，可使内脏小动脉收缩降低门静脉和其侧支循环的压力，减少血流量，以控制食管-胃底静脉曲张破裂出血。用法：血管加压素 0.2 U/min，持续静脉滴注，根据治疗反应可逐渐增加至 0.4 U/min，联合硝酸甘油舌下含服或静脉滴注。②生长抑素及其类似物，可明显减少内脏血流量，并可使奇静脉血流量明显减少。该药效果肯定，不良反应少，是目前临床常用药物。14 肽天然生长抑素，首次剂量 250 μg 静脉缓慢注射，此后 250 μg/h 持续静脉滴注。此药半衰期短，应注意滴注过程不能中断，若中断超过 5 min，应重新注射首次剂量。8 肽生长抑素同类物奥曲肽半衰期较长，常用剂量为首剂 100 μg 缓慢静脉注射，继以 25～50 μg/h，持续静脉滴注。

2）三腔双囊管压迫止血：是药物无效的大出血急救措施。经鼻腔或者口腔插入经过检查完好无漏气的三腔双囊管,向胃囊内注气150~200 mL,使胃囊内压力维持在50 mmHg,然后向外牵引管道以压迫胃底的曲张静脉,再向食管囊内注气100~150 mL,使食管囊内压力维持在40 mmHg以压迫食管的曲张静脉。三腔管各端均用止血钳夹住,并可从胃管内抽出胃内积存血液。管外端以绷带连接0.5 kg沙袋,经牵引架作持续牵引。一般置管气囊充气24 h后宜放出气囊空气,以防止压迫过久引起局部黏膜坏死。出血停止24 h后,应在双气囊放气状态下再留置三腔管观察24 h,如未再出血则即可拔管。通过间断放气、充气维持此治疗。该方法效果明显,但患者痛苦、并发症多,停用后再出血率高,故不作为首选疗法,在药物治疗不能控制出血时作为暂时止血用,以争取时间去准备其他治疗方法。

3)内镜治疗:药物和内镜联合治疗是目前首选的治疗方式。常用方法有:①经纤维内镜注射硬化剂治疗,可阻塞血管腔而达到止血目的。硬化剂注射一般采用无水乙醇、鱼肝油酸钠、乙氧硬化醇或油酸乙醇胺;②食管曲张静脉套扎术,用橡皮圈结扎出血或曲张的静脉达到血管闭合的目的;③局部注射组织黏合剂,闭塞出血的曲张静脉,尤其是胃底曲张静脉。

4)手术治疗:急诊外科手术围术期病死率较高。在急性大出血期间宜尽量采取非手术治疗,待出血停止、病情稳定后再择期手术。如经各种非手术治疗措施仍不能止血,则考虑紧急手术。

## (二)护理措施

### 1. 一般护理

(1)休息　卧床休息,取平卧位,出血量大者绝对卧床休息,休克患者采取中凹卧位,保持呼吸道通畅,头偏向一侧,必要时吸氧。提供舒适、安静的环境,消除患者的恐惧。

(2)饮食　病情较轻者可给予清淡、易消化流质或半流质温凉食物,病情较重者和活动性出血期间禁食。上消化道出血的患者出血停止后,对饮食多心有余悸,应加以指导。一般出血停止24 h后可以进低温流食(米汤、藕粉、牛奶、酸奶等);低温半流食(米粥、面片、软面条、馄饨、鸡蛋羹等);温的软食。3 d后未见出血可转普食,普食应以易消化、高热量、高蛋白、高维生素、低或无纤维的食物为主。

### 2. 特殊护理

(1)病情观察与护理

1)生命体征的观察:出血量大者每间隔15~30 min记录一次生命体征变化,密切观察患者的体温、脉搏、呼吸、血压、血氧饱和度、意识等,及时判断患者的病情变化,尤其脉搏与血压的关系可成为评估出血量和有无出血倾向的依据,故应定时监测并记录。

2)出血量的观察:观察并记录出血次数、出血量及性质的变化,应保留呕吐物或粪便,及时与医生沟通交流。

3)有无再出血的观察:经积极治疗,血压、脉搏仍不稳定者,中心静脉压恢复又下降者,有肠鸣音亢进者,经治疗一般状况仍未改善者都有再次出血的可能,因此更应该密切观察患者的呕血和黑便的次数和量,严密监测生命体征变化。

4)尿量的观察:尿量是反应休克的一个间接指标,尿量的多少提示休克纠正与否。当休克纠正成人尿量大于30 mL/h,儿童尿量大于20 mL/h,表明肾灌注量足够,机体的血容量基本补足;尿量仍然未纠正,说明血容量尚未补足,仍需要大量补液。危重患者留置尿管,记录出入量,严密观察和记录每小时尿量。

5)皮肤的观察:皮肤的温度、颜色、干湿度能反应休克、缺氧的改善程度。观察口唇、四肢末梢、甲床是否由发绀转为红润,皮肤是否由湿冷转为干燥,肢体温度是否转为温暖。

(2)输液速度和量的观察　对于急性上消化道出血患者,入院即建立静脉输液通道至少2条,充分保证溶液和血液的输入通道畅通。严重失血性休克,补充血容量要先快后慢,前1 h是关键,必要时加压输血。血压达到满意后,可减慢速度,以维持血压和有效尿量为原则。防止输液、输血过多、过快而引起再次出血和急性肺水肿。尤其对有心、肺、肾疾患的老年患者更应警惕,应加强心脏的监测。

3.其他护理

(1)胃管的护理　给患者留置胃管,妥善固定,进行胃管反复灌注冰盐水或者输入药物进行胃部降温和局部给予止血药物治疗达到止血目的。

(2)三腔双囊管护理　留置三腔双囊管不适感较强,并且长时间留置易导致压迫黏膜出现黏膜损伤,因此正确的护理措施对留置三腔双囊管患者至关重要。

1)放置三腔管24 h后应放气数分钟再注气加压,以免食管胃底黏膜受压过久导致黏膜糜烂、缺血坏死。

2)定时测量气囊内压力,防止压力不足达不到止血作用,或者压力过大导致黏膜缺血。

3)防止三腔管脱落和气囊破损,发现气囊破裂应拔出三腔管,否则气囊上抬压迫气管,易发生呼吸困难或窒息。患者床旁备上另一完好的三腔管随时应用。

4)鼻腔应清洁湿润,口唇涂石蜡油或者润滑油防止干裂,注意保持呼吸道通畅。

5)定时抽吸管内液体和血液,抽净为止,可以减少吸收,避免诱发肝性脑病,并能观察有无继续出血。

6)确认已止血则放气观察24 h,无出血后可拔管道,拔管前先口服润滑剂石蜡油20～30 mL,润滑黏膜和管外壁,抽尽囊内气体,最后以缓慢轻巧动作拔出三腔管。

7)昏迷患者可于囊内气体放出后保留三腔管,从胃管内注入流质饮食和药物。

8)三腔管一般压迫期限为72 h,若出血不止可适当延长时间。

4.心理护理　消化系统受情绪因素影响。出血本身对患者是一个恶性刺激,给患者带来恐惧、不安、悲观、痛苦等心理问题。护理人员应以精湛的技术、优良的作风赢得患者的信任。安慰患者,稳定患者情绪,告诉患者医护人员不会远离他,使患者有安全感。

## 思考题

1.急性非静脉曲张性出血的止血措施是什么?

2.简述急性上消化道出血的急救措施。

3.简述三腔双囊管的护理措施。

4.病例分析:

男性,56岁,以"突然呕吐大量暗红色血液1次,伴头晕、乏力1 h"急诊入院。既往肝硬化史10余年。身体评估:体温37.3 ℃,脉搏103次/min,血压95/64 mmHg;患者神志清楚,对答切题;甲床、结膜苍白,无出血点;肝掌(+),胸前可见蜘蛛痣2颗;肝脏右侧肋弓及剑突下未触及,脾脏左侧肋弓下三横指,质韧,无触痛,移动性浊音(−)。实验室检查:血常规示血红蛋白76 g/L,红细胞$3.24×10^{12}$/L,白细胞$8.23×10^9$/L,血小板$101×10^9$/L,HCT 0.35。

**请考虑:**①患者存在哪些护理诊断/问题?②应采取哪些护理措施?③如何判断是否继续或再次出血?

# 第七节 昏 迷

患者贺×,女,34 岁,1 d 前突发意识丧失,心搏骤停,家属立即给予心肺复苏及人工呼吸,同时拨打 120,10 min 后 120 到达现场,心电监护显示室颤心律,217 次/min,为患者除颤后转为窦性心律。查体:呼之不应,对刺激无反应,间断抽搐。

**请思考:**①该患者为何种意识状态?②应该对该患者行哪些护理评估?③应做好哪些方面的动态观察?④救治该患者应常备哪些抢救设备?⑤从哪些方面预防并发症的发生?

## 一、病因和发病机制

昏迷是多种原因引起大脑皮层处于严重而广泛抑制状态的病理过程。是最严重的意识障碍,表现为意识完全丧失,对外界刺激无意识反应,随意运动消失,生理反射减弱或消失,出现病理反射,给予任何刺激均不能将患者唤醒,但生命体征如呼吸、脉搏、血压、体温尚存在,是病情危重的信号,是常见危重急症之一,死亡率高。如能迅速做出正确的诊断和果断的处理,患者往往可能转危为安。

昏迷是一种临床综合征,引起昏迷的原因很多且复杂,常见的原因如下:

### (一)病因

1. **中枢神经系统疾病** ①急性脑血管病:脑出血、蛛网膜下腔出血、硬膜下水肿、硬膜外血肿、脑桥出血、大面积脑梗死、脑干梗死、小脑梗死、高血压脑病。②颅内感染性疾病:如流行性乙型脑炎、化脓性脑膜炎、散发性脑炎、脑膜脑炎、恶性疟疾等。③其他中枢神经系统疾病:颅脑外伤如脑震荡、脑挫裂伤、外伤性颅内血肿;占位性病变如颅内肿瘤;癫痫持续状态等。

2. **全身性疾病**

(1)**重症急性感染性疾病** 如伤寒、斑疹伤寒、败血症、流行性出血热、中毒性菌痢等及立克次体、细菌、寄生虫感染等。

(2)**内分泌及代谢障碍性疾病** 包括尿毒症、肝性脑病、肺性脑病、甲状腺危象、糖尿病酮症酸中毒、低血糖等病因所致的昏迷。

(3)**水、电解质平衡紊乱** 包括稀释性低钠血症、低氯血症性碱中毒、高氯血症性酸中毒、酸中毒、碱中毒等。

3. **理化因素及药物中毒** 各种工业毒物中毒:急性苯中毒、急性硫化氢中毒、急性苯胺中毒等。有机磷农药中毒:急性有机磷农药中毒、急性磷化锌中毒,食物中毒、酒精中毒、中暑、触电、高原缺氧、一氧化碳中毒等。

### (二)发病机制

昏迷是大脑皮层和皮层下网状结构发生高度抑制,引起脑功能严重障碍的病理状态。其主要特征为意识障碍,对外界刺激无反应,随意运动消失,出现病态反射活动。

昏迷的重要病理基础是脑水肿及其引起的脑疝。其病变基础是颅内病变引起脑水肿及大脑皮层广泛的抑制状态;此外,脑以外各种躯体疾病所引起的脑缺氧、低血糖、高血糖、尿毒症、肝昏迷、水与电解质代谢的紊乱和酸碱平衡失调等均可引起脑细胞代谢障碍而发生昏迷。

## 二、病情评估与判断

昏迷属于急危重症,必须迅速而准确地对昏迷患者做出判断,争分夺秒地实施抢救,是挽救患者生命的关键。昏迷患者无法沟通,询问病史困难,因此护士正确地进行病情观察和病情判断尤其重要,首先先确认呼吸和循环系统是否正常,而详细完整的护理评估应等到患者昏迷的性质和程度判断后再进行。

### (一)病史评估

昏迷患者的病史可通过对患者亲属、同事或护送者询问所得,应根据被询问者与患者的关系,来判断其可靠程度。询问过程中应注意以下几个问题:

1. **起病缓急** 急性起病呈进行性加剧并持续昏迷者,多见于脑血管意外、颅脑外伤、心肌梗死和急性感染、中毒。亚急性起病者应考虑病毒性脑炎、脑膜炎,肝昏迷和尿毒症等。逐渐发生者应考虑颅内占位性病变,颅内肿瘤或慢性硬脑膜下血肿等。阵发性昏迷者应考虑肝昏迷和间脑部位肿瘤等。

2. **首发症状** 了解起病时的症状。以剧烈头痛、恶心、呕吐为首发症状者考虑急性脑血管病;以高热、抽搐起病者,结合季节要考虑流行性乙型脑炎、急性化脓性脑膜炎和癫痫持续状态等。

3. **患者当时所处的环境** 如附近有高压线者要考虑电击伤;炎热夏季应考虑中暑;冬季室内有火炉设施则可能为一氧化碳中毒;周围有农药瓶和药瓶,考虑药物中毒。

4. **昏迷时间长短** 短暂昏迷者应询问癫痫病史。

5. **既往史** 了解患者是否存在心、脑、肝、肺、肾等重要器官的慢性病史。如有高血压史者,可能为高血压脑病、脑出血和大面积脑梗死等。有头部外伤史而外伤后立即出现昏迷者为脑震荡或脑挫裂伤,外伤后昏迷有中间清醒期为硬膜外血肿,数日或数日后出现昏迷为硬膜下血肿。有糖尿病史者可能为糖尿病昏迷,如注射胰岛素或服降糖药过多则为低血糖昏迷。有肾脏病史者可能为尿毒症昏迷,如使用利尿药物过多可引起低钠综合征,血液透析的患者可能为失衡综合征。有心脏病史者可能有脑栓塞、心脑综合征和心肌梗死等。有肝脏病史者可能为肝昏迷。有慢性肺部疾病史者可为肺性脑病。有癌症病史者首先考虑脑转移癌。有中耳炎病史者可为耳源性颅内并发症,如脑膜炎和脑脓肿。有内分泌病史者可能为甲状腺危象、垂体昏迷。

### (二)意识障碍程度评估

根据患者的语言应答反应、疼痛刺激反应、肢体活动、瞳孔大小和对光反射、角膜反射等判断患者的意识障碍程度。

1. **意识状态评估** 见表10-9。

(1)嗜睡 嗜睡(somnolence)是意识障碍的早期表现,意识清晰度水平较前下降,在安静环境下患者持续呈睡眠状态,轻微刺激可唤醒,也能正确回答问题,当刺激消失,患者又入睡。

(2)昏睡 昏睡(stupor)是一种较嗜睡深而较昏迷稍浅的意识障碍状态,意识清晰度水平较嗜睡更低,患者环境意识及自我意识均丧失,高声喊叫和强烈疼痛刺激可以唤醒,但意识仍模糊,简单回答或不完全回答问题,反应迟钝,且反应维持时间极短,刺激停止后很快又进入昏睡状态。

(3)昏迷 昏迷(coma)指意识状态下降,是一种病理性睡眠状态,对刺激无意识反应,不能被唤醒。①浅昏迷(shallow coma):患者随意运动丧失,对外界的语言、呼唤声或强光刺激无反应,但对强烈刺激(如疼痛刺激)有反应,能引起肢体简单的防御性运动和痛苦表情,各种生理反射如吞咽、咳嗽、瞳孔对光反射、角膜反射等存在。体温、呼吸、脉搏、血压一般无明显变化。② 中昏迷(mid-coma):对周围事物及各种刺激均无反应,对强烈刺激的防御反射和生理反射均减弱。体温、呼吸、脉搏、血压有轻度改变。③ 深昏迷(deep coma):全身肌肉松弛,对周围事物及任何刺激均无反应,各种反射均消失,出现生命体征异常,如呼吸不规则、血压下降,多有大小便失禁或尿潴留。

表 10-9 常用患者意识状态分级

| 分级 | 对疼痛反应 | 唤醒反应 | 无意识自发动作 | 腱反射 | 对光反射 | 生命体征 |
| --- | --- | --- | --- | --- | --- | --- |
| 嗜睡 | (+,明显) | (+,呼唤) | + | + | + | 稳定 |
| 昏睡 | (+,迟钝) | (+,大声呼唤) | + | + | + | 稳定 |
| 昏迷 | | | | | | |
| 浅昏迷 | + | − | 可有 | + | + | 无变化 |
| 中昏迷 | 重刺激可有 | − | 很少 | − | 迟钝 | 轻度变化 |
| 深昏迷 | − | − | − | − | − | 显著变化 |

(4)特殊状态下的意识障碍 ①意识模糊(clouding of consciousness):又称反应迟钝状态。患者对外界反应迟钝,思维缓慢,注意、记忆、理解都有困难,对时间、地点、人物有定向障碍。②谵妄状态(delirium):在意识模糊的基础上伴有知觉障碍,出现恐怖性错觉和幻觉,存在明显的精神运动性兴奋症状,患者烦躁不安,喃喃自语,活动增多,辗转不安,对所有的刺激反应增强,且很多是不正确的,有定向障碍。

2.运用昏迷量表评估 临床常用格拉斯哥昏迷量表(Glasgow coma scale,GCS)计分法来评估患者意识状态,此量表是由格拉斯哥大学的两位神经外科教授 Graham Teasdale 与 Bryan J. Jennett 在1974 年发表,该方法简便易行。GCS 评分是根据患者的睁眼反应、语言反应和运动反应 3 个方面内容对患者的意识进行测量并评分。得分值越高,提示意识状态越好。格拉斯哥昏迷评分法最高分为 15 分,表示意识清楚;12 ~ 14 分为轻度意识障碍;9 ~ 11 分为中度意识障碍;8 分以下为昏迷;分数越低则意识障碍越重。选取评估时患者的最好反应计分(表 10-10)。

表 10-10 格拉斯哥评分量表(GCS)

| 检查项目 | 患者反应 | 评分 |
| --- | --- | --- |
| 睁眼反应 | 任何刺激不睁眼 | 1□ |
| | 疼痛刺激时睁眼 | 2□ |
| | 语言刺激时睁眼 | 3□ |
| | 自己睁眼 | 4□ |
| 言语反应 | 无语言 | 1□ |
| | 难以理解 | 2□ |
| | 能理解,不连贯 | 3□ |
| | 对话含糊 | 4□ |
| | 正常 | 5□ |

续表 10-10

| 检 查 项 目 | 患 者 反 应 | 评 分 |
|---|---|---|
| 非偏瘫侧运动反应 | 对任何疼痛无运动反应 | 1□ |
| | 痛刺激时有伸展反应 | 2□ |
| | 痛刺激时有屈曲反应 | 3□ |
| | 痛刺激时有逃避反应 | 4□ |
| | 痛刺激时能拨开医生的手 | 5□ |
| | 正常(执行指令) | 6□ |

### (三)体格检查

1. 一般检查 对昏迷患者,除重点观察血压、脉搏、呼吸和体温等生命体征及心、肺、肝、肾等脏器功能外,还应注意头部有无外伤,皮肤、黏膜有无出血,呼出气味有无异常,有无呕吐及呕吐物的量、颜色、气味等。

(1)体温 急性昏迷,初不发热,但数小时后体温升高至 39 ℃ 以上,应考虑脑干出血;昏迷伴发热多见于脑炎、脑膜炎或败血症等感染性疾病;脑出血、蛛网膜下腔出血等疾病影响体温调节中枢,亦可发热。体温过低见于休克、巴比妥类中毒、乙醇中毒、CO 中毒、低血糖,以及甲状腺、垂体、肾上腺皮质功能减退等。

(2)脉搏和心率 脉搏增快且不规则应考虑感染;脉搏快而弱提示中毒性休克;脉搏缓而强,常见于脑出血和高血压脑病,严重脉搏过缓、过速或节律不齐提示心源性因素。

(3)血压 血压降低见于休克、糖尿病性昏迷,以及甲状腺、肾上腺皮质功能减退,镇静催眠药中毒等。血压显著升高应考虑脑出血和高血压脑病,急性颅内压增高及脑干缺血时患者出现心率、呼吸减慢及血压升高,称为 Cushing 反应。

(4)呼吸 呼吸节律改变和呼出特殊气味的气体均可提示昏迷的病因。如出现潮式呼吸提示间脑受损;延髓病变时则可出现深大和节律不规则的呼吸;酸中毒者呼吸深大,如酮症酸中毒;深而快的呼吸常见于各种原因引起的代谢性酸中毒、糖尿病、尿毒症。呼吸深而慢、脉搏慢而有力、血压增高,为颅内压增高的表现;呼吸变浅可见于肺功能不全、镇静药物中毒等。昏迷晚期或脑干麻痹时中枢性呼吸衰竭,可出现潮式呼吸、失调性呼吸、叹息样呼吸等,这些特殊模式的呼吸可粗略提示脑功能受损平面。此外还应注意呼吸的气味,如酒精中毒、烂苹果味(糖尿病)、氨臭味(尿毒症)、肝臭味(肝昏迷)、大蒜味(有机磷中毒)等。

(5)瞳孔 应注意大小、对称性及对光反射。昏迷患者的瞳孔变化可提示昏迷的原因、损害部位、病变程度,可帮助疾病治疗和疾病预后情况的判断,是昏迷的重要观察指标。检查瞳孔时要排除药物的影响,如吗啡、巴比妥类药物可使瞳孔缩小,而阿托品、莨菪碱类药物可使瞳孔扩大。双侧瞳孔散大,可见于濒死状态、严重尿毒症、子痫、癫痫发作、一氧化碳中毒、二氧化碳中毒等;双侧瞳孔缩小,可见于脑桥出血、有机磷中毒等;一侧瞳孔散大,可见于动眼神经麻痹、小脑幕切迹疝;一侧瞳孔缩小,可见于脑疝发生早期、颈交感神经麻痹。

(6)皮肤 皮肤潮红见于感染和酒精中毒;皮肤呈樱桃红色可能为一氧化碳中毒;发绀见于缺氧性心、肺疾病及硝基苯、亚硝酸盐中毒;皮肤苍白见于贫血、失血、休克;黄染见于肝胆疾病或溶血;皮肤瘀点见于细菌性、真菌性败血症或流行性脑脊髓膜炎和血小板性减少性紫癜;皮肤湿冷,见于休克、低血糖;皮肤干燥见于糖尿病性昏迷、失水及中枢性发热等。

2.神经系统检查

(1)脑膜刺激征　脑膜刺激征包括颈项强直、凯尔尼格征(Kerning)和布鲁津斯基征(Brudzinski)阳性等。阳性反应多见于蛛网膜下腔出血、脑膜炎、脑炎。深昏迷时脑膜刺激征常消失。

(2)眼部征象　眼球运动:浅昏迷时眼球可有水平或垂直的自发性浮动,随昏迷加深,中脑及脑桥受累时眼浮动消失。

(3)眼底检查　视神经盘水肿提示颅内高压;视网膜水肿,且黄斑部有星芒状渗出物提示尿毒症;糖尿病者黄斑部有硬性渗出物,眼底有小而圆形出血灶;玻璃体下出血常见于蛛网膜下腔出血。

(4)运动功能　昏迷患者常出现不自主运动,如肌阵挛、扑翼样震颤和癫痫。昏迷患者中瘫痪也是比较常见的,瘫痪侧肢体肌张力和腱反射可以高于健侧,也可以低于健侧,而深昏迷时,肌肉完全松弛。

(5)反射与病理征　昏迷患者若脑部没有局限性的脑部病变时,常表现为单侧角膜反射、腹壁反射或提睾反射减弱或消失,以及深反射亢进或病理征等,常提示对侧脑组织存在局灶性病变。如果同时出现双侧对称性的病理反射阳性,常提示有颅内损害或脑干病变。

## 三、救治与护理

### (一)救治原则

昏迷患者起病急骤,病情危重,应尽快紧急处理,能针对病因采取及时正确的措施是治疗昏迷患者的关键。急救措施包括以下几个方面。

1.病因治疗　积极治疗原发病,如 CO 中毒应迅速脱离环境,进行高压氧治疗;有机磷中毒可用阿托品、解磷定进行解毒;低血糖性昏迷者,立即用50%葡萄糖注射液静脉注射;糖尿病昏迷者则给予胰岛素治疗;中暑者应立即给予物理降温等;尿毒症昏迷有肾功能衰竭者,应考虑用透析疗法,必要时做肾移植手术等,寻找引起昏迷的原因,尽快采取措施。

2.对症治疗

(1)保持呼吸道通畅　及时吸氧,视呼吸情况应用呼吸兴奋剂和气管插管,必要时气管切开,自主呼吸停止者需给予人工辅助呼吸。

(2)消除脑水肿,预防脑疝　颅内压增高者脱水治疗,临床上常用高渗脱水剂、利尿剂及应用人血白蛋白等药物来消除脑水肿。

(3)恢复脑功能　可应用促进脑细胞功能恢复的药物如胞二磷胆碱、ATP、辅酶 A、脑活素、γ 氨酪酸等;中枢神经苏醒药有甲氯芬酯、醒脑静、纳洛酮等。

(4)其他对症处理　有休克发生,应予迅速补液扩容和针对病因的治疗;高热者降温,抽搐者抗惊厥,有电解质紊乱者及时纠正;有严重心律失常时进行相应处理,心搏骤停者应立即采取心肺复苏。

### (二)护理措施

昏迷患者应安排在便于观察和抢救的病室,环境干净、整洁、温度和湿度适宜,专人护理,书写特殊护理记录单,记录患者的病情变化,给予全面而细致的观察和护理,主要护理措施如下:

1.一般护理

(1)体位　一般采取仰卧位,头偏向一侧。对于脑水肿者可采取头高足低位,头部抬高有利于减轻脑水肿,头偏向一侧可防止舌后坠和误吸。对于休克患者可采取休克卧位,即中凹卧位。

(2)保持呼吸道通畅　昏迷患者咳嗽反射消失,呼吸道分泌物不易排出,易发生窒息和吸入性肺炎。实施呼吸监护,定时抽吸痰液,吸痰要彻底并且要防止损伤呼吸道黏膜。如呼吸道不畅,缺氧严重时,应行气管插管或气管切开。呼吸衰竭时,可采用机械辅助呼吸维持通气功能。及时给予氧气吸入,鼻导管吸氧以 2 L/min 为宜,定期更换氧气导管,以保持清洁和通畅。防止呼吸道感染,定时翻身、拍背,每 2 h 一次。

(3)营养支持　记录患者的体重,根据患者病情建立肠内或肠外营养,保证患者身体能量所需,增强身体抵抗力。做好鼻饲和胃肠外营养的护理。

**2. 密切观察病情变化**

(1)昏迷初期应专人监护　观察昏迷的程度,记录意识、瞳孔、体温、脉搏、呼吸、血压及尿量。病情稳定后可改为每小时一次,注意观察昏迷程度的变化,记录昏迷和清醒的时间。

(2)观察眼球及瞳孔变化　对光反射、瞳孔大小,眼球有无凝视、斜视、固定、不等大等情况。

(3)及时查找病因为医生诊断和病情的判断提供依据　观察生命体征变化,有无呕吐、出血等隐性症状的发生。

(4)保持静脉通道通畅　观察用药后反应及输液皮肤情况,防止液体渗漏。

**3. 预防并发症的护理**

(1)加强皮肤护理,预防压力性损伤发生　昏迷患者大小便失禁,常需留置尿管,每日给予会阴护理,定时行膀胱冲洗;大便失禁者,及时清理,保持床单位的清洁和干燥;便秘者可给予开塞露、服缓泻剂或灌肠,防止肛周糜烂或感染。出汗多者经常用温水清洗,保持皮肤的干燥。昏迷患者每 2 h 翻身一次,如皮肤发红,增加翻身的次数。

(2)做好口腔护理,防止口腔感染　每日 2 次,可用生理盐水、3% 双氧水或复方硼酸溶液擦洗,口唇涂甘油预防干裂。口腔黏膜有破溃者可涂龙胆紫或抗生素软膏。若有真菌感染,应使用碱性溶液如小苏打水擦洗口腔黏膜,并涂以制霉菌素软膏。张口呼吸的患者,应用双层湿纱布覆盖口鼻部,避免口腔及呼吸道黏膜干燥。

(3)眼睑不能闭合者,要防止角膜炎的发生　每日用生理盐水或凡士林纱布遮盖眼部。定时涂抗生素眼药水或眼膏,保持眼部清洁,及时清除眼部分泌物。

(4)安全护理　床两侧安放床档,预防患者翻身和烦躁时坠床的发生。患者烦躁时遵医嘱给予镇静剂,必要时进行适当约束。长期卧床患者保持肢体功能位,预防足下垂等并发症发生。

(5)备好抢救物品及器械　床头备好各种抢救器械和物品,预防各种并发症的发生。

# 第八节　高血糖症和低血糖症

**病例思考**

男性,19 岁,因"发热、腹痛伴恶心、呕吐 2 d"急诊入院。患者主诉:既往"1 型糖尿病"多年,皮下注射胰岛素控制血糖,2 d 前出现高热、食欲减退、腹痛、恶心、呕吐,呕吐物为胃内容物。今晨患者出现烦躁和嗜睡交替,急诊入院。查体:体温 39.3 ℃,脉搏 100 次/min,呼吸 22 次/min,血压 90/60 mmHg,嗜睡,呼之能醒,皮肤干燥,呼吸深大,可闻及烂苹果气味。实验室检查:指尖随机血糖 19.6 mmol/L,尿糖(+++),尿酮体(++++),血气分析 pH 值 7.1。

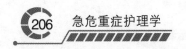

**请思考:**①您认为该患者出现了什么情况? ②针对此患者应该采取哪些即刻护理措施?

糖尿病(diabetes mellitus,DM)是一组以慢性血糖水平增高为特征的代谢性疾病,是由于胰岛素分泌和(或)作用缺陷所引起。病情严重或应激时可发生急性严重代谢紊乱,如糖尿病酮症酸中毒、高渗性高血糖状态等。

## 一、糖尿病酮症酸中毒

糖尿病酮症酸中毒(diabetic ketoacidosis,DKA)是指在不同诱因作用下,由于体内胰岛素绝对或相对缺乏,胰岛素拮抗激素增多共同作用的结果,导致糖和脂肪代谢紊乱,临床上以严重脱水、高血糖、高酮血症、酮尿症、水电解质紊乱和代谢性酸中毒为主要特征。DKA 可分为:轻度,仅有酮症,无酸中毒;中度,酮症和酸中毒并存;重度,酸中毒伴有意识障碍,或虽无意识障碍,但二氧化碳结合力($CO_2CP$)低于 10 mmol/L。DKA 是最常见的糖尿病严重急性并发症之一,一旦发生,应积极进行治疗。

### (一)病因和发病机制

DKA 多发生于胰岛素依赖型糖尿病(1 型糖尿病),1 型糖尿病患者有自发 DKA 倾向,在糖尿病诊断后任何时期均可发生,部分患者首发表现即可能是 DKA(约占 25%)。2 型糖尿病患者在一定诱因作用下也可发生 DKA,凡是引起或加重胰岛素绝对或相对缺乏的因素都有可能成为 DKA 的诱发因素。常见的诱因见表 10-12。

表 10-12　DKA 的诱发因素

| 诱发因素 | 常见病因 |
|---|---|
| 药物使用不当 | 不恰当地停用或减少胰岛素、降糖药物,大剂量使用糖皮质激素、拟交感神经药物(肾上腺素、去甲肾上腺素、生长激素、多巴胺等),过量使用利尿药等 |
| 感染(最常见) | 呼吸道、胃肠道、泌尿道、皮肤感染,胆囊炎,脓毒症,真菌感染等 |
| 应激状态 | 创伤、手术、妊娠、分娩、严重精神刺激、过度紧张、情绪激动、急性心梗、脑血管意外等 |
| 饮食不当 | 暴饮暴食或进食大量含糖及脂肪食物,酗酒或过度限制碳水化合物摄入 |
| 内分泌疾病 | 皮质醇增多症、垂体瘤等 |
| 其他 | 剧烈呕吐、腹泻、高热和(或)高温环境时进水不足,消化道出血等 |

DKA 发病的主要原因是由于胰岛素缺乏和升血糖激素增多。糖、脂肪、蛋白质代谢紊乱加重,血糖浓度升高,脂肪分解加速,大量脂肪酸在肝脏氧化生成大量酮体,当酮体生成超过机体的调节能力时,将发展至酮症和酸中毒。

### (二)病情评估与判断

1.临床表现　早期代偿阶段的临床表现为多尿、烦渴多饮、疲倦、乏力等原有糖尿病症状加重或首次出现。当酸中毒发展至失代偿后,病情迅速恶化,出现食欲减退、恶心、呕吐、极度口渴、尿量显著增多等症状,常伴有头晕、头痛、精神萎靡、烦躁、嗜睡;晚期不同程度意识障碍,昏迷。少数非典型患者可出现剧烈腹痛、腹肌紧张,偶有反跳痛,常被误诊为急腹症。

2.体格检查　轻症表现为皮肤黏膜干燥、弹性差、眼球松软下陷、脉搏加快等。进一步发展加重出现循环衰竭,表现为心率加快、四肢厥冷、血压下降,甚至休克。严重者因脑细胞脱水出现意识障碍甚至昏迷,各种反射迟钝甚至消失。因酸中毒出现深而快的呼吸(库斯莫尔呼吸),呼气中有丙酮可闻到烂苹果味,晚期 pH 值<7.0 时,呼吸可能受到抑制。

3. 并发症 ①吸入性肺炎:多由昏迷患者胃内容物误吸所致;②低血糖:多因未能及时监测及时补充葡萄糖所致;③低钾血症:钾补充不足;④充血性心力衰竭:补液过多,速度过快;⑤脑水肿:补液过多,渗透压变化过快;⑥碱中毒:为纠正酸中毒,过量补充碳酸氢盐;⑦心肌梗死;⑧静脉血栓形成;⑨弥散性血管内凝血;⑩横纹肌溶解症:不多见,出现肌肉疼痛、酱油色尿应高度怀疑。

4. 辅助检查

(1)尿常规 尿比重增加,尿糖强阳性,尿酮体弱阳性至强阳性不等,尿中可出现蛋白及管型。

(2)血 血糖明显升高,多为 16.7 ~ 33.3 mmol/L。若超过 33.3 mmol/L,则多伴有血浆高渗或肾功能障碍;血酮体多>5 mmol/L;酸中毒时可见血 pH 值降低(6.9 ~ 7.2),二氧化碳结合力下降。

(3)电解质 ①血钾:因多尿和呕吐使体内总量缺失,但酸中毒时细胞内钾离子进入血液,血钾浓度可正常或略高。酸中毒纠正后,钾离子重新进入细胞内而出现低钾血症。②血钠:多数为轻、中度低钠血症,是由于高血糖的渗透效应,细胞内水分转移到细胞外,钠离子随体液丢失。③其他:包括氯、镁、钙、磷等离子测定,因渗透性利尿体内总量可有缺失。

5. 诊断与鉴别诊断

(1)诊断 根据症状、体征和辅助检查进行诊断。对不明原因意识障碍者,呼气有酮味、血压低但尿量仍多者,应立即查尿糖和酮体。如尿糖和酮体阳性,同时血糖增高,血 pH 值降低,无论有无糖尿病史均可确定诊断。出现以下情况之一者表明病情危重:①重度脱水、酸中毒呼吸和昏迷;②血 pH 值<7.1,$CO_2CP$<10 mmol/L;③血糖>33.3 mmol/L,血浆渗透压>330 mOsm/L;④电解质紊乱,如血钾过高或过低;⑤血尿素氮持续升高。

(2)鉴别诊断 应与高渗性高血糖状态、低血糖昏迷和乳酸酸中毒等急症相鉴别。严重感染、脑血管意外、中毒、肝性脑病、尿毒症、创伤及脑瘤等临床常见昏迷,但也需根据病情加以鉴别;少数 DKA 患者首发症状表现为腹痛,应注意与急腹症相鉴别;酗酒者近期突然戒酒,出现深大呼吸有烂苹果味,血糖正常或降低,血气分析示酸中毒,应考虑酒精性酮症酸中毒。酮症酸中毒亦可见于妊娠后期和哺乳期禁食患者。

(三)救治与护理

1. 救治原则 DKA 一旦明确诊断,应立即予以相应急救处理。救治原则为:①立即补液,迅速恢复有效血容量是抢救 DKA 极其关键的首要措施;②补充胰岛素,控制血糖;③平稳清除血、尿中酮体;④纠正水、电解质紊乱和酸中毒;⑤祛除诱因,防止并发症。

2. 护理措施

(1)即刻护理措施 ①保持呼吸道通畅,防止误吸。呼吸困难者给予吸氧 4 ~ 6 L/min,维持动脉血氧分压在 60 mmHg 以上,必要时建立人工气道。警惕过度通气,防止酸中毒加重。②立即开放 2 条以上静脉通道进行补液。③行血气分析,立即送检血、尿等检查标本,查血糖、血酮体、电解质、肾功能等。④低血容量性休克者应进行中心静脉压监测,根据病情留置胃管、尿管等。

(2)补液治疗与护理 液体复苏的原则是先快后慢,先盐后糖,适时补钾。合并心血管疾病的患者必要时监测中心静脉压。有效的液体复苏可增加机体对胰岛素的敏感性,有助于降低血糖和清除酮体;同时可改善 pH 值和血浆 $HCO_3^-$ 浓度,有助于纠正酸中毒。

液体选择等渗盐水(0.9%氯化钠),补液的量和速度视失水程度而定。患者如无心律失常,开始时补液速度应快,2 h 内输入生理盐水 1 000 ~ 2 000 mL,以后根据末梢循环、血压、尿量,有无发热、呕吐等调整补液的量及速度。24 h 输液总量 4 000 ~ 6 000 mL,严重失水者可达 6 000 ~ 8 000 mL。伴有休克的患者应按医嘱给予胶体溶液,如血浆、右旋糖酐、白蛋白等。补液以静脉途径为主,可辅以安全可靠的胃肠道补液。清醒患者鼓励多饮水,昏迷患者为减少静脉补液量,可通过胃管鼻饲补液,但有呕吐、胃肠胀气和上消化道出血患者慎用。

(3)胰岛素治疗与护理 小剂量或生理剂量[0.1U/(kg·h)]胰岛素既能有效控制DKA,又能避免血糖、血钾和血浆渗透压降低过快带来的各种危险,如低血糖、低血钾、脑水肿等并发症。应单独建立静脉通道滴注胰岛素,便于准确计算用量。降血糖速度不宜过快,以每小时血糖下降3.9~6.1 mmol/L(70~110 mg/dL)为宜。当血糖降到13.9 mmol/L(250 mg/dL)时,应注意将等渗盐水改为5%葡萄糖注射液或葡萄糖盐溶液,防止低血糖的发生。密切关注血糖变化,每1~2 h测血糖一次,根据血糖结果遵医嘱调整胰岛素用量。当血糖维持在11.1 mmol/L(200 mg/dL)左右,尿酮体消失时,可过渡到平时的治疗。如治疗后2 h血糖无明显下降,提示可能有胰岛素抵抗,胰岛素需剂量加倍。

(4)纠正电解质紊乱 DKA患者在静脉滴注胰岛素有尿后即开始补钾。补液前高血钾多因酸中毒所致,随着酸中毒的纠正和胰岛素的应用,血钾水平迅速下降,可危及生命。严重低钾常发生在补液后6~12 h,因此在静脉应用胰岛素及补液的同时,监测血钾浓度和肾功能。当血钾高于正常、无尿或尿量<30 mL,应暂缓补钾。血钾正常、尿量>30 mL立即开始补钾,每小时不超过20 mmol/L(相当于氯化钾1.5 g),24 h总量6~20 g,亦可口服补钾,以减少静脉补钾量。病情恢复正常后,仍须口服补钾1周左右,因K⁺进入细胞内需要一个过程。

(5)纠正酸中毒 DKA为继发性酸中毒,补碱一定要慎重。如果血pH值>7.1,一般经补液和胰岛素治疗后可自行纠正,不必补碱。严重酸中毒(血pH值≤7.0或$CO_2CP$ 4.5~6.7mmol/L,或$HCO_3^-$<5 mmol/L)应按医嘱补充碳酸氢钠,但不宜过快、过多,以防脑细胞酸中毒而加重昏迷,或诱发和加重脑水肿。

(6)病情观察

1)生命体征的观察:严重酸中毒可使外周血管扩张,导致低体温和低血压,并降低机体对胰岛素的敏感性,因此应严密观察体温和血压的动态变化,及时采取相应措施。

2)心律失常的观察:血钾过低、过高皆可导致严重心律失常,应密切观察心电图变化。

3)脑水肿的观察:严密观察患者意识状态、瞳孔和对光反射的动态变化。补充大量低渗溶液、补碱过多过快、血糖下降过快时,均有发生脑水肿的可能。如果患者血糖下降、酸中毒改善,但昏迷反而加重,或患者虽然一度清醒,但烦躁不安、心率加快、血压偏高、肌张力增高,应警惕脑水肿的发生。

4)尿量的观察:严密观察患者尿量的变化,准确记录24 h出入量。尿量是衡量患者失水状态和补钾的简明指标,如尿量低于30 mL,及时通知医生,遵医嘱给予相应处理。

(7)祛除诱因和防治并发症 祛除引起DKA的诱因,积极防治各种并发症,如感染、休克、心律失常、心功能不全、肾功能不全、弥散性血管内凝血、脑水肿、心肌梗死及静脉血栓形成等。

## 二、高渗性高血糖状态

高渗性高血糖状态(hyperosmolar hyperglycemic state,HHS),被称为糖尿病高渗性非酮症昏迷,是糖尿病急性失代偿的严重并发症,其发病率低于DKA,与DKA的区别在于没有明显的酮症酸中毒,临床以严重高血糖、血浆高渗、严重脱水和进行性意识障碍为特征。本病多见于50岁以上的2型糖尿病患者,约半数以上的患者发病前无糖尿病史,或仅有轻度症状。

### (一)病因和发病机制

绝大多数HHS患者都有明显的发病诱因,HHS的常见诱因有:①各种感染、高热、腹泻、呕吐、胃肠疾病;②各种应激,如手术、创伤、烧伤、心肌梗死、脑血管意外等;③甲状腺功能亢进、血液透析、失水过多或尿崩症;④应用噻嗪类利尿剂,奥氮平等非典型抗精神病药物,升血糖药物,如苯妥英钠、糖皮质激素和免疫抑制剂及静脉高营养等。

HHS 的发病机制尚不完全清楚。严重高血糖导致渗透性利尿,大量失水,血容量减少,血液浓缩,渗透压升高,引起细胞内脱水及电解质紊乱,造成脑细胞脱水和损害,导致了脑细胞功能减退,引起意识障碍甚至昏迷。

### (二)病情评估与判断

**1. 病情评估**

(1)临床表现　一般起病隐匿、缓慢,在出现神经系统症状和昏迷前多有前驱症状,如多饮、多尿、倦怠无力、食欲减退、心跳加速等,但此期持续时间比 DKA 长。偶有腹痛、恶心、呕吐等症状。随着病情进一步发展,出现严重脱水(失液量>6 L),可有发热、唇舌干燥、眼窝凹陷、皮肤弹性差、感觉迟钝、少尿或无尿,大部分患者血压降低,少数患者伴有感染时呈休克状态。也会出现神经系统症状、体征,表现为反应迟钝、表情淡漠、烦躁等,严重者神经系统可表现出不同程度的意识障碍,如意识模糊、嗜睡或昏迷等。一过性偏瘫、脑卒中、病理反射阳性和癫痫样发作较为常见,且可作为首发症状出现,因此容易导致误诊、误治。

(2)辅助检查

1)重度高血糖,血糖>33.3 mmol/L(600 mg/dL)。

2)血浆渗透压显著增高,渗透压>340 mOsm/L。

3)尿糖呈强阳性,尿酮体阴性或弱阳性。

4)电解质紊乱较 DKA 严重,血钠升高,常在 155 mmol/L 以上,有时可高达 180 mmol/L。血糖过高者,血钠反而可能降低。血钾、血镁和血磷发病初期可有升高,但总量不足。

5)血肌酐和血尿素氮多有增高,平均为 393 μmol/L 和 18 mmol/L,pH 值正常或轻度下降。

**2. 病情判断**

(1)诊断　依据病史和诱因、循环系统和神经系统的临床表现,以及辅助检查结果诊断并不困难。对于昏迷的老年人,脱水伴有尿糖或高血糖,特别是有糖尿病史并使用过利尿药或糖皮质激素者,应高度警惕发生 HHS 的可能。出现下述表现者提示预后不良:①昏迷持续48 h 尚未恢复;②血浆高渗透状态于 48 h 内未能纠正;③昏迷伴癫痫样抽搐和病理反射征阳性;④血肌酐和尿素氮持续增高不降低;⑤合并革兰阴性菌感染;⑥出现横纹肌溶解或肌酸激酶升高。

(2)鉴别诊断　本病需与 DKA 区分开来,HHS 没有明显的尿酮、血酮、酸中毒。此外,还需与低血糖等导致的意识障碍或昏迷相鉴别。

### (三)救治与护理

**1. 救治原则**　本病并发症多,死亡率高达40%,一旦明确诊断,应立即开始治疗。处理原则:及时补充血容量以纠正休克和高渗状态;小剂量胰岛素治疗纠正高血糖及代谢紊乱;祛除诱发因素,积极防治并发症。

**2. 护理措施**

(1)即刻护理措施　有条件者立即进入急诊重症监护病房。立即给予吸氧,保持呼吸道通畅。同时建立 2 条以上静脉通路补液。立即抽血,行血常规、尿常规、电解质、肾功能、血气分析等检查。

(2)补液治疗与护理　补液治疗与 DKA 相近,但因患者失水更严重,应更积极补液以恢复血容量,纠正高渗和脱水状态。为确保安全,最好在中心静脉压监测下进行。一般先静脉输入等渗盐水,以便较快补充血容量,迅速纠正低血压。待循环血容量稳定后,血压上升而渗透压和血钠仍不下降时,可按医嘱改用低渗氯化钠溶液。补液速度应遵循先快后慢的原则,应严防水中毒、脑水肿、肺水肿等并发症的发生。

(3)胰岛素治疗与护理 大剂量胰岛素因使血糖降低过快而易产生低血糖、低血钾和促发脑水肿,而不宜使用,宜用小剂量短效胰岛素,用法及注意事项与 DKA 相似。每 1~2 h 测定血糖一次,当血糖降至 13.9 mmol/L,血浆渗透压≤330 mmol/L 时,应立即报告医生,按医嘱停用胰岛素。

(4)纠正电解质紊乱 低钠经补充氯化钠溶液即可纠正,主要是补充钾盐,因大量补液和静脉滴注胰岛素后,钾离子转入细胞内,易出现低钾。补钾与 DKA 相同,如肾功能正常,在补液和胰岛素治疗 2 h 后,血钾<4.0 mmol/L 即应开始补钾。若血钙、血镁、血磷降低时,应酌情补充葡萄糖酸钙、硫酸镁或磷酸钾。

(5)严密观察病情变化 与 DKA 的病情观察相似,有条件时应监测 CVP,防止因补液量过多、速度过快发生肺水肿等并发症;大量补充低渗溶液有发生低血容量休克、溶血、脑水肿的危险。应注意观察尿液颜色,如粉红色则可能发生溶血,应立即停止输入低渗溶液并进行相应处理。

(6)祛除诱因,防治并发症 祛除引起 HHS 的诱因,积极防治各种并发症,包括抗感染治疗,纠正休克,防止心力衰竭、肾功能衰竭等。加强基础护理,保持患者皮肤清洁,以防压力性损伤和继发性感染的发生。

### 三、低血糖症

低血糖症(hypoglycemia)是由多种病因引起的静脉血浆(或血清)葡萄糖(简称血糖)浓度低于正常值状态,并引起相应症状和体征的临床综合征。当血糖浓度升高后,症状和体征随之消退。临床上以交感神经兴奋和(或)脑细胞缺糖为主要特点,一般引起低血糖症状的静脉血浆葡萄糖阈值为 2.8~3.9 mmol/L。对于反复发作的低血糖患者,阈值下降,血糖浓度更低。持续严重的低血糖将导致患者癫痫样发作、昏迷,甚至死亡。

#### (一)病因及发病机制

低血糖症是多种原因所致的临床综合征,按病因不同,可分为器质性及功能性;按照低血糖的发生与进食的关系分为空腹低血糖和餐后低血糖两种临床类型。空腹低血糖常见于使用胰岛素治疗、口服磺脲类药物,以及高胰岛素血症、胰岛素瘤、重症疾病(肝衰竭、心力衰竭、肾衰竭等)、升糖激素缺乏(皮质醇、生长激素、胰高糖素等);餐后低血糖常见于 2 型糖尿病患者初期餐后胰岛素分泌高峰延迟、碳水化合物代谢酶的先天性缺乏、倾倒综合征、肠外营养治疗等。

大脑几乎完全依靠葡萄糖提供能量。由于大脑不能合成和储存葡萄糖,需要持续地从循环中摄取充足的葡萄糖以维持正常的脑功能和生存需要。当动脉血糖浓度降低到生理范围以下,血-脑葡萄糖转运下降,不能满足大脑能力需要时,机体通过精细调节机制,使血糖浓度维持在正常范围。生理情况下空腹血糖维持在 3.9~6.1 mmol/L 较为狭窄的范围内。维持血糖平衡依靠神经信号、激素、代谢底物的网络调控,其中胰岛素起着主要作用。当血糖降到 2.8~3.0 mmol/L 时,体内胰岛素分泌随之减少,而升糖激素如肾上腺素、胰高血糖素、皮质醇分泌增加,肝糖原产生增加,糖利用减少,引起交感神经兴奋,大量儿茶酚胺释放。当血糖降到 2.5~2.8 mmol/L 时,由于能量供应不足使大脑皮质功能抑制,皮质下功能异常。

#### (二)病情评估与判断

1. 健康史 评估有无糖尿病病史及诱发低血糖的病因,如进食和应用降糖药物等因素。

2. 临床表现　低血糖症常呈发作性,发作时间及频率随病因不同而有所差异。其临床表现可归纳为自主神经低血糖症状和大脑神经元低血糖症状两组症状。

（1）自主神经低血糖症状　很大程度上是由交感神经激活造成的,表现为心悸、面色苍白、出汗、饥饿、焦虑、紧张、软弱无力、流涎、四肢冰凉、血压轻度升高等。糖尿病患者由于血糖快速下降,即使血糖高于 2.8 mmol/L,也可出现明显的交感神经兴奋症状,称为"低血糖反应（reactive hypoglycemia）"。

（2）大脑神经元低血糖症状　是大脑缺乏足量葡萄糖供应时功能失调的一系列表现,包括认知损害、行为改变、精神运动异常,以及血糖浓度更低时出现的癫痫发作和昏迷。尽管严重的长期低血糖可导致未被注意到的糖尿病患者发生脑死亡,但绝大多数低血糖发作在葡萄糖水平升至正常后能够逆转,致死性发作多为低血糖引起的室性心律失常导致。

部分患者虽然低血糖但无明显症状,往往不被觉察,极易进展成严重低血糖症,陷于昏迷或惊厥称为"未察觉低血糖症（hypoglycemia unawareness）"。

低血糖时临床表现的严重程度取决于以下 4 个方面。①低血糖的程度;②低血糖发生的速度及持续时间;③机体对低血糖的反应性;④年龄等。

3. 辅助检查　出现低血糖症状时血糖测定多低于 2.8 mmol/L,但长期高血糖的糖尿病患者血糖突然下降时,虽然血糖高于此水平仍会出现低血糖反应的症状。

4. 诊断与鉴别诊断　可依据 Whipple 三联征（Whipple triad）确定低血糖:①低血糖症状;②发作时血糖低于正常值（如 2.8 mmol/L）;③供糖后低血糖症状迅速缓解。少数空腹血糖降低不明显或处于非发作期的患者,必要时进行 48~72 h 禁食试验,多次检测有无空腹或吸收后低血糖。根据血糖水平,低血糖症可分为轻、中、重度,血糖 <2.8 mmol/L 为轻度低血糖,血糖 <2.2 mmol/L 为中度低血糖,血糖 <1.11 mmol/L 为重度低血糖。

### （三）救治与护理

1. 救治原则　及时识别低血糖,迅速升高血糖,祛除病因和预防再发生低血糖。

（1）紧急复苏　患者如昏迷、心率加快,应立即采取相应复苏措施。立即测血糖,遵医嘱进行其他检查。

（2）升高血糖　根据病情口服含糖溶液或静脉注射 50% 葡萄糖注射液,必要时遵医嘱进行药物治疗,抑制胰岛素分泌。

（3）祛除病因　及早查明病因,积极治疗原发病。

2. 护理措施

（1）即刻护理措施　立即监测患者血糖水平。对意识模糊者,应注意开放气道,保持呼吸道通畅,必要时给予氧气吸入。

（2）补充葡萄糖

1）轻、中度低血糖的患者:口服糖水、含糖饮料,或进食糖果、饼干、面包、馒头等即可缓解。对于药物相关性低血糖,应及时停用相关药物。

2）重者和疑似低血糖昏迷的患者:应及时测定血糖,甚至无须血糖结果,及时给予 50% 葡萄糖注射液 60~100 mL 静脉注射,继以 5%~10% 的葡萄糖注射液静脉滴注,必要时可遵医嘱加用氢化可的松 100 mg 和（或）胰高血糖素 0.5~1.0 mg 肌内注射或静脉注射。

3）神志不清的患者:切忌喂食以避免呼吸道窒息。

4）昏迷患者:清醒后或血糖仍 ≥3.9 mmol/L,但距离下次就餐时间在 1 h 以上,给予含淀粉或蛋白质食物,以防再次昏迷。

（3）严密观察病情　严密观察患者生命体征、神志变化、心电图、尿量等，并定时监测血糖。当患者意识恢复后，需继续监测血糖至少24～48 h，同时注意低血糖症诱发的心、脑血管意外事件，注意观察是否有出汗、嗜睡、意识模糊等再度低血糖状态，如出现及时处理。

（4）加强护理　意识模糊患者按昏迷常规护理。抽搐者在补充葡萄糖同时，可根据医嘱酌情使用适量镇静剂，注意防止外伤，保护患者。

（5）健康教育　低血糖症纠正后，及时指导糖尿病患者关于合理饮食、进餐方式及自我检测血糖的方法，让患者了解到在糖尿病治疗过程中可能会发生低血糖，嘱患者携带糖尿病急救卡。同时，对儿童或老年患者的家属也进行相关培训，教会其识别低血糖早期表现及自救方法。

## 思考题

1. 如何对糖尿病酮症酸中毒患者及家属进行健康教育？

2. 糖尿病酮症酸中毒患者如何进行补液治疗？

3. 简述低血糖患者的急救护理措施。

4. 病例分析：

男性，65 岁，因"恶心、呕吐、乏力1 d"入院，既往"2 型糖尿病"病史5 年。患者自述1 d前进食后出现呕吐、腹泻，呕吐物为胃内容物，患者一般状态差，四肢无力。入院后查体：体温36.7 ℃，脉搏100 次/min，呼吸21 次/min，血压130/85 mmHg。实验室检查：指尖随机血糖34.8 mmol/L，尿糖（+++），尿酮体（-），血钠160.0 mmol/L，血气分析 pH 值7.35。

**请思考**：①该患者最可能出现什么情况？②如何对该患者进行护理？③该患者治疗一段时间后，症状有所缓解，昨日午餐前突然出现心慌、出汗、乏力，测血糖2.4 mmol/L，血压130/85 mmHg，请问患者目前可能出现了什么情况？应采取哪些即刻护理措施？

# 第九节　急 腹 症

**病例思考**

张某，男性，27 岁，患者以"车祸外伤，左季肋区持续性疼痛伴头晕、心悸半小时"为主诉入院。体温36.8 ℃，脉搏110 次/min，血压90/60 mmHg，急性痛苦面容，表情淡漠，回答问题尚准确，面色苍白，贫血貌。左季肋皮肤有肿胀，胸廓无压痛。腹略胀，腹式呼吸减弱，全腹压痛阳性，轻度肌紧张及反跳痛，肝、脾未及，肝上界在右锁骨中线第五肋间，移动性浊音阳性，腹部听诊肠鸣音减弱。白细胞9.8×10⁹/L，血红蛋白105 g/L，拟诊断为腹腔脏器破裂出血伴休克。

**请思考**：①您认为该患者可能出现了哪个腹腔脏器的破裂出血？②对该患者如何进行病情评估？③如何进行救治？应采取哪些护理措施？

急腹症是一类以急性腹痛为突出表现的腹内外脏器急性病变的总称，是临床上常见的一种急症,也是促使患者就诊的重要原因之一。其共同特点是发病突然、进展快、疼痛剧烈和病情重。内、外、妇、儿,甚至神经、精神等多个学科的疾病均可引起急性腹痛,以外科急腹症最急迫、最常见。婴幼儿常因病史不清或未能及时发现病情而延误就诊,且因其抵抗力差,病情进展较快;老年人因对急剧的病理生理变化反应不明显,且多伴有心、肺等基础疾病,导致其未及时诊治而危及生命。另外,还应重视慢性消耗性疾病、急性失血患者,以及妊娠女性突发的急性腹痛。急腹症病因复杂、表现多样,一旦延误诊断、治疗护理不当,极易发生严重后果甚至死亡。因此,护士进行及时的病情评估、严密的观察并采取正确的急救护理措施对确保患者的生命安全是十分重要的。

## 一、病因及分类

1. 腹内脏器病变

（1）腹内炎症性病变　各种腹腔脏器的急性炎症均可引起腹痛,如急性胃肠炎、急性胆囊炎、急性阑尾炎、急性腹膜炎、急性胰腺炎、急性肾盂肾炎、炎症肠病、急性出血性坏死性肠炎、急性化脓性胆管炎、腹内各种脓肿及急性盆腔炎等。

（2）穿孔性病变　如胃或十二指肠溃疡急性穿孔、胃肠道癌变急性穿孔、肠炎症性疾病急性穿孔、外伤性胃肠穿孔等。

（3）出血性病变　如腹部外伤所致的肝、脾、肾等实质脏器破裂,肝癌破裂,异位妊娠,卵巢或黄体破裂等。

（4）梗阻性病变　如急性肠梗阻(包括肠套叠、肠扭转)、幽门梗阻、腹内/外疝、胆道蛔虫病、胆道结石、泌尿系统结石梗阻等。

（5）绞窄性病变　如绞窄性肠梗阻、急性胃或脾扭转、肠系膜或大网膜扭转、卵巢囊肿蒂扭转、妊娠子宫扭转等。

2. 腹腔外邻近器官的病变

（1）胸腔病变　如急性心肌梗死、急性右心衰竭、胸膜炎、肋间神经痛、急性心包炎、反流性食管炎、大叶肺炎等常有上腹部的牵涉痛。

（2）腹膜后间隙病变　如肾结石、输尿管结石的疼痛常在腹部两侧,向后腰、腹股沟及股内侧放射。

3. 代谢及中毒性疾病　糖尿病酮症酸中毒、尿毒症、低钙血症、肝硬化晚期可出现腹痛;化学毒物如砷、铅、汞中毒,酒精中毒可引起腹痛。

4. 过敏性疾病　如腹型过敏性紫癜、腹型风湿热等可发生腹痛。

5. 神经源性与神经功能性疾病　脊髓结核、带状疱疹、末梢神经炎等器质性病变可出现腹痛症状;空腔脏器的痉挛,胃肠壁肌肉运动功能失调、腹型癫痫、癔病等也可表现为腹痛。

## 二、病情评估与判断

急性腹痛患者就诊时,病情可能随时发生改变。因此,在评估急性腹痛时,首先应先仔细询问患者的病史,做相应的体格检查,根据症状及体征,进行相应的辅助检查,收集动态变化情况,前后比较,以确定急腹症的病变部位、疼痛程度和性质、病因及病情的轻、重、缓、急,判断是否需要作急救处理,同时为进一步提出护理问题、制订实施护理措施提供参考依据。

### (一)病史

1. 现病史　以腹痛为重点,仔细询问腹痛的起因、发病缓急情况,对急腹症的诊断和鉴别诊断很有帮助。如饱餐或酗酒后突发剧烈上腹痛,应考虑溃疡急性穿孔或急性胰腺炎;进食油腻食物后突发腹痛可能是胆囊炎或胆管炎;突然改变体位或剧烈活动所致的急性腹痛可能是肠扭转;腹部创伤后突然发生的腹痛,应考虑有腹内脏器的损伤等。

2. **既往史**　仔细询问既往有无溃疡病、阑尾炎等病史,有无腹部外伤及手术史,有无高血压、糖尿病等基础疾病。既往史对急腹症的诊断和治疗可提供重要依据,如粘连性肠梗阻患者往往有腹部手术史等。

3. **月经史**　所有在育龄期发生腹痛的女性患者均需详细询问月经情况,末次月经日期,既往月经周期是否规律,有无停经等。已婚妇女如停经1~2个月后突然发生下腹剧烈疼痛,伴阴道出血及出血性休克,应考虑异位妊娠破裂。如月经周期前半期可发生卵巢滤泡破裂出血,后半期可出现黄体破裂出血。如在原有下腹部包块基础上突然出现腹痛,应考虑卵巢囊肿扭转。

### (二)临床表现

**1. 症状**

(1)腹痛　急性腹痛为外科急腹症中最早和最主要的症状。

1)腹痛的部位:对判断病变部位有重要意义,一般来说,起病时最先发生疼痛或疼痛最显著的部位,大多数是病变所在位置。如急性阑尾炎发生在下腹部,急性胆道疼痛多发生于右上腹部等(表10-11)。但临床上常见的腹痛部位与病变部位有时不一致,如阑尾炎的腹痛,最初可在脐周,数小时后转移至右下腹;小肠及其系膜的病变,其疼痛可放射至腰部。

表10-11　腹痛部位与病变的关系

| 腹痛部位 | 腹腔内病变 | 腹腔外病变 |
| --- | --- | --- |
| 中上腹 | 急性梗阻性化脓性胆管炎、胆道蛔虫病、胰腺炎、胃溃疡穿孔、胃痉挛、阑尾炎早期、裂孔疝等 | 心肌梗死、心包炎、心绞痛、糖尿病等 |
| 左上腹 | 结肠癌梗阻、脾梗死、脾破裂、急性脾扭转、左膈下脓肿、左肾疾病等 | 左膈胸膜炎、左肋间神经痛等 |
| 右上腹 | 肝脓肿穿破、十二指肠溃疡穿孔、急性胆囊炎、胆石症、胆绞痛、急性肝炎、急性腹膜炎、右膈下脓肿等 | 右膈胸膜炎、右肋间神经痛、急性心肌梗死、右下肺炎等 |
| 脐周 | 早期阑尾炎、急性出血性坏死性肠炎、急性胰腺炎、急性肠系膜炎、淋巴结炎、肠系膜动脉急性梗阻、小肠梗阻、小肠痉挛症、肠蛔虫症等 | 新陈代谢紊乱及各种胃肠毒素引起的腹痛等 |
| 左下腹 | 乙状结肠扭转、左侧腹股沟嵌顿疝或股疝、细菌性痢疾、阿米巴性结肠穿孔、结肠癌等 | 左输尿管结石等 |
| 右下腹 | 阑尾炎、局限性肠炎、腹股沟嵌顿疝、小肠穿孔、肠梗阻、肠结核、肠肿瘤等 | 右输尿管结石等 |
| 下腹 | 异位妊娠破裂、卵巢滤泡或黄体破裂、卵巢囊肿蒂扭转、急性盆腔炎、盆腔脓肿、痛经等 | 尿潴留、膀胱炎、急性前列腺炎等 |

2)腹痛的性质:①阵发性绞痛,常因空腔脏器梗阻或括约肌痉挛收缩而引起。疼痛突然发生,在短时间内达高峰,疼痛持续时间长短不一,可反复发作,阵发性加重,持续一定时间后可自行缓

解。有时可根据绞痛的频率与疼痛程度判断梗阻的性质与程度,如胆道蛔虫病的绞痛发作频繁且有特殊的钻顶感,而胆石症发作时绞痛程度较轻;肠道不全梗阻时阵痛较轻,完全梗阻时绞痛比较剧烈。②持续性疼痛,腹痛呈持续性,如急性炎症。表明腹膜或腹内脏器有炎症或其他进行性病理损害;若持续性腹痛伴阵发性加重,表明炎症与梗阻并存或梗阻伴血运障碍,如胆道结石合并感染、肠梗阻伴发绞窄。③刺痛,系发生炎症的浆膜相互摩擦而产生。见于腹膜炎、肝脾周围炎症等。④刀割样或烧灼性锐痛,系消化液的化学刺激作用于腹膜而引起,为剧痛。多见于胃、十二指肠溃疡急性穿孔,有明显腹膜刺激征而呈"板状腹"。⑤胀痛,常为脏器包膜张力增加、系膜牵拉或肠管胀气扩张等所致。

3)腹痛的程度:腹痛程度可在一定程度上反映病变的轻重。因腹痛的影响因素较多,如刺激物的强度、病变性质、年龄、性别、宗教信仰及个体对疼痛的敏感性和对疼痛的耐受性等。单纯炎症性疾病引起的疼痛较轻,患者能够忍受;消化性溃疡并发的急性穿孔,胃肠液强烈刺激腹膜,疼痛剧烈,患者常常难以忍受,但随着时间的延长,腹内渗液增加使得腹膜刺激征的症状反而减轻。梗阻性疾病所致的疼痛为剧烈疼痛,如肾绞痛、肠扭转等。但临床上常见腹痛的程度与病变的轻重不完全一致,如癔性腹痛、胆道蛔虫病,无或仅有轻微器质损害,但患者呈现剧烈腹痛;而老年人因反应不敏感甚至低下,腹痛往往不明显。因此,对腹痛程度的评估必须动态、持续,并考虑个体性差异。

4)腹痛放射或转移:由于神经分布的关系,某些部位的病变引起的疼痛常放射至特殊区域,因此放射痛是某些疾病的特征。如胆道或膈下疾患可放射至右肩或肩胛下部;胰腺炎所致疼痛常放射至腰背部或左肩;肾盂、输尿管结石的疼痛多沿两侧放射至腹股沟部。此外,某些疾病随着病程进展出现腹痛部位的转移,如急性阑尾炎转移性的右下腹痛。

5)腹痛发生的缓急:起病时轻,以后逐渐加重,多为炎症性病变。剧烈腹痛突然发生,迅速加重或伴有休克,常提示有实质脏器破裂,空腔脏器穿孔,脏器急性梗阻、绞窄或扭转,如肝破裂、绞窄性肠梗阻。

(2)恶心、呕吐 大多发生在腹痛之后,早期呕吐多属于腹膜或内脏受到强烈刺激时而放射性引起的呕吐,如溃疡穿孔、急性阑尾炎。而晚期呕吐常是因毒素吸收影响延髓呕吐中枢而发生的剧烈呕吐,如弥漫性腹膜炎、肠绞窄、肠坏死。呕吐的频次、呕吐物的性质及量的多少与梗阻部位、梗阻原因有关:高位肠梗阻时呕吐早而频繁,多呈持续性,呕吐物为胃及十二指肠内容物;幽门梗阻时呕吐物为宿食且不含胆汁;低位肠梗阻或结肠梗阻时不出现呕吐或出现较晚,呕吐物为粪水样物。

(3)排便异常 腹腔脏器炎症早期时,因肠道受到刺激,蠕动增强,排便次数增多。晚期腹膜炎合并麻痹性肠梗阻时,则导致便秘。如腹痛、肛门停止排便排气,可能是机械性肠梗阻。果酱样便是肠套叠的特征。腹部绞痛伴黏液血便多考虑是绞窄性肠梗阻。腹痛伴尿频、尿急、尿痛、血尿或排尿困难,多为膀胱炎、泌尿系结石等。盆腔炎症或积液、积血时可有排便次数增多、里急后重感。

(4)其他伴随症状 ①休克:腹痛伴有贫血者可能是腹腔脏器破裂(如肝、脾或异位妊娠破裂)所致;不伴贫血者常见于胃肠穿孔,绞窄性肠梗阻、扭转,急性胆管炎,急性出血坏死性胰腺炎等;胆道系统严重感染者可发生感染性休克。②黄疸:多与肝胆胰疾病有关,可见于急性胆管炎、胆总管结石、壶腹部癌或胰头癌;急性溶血性贫血也可出现腹痛和黄疸。③发热:提示有炎症存在。外科疾病一般是先有腹痛后有发热;而内科疾病多先有发热后有腹痛。如腹痛伴发热、寒战者,多见于胆道感染(如急性胆囊炎)、腹腔或腹内脏器化脓性病变(如急性梗阻性化脓性胆管炎)、下肺炎症或脓肿、肝脓肿、腹腔脓肿等,也可见于腹腔外感染性疾病。④血尿、排尿困难:多见于泌尿系感染、结石等。

2.体征

(1)快速评估全身情况 包括患者神志、呼吸、血压、脉搏、体温、体位、表情、疼痛程度及有无贫

血、黄疸等,初步判断病情的轻重缓急,以决定是否需要做急救处理。

(2)腹部体征　重点评估腹部情况。按视、听、叩、触的腹部检查顺序,主要检查腹部外形、肠鸣音的变化、肝浊音界和移动性浊音、压痛与肌紧张等。

1)视诊:患者平卧,双腿屈曲充分暴露全腹,观察有无手术瘢痕,有无全腹膨胀、局限性隆起,有无胃肠型和胃肠蠕动波,腹式呼吸运动是否减弱或消失,脐周有无静脉曲张,有无出血点等。如全腹膨胀见于肠梗阻、腹膜炎晚期;全腹对称性腹胀为低位梗阻或肠麻痹;不对称性腹胀(局限性隆起)见于腹腔肿瘤、肠扭转、肠套叠、嵌顿疝;中上腹胀满,见于胃扩张;出现胃型和胃蠕动波(由幽门区向剑突下移动),提示幽门梗阻;出现肠型及肠蠕动波(小肠蠕动波由左上腹向右下腹移动),提示肠梗阻;急性腹膜炎时腹式呼吸运动受限。

2)听诊:判断胃肠蠕动功能。一般选择在脐周,重点在右下腹近脐部听诊,观察肠鸣音的频率和音调,每次听诊3~5 min。如肠鸣音亢进伴有气过水音或金属音,结合腹痛、腹胀或发现肠襻,提示机械性肠梗阻;肠鸣音减弱或消失,提示急性腹膜炎、肠绞窄或肠麻痹;幽门梗阻或胃扩张时上腹部有振水音。

3)叩诊:先从无痛区开始,用力均匀,叩痛最明显处常是病变部位。肝浊音界消失,常提示胃肠穿孔致膈下游离气体。出现移动性浊音,提示腹内有渗液或积血,对腹膜炎的诊断有重要意义。

4)触诊:是最重要的腹部检查,对于急腹症的诊断具有非常重要的意义。腹部触诊时要先检查正常或疼痛较轻的部位,逐渐移向痛点,同时注意疼痛的部位、范围、程度等,了解有无压痛、反跳痛、腹部肌紧张等腹膜刺激征。固定的、持续性的腹部压痛常是原发病灶所在处;局限性腹壁压痛、反跳痛和腹肌紧张,表明病变局限;全腹部出现明显压痛、反跳痛与肌紧张,常为空腔脏器穿孔引起弥漫性腹膜炎的体征;压痛表浅或轻度腹肌紧张而压痛不明显、疼痛不剧烈,常为邻近器官病变引起的放射痛;若触及腹部包块,评估包块的部位、大小、质地、活动度及有无压痛等。注意年老体弱、小儿、肥胖、休克患者,腹膜刺激征的表现常较实际轻。

(3)直肠与阴道检查　直肠指检是判断急腹症病因及病情变化简便而有效的方法。对于下腹部的急腹症,直肠指检可触及深部的压痛或炎性包块;如盆位阑尾炎可有右侧直肠壁触痛,盆腔脓肿或积血在直肠膀胱陷凹处呈饱满感、触痛。阴道检查如子宫颈有触痛、后穹隆饱满等则有助于盆腔病变的诊断。

3.辅助检查

(1)实验室检查　包括血常规、尿常规、大便常规、尿胆红素、尿胆原、尿胆素、血清电解质、血清酶学、隐血试验、肝肾功能等。白细胞总数、中性粒细胞计数增多提示炎症性急腹症;血红蛋白及红细胞进行性减少对活动性出血的诊断具有一定辅助作用。尿中大量红细胞提示肾绞痛、泌尿系统肿瘤或损伤;糖尿病酮症酸中毒可见尿糖、尿酮体阳性。血便提示有消化道出血;大便隐血试验阳性提示消化道肿瘤;黏液脓血便可能为痢疾。对疑有急性梗阻性化脓性胆管炎的患者,应测定血清转氨酶。而血、尿淀粉酶增高常为急性胰腺炎。严重急腹症患者一般都有水、电解质紊乱,肝、肾功能及电解质的测定对于急腹症的诊断均具有重要价值。

(2)X射线检查　胸部X射线检查可观察有无胸膜炎或肺炎。绝大多数急性胃肠穿孔患者腹部X射线可发现膈下游离气体;肠梗阻患者可见肠管内多个气液平面或较大气液平面;肠套叠患者早期做空气或钡剂灌肠,可发现典型的杯状影;尿路结石、胆囊和胆道结石患者行腹部X射线检查时有时可见异常的钙化影。

(3)B超检查　是首选的检查方法。对了解肝、胆、胰、脾、肾、阑尾、子宫及附件、膀胱等的形态、大小、实质性病变,肝内外胆管有无扩张,胆管及胆囊有无结石、异位妊娠等均有较高的诊断价值,还可协助确定包块性质、腹腔积液及积血情况。

(4)诊断性腹腔穿刺 腹痛诊断不明确且伴有腹腔积液时,应行腹腔穿刺检查,抽出液应常规送检,腹腔穿刺对急腹症病因有很高的诊断价值。抽出腹腔积液可直接观察,如抽出不凝血应怀疑腹内脏器破裂出血;阴道后穹隆穿刺抽出不凝血则可能为异位妊娠破裂、黄体破裂出血;抽出胆汁样液考虑胆囊或十二指肠穿孔;抽出脓性液可能为化脓性腹膜炎;抽出血性渗出液,则考虑出血坏死性胰腺炎、绞窄性肠梗阻、肠系膜血管栓塞等;抽出稀粪样物可能为肠破裂,如疑有穿入肠管可将抽出液送检,肠穿孔或破裂者送检物内含脓细胞,正常肠内则无。

(5)手术探查 在急性腹痛病因不明、保守治疗无效、病情转危的紧急情况下,为挽救生命应考虑手术探查。

### 三、救治与护理

#### (一)救治原则

1. 非手术治疗 对于病因未明而腹膜刺激征不严重,发病早期尚未并发急性弥漫性腹膜炎,炎症已局限、临床症状有好转、经观察病情无恶化者,或年老体弱、患有重要脏器疾病不能耐受手术或病情较轻而无手术指征的急腹症患者,可先采用非手术治疗,再根据病情进展情况决定是否实施手术治疗。非手术治疗的主要原则如下:

(1)禁食、水 必要时给予有效的胃肠减压。

(2)取半卧位 半卧位有助于缓解腹部肌肉紧张、减轻疼痛;半卧位时腹腔液体引流至盆腔,可减少发生膈下积液感染的机会。

(3)补液 补充电解质和营养,纠正水、电解质及酸碱平衡紊乱。

(4)控制感染 急腹症多伴有感染,是明确应用抗生素的指征。首先给予经验性用药,联合使用广谱抗生素,再根据进一步的细菌培养和药敏试验结果,尽早开始针对性地用药。

(5)对症处理 疼痛剧烈而病因明确者遵医嘱给予解痉镇痛药;高热者应用物理降温或药物降温;肠梗阻患者采取安全通便措施;急性胰腺炎者应用抑制胰腺分泌药物,如生长抑素等。

2. 手术治疗 手术是急腹症的重要治疗手段。如早期肠梗阻、急性阑尾炎、急性胆管(囊)炎、内脏穿孔或出血等有手术指征者既要重视腹部病因的处理,又要注意全身情况的变化,根据具体情况,选择适当的手术时机和手术方法。

(1)做好充分的术前准备 针对病理损害较重、病情复杂,但全身情况尚好,有足够时间进行术前准备者,应尽量争取彻底清除原发病灶。

(2)做好必要的术前准备 病情严重、复杂且全身状况很差者,只能在短时间内做一些必要的准备后尽快手术。手术要简单,疗效要确切,如造瘘、引流、减压等。

(3)紧急手术 对伴有严重休克的急腹症,应边抗休克边行手术治疗,手术方法根据术中具体情况来决定。切不可等休克纠正后再手术,以免延误救治时机,失去手术机会。

3. 剖腹探查指征 诊断不明确,腹痛持续加重患者剖腹探查手术指征:弥漫性腹膜炎而病因不明者;腹膜刺激征经观察无好转,反而恶化或加重者;腹部症状和体征虽局限,但非手术治疗后范围不断扩大和加重者;腹腔穿刺抽出不凝血,伴有失血性休克或休克再度出现者;疑有空腔脏器穿孔无局限趋势,且有明显移动性浊音者;腹膜刺激征不典型,观察中腹痛、腹胀加重,体温和白细胞计数上升,脉速,全身反应严重者;疑有脏器绞窄者;腹内病变明确,伴有中毒性休克,尤其难以纠正或逐渐加重者。

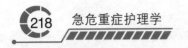

## (二)护理措施

1.**心理护理**　急腹症因发病突然、变化快且疼痛往往剧烈,患者常有恐惧、焦虑等不良情绪。因此,在护理中,应耐心向患者及其家属做好安慰、解释工作,使其增加对病情的了解、做到心中有数,减轻不良情绪带来的负面影响。

2.**卧床休息**　病情允许时,急腹症患者宜采用半卧位,腹腔渗液积聚在盆腔,益于炎症局限和吸收,且有利于呼吸。休克者宜采用休克体位,以保证全身重要脏器的血液供应。患者还应定时变换体位,防止压力性损伤等并发症的发生。

3.**"五禁四抗"原则**　即对不能确诊的急腹症患者应遵循的原则:禁饮禁食、禁热敷、禁灌肠、禁用镇痛药、禁止活动;抗休克、抗感染、抗体液失衡、抗腹胀。

4.**严密观察病情变化**

(1)**意识状态及生命体征**　密切观察患者的神志、呼吸、脉搏、血压、体温和一般状况,尤其是对病因未明的急腹症患者。结合患者的神志、面色、末梢循环、皮肤弹性、尿量等变化判断患者有无休克或脱水。

(2)**腹部情况**　连续观察腹部的症状和体征的变化,如腹痛的部位、范围、性质、程度,是否有腹膜刺激征及其程度。患者的姿态、体位也可反映腹痛的性质和程度,如溃疡穿孔患者常弯腰屈膝、面色苍白、不敢做呼吸运动或拒按腹部;梗阻性绞痛发生时,患者坐卧不安或满床翻滚等。此外,还应密切观察伴随症状(如呕吐、腹胀、大小便改变、发热、黄疸等)与体征的变化。

(3)**辅助检查结果**　动态观察血常规、尿常规、粪便常规、血清电解质、二氧化碳结合力、血气分析、肝肾功能等实验室检查结果及 X 射线、超声、腹腔穿刺、直肠指检等检查结果。

5.**术前准备**　积极做好必要的术前准备,如药物过敏试验、交叉配血试验、皮肤准备、常规实验室检查及 X 射线、超声等检查,随时为紧急手术做准备。年老体弱患者应做好重要脏器功能的检查。

6.**术后护理**

(1)**体位**　根据不同的麻醉方式安置体位,待生命体征稳定后,改为半卧位。

(2)**控制饮食**　静脉补液维持体液平衡,术后 2～3 d 肛门排气后,拔除胃管,可由进少量流食、半流食逐渐过渡至普通饮食。1 周内禁甜食、土豆、洋葱、牛奶、豆类,以防腹胀发生。

(3)**胃肠减压**　按胃肠减压护理常规护理。

(4)**病情观察**　①术后 15～30 min 监测血压、脉搏、呼吸、体温及神志和面色的变化。②有无腹痛、腹胀及腹膜刺激征。③观察与记录引流液的量、颜色和性状。④伤口敷料有无渗血、渗液及脱落。⑤严格记录 24 h 液体出入量。

(5)**防治感染**　急腹症患者因腹胀膈肌上抬加之术后切口疼痛及麻醉等影响,易发生肺部感染。嘱患者深呼吸、有效咳嗽咳痰,定时协助患者翻身叩背,促进痰液排出。做好手卫生,各项护理操作时严格执行无菌操作原则。发生感染时,遵医嘱应用抗生素。

(6)**早期下床活动**　病情允许时,鼓励患者早期下床活动,促进肠道尽快恢复蠕动,防止肠粘连发生。

(7)**防治腹腔脓肿**　腹腔感染较重的患者手术后,脓液积聚于膈下、盆腔、肠间等部位,被大网膜、肠管、肠系膜和脏器粘连包裹,形成腹腔脓肿。应按腹腔脓肿护理常规护理。

## 思考题

1.急腹症的概念、病因、腹痛类型及临床表现是什么？

2.简述急腹症处理原则和措施。

3.如何对急腹症患者进行病情评估和判断？

4.病例分析：

杜某，男性，38岁，医生。以"突然上腹部剧痛，并放射到肩部，呼吸时疼痛加重3 h"急诊入院。测体温37.8 ℃,脉搏110次/min,呼吸24次/min,血压100/60 mmHg。患者神志清，面色苍白，大汗淋漓。20多年前开始上腹部疼痛，以饥饿时明显，伴反酸、嗳气，有时大便隐血(+)。每年发作数次，多在秋冬之交和春夏之交，或饮食不当时发作，服碱性药物可缓解。5年前疾病发作时解柏油样大便，乏力，进食后上腹疼痛加剧，伴呕吐，呕吐物为胃内容物，经中药治疗后缓解。入院前3 d自觉每天下午4点左右及晚上睡觉前上腹部不适，未予注意。入院前3 h突然上腹部剧痛，放射到右肩部，面色苍白，大汗淋漓。体格检查：全腹压痛，反跳痛，腹壁紧张，硬如木板。腹部X射线：双膈下积气。

**请思考：**①该患者目前的医疗诊断是什么？②如果您是值班护士，首先要采取什么护理措施？③您认为该患者目前存在的最主要的护理问题是什么？您会采取哪些护理措施？

# 第三单元

# 危重症护理

## 第十一章　危重症患者系统功能监测

1. 知识目标　①掌握：危重症患者评估工具、评估内容及临床意义，系统功能监测要点、监测方法、监测指标的临床意义。②熟悉：无创与有创血流动力学监测的优势与不足。③了解：各系统功能监测的基本原理及监测配合要点。

2. 能力目标　应用危重症患者的各类评估工具对患者的病情、潜在并发症、治疗护理效果、护理风险进行评估，制订危重症患者的系统功能监测计划。

3. 素质目标　培养学生既有扎实的专业知识，又有慎独、严谨的工作态度。

### 病例思考

患者，男性，57 岁，因"咳嗽、咳痰 13 年，加重伴胸闷 1 个月"入院，入院诊断风湿性心脏病。在全麻体外循环下行"二尖瓣和主动脉瓣置换术"，患者术后转入 ICU。患者双眼紧闭，皱眉；呼唤能睁眼，压眶能躲避；经口气管插管，呼吸机辅助通气；心率 88 次/min，体温 35.5 ℃，血压 101/56 mmHg，CVP 4 mmHg，上肢能自主活动，对被动运动有抵抗。右颈部深静脉置管，应用微量泵给予舒芬太尼和咪达唑仑镇痛镇静。

**请思考：**①护士应对该患者进行哪些护理评估？②护士应重点监测患者的哪些系统功能指标？

危重症患者系统功能监测是利用先进的、精密的医疗设备对危重症患者心血管系统、呼吸系统、神经系统、消化系统、肾功能、水电解质、酸碱平衡状况等进行动态的、系统的、全面的精准监测，以便及时有效地反映患者全身功能状态、精神心理反应与疾病严重程度。坚持以目标为导向，通过对疾病发展的早期预警、严重程度的快速评估，给予患者科学的治疗与护理，从根本上改变危重症患者的治疗方式和预后。

# 第一节　危重症患者评估

对危重症患者的护理评估通常包含病情危重程度评估、潜在并发症评估、治疗及护理效果评估、护理风险评估等。由于危重症患者病情复杂、变化快，涉及多个系统，故临床上除视、触、叩、听等传统的评估方法外，常借助评估工具来提高评估的准确性。本节主要介绍目前 ICU 常用的评估工具。

## 一、病情危重程度评估

病情危重程度评估是根据患者的体征结合重要生理参数等进行加权或赋值，量化评估疾病严重程度，疾病严重程度评分系统有助于医护人员进行临床决策，采取恰当的治疗方案，提高工作质量和管理效率。目前，针对危重症患者疾病危重程度评估的工具有很多，如急性生理与慢性健康评分 Ⅱ（acute physiology and chronic health evaluation Ⅱ，APACHE-Ⅱ）、治疗干预评分系统（therapeutic intervention scoring system，TISS）、改良早期预警评分（modified early warning score，MEWS）、简明急性生理评分（simplified acute physiology sore，SAPS）、简单临床评分（simple clinical score，SCS）、牛津急性疾病严重程度评分（oxford acute severity of illness score，OASIS）等。目前重症患者疾病严重程度评分可分为：静态疾病严重程度评分、动态疾病严重程度评分及器官功能障碍评分 3 类。

静态疾病严重程度评分指在某一特定时间段针对疾病严重程度的评分系统，通常不用于动态评估病情变化。成年危重症患者常用的静态疾病严重程度评分包括急性生理和慢性健康评分 Ⅱ（APACHE-Ⅱ）、简明急性生理评分（SAPS）及死亡概率模型 Ⅲ（mortality probability models，MPM-Ⅲ）。APACHE-Ⅱ 评分是全世界范围内使用最为广泛的疾病严重程度评分系统，由急性生理评分（acute physiology score，APS）（表 11-1）、慢性健康状况评分（chronic health score，CHS）（表 11-2）及年龄评分（表 11-3）3 部分组成，评分范围为 0~71 分，得分越高，患者病情危重程度越重。医护人员可以依据评分结果对患者病情严重程度进行分级，在常规护理的基础上加强一系列护理干预措施，使得护理救治更具系统性。APACHE-Ⅱ 评估指标客观，其预测准确性经过反复验证，已成为判断疾病严重程度的金标准。

动态疾病严重程度评分与静态评分系统不同，动态评分旨在反映疾病的演变过程，以指导治疗决策（如撤除或继续治疗的时机），评估治疗反应，并判断个体预后。APACHE-Ⅲ/Ⅳ 评分系统是成年危重症患者常用的动态疾病严重程度评分。APACHE-Ⅲ 评分系统包括 17 项生理指标、慢性健康评价（包括免疫状态）及年龄，不仅可以计算患者死亡概率，还能够预测 ICU 住院日、所需治疗措施及护理强度。

静态疾病严重程度评分、动态疾病严重程度评分系统均以预测临床结局为目的，不能准确反映器官功能，故临床医生也会应用器官功能障碍评分对多器官功能障碍综合征（multiple organ dysfunction syndrome，MODS）患者进行病情评估。常用的器官功能障碍评分包括序贯性器官功能衰竭评分（sequential organ failure assessment，SOFA）及 MODS 评分。与前述评分系统不同，器官功能障碍评分的制定并非基于相关因素的评估得分，而是通过简便易行的临床指标动态反映器官功能改变。需要注意的是单一指标反映器官功能具有其局限性，除此之外，某些器官（如胃肠道）功能众

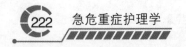

多,难以根据一项指标进行评估。因此,建议联合使用传统的疾病严重程度评分(如 APACHE-II 评分)及器官功能障碍评分,以便全面反映危重症患者的病情。

表 11-1　急性生理评分(APS)

| 监测指标 | 异常升高值 | | | | | 异常降低值 | | | |
|---|---|---|---|---|---|---|---|---|---|
| | 4 分 | 3 分 | 2 分 | 1 分 | 0 分 | 1 分 | 2 分 | 3 分 | 4 分 |
| 肛温/℃ | ≥41 | 39.0~40.9 | | 38.5~38.9 | 36.0~38.4 | 34.0~35.9 | 32.0~33.9 | 30.0~31.9 | ≤29.9 |
| MAP/mmHg | ≥160 | 130~159 | 110~129 | | 70~109 | | 50~69 | | ≤49 |
| HR/(次/min) | ≥180 | 140~179 | 110~139 | | 70~109 | | 55~69 | 40~54 | ≤39 |
| RR/(次/min) | ≥50 | 35~49 | | 25~34 | 12~24 | 10~11 | 6~9 | | ≤5 |
| $PaO_2$/mmHg ($FiO_2<0.5$) | | | | | >70 | 61~70 | | 55~60 | ≤55 |
| $(A-a)DO_2$/mmHg ($FiO_2≥0.5$) | ≥500 | 350~499 | 200~349 | | <200 | | | | |
| pH | ≥7.7 | 7.60~7.69 | | 7.50~7.59 | 7.33~7.49 | | 7.25~7.32 | 7.15~7.24 | <7.15 |
| $HCO_3^-$/(mmol/L) | ≥52 | 41.0~51.9 | | 32.0~40.9 | 22.0~31.9 | | 18.0~21.9 | 15.0~17.9 | <15 |
| $Na^+$/(mmol/L) | ≥180 | 160~179 | 155~159 | 150~154 | 130~149 | | 120~129 | 111~119 | ≤110 |
| $K^+$/(mmol/L) | ≥7 | 6.0~6.9 | | 5.5~5.9 | 3.5~5.4 | 3.0~3.4 | 2.5~2.9 | | <2.5 |
| Cr/(mg/dL) | ≥3.5 | 2.0~3.4 | 1.5~1.9 | | 0.6~1.4 | | <0.6 | | |
| Hct/% | ≥60 | | 50.0~59.9 | 46.0~49.9 | 30.0~45.9 | | 20.0~29.9 | | <20 |
| WBC/($×10^9$/L) | ≥40 | | 20.0~39.9 | 15.0~19.9 | 3.0~14.9 | | 1.0~2.9 | | <1 |
| GCS 评分 | 分值等于 15 减去实际 GCS 分值 | | | | | | | | |

注:当 $FiO_2<0.5$ 时用 $PaO_2$,当 $FiO_2≥0.5$ 时用 $(A-a)DO_2$;$(A-a)DO_2$(mmHg)=(713×$FiO_2$)−($PaO_2$/0.877)−$PaO_2$

表 11-2　慢性健康状况评分(CHS)

| 慢性健康评估要点 | 无器官衰竭 | 常规手术前存在器官衰竭或免疫抑制 | 急诊手术前或不能手术但存在器官衰竭或免疫抑制 |
|---|---|---|---|
| 分数 | 0 | 2 | 5 |

注:只有当患者存在以下慢性病时才进行 GCS 评分:①肝硬化及明确的门静脉高压;②美国纽约心脏病学会心功能IV级;③慢性阻塞性、梗阻性或血管性肺疾病导致活动重度受限;④接受长期透析治疗;⑤因治疗影响机体对感染的抵抗力。

表 11-3　年龄评分

| 年龄/岁 | ≤44 | 45~54 | 55~64 | 65~74 | ≥75 |
|---|---|---|---|---|---|
| 分数 | 0 | 2 | 3 | 5 | 6 |

## 二、意识障碍评估

危重症患者常由于各种原因存在不同程度的意识障碍,如嗜睡、昏睡、昏迷、意识模糊、谵妄、去皮质综合征等,意识改变往往提示患者病情发生了变化。因此,医护人员需要对患者的意识状态进行评估。现主要针对危重症患者常见的昏迷及谵妄两种意识障碍评估方法进行介绍。

### (一)昏迷的评估

危重症患者最常使用的昏迷评估方法为格拉斯哥昏迷量表(glasgow coma scale,GCS)(表11-4)。通过评估患者的运动能力、语言能力与睁眼能力来判断患者的昏迷程度。总分为15分,分值越高,提示意识状态越好。13~14分为轻度意识障碍,9~12分为中度意识障碍,3~8分为重度意识障碍(昏迷状态)。可以随着时间进行快速连续的评估和比较,并对基本的神经功能进行分类是GCS的主要优点。但同时也存在一定的缺点,如对生存的预测结果不佳;评估者之间的可靠性差;院前和医院环境中使用不一致;准确性受部分治疗或语言使用能力的影响(麻醉剂或镇静治疗)。

**表11-4　格拉斯哥昏迷量表(GCS)**

| 项目 | 刺激 | 患者反应 | 评分 |
|---|---|---|---|
| 睁眼<br>(E) | 自发 | 自己睁眼 | 4分 |
| | 语言 | 呼叫时睁眼 | 3分 |
| | 疼痛 | 疼痛刺激时睁眼 | 2分 |
| | | 任何刺激不睁眼 | 1分 |
| | 如因眼肿、骨折等不能睁眼,应以"C"(closed)表示 | | C分 |
| 语言反应<br>(V) | 语言 | 能正确会话 | 5分 |
| | | 语言错乱,定向障碍 | 4分 |
| | | 说话能被理解,但无意义 | 3分 |
| | | 能发出声音,但不能被理解 | 2分 |
| | | 不发声 | 1分 |
| | 因气管插管或切开而无法正常发声,以"T"(tube)表示 | | T分 |
| 运动反应<br>(M) | 疼痛 | 按吩咐动作 | 6分 |
| | | 疼痛时能有反抗的能力 | 5分 |
| | | 对疼痛刺激有反应,肢体会回缩 | 4分 |
| | | 对疼痛刺激有反应,肢体会弯曲,呈"去皮质强直"姿势 | 3分 |
| | | 对疼痛刺激有反应,肢体会伸直,呈"去大脑强直"姿势 | 2分 |
| | | 对疼痛无任何反应 | 1分 |
| 15分为意识清楚;13~14分轻度意识障碍;9~12分为中度意识障碍;3~8分为昏迷 | | | |

### (二)谵妄的评估

谵妄是一种急性脑功能障碍疾病,是危重症患者常见的临床症状之一。由于危重症患者病情严重,机械通气、大剂量镇静镇痛药物的使用以及身体约束等因素容易导致患者发生谵妄。研究表

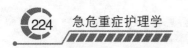

明,ICU 患者谵妄的发生率为 40%~80%。谵妄的发生可导致患者病死率增加,机械通气时间和住院时间延长,引起长期的认知功能障碍,增加医疗费用,严重影响患者的预后。谵妄的评估方法包括重症监护室意识模糊评估法(confusion assessment method for intensive care unit,CAM-ICU)和重症监护谵妄筛查量表(intensive care delirium screening checklist,ICDSC)。目前 ICU 常用的谵妄评估量表为 CAM-ICU,也是 ICU 成年患者谵妄监测最有效和可靠的评估工具(表 11-5)。通过早期筛查可以帮助医护人员快速识别、准确诊断,对后续的干预治疗、疗效随访、预后判断均具有重要的意义。

表 11-5　ICU 意识模糊评估表(CAM-ICU)

| 评估内容 | 阳性标准 |
|---|---|
| **特征 1:意识状态急性改变或波动** | |
| 患者的意识状态是否与其基线状况不同? 或在过去的 24 h 内,患者的意识状态是否有任何波动? 表现为镇静量表如 RASS、GCS 或既往谵妄评估得分的波动 | 任何问题答案为"是" |
| **特征 2:注意力障碍** | |
| 数字法检查注意力<br>指导语:向患者解释"我要给您读 10 个数字,任何时候当您听到数字'8',就捏一下我的手表示。"然后用正常的语调朗读下列数字,每个数字间隔 3 s<br>6 8 5 9 8 3 8 8 4 7<br>当读到数字"8"患者没有捏手或读到其他数字时患者做出捏手动作,均计为错误 | 错误数 >2 |
| **特征 3:意识水平改变** | |
| 如果 RASS 的实际得分不是 0 分(清醒且平静)为阳性 | RASS 不为"0" |
| **特征 4:思维混乱** | |
| 是非题<br>(1)石头是否能浮在水面上?<br>(2)海里是否有鱼?<br>(3)1 斤是否比 2 斤重?<br>(4)您是否能用榔头钉钉子?<br>当患者回答错误时记录错误的个数<br>执行指令<br>向患者说:"伸出这几根手指"(评估者在患者面前伸出 2 根手指),然后说:"现在用另一只手伸出同样多的手指。"(这次评估者不做示范)<br>＊如果患者只有一只手能动,第二个指令改为要求患者"再增加一个手指"。如果患者不能成功执行全部指令,记录 1 个错误 | 错误总数>1 |
| CAM-ICU 总体评估:特征 1 和特征 2 同时为阳性,再加上特征 3 或特征 4 其中一项为阳性即为 CAM-ICU 阳性<br>符合标准:阳性(谵妄存在)　不符合标准:阴性(谵妄不存在) | |

## 三、镇痛镇静评估

疼痛是危重症患者最常见的创伤性记忆之一,持续疼痛带来的应激反应不仅为患者带来生理、心理层面的影响,例如出现失眠、谵妄等,降低其生活质量;还会造成其他并发症发生,例如非计划性拔管、住院时间延长、住院费用增加等,严重影响其预后。疼痛评估是疼痛管理的第一步,患者主诉是疼痛评估的"金标准"。通过患者主诉进行疼痛评估方法有语言评分法（verbal rating scale，VRS）、数字评分法（numeric rating scale，NRS）、视觉模拟法（visual analogue scale，VAS）及面部表情疼痛量表（faces pain scale，FPS）。重症患者由于意识障碍或镇静等原因，不能对疼痛进行主观表达，可用疼痛行为量表（the pain behavior scale，PBS）或重症监护疼痛观察工具（critical care pain observation tool，CPOT）（表11-6）来开展相关评估。目前临床常用的疼痛评估量表为 NRS 和 CPOT，前者适用于清醒且无气管插管患者，后者适用于神志不清醒和（或）气管插管患者。NRS 评分将疼痛程度用 0～10 个数字表示，0 表示无痛，10 表示最痛，数字越大，疼痛越重。CPOT 评分共有 4 个测量条目，前 3 个条目两类患者共用，第 4 个条目，对于气管插管患者观察其通气依从性，对于非气管插管患者观察其发声；每个条目计分为 0～2 分，总分为 0（无痛）至 8 分（最痛），分值越高患者的疼痛程度越高。通过动态评估，及时发现患者疼痛的程度，采取药物治疗或非药物治疗方式缓解患者的疼痛，可避免疼痛导致的生理指标变化影响医护人员病情评估，并提高患者舒适度。

表 11-6 重症监护疼痛观察工具（CPOT）

| 指标 | 条目 | 描述 | 得分 |
|---|---|---|---|
| 面部表情 | 放松、自然 | 无肌肉紧张表现 | 0 |
| | 表情紧张 | 皱眉、眉毛下垂、眼窝紧缩、轻微的面肌收缩，或其他改变（如侵入性操作中睁眼或流泪） | 1 |
| | 脸部扭曲、表情痛苦 | 出现上述所有面部运动，并有眼睑紧闭（可以表现出张口或紧咬气管插管） | 2 |
| 身体活动 | 没有活动或正常体位 | 根本不动或正常体位 | 0 |
| | 防卫活动 | 缓慢、小心的活动，触摸或摩擦痛处，通过活动寻求关注 | 1 |
| | 躁动不安 | 拔管，试图坐起，肢体乱动或翻滚，不听指令，攻击医务人员，试图爬离床 | 2 |
| 肌肉紧张度 | 放松 | 被动运动时无抵抗 | 0 |
| | 紧张、僵硬 | 被动运动时有抵抗 | 1 |
| | 非常紧张或僵硬 | 强烈抵抗，无法完成被动运动 | 2 |
| 机械通气顺应性（插管患者）或发声（无插管患者） | 耐受呼吸机或活动 | 无报警，通气顺畅 | 0 |
| | 咳嗽但可耐受 | 咳嗽，可触发报警但自动停止报警 | 1 |
| | 人机对抗 | 不同步：人机对抗，频繁引起报警 | 2 |
| | 言语正常或不发声 | 说话音调正常或不发声 | 0 |
| | 叹息，呻吟 | 叹息，呻吟 | 1 |
| | 喊叫，哭泣 | 喊叫，哭泣 | 2 |

危重症患者常常会因为自身疾病的疼痛、各类有创操作、环境等因素，出现烦躁、焦虑和心理障碍，造成治疗和护理上的不配合，从而影响临床监测和治疗的顺利进行。所以，合理镇痛镇静治疗在重症医学中具有举足轻重的作用，不仅能改善机械通气患者的舒适度和人-机同步性，还可以提高特殊疾病的诊断准确率和治疗效果。通过镇静程度的评估掌握患者镇静状态，指导镇静药物调

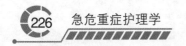

整,实现最佳镇静目标。

目前镇静评估工具主要分为两类。一类是主观评估法,主要通过定时评估镇静程度来调整镇静药物及其剂量以达到预期目标,包括 Richmond 躁动-镇静评分(Richmond agitation sedation scale,RASS)、Ramsay 评分法(the Ramsay sedation scale,RSS)、Riker 镇静-躁动评分(sedation-agitation scale,SAS)、肌肉活动评分法(motor activity assessment scale,MAAS)、舒适行为量表(comfort behavior scale,CBS)、镇静行为量表(state behavior scale,SBS)等。另一类是客观评估法,主要是运用各种床旁监测生命活动和器官功能的仪器设备及生物传感技术来评估患者镇静状况,从而调节镇静药物及其剂量以达到预期目标,包括脑电双频指数(bispectral index,BIS)、听觉诱发监测(auditory evoked potentials,AEPs)、患者状态指数(patient state index,PSI)、Narcotrend 指数(Narcotrend index,NI)和皮肤电传导检测等。其中 SAS 是神经重症患者镇静深度评估的推荐工具,RASS(表 11-7)是目前评估 ICU 成年患者镇静深度最可靠的评估工具,其评分范围为-5～+4 分,最佳镇静目标为-2～0 分,即浅镇静。

表 11-7　Richmond 躁动-镇静评分(RASS)

| 分值 | 分级 | 描述 |
| --- | --- | --- |
| +4 | 有攻击性 | 非常有攻击性,暴力倾向,对医务人员造成危险 |
| +3 | 非常躁动 | 非常躁动,试图拔出各种导管 |
| +2 | 躁动焦虑 | 身体剧烈移动,无法配合呼吸机 |
| +1 | 不安焦虑 | 焦虑紧张,但身体活动不剧烈 |
| 0 | 清醒平静 | 清醒自然状态 |
| -1 | 昏昏欲睡 | 没有完全清醒,声音刺激后有眼神接触,可保持清醒超过 10 s |
| -2 | 轻度镇静 | 声音刺激后能清醒,有眼神接触,<10 s |
| -3 | 中度镇静 | 声音刺激后能睁眼,但无眼神接触 |
| -4 | 深度镇静 | 声音刺激后无反应,但疼痛刺激后能睁眼或运动 |
| -5 | 不可唤醒 | 对声音及疼痛刺激均无反应 |

### 四、深静脉血栓风险评估

全球静脉血栓栓塞症(venous thromboembolism,VTE)的发病率存在地区差异,亚洲人群 VTE 发病率是欧美国家 VTE 发病率的 15%～20%,但是有上升趋势。VTE 不仅增加患者痛苦及经济负担,还可导致患者出现血栓形成后综合征或复发性 VTE。且 VTE 的发病受多种因素的影响,其临床表现常常难以识别,易被漏诊或治疗不当,导致病死率升高。静脉血栓栓塞症风险评估工具为患者的 VTE 危险识别提供评估标准,目前应用于临床的评估工具包括 Caprini 风险评估模型、Wells 评分、Geneva 评分、Rogers 评估量表、Woller 模型、Kucher 风险电子评估模型、Padua 预测评分表、Khorana 风险评估模型、IMPROVE 风险评估模型、JFK 医学中心血栓评估表及 RAP 评分法等。通过评估,对患者发生深静脉血栓的危险等级进行分类,根据其所处等级采取相应的预防措施,不仅能够降低 VTE 发生率,并且可减少医疗资源浪费。目前,VTE 风险评估(Caprini 模型)及预防方案(表 11-8)在我国应用较为普遍。

表 11−8　VTE 风险评估（Caprini 模型）及预防方案

| 高危评分 | 病史 | 实验室检查 | 手术 |
|---|---|---|---|
| 5 分/项 | 脑卒中(1 个月内) | | 选择性下肢关节置换术 |
| | 急性脊髓损伤(瘫痪)(1 个月内) | | 髋关节、骨盆或下肢骨折 |
| | 多发性创伤(1 个月内) | | 大手术(超过 3 h)* |
| 3 分/项 | 年龄≥75(岁) | 抗心磷脂抗体阳性 | 大手术(持续 2~3 h)* |
| | 浅静脉、深静脉血栓或肺栓塞病史 | 蛋白 C 阳性 | |
| | 血栓家族史 | 蛋白 S 阳性 | |
| | 肝素引起的血小板减少 | | |
| | 现患恶性肿瘤或化疗 | 狼疮抗凝物阳性 | |
| | 未列出的先天或后天血栓形成 | 血清同型半胱氨酸酶升高 | |
| 2 分/项 | 年龄 60~74(岁) | | 关节镜手术(>60 min)* |
| | 既往恶性肿瘤 | | 腹腔镜手术(>60 min)* |
| | | | 大手术(>60 min)* |
| 1 分/项 | 年龄 40~59(岁) | | 计划小手术 |
| | 肥胖(BMI>25 kg/m²) | | 近期大手术(1~3 个月) |
| | 口服避孕药或激素替代治疗 | | 下肢石膏或肢具固定 |
| | 妊娠期或者产后(1 个月内) | | 中心静脉置管 |
| | 原因不明的死胎史,复发性自然流产(≥3 次),有毒血症或发育受限原因早产 | | |
| | 卧床的内科患者 | | |
| | 炎症肠病史 | | |
| | 下肢水肿 | | |
| | 静脉曲张 | | |
| | 严重的肺部疾病,含肺炎(1 个月内) | | |
| | 肺功能异常(慢性阻塞性肺疾病) | | |
| | 急性心肌梗死(1 个月内) | | |
| | 充血性心力衰竭(1 个月内) | | |
| | 败血症(1 个月内) | | |
| | 输血(1 个月内) | | |
| | 其他高危因素 | | |

注:①每个危险因素的权重取决于引起血栓事件的可能性。如癌症的评分是 3 分,卧床的评分是 1 分,前者比后者更容易引起血栓。②＊只能选择一个手术因素。③干预方案:0~1 分,低危,尽早活动+物理预防;2 分,中危,药物预防+物理预防;3~4 分,高危,药物预防+物理预防;大于等于 5 分,极高危,药物预防+物理预防,不能单用物理预防;大于 9 分,有肺栓塞危险;大于 11 分,有易栓症危险。

# 第二节 心血管系统功能监测

心血管系统功能监测(function monitoring of cardiovascular system)包括心脏、血管、血液、组织氧的供应与消耗及心脏电生理等方面的功能指标,进行动态、连续的精准监测和分析,为危重症患者科学救治与护理提供可靠依据。

## 一、无创监测

无创监测(noninvasive monitoring)是应用非机械性损伤的方法来获得各种心血管系统的功能指标,使用安全方便,并发症少,目前已被广泛应用于各种急危重症患者。

### (一)无创血流动力学监测

血流动力学监测(hemodynamic monitoring)是根据物理学定律,结合病理和生理学概念,对循环系统中血液运动的规律进行定量、动态、连续的测量和分析,所得数据不仅为危重症患者提供诊断资料,而且能及时反映患者治疗效果,从而使患者得到及时、科学、合理救治。

1. 无创动脉血压监测 手动测压法不能连续监测动脉血压及设定报警限,且可因听诊等因素而产生误差,在急危重症患者监测中并不适宜。

(1)自动间断测压法 又称自动无创伤性测压(automated noninvasive blood pressure,ANIBP,NIBP),是临床应用最为广泛的一种动脉血压监测方法,主要采用震荡技术,通过充气泵定时地使袖带充气和放气来测定血压,能自动定时显示出收缩压、舒张压、平均动脉压和脉率,当血压超过预设的报警上限或低于报警下限时能自动报警,对伪差的检出较可靠,如肢体抖动时袖带充气即暂停,继而自动重新开始进行充气测压。

(2)自动连续测压法 主要是通过红外线、微型压力传感器或光度测量传感器等实现对瞬时血压的测量,可以反映每个心动周期动脉血压的变化,但因需要与标准的 NIBP 法校对,因而尚未在临床得到广泛应用。

2. 无创心排血量监测 心排血量(cardiac output,CO)是指一侧心室每分钟射出的血液总量。正常人左右心室的射血量基本相等。CO 是反映心脏泵血功能的重要指标,对评价心功能、补液与药物治疗具有重要意义。依据测压原理可分为胸腔生物阻抗法和多普勒心排血量监测。

(1)胸腔生物阻抗法 胸腔生物阻抗法(thoracic electrical bioimpedance,TEB)采用生物电阻抗技术测量每个心动周期胸腔电阻抗值的变化,其改变主要与心脏、大血管血流的容积密切相关。通过公式计算可以得出 CO 值。该方法操作简单,使用安全,可长时间连续监测,但其抗干扰能力较差,易受患者呼吸、心律失常、血流动力学不稳定等因素影响,有时测量误差较大,很难进行鉴别,因而在一定程度上限制了其在临床的广泛应用。

(2)多普勒心排血量监测 通过多普勒超声技术测量红细胞的移动速度来计算主动脉血流,进而计算出 CO,实现连续性的 CO 监测。根据超声探头放置位置不同可分为经食管和经气管两种途径。此法测定 CO 的前提是升主动脉与降主动脉的血流分配比例恒定。为保证测量的准确性,探头的声波方向与血流方向的夹角不能超过20°,对探头的放置位置要求较高。此外,躁动不配合、有严重出血倾向及气管或食管疾病患者不宜采用此法。

### （二）心率监测

心率（heart rate，HR）可通过心电监护仪器上的心率视听装置和脉搏搏动获得数据，显示为监护仪屏幕上的心率数值。正常成人安静时心率在 60～100 次/min，随着年龄的增长而变化。其监测意义如下。

1. 判断心排血量　心率对心排血量影响很大，通过心率监测可判断心排血量，心排血量等于每搏输出量与心率的乘积。

2. 计算休克指数　失血性休克时，心率的改变最为敏感，早期监测心率的动态改变对发现失血极为重要。休克指数＝心率/收缩压。血容量正常时，休克指数是 0.5；休克指数是 1 时，提示失血量占血容量的 20%～30%；休克指数大于 1 时，提示失血量占血容量的 30%～50%。

3. 估计心肌耗氧量　心肌耗氧量与心率的快慢成正相关，心肌耗氧量＝心率×收缩压，正常值应小于 12 000，若大于 12 000 提示心肌耗氧量增加。

### （三）心电图监测

心电图（electrocardiography，ECG）监测是通过显示屏连续监测心脏电生理活动情况的一种无创监测方法，可实时观察病情，提供可靠、有价值的心电活动指标，对处理各种心率异常、心律失常具有重要的临床指导意义。

1. 心电图监测的分类

（1）12 导联或 18 导联心电图　利用心电图机进行描记而获得的心电图，12 导联心电图包括 3 个标准肢体导联是 Ⅰ、Ⅱ 和 Ⅲ 导联；3 个加压肢体导联是 aVR、aVL 和 aVF 导联；6 个胸导联是 $V_1$、$V_2$、$V_3$、$V_4$、$V_5$、$V_6$ 导联。18 导联心电图是在 12 导联心电图基础上增加了 6 个胸导联，即 $V_{3R}$、$V_{4R}$、$V_{5R}$、$V_7$、$V_8$、$V_9$ 导联。

（2）动态心电图　连续 24～48 h 的动态心电图监测，常用于心律失常及心肌缺血的监测与评估，尤其是无症状性心肌缺血的诊断与评估。但由于心电异常只能通过回顾性分析，不能反映出即时的心电图变化，因此，不能用于危重症患者连续、实时的心电图监测。

（3）心电示波监测　是通过心电监护仪连续、动态监测心电图的变化，对即时发现心电图异常起着非常重要的作用。由床旁多功能监护仪、计算机、打印机及心电图分析仪等构成心电监护系统。

### （四）末梢循环监测

皮肤与末梢循环的温度、湿度、颜色、弹性、毛细血管的充盈程度等均可反映外周的循环状态。外周血管阻力增加，常是一种代偿机制。当血容量不足、药物作用或体温过低时，可引起外周血管收缩，外周阻力增加，组织器官灌注减少，心脏后负荷增加，同时每搏输出量因外周阻力增加而减少，舒张压上升，脉压差减少，组织器官血供减少，临床表现为皮肤湿冷、颜色发白、有花斑。使用血管扩张药物可以降低外周血管阻力，改善组织灌注，同时注意容量的补充。

## 二、有创监测

有创血流动力学监测是指经体表将各种导管或监测探头置入动脉、静脉或心脏内，然后将导管与压力传感器相接，压力转换成电信号，利用监护仪或监测装置直接精准测定心血管系统的各项功能指标。但操作相对复杂，有并发症的危险，在使用过程中需高度关注。

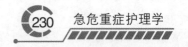
### (一)有创动脉血压监测

有创动脉血压监测是动脉穿刺置管后通过压力测量仪进行实时动脉内测压的方法。能够准确反映每个心动周期动脉收缩压、舒张压和平均动脉压的变化数值与波形,是一种常用的有创血流动力学监测方法,可提供连续、可靠、准确的监测数据。较无创动脉血压监测,抗干扰能力好,测量结果可靠,适用于重症患者或血流动力学明显不稳定的患者。

1. 测压途径　桡动脉因其表浅、易于固定及穿刺成功率高而为首选途径,穿刺前要做血管通畅试验(Allen 试验)以判断尺动脉的循环是否良好,若 Allen 试验阳性则不宜选用桡动脉穿刺。除桡动脉外还可选择肱动脉、腋动脉、尺动脉、足背动脉或股动脉。

2. 测压方法

(1)测压器材与仪器　主要包括动脉穿刺针、测压管道系统、0.9% 氯化钠注射液 500 mL、加压袋、压力传感器及多功能监测仪等。

(2)动脉穿刺置管与测压　动脉穿刺成功后连接已经排气的测压管道系统,并通过传感器与压力测量仪相连(图 11-1),即可显示出动脉压的波形与数值。测压前应对压力测量仪进行校零,传感器应置于第 4 肋间腋中线水平,位置相当于右心房水平。

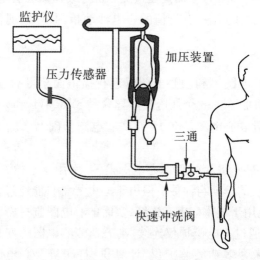

图 11-1　测压系统

(3)校正零点　按下零点校正键,转动三通开关使压力传感器与大气相通,当监护仪上压力线显示为"0"时,转动三通开关使传感器与大气隔绝而与动脉相通,此时屏幕上即连续显示出所测收缩压、舒张压和平均压的数值与波形。患者体位和传感器的位置不变时,每 4 ~ 6 h 调试零点一次,体位变换或测得数值与病情不相符时,应调整传感器的位置并及时校正零点。

3. 平均动脉压的计算方法　平均动脉压(mean artery pressure,MAP)为一个心动周期中,每个时间点动脉血压的平均值。一般用舒张压+1/3(收缩压−舒张压)来计算平均动脉压。成年人平均动脉压正常值为 70 ~ 105 mmHg,平均动脉压通常大于 60 mmHg,以确保重要器官的血液供应。

4. 并发症的预防

(1)预防局部出血和血肿　选择动脉穿刺针不宜太粗,操作时注意严格执行无菌技术,尽可能减少动脉损伤。穿刺损伤、应用抗凝药物、拔管后处理不当均可引起穿刺处出血。拔除动脉置管后应压迫穿刺点 5 ~ 10 min;对应用抗凝药的患者,应在停抗凝剂 2 h 后再拔管,使用弹力绷带加压包扎,30 min 后再予以解除;并严密观察局部有无渗血。

(2)防止远端肢体缺血　血栓形成、血管痉挛及局部长时间包扎过紧等都可引起远端肢体缺血。如发现术侧远端手指有缺血征象如肤色苍白、发凉及疼痛等异常变化,应及时拔除导管;固定置管肢体时,切勿环形包扎或包扎过紧。

(3)预防血栓形成　最常见的并发症是血栓形成或栓塞,严重时可引起肢体缺血、坏死。每次经动脉导管取血后或有回血时,应立即用生理盐水快速冲洗,以防凝血;冲洗时遇到阻力或怀疑导管内有血块堵塞时,应及时予以抽出,切勿将血块推入,以免发生动脉栓塞。

(4)预防感染　穿刺时严格无菌操作,建立最大化无菌屏障,桡动脉置管时间一般为 72 ~ 96 h,应做好动脉置管、拔管的动态评估。

(5)避免空气栓塞　空气进入导管与压力套装各个接头连接不紧密或操作不当有关。在采集动脉血气标本及校零时防止空气进入。

**5. 前沿进展**

(1)有创血压监测在心肺复苏中的应用　2021 年欧洲复苏委员会发布的《急救指南》将患者口唇及甲床转红润,瞳孔缩小等作为心肺复苏的有效指征,目前国内尚未纳入反映心肺复苏效果的客观指标,故将有创血压监测用于评估心肺复苏质量,具有一定的临床指导意义。

(2)生理盐水冲洗应用效果高于肝素稀释盐水　在避免肝素潜在危险及可能出现的不良反应同时,还能减轻护理人员工作量,降低患者家庭经济负担,避免了使用肝素的禁忌证及与其他药物的配伍禁忌。

(3)改良穿刺技术,提高穿刺成功率　在桡骨茎突内侧搏动最明显处,再沿桡动脉向心方向约 2 cm 处动脉搏动点穿刺,此处动脉血管虽然被肱桡肌覆盖,位置较深,但是与传统桡骨茎内侧搏动最明显处相比,该处动脉血管更平直,穿刺成功率更高,渗血与肿胀等并发症更低,且动脉导管不易随患者腕部活动而发生移位,血压波形更稳定。

(4)超声引导下进行动脉穿刺置管　此法能够提高穿刺成功率,降低置管并发症的发生率,效果明显。《2016 年安全血管通路指南》提出如果动脉置管有困难时应尽早考虑使用超声,超声波可用于评估血管尺寸及走向,对提高穿刺成功率具有绝对的优势。

### (二)中心静脉压监测

中心静脉压(central venous pressure,CVP)是指胸腔内上、下腔静脉的压力,严格来讲是指腔静脉与右心房交界处的压力,是反映右心前负荷的指标,主要适应各种严重创伤、休克、急性循环衰竭等危重症患者的监测。

**1. 中心静脉导管置入部位**　首选锁骨下静脉,其次为颈内静脉,经股静脉测压易受腹内压增高等因素的影响,准确性较上腔静脉差,因此不作为常规选择。目前证据显示通过与 PICC 导管的前端开口相连接,也可测量 CVP。

**2. 测压方法**　包括压力测量法和简易 CVP 测压法两种方法。

(1)压力传感器监测中心静脉压方法

1)装置:将一次性传感器套件连接生理盐水,排净管道内气体后,将压力传感器另一端连接中心静脉导管。

2)零点调节:压力传感器的零点应与右心房相平行(第 4 肋间腋中线水平),转动三通开关,使传感器与大气相通,在监护仪上选择归零,仪器自动调定零点。监护仪显示"0",表示归零成功。

3)测压:转动三通开关,使传感器与患者相通。监护仪屏幕连续显示中心静脉压曲线变化和中心静脉压值。

（2）简易监测中心静脉压方法（图11-2）

1）装置：利用三通接头连接好测压装置，三通接头的前端与中心静脉导管相连，尾端连接测压管，并将测压管垂直固定在有刻度的标尺上，三通接头的另一端与连接好输液的输液器相连，不测压时可作输液用。

2）零点调节：将测压管刻度上的"0"与右心房相平行（第4肋间腋中线水平），或者用水平仪标定右心房水平在测压管上的读数，该读数就是零点。

3）测压：转动三通，使输液管与测压管相通，液面在测压管内上升，液面不能从上端管口流出；调节三通，关闭输液通路，使测压管与静脉导管相通，测压管内液面下降，当液面不再降时读数，该数值即为患者中心静脉压；调节三通，关闭测压管，开放输液通路或连接生理盐水冲管。

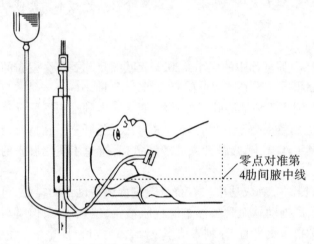

零点对准第4肋间腋中线

图11-2　测量CVP的装置

3. 正常值和临床意义

（1）CVP的正常值　为5~12 cmH_2O（0.49~1.18 kPa）。小于2~5 cmH_2O提示右心房充盈不良或血容量不足，大于15~20 cmH_2O表示右心功能不良或血容量超负荷。CVP监测对了解循环血量和右心功能具有十分重要的意义，可作为指导临床治疗的重要参考。但当患者出现左心功能不全时，单纯监测CVP则失去意义。

（2）CVP与血压的关系

1）血压低、CVP<5 cmH_2O：提示有效血容量不足，可快速补液使CVP升至6~12 cmH_2O。

2）血压正常、CVP<5 cmH_2O：提示有效血容量不足，但心脏代偿功能良好，根据临床情况决定是否需要积极补液治疗。

3）血压低、CVP>12 cmH_2O：应考虑有心功能不全的可能，需采用增加心肌收缩力的药物，如西地兰或多巴酚丁胺，并严格控制入量。

4）血压正常、CVP>12 cmH_2O：提示血容量过多或血容量正常、血管收缩强烈，可适当选用血管扩张剂。

5）血压高、CVP>12 cmH_2O：应考虑水钠潴留或血管强烈收缩，应控制输血、输液或选用血管扩张剂。

4. 影响因素

（1）病理因素　张力性气胸、心包填塞、心力衰竭、肺梗死、支气管痉挛、纵隔压迫、腹内高压等能使 CVP 升高;低血容量、脱水等引起 CVP 降低。

（2）神经体液因素　肾素分泌增多导致 CVP 升高;扩血管活性物质致使血管张力降低,血容量相对不足,CVP 下降。

（3）其他因素　压力传感器位置不正确;使用呼吸机正压通气和呼气末正压通气,吸气压大于 25 cmH$_2$O 时胸内压增加,CVP 升高;患者吸痰、呕吐、躁动、抽搐均影响 CVP 值,应记录患者安静 10~15 min 后的数值。

5. 并发症的预防

（1）早期发现气胸　在穿刺过程中,由于进针方向、深度或其他原因偶有针头刺破胸膜引起气胸者,表现为穿刺后即出现胸闷,听诊同侧呼吸音减弱,床边胸片示同侧胸腔积气。

（2）防止空气栓塞　一旦空气进入,很快通过上腔静脉进入右心室。必须保证导管及其压力套件的完整性和密闭性。

（3）防止导管腔阻塞　导管应保持通畅,测压前禁止应用血管活性药物和胶体类液体,注意使用生理盐水冲洗测压管路,以保持通畅。加压袋压力加压至 300 mmHg,确保以 3~5 mL/h 速度进入,防止血液凝固导致堵塞。长期置管、输注肠外营养及封管不正确导致堵塞,附壁血栓形成,亦可影响 CVP 结果。

（4）其他　预防导管相关性感染,防止导管滑脱、出血和血肿、血管及心脏穿孔等。

### （三）Swan-Ganz 导管监测

Swan-Ganz 导管监测又称漂浮导管监测或肺动脉压监测（pulmonary arterial pressure monitoring）,是能够提供较多生理参数的循环系统监测方法。适应于协助诊断心功能不全、瓣膜损害、心室间隔缺损、心包填塞、休克、肺动脉高压和肺栓塞等;判断改善血流动力学治疗（如应用强心药,调整左心室的前后负荷和血容量等）的疗效;心脏心肌缺血状况及严重心脏病患者术前、术中和术后的监测。Swan-Ganz 导管监测没有绝对禁忌证,但凝血功能异常者慎用。

1. Swan-Ganz 导管的置入方法及监测注意事项

（1）导管置入　Swan-Ganz 导管可通过穿刺外周静脉或中心静脉置入,依照经验及病情,可选择锁骨下静脉、颈内静脉、股静脉或贵要静脉及头静脉。导管经静脉进入右心房后,将气囊充气,充气的气囊有导向作用,使导管顺血流方向漂浮,由右心房经右心室进入肺动脉,并嵌顿在动脉较小的分支内。

（2）测压注意事项　①测压条件:在患者安静状态下监测各项压力。②压力延伸管:通常需要压力延伸管来连接漂浮导管和传感器,压力监测所用的压力延伸管应是特制的、质地较硬的导管,不能使用普通输液导管替代,以免由于压力在导管传导时发生严重衰减而使测量准确度下降;同时尽可能选用较短的压力延伸管。③零点校正:传感器置于患者右心房水平。当患者变换体位,或压力出现问题后,再次测量时都要重新调整零点。④血流动力学数据的测定:测定血流动力学各项数据时,只需通过调节各三通的开关即可测得。肺动脉管与监测仪相通则显示肺动脉压力波形与肺动脉压,气囊充气后监测仪则显示肺动脉楔压的波形与压力,右房管与监测仪直接相通时则显示右房压。

2. 主要监测指标值

（1）右房压　右房压也代表中心静脉压,反映循环容量负荷或右心室前负荷变化。正常右房平均压力 2~6 mmHg,深吸气时可降至-7 mmHg,深呼气时可升至+8 mmHg。右房压升高常见于右心衰竭、右室心肌梗死、肺动脉栓塞等。右房压降低提示血容量不足。心包积液及右心衰竭时可造成相对性右室前负荷增加,右室流入道狭窄（如三尖瓣狭窄）时右房压不能完全代表右室前负荷。

（2）右室压　正常右室收缩压20~30 mmHg,舒张压0~5 mmHg,舒张末压2~6 mmHg。右室收缩压反映右室排血时阻力,当右室流出道狭窄和肺动脉瓣狭窄时右室收缩压升高。右室舒张压反映右心室的充盈情况,当右心衰竭和右室舒张期容量增多时右室舒张压升高。

（3）肺动脉压　正常收缩压20~25 mmHg,舒张末压8~14 mmHg。当肺动脉瓣正常时,右室与肺动脉的收缩压相等;当肺动脉瓣狭窄时,右室与肺动脉之间存在压力差。肺动脉压反映肺小动脉和肺毛细血管床的流量与梗阻情况。在肺毛细血管无梗阻时,肺动脉舒张压近似肺动脉楔压,可以反映左心室功能。肺动脉压增高见于左心衰竭、某些先天性心脏病伴有的肺动脉高压、原发性肺动脉高压,肺动脉压降低见于右室流出道狭窄和肺动脉瓣狭窄。

（4）肺动脉楔压　反映肺动脉压状况,是判断左心功能的指标。一般情况下肺循环毛细血管床阻力较低,故肺动脉楔压能较准确地反映左室舒张末期压力,从而反映左心室前负荷大小。需注意当发生以下情况时,肺动脉楔压高于左室舒张末期压力。①二尖瓣狭窄或左心房黏液瘤阻塞左室流入道;②肺静脉阻塞;③肺泡内压增高(如持续正压通气)。在左心室壁病变僵硬时,肺动脉楔压可能低于左室舒张末期压力。肺动脉楔压正常值6~12 mmHg,当大于18 mmHg时,反映肺淤血或肺间质水肿,提示左心功能不全。

（5）心排血量　是指每分钟由心室输出的血量,正常值4~8 L/min。心排血量大小受心肌收缩力、心脏前负荷、心脏后负荷及心率4个因素影响。计算公式为:心排血量=心室每搏量×心率。心排血量通常换算成心排血指数来判断病情。心排血指数是指每平方米体表面积的排血量,正常为2.6~4.0 L/(min·m²),当小于2.5 L/(min·m²)可出现右心衰竭,小于1.8 L/(min·m²)为心源性休克。

3. Swan-Ganz 导管的护理

（1）将导管各处连接紧密,防止松脱引起出血。分别将右房管(可供输液)、肺动脉管、气囊管标以明显的标志,使之清晰、醒目。

（2）保持管道畅通。由于管腔细长,易发生管内栓塞,肺动脉管需持续用肝素稀释液冲洗。妥善固定管道,防止导管移位、打折。当压力波形改变时,检查导管是否移位或管腔部分阻塞,必要时通过床旁胸片以明确导管位置。

（3）根据病情需要,及时监测各项参数值。保证数值准确,每次测压前调整零点。通过综合分析各项参数,结合病情做出诊断和治疗。

（4）测量肺动脉楔压时,应将气囊缓慢充气1.2 mL(充气量小于1.5 mL),待出现楔压图形后,记录数值并放掉气囊内气体。如气囊充气后不出现楔压图形,多因导管退出肺动脉或气囊破裂。将气囊充气后放松注射器,如无弹性回缩说明气囊已破裂,不可再将气囊充气,应将注入的气体抽出,同时拔除导管。

（5）严格执行无菌操作技术,预防感染。严密观察穿刺部位有无肿胀、渗血、疼痛,定期更换穿刺点覆盖的敷料。更换间隔时间为:无菌纱布至少1次/2 d,无菌透明敷料至少1次/周,敷料出现潮湿、松动、可见污染时应及时更换。导管及三通均一次性使用。导管保留时间不宜超过72 h。三通、传感器均用无菌巾包裹,测压、测心排血量和抽取标本时应特别注意无菌操作,防止污染。

（6）在测压、取血标本或调试零点等操作过程中,严防血管内进入空气而造成空气栓塞。

（7）拔除导管时,应监测心率、心律。拔管后,穿刺的局部应压迫止血。拔除后24 h内注意观察局部有无渗血、血肿及肢体有无肿胀。

4. Swan-Ganz 导管的并发症及处理　由 Swan-Ganz 导管引起的并发症可分为静脉穿刺并发症、导管置入时并发症和保留导管期间并发症。

（1）静脉穿刺并发症　如空气栓塞、动脉损伤、局部血肿、神经损伤、气胸等。

（2）导管置入时并发症　如心律失常、导管打结、肺动脉痉挛等。

（3）保留导管期间并发症　如气囊破裂导致异常波形、注射冰盐水时出现心动过缓、心脏瓣膜损伤、导管折断、深静脉血栓形成、心内膜炎、导管移位、肺动脉穿孔、肺栓塞、全身性感染、血小板减少、导管相关性血栓形成、动静脉瘘形成等。

（4）严重并发症的处理

1）心律失常：由于导管顶端刺激右心室壁所致，发生率30%左右。快速向心房内注入冰水也可能发生心律失常。多为偶发或阵发性室性心律失常，极少数出现室颤。心肌梗死急性期患者，导管的刺激可能导致心搏骤停。因此，在置管过程中手法轻柔，动作迅速。导管顶端进入右心室后务必保证气囊处于充气状态，减少导管对心室的刺激。当出现心律失常时，应立即将导管退出少许，心律失常一般可以消失；如果室性心律失常持续存在，可静脉注射利多卡因进行抗心律失常治疗。

2）导管打结、扭曲：置管中一次将导管置入过多时易引起导管打结或扭曲。应注意导管的置入深度应与压力波形所提示的部位相吻合，置入深度已经超过预计深度10 cm以上，仍未出现相应的压力波形，应退出导管至原位重新置入。如果导管打结，可在X射线直视下操作处理。

3）肺动脉破裂：对于高龄、低温、肺动脉高压患者，导管置入过深以致导管的顶端进入肺动脉较小的分支，由于气囊过度充气，或导管较长时间嵌顿，气囊或导管顶端持续压迫动脉壁，可致肺动脉出血。发生肺动脉破裂时，患者表现为突发性咯血，多为鲜红色，咯血量多少不等，有时还可能出现血胸。如为大咯血，需紧急处理，补充血容量，并用鱼精蛋白对抗已进入体内的肝素，必要时手术治疗。

4）肺栓塞：导管尖端、心房或右心室原有的附壁血栓脱落；导管在血流作用下，长时间嵌顿于肺动脉形成血栓；测量后，没有及时排空气囊，气囊长时间阻塞在肺动脉内，均可能造成肺栓塞。为减少肺栓塞发生，应间断缓慢充气，每次气囊充气时间不得持续超过30 s，充气量小于1.5 mL。气囊内不得注入液体，持续监测肺动脉压力波形，如果波形发生变化，及时调整导管位置，导管的体外部分应牢固固定，间断用肝素盐水冲洗导管。

5）感染：可沿穿刺点逆行感染，或发生管腔内感染。严格无菌操作，穿刺点皮肤每天常规消毒换药。尽量减少自导管注入液体的次数，尽早拔出导管。

### （四）脉搏指示连续心输出量监测

脉搏指示连续心输出量（pulse indicator continous cadiac output，PICCO）监测结合经肺热稀释法（transpulmonary thermodilution，TPTD）和动脉脉搏轮廓分析（artery pulse contour analysis）技术，实现对患者血流动力学、心功能和肺水等指标的全面监测。

1. 原理　经肺热稀释法是指通过中心静脉导管注射冷（小于8 ℃）0.9%氯化钠注射液，由此引起的血液温度变化被动脉端导管的热敏电阻感知，得到热稀释曲线，再通过改进的Stewart-Hamilton公式计算得出心排血量。动脉脉搏轮廓分析技术是指通过分析动脉压力曲线下面积可获得实时动态的每搏输出量（SV），并进一步测算出其他参数。

2. 主要参数　PICCO监测的参数几乎涵盖了所有血流动力学指标，包括心脏前负荷指标全心舒张末期容积指数（GEDI）和胸腔内血容积指数（ITBVI）、心排血指数（CI）、脉搏曲线连续心排指数（PCCI）、心功能指数（CFI）、全心射血分数（GEF）、左心室收缩力指数（dPmx）、系统血管阻力指数（SVRI）等。经动脉轮廓分析技术可获得平均动脉压（MAP）、每搏输出量指数（SVI）、SV变异度（SVV）、脉压变异（PPV）等参数。此外，PICCO监测技术还可获得肺相关指标血管外肺水指数（EVLWI）和肺血管通透性指数（PVPI）。见表11-9。

表 11-9　脉搏轮廓心排血量监测技术的主要参数及其正常范围

| 监测方法 | 参数 | 正常范围 |
|---|---|---|
| 肺动脉轮廓分析技术 | PCCI | $3.0 \sim 5.0$ L/$(min \cdot m^2)$ |
| | MAP | $70 \sim 90$ mmHg |
| | SVI | $40 \sim 60$ mL/$m^2$ |
| | SVV | $\leqslant 10\%$ |
| | PPV | $\leqslant 10\%$ |
| | SVRI | $1\ 700 \sim 2\ 400$ dyn $\cdot$ sec $\cdot$ cm$^{-5}$ $\cdot$ m$^2$ |
| | dPmx | $900 \sim 1\ 200$ mmHg/s |
| | GEDI | $680 \sim 800$ mL/$m^2$ |
| 经肺热稀释法 | ITBVI | $850 \sim 1\ 000$ mL/$m^2$ |
| | EVLWI | $3.0 \sim 7.0$ mL/kg |
| | PVPI | $1.0 \sim 3.0$ |
| | CFI | $4.5 \sim 6.5$ L/min |
| | GEF | $25\% \sim 35\%$ |

注:动脉脉搏轮廓分析技术监测获得参数为连续性参数,经肺热稀释法监测获得参数为非连续性参数。

3. 临床应用

(1)使用方便,不需要应用漂浮导管,只用一条中心静脉和动脉通道,就能提供多种特定数据如 SVI、SVV、CI 等反映患者循环功能和肺水肿的情况。

(2)将单次心排血量测定发展为以每搏心排血量为基准的连续心排血量监测,其反应时间快速而直观,可及时比较,综合判断多种血流动力学参数。

(3)血管外肺水比肺动脉楔压在监测肺水肿的发生与程度方面更准确、合理。

(4)成人及小儿均可采用,持续时间较长,能及时准确指导治疗,缩短了患者住院时间与费用。

(5)PICCO 操作简单,损伤小,避免了肺动脉的损伤。

4. 使用方法

(1)置管位置　当中心静脉导管置于股静脉时,由于热稀释时间延长,参与热稀释测量的液体量增加,将导致 PICCO 监测参数 CI、GEDI、EVLWI 等实测结果偏高。PICCO 监测仪软件中亦新增了中心静脉置管位置选项(股静脉或颈内/锁骨下静脉),从而保证了经股静脉留置中心静脉导管时GEDI 监测的准确性。PICCO 监测的动脉导管可置于股动脉、腋动脉和肱动脉。当股动脉导管和股静脉导管位于身体同侧时,动脉导管前端的热敏电阻能感受到来自股静脉导管带来的局部温度变化,使热稀释曲线发生异常变化。因此,不建议将股动脉导管和股静脉导管置于身体同侧。

(2)体位　实施 PICCO 监测时,应将传感器置于右心房水平(腋中线第 4 肋间)。研究显示,俯卧位可影响 EVLWI、GEDI 与未定标脉搏轮廓分析测得的心排血量监测结果。

5. 监护与护理　①将温度探头连接于中心静脉导管腔,一端连接心排血量监测仪。②PICCO热稀释导管的动脉端连接传感器,监测动脉血压,另一端连接温度传感器。③校准心输出量:运用热稀释法校准心输出量,至少 6~8 h 一次,动脉压力校零后必须校准,如患者病情变化及时校准。校准时静脉端停止输液 30 s 以上;注射水温小于 8 ℃,4 s 内匀速注入 10~15 mL 冰盐水(注:注射冰盐水时勿触摸中心静脉端的温度传感器及导管);常规监测3次取其平均值。④通过监护仪的计算软件,计算相关血流动力学的参数并记录。

6.影响因素

(1)连续性肾脏替代治疗(CRRT)　CRRT使测得的CI和GEDI较真实值小幅下降,而EVLWI较真实值小幅升高。当PICCO监测的中心静脉导管位于股静脉,透析导管位于锁骨下/颈内静脉时,CRRT将对PICCO监测结果产生明显影响。因此,对行CRRT治疗的患者实施PICCO监测时,应注意选择正确的置管部位。为避免CRRT对PICCO监测的影响,宜在CRRT启动前或CRRT停止后且待血温恢复稳定,再考虑行PICCO监测参数测量。

(2)机械通气　低水平的呼气末正压(PEEP)对GEDI、SVRI、GEF、CFI、dPmx、CI等指标的影响有限,而高水平的PEEP对上述指标有较大影响且较为复杂。高水平PEEP对EVLWI的影响表现在:①高水平PEEP对肺微血管产生挤压作用,减少冷指示剂的扩散,使EVLWI的实测结果偏低;②高水平PEEP又使肺血流重分布至之前血供不充分部位,使EVLWI的实测结果偏高。两方面作用叠加对EVLWI的最终影响目前尚不明确。有研究显示,PEEP在$10 \sim 20 \ cmH_2O$($1 \ cmH_2O = 0.098 \ kPa$)之间时,TPTD测得的EVLWI与定量CT测得的结果有良好相关性。所以,对机械通气的患者实施PICCO监测时,应考虑和评估PEEP对EVLWI测量值的影响和潮气量对SVV、PPV测量值的影响。

7.注意事项

(1)置管选择　PICCO导管有5F、4F、3F 3种型号可供选择,可置于股动脉、肱动脉或腋动脉,一般多选择股动脉。

(2)传感器压力校零　一般$6 \sim 8 \ h$校准一次,每次行动脉压力校准后,都必须通过热稀释法对脉搏轮廓分析法进行重新校正。

(3)PICCO定标　为了保证脉搏轮廓分析对患者状况有更准确的检测,推荐病情稳定后每8 h用热稀释法测定1次CO校正,每次校正根据患者的体重和胸腔内液体量注入$3 \sim 5$次冰盐水,4 s内匀速输入8 ℃以下0.9%氯化钠注射液$10 \sim 15 \ mL$,注射毕立即关闭三通开关。

(4)提高监测精准度　为获得精确的动脉压力波形,应注意避免使用较长的连接管或多个三通,严密观察各个连接处有无松动、脱出及血液反流现象,保持动脉导管通畅。

(5)穿刺肢体护理　患者取平卧位,术肢保持伸直、制动,定时给予按摩,促进血液循环,给予翻身时注意妥善固定导管。

(6)预防感染　严格执行无菌操作的原则,动脉导管留置一般不超过$72 \sim 96 \ h$,长时间动脉留置期间,还需要注意局部缺血和栓塞的发生。

# 第三节　呼吸系统功能监测

呼吸系统功能监测是对危重症患者的呼吸运动、呼吸容量状态、呼出气体分析、呼吸力学及血气分析等方面进行评估,了解危重症患者通气与换气功能的动态变化,便于病情观察、呼吸机治疗效果评价及治疗方案的调整。

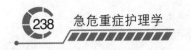

## 一、呼吸运动监测

### (一)呼吸频率、节律、比率的正常值

呼吸频率(respiratory rate,RR)是指每分钟的呼吸次数,反映患者通气功能及呼吸中枢的兴奋性,是呼吸功能监测中最简单的、最基本的监测项目。正常成人在安静状态的 RR 为 16~20 次/min,呼吸均匀无声且不费力,节律规则,胸腹起伏一致,胸式呼吸对称。呼吸与脉搏的比例为 1∶4。吸呼比为 1∶(1.5~2.0)。小儿随年龄减小而增快,新生儿 RR 为 40 次/min 左右,1 岁儿童为 25 次/min,8 岁儿童约为 18 次/min。如成人 RR<6 次/min 或>35 次/min 均提示呼吸功能障碍。

### (二)异常呼吸类型

**1. 频率异常**

(1)呼吸过速　也称气促,指呼吸频率超过 24 次/min。见于发热、疼痛、甲状腺功能亢进等。一般体温每升高 1 ℃,呼吸频率增加 3~4 次/min。

(2)呼吸过缓　指呼吸频率低于 12 次/min。见于颅内压增高、巴比妥类药物中毒等。

**2. 深度异常**

(1)深度呼吸　又称库斯莫呼吸,指一种深而规则的大呼吸。见于糖尿病酮症酸中毒和尿毒症酸中毒等,以便机体排出较多的二氧化碳,调节血中的酸碱平衡。

(2)浅快呼吸　是一种浅表而不规则的呼吸,有时呈叹息样。可见于呼吸机麻痹、某些肺与胸膜疾病,也可见于濒死的患者。

**3. 节律异常**

(1)潮式呼吸　又称陈-施氏呼吸。周期可长达 30 s 至 2 min。见于中枢神经系统疾病,如脑炎、脑膜炎、颅内压增高及巴比妥类药物中毒。

(2)间断呼吸　又称毕奥呼吸。其呼吸与呼吸暂停现象交替出现。其产生机制同潮式呼吸,但比潮式呼吸更为严重,预后更为不良,常在临终前发生。

**4. 声音异常**

(1)蝉鸣样呼吸　表现为吸气时产生一种极高的似蝉鸣样音响,产生机制是由于声带附近阻塞,使空气吸入发生困难。常见于喉头水肿、喉头异物等。

(2)鼾声呼吸　表现为呼吸时发出一种粗大的鼾声,由于气管或支气管内有较多的分泌物积蓄所致。多见于昏迷患者。

**5. 形态异常**

(1)胸式呼吸减弱,腹式呼吸增强　正常女性以胸式呼吸为主。由于肺、胸膜或胸壁的疾病,如胸膜炎、肋骨骨折等产生剧烈的疼痛,均可使胸式呼吸减弱,腹式呼吸增强。

(2)腹式呼吸减弱,胸式呼吸增强　正常男性及儿童以腹式呼吸为主。如大量腹水、肝脾极度肿大、腹腔内巨大肿瘤等,使膈肌下降受限,造成腹式呼吸减弱,胸式呼吸增强。

**6. 呼吸困难**　表现为呼吸费力,可出现发绀、鼻翼扇动、端坐呼吸,辅助呼吸肌参与呼吸活动,造成呼吸频率、深度、节律的异常。临床上分为以下几种。

(1)吸气性呼吸困难　其特点是吸气显著困难,吸气时间延长,有明显的三凹征(吸气时胸骨上窝、锁骨上窝、肋间隙出现凹陷)。由于上呼吸道部分梗阻,气流不能顺利进入肺,吸气时呼吸肌收缩,肺内负压极度增高所致。常见于气管阻塞、气管异物、喉头水肿等。

(2)呼气性呼吸困难　其特点是呼气费力,呼气时间延长。由于下呼吸道部分梗阻,气流呼出不畅所致。常见于支气管哮喘、阻塞性肺气肿。

（3）混合性呼吸困难　其特点是吸气、呼气均感费力，呼吸频率增加。由于广泛性肺部病变使呼吸面积减少，影响换气功能所致。常见于重症肺炎、广泛性肺纤维化、大面积肺不张、大量胸腔积液等。

## 二、呼吸容量监测

### （一）潮气量

潮气量（tidal volume，$V_T$）是指平静呼吸时一次吸入或呼出的气体量。$V_T$可用肺功能监测仪或肺量仪直接测定，是呼吸容量中最常用的测定项目之一。正常值为 $8 \sim 12$ mL/kg，平均为 10 mL/kg，气管插管或气管切开后潮气量可减少 150 mL。急性呼吸窘迫综合征、肺水肿、肥胖和腹水患者因呼吸浅快，潮气量减少；药物引起呼吸中枢抑制、肺实质病变、重症肌无力和阻塞性肺疾病导致通气不足时，潮气量显著减少；当发生代谢性酸中毒、高通气综合征时，潮气量增加。

### （二）生理无效腔容积

生理无效腔容积（volume of physiological dead space，$V_D$）是解剖无效腔与肺泡无效腔的容积之和。健康人平卧时解剖无效腔及生理无效腔容积近似相等，疾病时生理无效腔容积可增大。$V_D/V_T$的比值反映通气的效率，正常值为 $0.2 \sim 0.35$，主要用于评价无效腔对患者通气功能的影响，可帮助寻找无效腔增加的原因。

### （三）分钟通气量

分钟通气量（minute ventilation，MV 或 $V_E$）是静息状态下每分钟呼出或吸入的气体量，是肺通气功能最常用的测定指标之一。$V_E = V_T \times RR$，正常值为 $6 \sim 8$ L/min，分钟通气量大于 10 L/min 提示通气过度，分钟通气量小于 4 L/min 提示通气不足，可造成低氧血症和二氧化碳潴留。

### （四）肺泡通气量

肺泡通气量（alveolar ventilation，$V_A$）是静息状态下每分钟吸入气量中能到达肺泡进行气体交换的有效通气量，$V_A = (V_T - V_D) \times RR$。正常值为 4.2 L/min，反映真正气体交换量。

## 三、脉搏血氧饱和度监测

脉搏血氧饱和度（pulse oxygen saturation，$SpO_2$）监测是通过动脉脉搏波动分析来测定血液在一定氧分压下氧合血红蛋白占全部血红蛋白的百分比，该监测亦属于无创性监测。使用方便、反应快速、记录准确、耐受性好，在临床上得到广泛应用。

### （一）$SpO_2$监测原理

血红蛋白具有光吸收的特征，但氧合血红蛋白和游离血红蛋白吸收不同波长的光线，利用光线分度计比色的原理，可以监测得到随动脉搏动血液中氧合血红蛋白对不同波长的吸收光量，而间接了解患者血氧分压的高低，判断氧供情况。

### （二）$SpO_2$监测方法

临床上 $SpO_2$ 通常是用脉搏血氧饱和度测定仪来监测获得的，脉搏血氧饱和度测定仪可对周围组织动脉血氧饱和度进行持续、非创伤性监测。小儿监测时多采用耳朵法，成人多用指夹法，如果患者指甲较厚或末梢循环较差时应选用耳朵法。

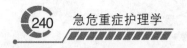

### (三)$SpO_2$监测的临床意义

$SpO_2$正常值为96%~100%。临床上$SpO_2$与$SaO_2$有显著的相关性,故被广泛应用于各种危重症的监护,常用于监测呼吸暂停、发绀和缺氧的严重程度。一般认为$SpO_2$在94%以下为供氧不足,有学者将$SpO_2 < 90\%$(提示动脉氧分压小于60 mmHg)定为低氧血症的标准,并认为当$SpO_2$高于70%时准确性可达±2%;当$SpO_2$低于70%时,$SpO_2$将无法校准,其正确性将完全丧失。

### (四)$SpO_2$波形分析

分析$SpO_2$数值前应先确认脉搏波形,$SpO_2$监测显示的脉搏波形为浅表动脉脉搏的波形,其频率与心率相符合,且上升支、下降支及切迹清晰,提示数值的可信性较好。

### (五)影响$SpO_2$测量值的因素

1. 血红蛋白异常　$SpO_2$监测只适用于测定氧合血红蛋白和还原血红蛋白,如果血液中出现某些病理情况,如碳氧血红蛋白浓度异常增高时,因其与氧合血红蛋白一样吸收红光,$SpO_2$的读数就会出现错误,显示数值比实际数值高。

2. 末梢循环障碍　休克患者,末梢循环差,动脉血流减少,脉搏幅度减小,$SpO_2$信号将消失或精确度降低,致使测量不准或无法测量。

3. 活动性伪差　在测量过程中患者肢体的监测部位运动时,会干扰$SpO_2$的测量。

4. 静脉搏动　严重右心衰竭时,三尖瓣关闭不全导致静脉搏动,或因传感器加压过紧,以及任何止血带样作用,均可使静脉出现被动性搏动,由此可影响$SpO_2$数值。

5. 血管染色　血液中的某些物质可影响$SpO_2$监测,如注射亚甲蓝后,$SpO_2$呈快速显著下降,而实际的血氧饱和度并没有降低。

6. 测量位置　尽量选择指端,要求患者指甲清洁,不能过长、不能有任何染色物及污垢,不选择有灰指甲的手指,病情不允许时可测趾端。应尽可能避开有动脉导管或静脉注射管及行血压监测的肢体。防止血流不畅导致测量的误差。

7. 外界光源　当外界有强光照射到光电传感器上时,会使所测值偏离实际值。

## 四、呼气末二氧化碳监测

呼气末二氧化碳(end-tidal carbon dioxide,$ETCO_2$)监测包括呼气末二氧化碳分压(pressure of end-tidal $CO_2$,$P_{ET}CO_2$)和呼气末二氧化碳浓度(concentration of end tidal $CO_2$,$C_{ET}CO_2$),可反映肺通气功能状态,也可反映循环功能、肺血流情况等。呼气末二氧化碳分压监测技术可反映机械通气状况下$PaCO_2$的动态变化,且$P_{ET}CO_2$的监测现已成为临床常用的监测方法,在手术室、ICU和急诊科均有广泛的应用,可用于监测气管插管的位置是否正确、自主呼吸是否恢复、机械通气时参数设置是否合理及心肺复苏是否有效等。

### (一)$P_{ET}CO_2$监测原理

可根据红外线光谱原理、质谱原理或分光原理来测定呼气末部分气体中的$CO_2$的分压,其中红外线光谱法应用最为广泛,主要利用$CO_2$能吸收波长为4.3 μm的红外线,使红外线光束量衰减,其衰减程度与$CO_2$浓度成正比。

### (二)监测与护理

(1)确保带定标尺的导线、$CO_2$模块及监护仪正确连接,避免短路。

（2）检查定标尺上标明的数值与监护仪显示的校准值是否相同,若不符需校准。

（3）确保呼吸机回路、传感器及导线正确连接,监护仪屏幕则显示 $ETCO_2$、吸入最小 $CO_2$、气道呼吸频率的数值及 $CO_2$ 波形。

### （三）$P_{ET}CO_2$ 监测的正常值及曲线图

1. $P_{ET}CO_2$ 的正常数值　$35\sim45$ mmHg。

2. 正常 $P_{ET}CO_2$ 曲线图形态特点　①从 P 到 Q 快速升高,较陡直,为肺泡和无效腔的混合气。②Q 和 R 之间呈接近水平的峰相(稍向上倾斜),为混合肺泡气。③从 R 快速降到零位 S 点,迅速而陡直,此时新鲜空气进入气道。④P、Q、R、S 点拐角稍圆钝。P、Q、R 为呼气相,R、S、P 为吸气相(图 11-3)。

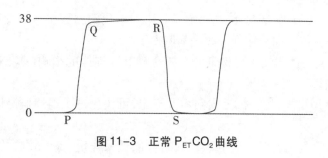

图 11-3　正常 $P_{ET}CO_2$ 曲线

### （四）$P_{ET}CO_2$ 监测的临床意义

1. **循环功能的评估**　如果通气功能保持不变,心排血量减少,由外周转运至肺的二氧化碳量减少,肺二氧化碳清除减少,可导致 $P_{ET}CO_2$ 降低,因此 $P_{ET}CO_2$ 可反映循环状况,用于循环监测。低血压、低血容量、休克及心力衰竭时,随着肺血流量减少,$P_{ET}CO_2$ 也降低,呼吸心跳停止时 $P_{ET}CO_2$ 迅速降为零,复苏后逐步回升。

2. **危重症患者预后评估**　$P_{ET}CO_2$ 定量测定可判断心肺复苏预后状况,起始 $P_{ET}CO_2$ 可以预测心肺复苏成功率。有研究发现,当 $P_{ET}CO_2$ 持续小于或等于 28 mmHg 时,患者病死率为 55%,大于 28 mmHg 时患者病死率为 17%,小于 10 mmHg 时患者病死率几乎为 100%。

3. **呼吸机治疗期的评估**

（1）判断气管内导管位置　根据呼出气体是否含有二氧化碳即可判定导管位于气管或食管。二氧化碳图已成为判断气管内插管位置的标准方法。

（2）判定通气状况　$P_{ET}CO_2$ 正常值是 $35\sim45$ mmHg,在无明显心肺疾病的患者,$P_{ET}CO_2$ 高低常与 $PaCO_2$ 数值相近,因此,可以根据 $P_{ET}CO_2$ 的监测结果来判断患者的通气功能状况,并可据此调节通气量,避免通气过度或通气不足。

（3）指导机械通气　对二氧化碳波形的高度、基线、频率、节律和形态变化分析,可及时发现通气不足、通气过度、呼吸暂停或异常、呼吸机故障、管道漏气或脱落,有利于调节潮气量和呼吸频率,保证正常通气,避免事故发生。通过 $P_{ET}CO_2$,监测可以帮助判断气管插管是否在气管内及判断气管-食管导管的正确位置。另外,通过 $P_{ET}CO_2$ 监测可了解气管与气管内导管的通畅情况,当发生阻塞时,$P_{ET}CO_2$ 与气道压力均升高。若患者完全在自主呼吸状态下能维持 $P_{ET}CO_2$ 在正常范围,提示可以撤除呼吸机。

4. **呼吸内科疾病的评估**

（1）肺栓塞　肺栓塞导致通气血流比例明显失调,气体交换功能受损,肺泡无效腔显著增加,因

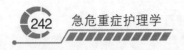

此能反映无效腔情况的容积,可为肺栓塞诊断提供依据。

(2)阻塞性肺疾病　呼末二氧化碳监测已应用于慢性阻塞性肺疾病和哮喘的诊断、危重度评估、动态监测和疗效评价。

### (五)注意事项

(1)严重通气血流比例(V/Q比)失调的患者,监测的 $ETCO_2$ 浓度不准确。

(2)红外线二氧化碳测量仪分主流型分析仪和旁流型分析仪两种类型。主流型分析仪是将传感器连接在患者的人工气道上进行监测,适用于建立人工气道的患者。旁流型分析仪是经取样管经鼻腔从气道内持续吸出部分气体进行监测,适合用于未建立人工气道的患者。

### (六)前沿进展

1. 测量技术发展　微型化、低功耗、高可靠是呼末二氧化碳测量技术的发展趋势。最新测量系统在测量的精确度、响应速度和采样管路改进都取得了革新。

(1)精确度　$CO_2$ 光谱探测技术可保证测量不受到其他气体的影响($O_2$、$N_2O$、氦气及其他麻醉气体)。

(2)响应速度　使用集成式耗材,无须归零及标定,可快速进入连续监测以适用于急诊及突发状况。

(3)采样管路改进　耗材类型多样化,具有微内径、低采样量、低无效腔的优点;张口呼吸也能采样。

2. 监测应用　《中国麻醉学指南与专家共识》中多次提到应积极主动地将 $ETCO_2$ 监测广泛用于关于气管插管或喉罩全身麻醉以外的麻醉、深度镇静患者,提高口鼻式采样 $ETCO_2$ 监测技术和设备在中心手术室外麻醉场所的应用,如无痛胃肠镜室、无痛人流室、介入室。

## 五、呼吸力学监测

呼吸力学监测包括与呼吸相关的压力、阻力、顺应性及呼吸做功等参数的监测,是呼吸治疗的重要监测手段。

### (一)呼吸压力监测

随着呼吸运动,胸腔容量发生变化,会引起一系列的压力变化。

1. 经肺压　是指气道开口压与胸膜腔压之间的差值,反映了达到相应肺容量时需要克服肺部自身的阻力,也是产生相应的肺容量变化消耗于肺的驱动压力。胸膜腔压力一般通过食管囊管法测量食管中下1/3交界处的压力来反映。

2. 经胸壁压　是指胸膜腔压与体表压力的差值,反映了达到相应容量时胸廓的阻力,也是产生相应胸廓容量变化所需消耗的驱动力。当呼吸肌肉完全放松时,由于体表压力为标准大气压(参照零点),胸膜腔压能反映出经胸壁压。

3. 经呼吸系统压　是指呼吸运动过程中所需要克服的整体压力,是经肺压与经胸壁压的总和。

4. 气道压　是指气道开口处的压力。在呼吸运动的动态变化过程中,常用峰压、平台压与平均气道压等指标来描述气道压力变化,是机械通气时最常用的监测指标。

(1)峰压　是整个呼吸周期中气道压力的最高值,在吸气末测定,正常值为 $9 \sim 16$ $cmH_2O$。机械通气时,应保持气道峰压小于 $40$ $cmH_2O$,过高会增加气压伤风险。

(2)平台压　是指吸气后屏气时的压力,正常值为 $5 \sim 13$ $cmH_2O$。平台压大于 $30 \sim 35$ $cmH_2O$,

气压伤的可能性增加,影响循环。

(3)平均气道压　是指连续数个呼吸周期中气道内压的平均值,它反映了对循环功能的影响程度。平均气道压越高,对循环的抑制就越大。一般平均气道压小于 7 cmH$_2$O 时对循环功能无明显影响。

**5. 最大吸气压力**　是反映呼吸肌吸气力量的指标,正常男性小于 – 75 cmH$_2$O,女性小于–50 cmH$_2$O。

**6. 最大呼气压力**　是反映呼吸肌呼气力量的指标,正常男性大于 100 cmH$_2$O,女性大于80 cmH$_2$O。

**7. 呼气末正压**　正常情况下呼气末肺容量处于功能残气量时,肺和胸壁的弹性回缩力大小相等,而力的方向相反。因此,呼吸系统的弹性回缩力为零,肺泡压也为零。但病理情况下,呼气末肺容量可高于功能残气量,使呼吸系统的静态弹性回缩压与肺泡压均升高,会产生内源性 PEEP,机械通气时还可以人为地设置外源性 PEEP。

### (二)气道阻力监测

气道阻力(airway resisitance,R$_{aw}$)是指气流通过气道进出肺泡所消耗的压力,用单位流量所需的压力差来表示,通常分为吸气阻力与呼气阻力。

**1. 阻力监测**

(1)吸气阻力 =(峰压–平台压)/ 吸气末流量,正常值为 5~15 cmH$_2$O /(L·s)。

(2)呼气阻力 =(平台压–呼气早期压)/ 呼气早期流量,正常值为 3~12 cmH$_2$O /(L·s)。

**2. 临床应用**　气管阻力增加提示有气道阻塞或狭窄,其敏感性远较一秒用力呼气容积(forced expiratory volume in one second,FEV$_1$)高,支气管哮喘发作时气道阻力可增加 2~4 倍。支气管激发试验的评价,常以 R$_{aw}$ 增加或比气道传导率减少≥35% 为试验阳性的标准,判断为气道反应性增高。支气管舒张试验的评价则以 R$_{aw}$ 减少或比气道阻力增加≥35% 为试验阳性的标准,判断气道可逆性的改变。

**3. 监测气道阻力的意义**

(1)了解在各种病理情况下,特别是阻塞性肺疾病时,气道功能的变化。

(2)估计人工气道、加热湿化器和细菌滤网等对气道阻力的影响。

(3)观察支气管舒张剂的疗效。

(4)选择合理的机械通气方式。如气道阻力增加明显,气道压力上升过高,可改变呼吸频率、流速和流速模式,以降低气道压及改善肺内气体分布。

(5)判断患者是否可以停用呼吸机。

### (三)顺应性监测

**1. 分类**　顺应性是指单位压力改变所产生的容量变化,是反映弹性回缩力大小的指标,根据测量方法不同可分为静态顺应性与动态顺应性。

(1)静态顺应性($C_{st}$)　是指在呼吸周期中阻断气流的条件下测得的顺应性,正常值 100 mL/cmH$_2$O。计算公式:

$$C_{st} = 潮气量/(平台压 - P_{PEEP}) \tag{式 11-1}$$

(2)动态顺应性($C_{dyn}$)　是指在呼吸周期中不阻断气流的条件下通过寻找吸气末与呼气末的零流量点而测得的顺应性,正常值 50~80 mL/cmH$_2$O。其结果不仅与呼吸系统的弹性有关,还受气道阻力影响,故 $C_{dyn} < C_{st}$。计算公式:

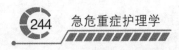

$$Cdyn = 潮气量/(峰压 - P_{PEEP}) \qquad (式11-2)$$

2. 适应证

(1) 评价肺组织的弹性 $C_{st}$ 减少多见于肺实质损害、肺表面活性物质功能障碍和肺容积减少，如 ARDS、肺不张、弥散性肺间质纤维化、肺水肿、肺炎等限制性肺疾病患者；还见于肺外疾病，如胸膜肥厚、脊髓灰质炎、胸廓成形术后，心脏疾病包括二尖瓣狭窄、心房（室）间隔缺损等。$C_{st}$ 增加多见于肺气肿、肢端肥大症。

(2) 检测小气道疾病 当 $C_{dyn}/C_{st}$ 低于 0.75 时提示小气道阻力增加，是反映早期气道阻塞的敏感指标。在小气道疾病时，随呼吸频率增加，$C_{dyn}$ 可明显减少，称之为动态肺顺应的频率依赖性(frequency dependence of dynamic compliance，FDC)，FDC 是检测小气道疾病最敏感的指标之一。

(3) 其他 指导机械通气模式的调整和 PEEP 的应用。

3. 监测顺应性的意义 ① 监测病情变化，观察治疗效果。② 判断肺疾病的严重性。③ 判断是否可以停用呼吸机，当顺应性小于 25 mL/cmH$_2$O 时，常提示不能撤机。

## 六、动脉血气分析监测

动脉血气和混合静脉血气分析是危重症患者监测必需的项目，判断各类危重症患者的氧合及酸碱平衡情况，指导呼吸机的合理应用及撤机，判断评估危重症患者的预后，为临床诊断治疗提供重要依据。血气分析仪是利用电极对动脉血酸碱度(pH)、氧分压(PaO$_2$)、二氧化碳分压(PaCO$_2$)进行测定，然后根据测定结果及血红蛋白值计算出 HCO$_3^-$浓度[实际碳酸氢根(AB)和标准碳酸氢根盐(SB)]、CO$_2$ 总量(TCO$_2$)、氧饱和度(SaO$_2$)、碱剩余(BE)、缓冲碱(BB)等。

### (一)主要指标的正常值及临床意义

1. 动脉血氧分压 PaO$_2$ 是指溶解在血浆中的氧产生的压力。正常值范围 80~100 mmHg，并随着年龄的增加而下降。血氧分压与组织供氧有直接关系，氧向组织释放主要取决于 PaO$_2$ 的高低，弥散动力是二者的氧分压差。因此，在临床上主要用 PaO$_2$ 衡量有无缺氧及缺氧的程度，一般 PaO$_2$<60 mmHg 可诊断为低氧血症。PaO$_2$ 为 60~80 mmHg 提示轻度缺氧，PaO$_2$ 为 40~60 mmHg 提示中度缺氧，PaO$_2$ 为 20~40 mmHg 提示重度缺氧。此外，PaO$_2$ 还作为诊断呼吸衰竭的重要指标和诊断酸碱失衡的间接指标，具有重要临床意义。

2. 动脉血二氧化碳分压 PaCO$_2$ 是指溶解在动脉血中的 CO$_2$ 所产生的压力，是反映通气状态和酸碱平衡的重要指标。正常值为 35~45 mmHg。PaCO$_2$<35 mmHg 为过度换气，见于肺泡通气过度、低代谢状态，或代谢性酸中毒合并代偿性低碳酸血症。PaCO$_2$>45 mmHg 为二氧化碳潴留，见于二氧化碳排出障碍或代偿性碱中毒伴代偿性高碳酸血症。若 PaCO$_2$>50 mmHg 且 PaO$_2$<60 mmHg，为 Ⅱ 型呼吸衰竭。另外也是判断呼吸性酸碱平衡失调的主要指标。

3. 动脉血氧饱和度 SaO$_2$ 是指血红蛋白氧饱和的程度，以百分比表示，即血红蛋白的氧含量与氧容量之比乘以 100%。正常值为 90%~100%。SaO$_2$ 仅仅表示血液中氧与 Hb 结合的比例，多数情况下也作为判断低氧血症的客观指标。氧与血红蛋白的结合与氧分压有关，受温度、CO$_2$ 分压、H$^+$ 浓度等影响，也与血红蛋白的功能状态有关，如碳氧血红蛋白、变性血红蛋白就不具有携氧能力。

4. 动脉血酸碱度 正常值 7.35~7.45。是主要的酸碱失衡的诊断标准，但 pH 正常也不能表明机体没有酸碱平衡失调，还需结合其他指标进行综合分析。

5. 动脉血标准碳酸氢根盐和实际碳酸氢根 正常值 22~27 mmol/L。是主要的碱性指标，两者区别在于 SB 不受呼吸因素影响，仅仅反映代谢因素 HCO$_3^-$的储备量，不能反映体内 HCO$_3^-$的真实含量。而 AB 受呼吸因素影响,反映体内 $HCO_3^-$ 的真实含量。

6.动脉血氧含量(CTO₂)　CTO₂ 是指 100 mL 动脉血中所含氧的量,除了溶解于动脉血中的氧量以外,还包括与血红蛋白结合的氧量。1 g 血红蛋白完全与氧结合,可结合 1.34 mL 氧气。CTO₂ 正常值为 16~20 mL/dL。CTO₂ 与氧分压之间存在一定的关系,但是当血氧分压超过 100 mmHg 时,随氧分压的增高血红蛋白的携氧量将不再继续增加,而呈平行的比例关系。

7.二氧化碳总量(TCO₂)　TCO₂ 是指存在于血浆中一切形式 $CO_2$ 的总和。正常值为 28~35 mmol/L。一般在 PaCO₂ 增高时 TCO₂ 增高;而血中 $HCO_3^-$ 增高时 TCO₂ 亦增高。

8.碱剩余(BE)　正常值−3~+3 mmol/L。代表体内碱储备的增加或减少,小于−3 mmol/L 提示代谢性酸中毒,大于+3 mmol/L 提示代谢性碱中毒。

**(二)适用范围**

可用于心肺复苏后评估及术前评估,急性呼吸窘迫综合征、呼吸衰竭、机械通气的患者,也可用于急性呼吸困难、气喘、心跳过速和不明原因神志不清者。

**(三)监测与护理**

(1)严格无菌操作采集动脉血,一般选择桡动脉,其次为股动脉和肱动脉,患者容易接受,且成功率高,不易误入静脉或误刺神经。混合静脉血是上腔−下腔静脉血的混合,在肺动脉测定更为准确。穿刺后务必按压穿刺口,避免出现血肿。

(2)缓慢倾倒采血器 3~5 次,混匀血样后,排除第一滴血,采血器内如果有空气立即排出。

(3)根据血气分析仪提示进行操作,直至显示血气分析结果并打印。

(4)记录血气分析结果并报告医生,如结果异常,遵医嘱及时处理。

**(三)血气分析标本的影响因素**

1.动脉采血部位　应选择侧支循环丰富,外周浅表易扪及,进针时疼痛敏感度低的动脉。正常情况下,静脉血的 pH 与动脉血接近,但机体患病时,各种代谢均有不同程度的障碍,此时动脉与静脉的 pH 就有明显的差异。

2.采血器具的选择　使用含有冻干肝素盐或其他稳定肝素衍生物的抗凝剂的自充式、塑料、一次性专用动脉采血器具,不推荐使用肝素钠作为抗凝剂。主要出于以下考虑。

(1)肝素钠对钙、镁等阳离子有较强的选择吸附性,且含有钠离子,影响血标本中离子值的准确性,而稳定肝素衍生物,能够避免这一影响。

(2)肝素钠为液态抗凝剂,而冻肝素盐为固态,能够避免样本被稀释。

(3)专用动脉采血器肝素剂量准确,抗凝效果可靠,可有效避免血液样本凝固或产生微小凝块。

(4)专用动脉采血器能够借助动脉压使血液自动充盈,避免误采静脉血,或由于抽拉注射器针栓导致气泡进入血标本。

(5)专用动脉采血器由高密度聚酯材料制作而成,能够减少血液中气体与外界气体弥散,保证气体指标检测的准确性。

(6)专用动脉采血器采血针头粗细适宜,可避免由于针头过细造成溶血。

3.采血方法　为避免误采静脉血或动静脉混合血,应提高采血技能,尽量避免经股动脉采血(股动脉与股静脉伴行)。为减少气泡的产生,在患者血管条件允许的情况下,应尽量避免抽拉注射器针栓,借助动脉压使血液自动充盈,避免气泡进入血标本。为避免血液稀释,通过动脉导管取血时,应在去除 3 倍导管无效腔体积的液体后,再进行动脉血标本采集。

4.采血后标本处理　若采血过程引入气泡,应立即充分排气,并立即封闭动脉采血器,使血液

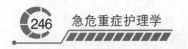

与抗凝剂充分混匀,避免血液样本凝固或产生微小凝块,影响检测结果。抗凝混匀过程应轻柔,避免发生溶血。

5. 标本的送检时间  血标本离体后,细胞仍持续进行代谢,消耗葡萄糖及 $O_2$,排出 $CO_2$ 或乳酸,若样本不能及时送检,会造成检测结果中 pH 值、$PaO_2$ 偏低,$PaCO_2$ 和乳酸偏高。为避免细胞代谢造成的错误检测结果,采血后应立即送检,并在 30 min 内完成检测;如进行乳酸检测,须在 15 min 内完成检测。如果无法在采血后 30 min 内完成检测,应将血标本在 0 ~ 4 ℃ 低温保存,且避免标本与冰直接接触,以免导致溶血。

6. 其他因素  影响动脉血气分析结果准确性的因素还包括血气仪使用或维护不当;患者血液成分异常,如血脂过多、含有亚甲蓝和(或)羟钴胺素、存在异常血红蛋白等。

# 第四节  神经系统功能监测

危重症患者,尤其是颅脑损伤或颅脑疾病的患者,神经系统功能监测是非常重要的。为避免单一监测指标的局限性,需结合神经系统检查、仪器监测结果进行综合分析,做出及时、准确的判断。

## 一、神经系统体征动态检查

神经系统的体征主要包括意识状态、眼部体征、运动功能、神经反射、感觉系统等。

### (一)意识状态

意识是指个体对周围环境及自身状态的感知能力。意识的内容为高级神经活动,包括定向力、感知力、注意力、记忆力、思维、情感和行为等。意识状态是神经系统功能监测最常用、最简单、最直观的观察项目,可以直接反映出大脑皮层及其联络系统的功能状况。正常人意识清醒,当神经系统损伤或发生病变时,可能引发意识障碍。意识障碍(disorders of consciousness)是指人体对外界环境刺激缺乏反应的一种精神状态。任何病因引起的大脑皮质、皮质下结构、脑干上行网状激活系统等部位的损害或功能抑制,均可导致意识障碍。意识障碍可分为觉醒度下降、意识内容改变及特殊意识障碍 3 个方面。

1. 以觉醒度下降为主的意识障碍

(1)嗜睡  是意识障碍的早期表现。表现为睡眠时间过度延长,但能被叫醒,醒后可勉强配合检查及回答简单问题,停止刺激后患者又继续入睡。

(2)昏睡  是一种比嗜睡更重的意识障碍。患者处于沉睡状态,正常外界刺激不能使其觉醒,需高声呼唤或较强烈刺激方可唤醒,对言语反应能力尚未完全丧失,可作含糊、简单而不完全的应答,停止刺激后又很快入睡。

(3)昏迷  是一种最为严重的意识障碍。患者意识完全丧失,各种强刺激不能使其觉醒,无目的的自主活动,不能自发睁眼。按严重程度分为三级。

1)浅昏迷:表现为对强烈的光、声刺激均无反应,无自主运动,但角膜、瞳孔、咳嗽、吞咽等反射均可存在,予强烈疼痛刺激可出现痛苦表情及防御反射。

2)中昏迷:表现为对外界的正常刺激均无反应,自发动作很少,对强刺激的防御反射、角膜反射和瞳孔对光反射减弱,大小便失禁或尿潴留。

3）深昏迷：表现为对外界任何刺激均无反应,眼球固定,瞳孔散大,各种反射消失,大小便失禁。

格拉斯哥昏迷量表(glasgow coma scale,GCS)作为国际通用的客观评价脑功能障碍和昏迷程度的一种方法,目前在临床上应用广泛,但是仍有其局限性。例如对眼肌麻痹、眼睑或眶部浮肿的患者不能评价其睁眼反应;对气管插管或气管切开的患者不能评价其语言活动;对四肢瘫痪或接受肌松剂治疗的患者不能评价其运动反应;睁眼反应、语言反应和运动反应单项评分不同的患者,总分可能相等,但不一定意味着意识障碍程度相同。参见本章第一节危重患者评估"意识障碍评估"具体内容。

2. 以意识内容改变为主的意识障碍

（1）意识模糊　表现为注意力减退,情感反应淡漠,定向力障碍,活动减少,语言缺乏连贯性,对外界刺激可有反应,但低于正常水平。

（2）谵妄　是一种急性的脑高级功能障碍,患者对周围环境的认识及反应能力均有下降,表现为认知、注意力、定向与记忆功能受损,思维推理迟钝,语言功能障碍,错觉、幻觉,睡眠觉醒周期紊乱等,可表现为紧张、恐惧及兴奋不安,甚至有冲动和攻击行为。

3. 特殊类型的意识障碍

（1）去皮质综合征　双侧大脑皮质广泛损害而导致的皮质功能丧失,亦称为去皮层僵直。患者对外界刺激无反应,无自发性言语及有目的的动作,能无意识地睁眼、闭眼或做吞咽动作,瞳孔对光反射和角膜反射及睡眠觉醒周期存在。见于缺氧性脑病、脑炎、中毒和严重颅脑外伤。去皮层僵直时呈上肢屈曲、下肢伸直姿势;去大脑僵直表现为头后仰、四肢均僵硬伸直、上臂内旋、手指屈曲。常见于缺氧性脑病、脑炎、中毒和严重颅脑外伤。

（2）无动性缄默症　又称睁眼昏迷。为脑干上部和丘脑的网状激活系统损害所致,而大脑半球及其传导通路无损害。患者可以注视检查者和周围的人,貌似觉醒,但缄默不语,不能活动。四肢肌张力低,腱反射消失,肌肉松弛,大小便失禁,无病理征。对任何刺激无意识反应,睡眠觉醒周期存在,见于脑干梗死。

（3）植物状态　指大脑半球严重受损而脑干功能相对保留的一种状态。患者表现为对自身和外界的认知功能全部丧失,呼之不应,有自发或反射性睁眼,存在吮吸、咀嚼和吞咽等原始反射,有觉醒睡眠周期,大小便失禁。颅脑外伤后植物状态12个月以上,或其他原因持续3个月以上称持续植物状态。

（二）眼部体征监测

1. 瞳孔　首先在自然光线下对比观察双侧瞳孔的大小、形状是否等大等圆,再将聚光光源分别移向左右侧瞳孔中央,观察瞳孔的直接与间接对光反射是否灵敏,反复观察瞳孔是否有变化。正常瞳孔呈圆形,位置居中,边缘整齐,两侧等大等圆。在自然光线下,正常瞳孔直径为2~5 mm,对光反应灵敏,调节反射两侧相等。

（1）瞳孔散大　指瞳孔直径大于5 mm。一侧瞳孔散大、固定,常提示同侧颅内病变(如颅内血肿、脑肿瘤等)所致的小脑幕裂孔疝的发生;双侧瞳孔散大,常见于颅内压增高、颅脑损伤、颠茄类药物中毒及濒死状态。

（2）瞳孔缩小　指瞳孔直径小于2mm。直径小于1 mm 称为针尖样瞳孔,双瞳孔针尖样缩小提示脑桥被盖损害,如脑桥出血、有机磷中毒和吗啡类中毒等;一侧瞳孔缩小见于霍纳氏综合征(Horner 征),如延髓背外侧综合征或颈内动脉夹层等。

2. 眼底　是否有视神经盘水肿、出血。视神经盘水肿见于颅内高压等;玻璃体膜下片状或块状出血见于蛛网膜下腔出血等。

3. 眼球位置 是否有眼球突出或凹陷。突出见于甲亢、动眼神经麻痹和眶内肿瘤等;凹陷见于 Horner 征、颈髓病变及瘢痕收缩等。

4. 眼球运动 眼球运动障碍,可提示动眼神经、滑车神经和展神经受损。

5. 角膜反射 浅昏迷时角膜反射存在,中度昏迷时角膜反射常减弱,深度昏迷时角膜反射消失。一侧角膜反射消失提示对侧大脑半球病变或同侧脑桥病变。

### (三)运动功能

1. 肌力评估 肌力是受试者主动运动时肌肉收缩的力量。检查肌力主要采用两种方法:①嘱患者随意活动各关节,观察活动的速度、幅度和耐久度,并施以阻力与其对抗;②让患者维持某种姿势,检查者施力使其改变。肌力异常不仅标志着肌肉本身的功能异常,而且往往提示支配该肌肉的神经功能异常,在评估肌力的同时应检查腱反射是否亢进、减退或消失,有无病理反射。进行肌力评估时,除了检查每个肢体的肌力之外,还应检查每一神经根支配的肌肉和周围神经分布区肌肉的力量。肌力的评估采用 0~5 级共 6 级肌力记录法,具体分级如表 11-10。

表 11-10 肌力的 6 级记录法

| 级别 | 评定标准 |
| --- | --- |
| 0 级 | 完全瘫痪,肌肉无收缩 |
| 1 级 | 肌肉可收缩,但不能产生动作 |
| 2 级 | 肢体能在床面上移动,但不能抵抗自身重力,不能抬起 |
| 3 级 | 肢体能抵抗重力离开床面,但不能抵抗阻力 |
| 4 级 | 肢体能做抗阻力动作,但不完全 |
| 5 级 | 正常肌力 |

2. 肌张力 肌张力是指肌肉在静止松弛状态下的紧张度。检查主要触摸肌肉的硬度和被动活动时有无阻力。如有无关节僵硬、活动受限和不自主运动,被动活动时的阻力是否均匀一致等。肌张力的描述为正常、痉挛、强直、张力异常或松弛。观察是否有肌束颤动、肌阵挛、扑翼样震颤、舞蹈、手足徐动症、肌张力障碍和震颤。肌张力低下可见于下运动神经元疾病、脑卒中早期、急性脊髓损伤等;肌张力增高表现为肌肉僵硬,被动运动阻力增加,关节活动范围缩小,见于锥体系和锥体外系病变。铅管样强直提示弥漫性大脑半球受损。

3. 共济运动 指机体完成任一动作时所依赖的某组肌群协调一致的运动。这种协调运动有赖于小脑、前庭神经、深感觉及锥体外系的共同参与,当其发生病变,动作协调发生障碍,称为共济失调。共济运动的检查方法如下。

(1)指鼻试验(finger-to-nose test) 嘱患者手臂外旋、伸直,用示指触碰自己的鼻尖,先慢后快,先睁眼后闭眼,重复上述动作。正常人动作准确。小脑半球病变者同侧指鼻不准,如睁眼时指鼻准确,闭眼时出现障碍为感觉性共济失调。

(2)跟-膝-胫试验(heel-knee-shin test) 患者仰卧,嘱其高抬一侧下肢,然后将足跟置于对侧下肢的膝部,再沿胫骨前缘向下移动至足背,先睁眼后闭眼,重复进行。小脑损害时动作不稳,感觉性共济失调者闭眼时足跟难以寻到膝盖。

(3)快速轮替动作(rapid alternating test) 嘱患者伸直手掌并反复做快速旋前旋后动作,或用一只手手掌、手背连续交替拍打对侧手掌。共济失调者动作缓慢，不协调。

（4）闭目难立（Romberg）征　嘱患者直立，双足并拢，两臂前伸，然后闭目。若出现身体摇晃或倾斜为阳性。若睁眼时能站稳，闭目时站立不稳，为感觉性共济失调，提示两下肢有深感觉障碍。闭目睁目皆不稳提示小脑蚓部病变。

### （四）神经反射

神经反射主要包括生理性反射及病理性反射两部分。生理性反射的减弱或消失及病理性反射的出现均提示神经系统功能发生改变。通过检查神经反射可以帮助判断疾病的性质、严重程度及预后。生理性反射分为浅反射和深反射。

1. 浅反射　刺激皮肤、黏膜、角膜等引起的肌肉快速收缩反应称为浅反射。

（1）角膜反射（corneal reflex）　检查方法：嘱患者向上注视，以细棉签纤维由角膜外缘向内轻触其角膜，可引起该侧眼睑迅速闭合，称为直接角膜反射。若刺激一侧引起对侧眼睑闭合，则称为间接角膜反射。

（2）腹壁反射（abdominal reflex）　检查方法：患者仰卧，下肢屈曲，使腹肌松弛，然后用钝针或竹签迅速自外向内，沿肋弓缘下（$T_7 \sim T_8$）、平脐（$T_9 \sim T_{10}$）及腹股沟上（$T_{11} \sim T_{12}$）的平行方向轻而快速划过腹壁皮肤，可引起局部腹肌的收缩，称为上、中、下腹壁反射。

（3）提睾反射（cremacteric reflex）　检查方法：男性患者仰卧，双下肢微分开，用钝头竹签由下向上或由上向下轻划股内侧上方皮肤，可以引起同侧提睾肌收缩，使睾丸上提。

（4）跖反射（plantar reflex）　嘱患者仰卧，双下肢伸直，检查者手持患者踝部，用棉签杆沿足底外侧，由足跟向前划至小趾根部足掌时再转向趾侧，正常反应为足趾向跖面屈曲，反射消失见于骶髓1~2节病损。

（5）肛门反射（anal reflex）　检查方法：患者膝胸卧位或侧卧位，检查者用钝针或竹签轻划肛门周围皮肤，可引起肛门外括约肌收缩。

2. 深反射　刺激骨膜、肌腱的本体感受器引起肌肉收缩，又称腱反射或肌肉牵张反射。

（1）肱二头肌腱反射（biceps tendon reflex）　检查方法：患者肘部屈曲90°，检查者以左手拇指置于患者肘部肱二头肌腱上，右手持叩诊锤叩左拇指指甲，可使肱二头肌收缩，引出屈肘动作。

（2）肱三头肌腱反射（triceps tendon reflex）　检查方法：患者外展上臂，半屈肘部，检查者用左手托住其上臂，右手用叩诊锤直接轻叩其鹰嘴上方肱三头肌腱，可使肱三头肌收缩，引起前臂伸展。

（3）桡反射（radial reflex）　检查方法：患者前臂置于半屈半旋前位，检查者以左手托住其腕部，并使腕关节自然下垂，随即以叩诊锤叩桡骨茎突，可引起肱桡肌收缩，发生曲肘和前臂旋前动作。

（4）膝反射（knee jerk）　检查方法：坐位检查时，患者小腿完全松弛下垂（仰卧位检查时，患者仰卧，检查者以左手托起其膝关节使之屈曲约120°），右手持叩诊锤叩膝盖髌骨下方股四头肌腱，可引出小腿伸展。

（5）踝反射（ankle reflex）　检查方法：患者取仰卧位或俯卧位，屈膝90°或跪于床边。检查者左手将被检查者足部背屈成直角，以叩诊锤叩击跟腱，反应为腓肠肌收缩，足向跖面屈曲。

（6）阵挛（clonus）　是腱反射高度亢进的表现。①髌阵挛（knee clonus）：患者仰卧，下肢伸直，检查者用拇指与示指按握髌骨上缘，用力迅速向下推动髌骨并维持一定推力，如出现股四头肌节律性收缩，髌骨呈上下持续性运动即为阳性；②踝阵挛（ankle clonus）：患者仰卧，髋及膝关节处屈曲位，检查者一只手托下肢腘窝部，另一只手握其足部快速推足背屈并保持一定推力，踝关节出现节律性屈伸运动即为阳性。

3. 病理反射　指锥体束损害时，大脑失去对脑干和脊髓的抑制作用而出现的异常反射，也称为

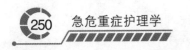

锥体束征。

（1）巴宾斯基征（Babinski 征）　检查方法同跖反射检查。阳性反应为趾背伸,其余四趾呈扇形展开。

（2）奥本海姆征（Oppenheim 征）　患者仰卧位,检查者以拇指和示指沿患者胫骨前缘用力自上而下滑压。阳性反应同 Babinski 征。

（3）戈登征（Gordon 征）　检查者用拇指和其余四指挤压患者的腓肠肌。阳性反应同 Babinski 征。

以上 3 种体征的检查方法不同,但阳性表现的形式与临床意义相同,其中以 Babinski 征最常用,也最易在锥体束损害时被引出。

（4）霍夫曼征（Hoffmann 征）　检查者左手持握于患者腕关节的上方,右手中指及示指夹持患者的中指并稍向上提,使其腕部轻度过伸,然后检查者以右手拇指快速弹刮患者的中指指甲。阳性反应为其余四指轻度掌屈,此征为上肢的锥体束征,多见于颈髓病变。

4. 脑膜刺激征　为脑膜受刺激的表现。见于脑膜炎、蛛网膜下腔出血、颅内压增高等。

（1）颈强直（cervical rigidity）　患者仰卧,检查者用手托扶患者枕部做被动屈颈动作以测试颈肌的抵抗力。抵抗力增强者称为颈强直。除脑膜受刺激外,颈强直也可见于颈椎或颈部肌肉局部病变。

（2）克氏征（Kernig 征）　患者仰卧,检查者将患者一侧髋、膝关节屈曲成直角,然后用左手固定膝关节,右手将其小腿尽量上抬,使膝关节伸直。正常膝关节可伸达 135° 以上,阳性反应为伸膝受限,伴有疼痛和屈肌痉挛。

（3）布鲁津斯基征（Brudzinski 征）　患者仰卧,下肢自然伸直,检查者一只手置于患者胸前以维持胸部位置不变,另一只手托起患者的枕部使其头部前屈。当头部前屈时,若双侧髋关节和膝关节同时屈曲,为阳性。

## （五）感觉系统

感觉包括浅感觉（痛觉、温度觉和触觉）、深感觉（运动觉、位置觉和振动觉）和复合感觉（实体觉、图形觉及两点辨别觉等）。检查应从感觉缺失或减退区开始,逐渐移向过敏区及正常区。发现感觉障碍时,应评估障碍的程度（如减退、缺失、过敏）、性质及其范围。

## （六）其他

颅内压增高的典型体征包括收缩压升高伴脉压增大、缓脉和呼吸不规则;熊猫眼征（眶周的青紫与水肿）提示前颅底骨折;脑脊液漏提示颅底骨折。

## 二、颅内压监测

颅内压（intracranial pressure,ICP）是指颅内容物即脑组织、脑血容量和脑脊液对颅腔壁产生的压力。颅内高压是指颅脑损伤、脑肿瘤、脑血管病、脑积水、脑梗死及颅内炎症等病理损害发展至一定阶段,使颅腔内容物体积增加,导致 ICP 持续超过正常上限,从而引起的相应综合征。ICP 监测是诊断颅内高压最迅速、客观与准确的方法。同时,也是观察危重症患者病情变化、指导临床治疗与预后判断的重要手段。正常成人平卧时 ICP 为 5 ~ 15 mmHg,儿童为 4 ~ 7.5 mmHg。适应于急性颅脑外伤、脑血管意外、颅内肿瘤及其他脑功能受损的疾病。颅内压监测方法可分为有创监测和无创监测。

## （一）监测方法

1. 有创监测 根据传感器置入颅外与颅内部位不同,可将颅内压监测方法分为以下两类。

（1）导管法 将导管置入颅内,传感器（体外传感器）与导管相连接,使在床旁可持续测压（图 11-4）。

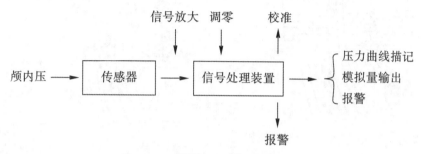

图 11-4 导管法监测颅内压的原理

根据导管放置位置不同,导管法又可分为脑室法和蛛网膜下腔法。

1）脑室法:使用快速颅锥钻孔,将引流管置入侧脑室前角。能准确地测定颅内压与波形,且便于调零与校准,可行脑脊液引流,便于取脑脊液进行化验和脑室内注射药物,被认为是当前颅内压监测的"金标准"（图 11-5A）。

2）蛛网膜下腔法:蛛网膜下腔法的使用频率仅次于脑室法,但也需颅骨钻孔与安装导管等,操作比较麻烦,较易发生阻塞,致使读数偏低,需要经常冲洗以保证其通畅（图 11-5B）。

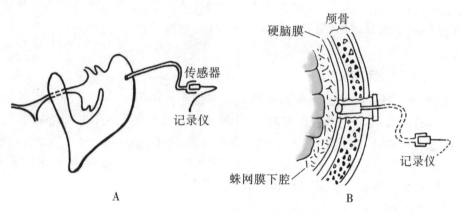

图 11-5 导管法监测颅内压

A. 脑室法;B. 蛛网膜下腔法

（2）置入法 将微型传感器置入颅内（简称体内传感器或埋藏传感器）,传感器直接与颅内组织（硬脑膜外、硬脑膜下、蛛网膜下腔、脑实质等）接触而测压。目前较为成熟的为置入硬脑膜外的螺钉法与插入法（图 11-6）。

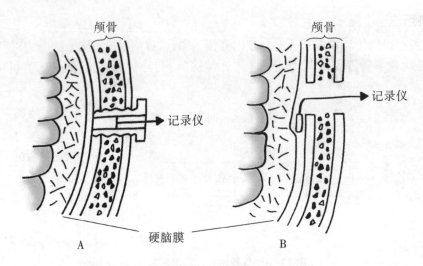

图 11-6 硬脑膜外传感器置入法

A. 硬脑膜外螺钉法 B. 硬脑膜外插入法

2. 无创监测 ①闪光视觉诱发电位:颅内压升高时,神经电信号传导阻滞,使诱发电位波峰潜伏期延长,延长时间与颅内压成正比。②经颅多普勒超声检查法:通过监测脑底大动脉血流量、速度间接反映颅内压。③眼内压测定法:当颅内压力影响到海绵窦的静脉回流的时候,房水的回流会受到影响,进而影响眼内压,因此提示眼内压可反映颅内压。④其他:如基于电信号分析的颅内压无创监测、视网膜静脉压检测法、鼓膜检测法等。需要注意的是,虽然无创监测因其精确性等问题不能代替有创监测,但因其可床旁监测、技术简单快捷、结果可靠,无创颅内压监测仍然是研究的热点。

### (二)ICP 分级及临床意义

颅内压持续超过 15 mmHg 称为颅内压增高。根据颅内压的不同将其分为 4 级:ICP 为 5 ~ 15 mmHg 为正常;15 ~ 20 mmHg 为轻度升高;21 ~ 40 mmHg 为中度升高;ICP>40 mmHg 时为重度升高。若颅内压接近平均动脉压,实际上已无血液向脑内灌注,患者濒临脑死亡。目前国际上多采用 20 mmHg 作为降颅内压治疗的临界值。患者经治疗后 ICP 仍大于 40 mmHg,则预后不佳。在治疗过程中,若 ICP 不能降至 20 mmHg 以下,则病死率和病残率明显增高。

### (三)影响 ICP 的因素

1. $PaCO_2$ $PaCO_2$下降导致 pH 值上升,脑血流和脑血容量减少,ICP 下降;$PaCO_2$增高时 pH 值下降,脑血流和脑血容量增加,ICP 升高。

2. $PaO_2$ $PaO_2$在 60 ~ 150 mmHg 范围内波动时,脑血流量和 ICP 基本不变。当 $PaO_2$<50 mmHg 时,脑血流量明显增加,ICP 增高。但当低氧血症持续时间较长,形成脑水肿时,即使 $PaO_2$改善,ICP 也不能很快恢复。

3. 血压 平均动脉压在 60 ~ 150 mmHg 波动时,由于脑血管的自动调节机制,ICP 可维持不变,超过一定的限度,ICP 将随血压的升高或降低而呈平行改变。

4. CVP 胸膜腔内压及中心静脉压对颅内压有直接影响,CVP 升高,静脉回流障碍,ICP 升高。因此,呛咳、憋气、正压机械通气、腹内压升高等都可以使颅内压上升。反之,CVP 降低,ICP 降低。

5. 其他　使脑血流增加的药物可导致 ICP 升高,如静脉麻醉药硫喷妥钠、丙泊酚(异丙酚)、地西泮和麻醉性镇痛药均可使脑血流减少,脑代谢降低,颅内压下降。体温每下降 1 ℃,ICP 降低 5.5% ~6.7%。

### (四)并发症及预防

1. 颅内出血　是颅内压监测中的致命性并发症,颅内出血与凝血机制障碍及监测系统中的多次穿刺有关。

2. 颅内高压　在颅腔顺应性降低的情况下,颅内容量增加 1 mL,颅内压增高即有可能达 5 $cmH_2O$ 以上。

3. 脑实质损伤　脑室穿刺方向不当,常可损伤尾核、内囊或丘脑前部的神经核群,而监测装置放入过深则常损伤下丘脑。

4. 感染　一般监测 3~4 d 为宜,时间过长可导致脑膜炎、脑室炎及脑内感染。

### (五)注意事项

(1)为了使监测数据准确,监测的零点参照点一般选择患者平卧或头高 10°~15°时外耳道位置。监测前记录仪与传感器需调零。

(2)颅内压至少应维持在 3 mmHg 以上,否则表示导管可能不通畅。

(3)行控制性持续性闭式引流术时,需将压力控制在 15~20 mmHg,避免压力过低,因此引起脑室塌陷,而且不能达到治疗蛛网膜下腔出血引起的脑积水与脑血管痉挛的效果。因此行脑脊液引流期间应定期(4~6 h)关闭引流管测压,了解颅内压。

(4)非颅内情况引起的颅内压增高,如呼吸道不畅、狂躁、血压过高、引流管扭曲、堵塞、高热等引起的颅内压增高时,不宜进行颅内压监测。

(5)严密观察瞳孔、意识的变化,加强对脑灌注压的观察。脑灌注压维持在 60~70 mmHg 最佳。

## 三、脑电图监测

脑电图(electroencephalography,EEG)显示的是脑细胞群自发而有节律的生物电活动,是皮质锥体细胞群及其树突突触后电位的总和。通过 EEG 的频率、振幅、波形变化,可了解大脑功能状态。正常成人的脑电图基本波由 α 波和 β 波组成。α 波在各脑区均可出现,但以枕、顶叶最为明显。β 节律主要见于颞、额区和 α 波调幅的周期间歇期。正常人颞、额区有少数低幅不规则的 θ 波和 δ 波。

### (一)脑电图波形及临床意义

1. α 波　频率为 8~13 Hz,波幅平均为 50~70 μV,不超过 100 μV 的正弦形节律。这是脑电图中最基本的节律。主要见于正常人的枕、顶部,安静时及闭眼时出现最多,波幅也最高。

2. β 波　频率为 14~28 Hz,波幅不超过 50 μV,一般为 25 μV 左右。主要常见于正常人的额、颞部和 α 波调幅周期的间歇期,情绪紧张、激动和服用巴比妥类药物时该波有所增加。

3. θ 波　频率为 4~7 Hz,见于正常小儿,多见于顶、颞叶。主要见于正常青少年和正常成人的颞部及浅睡时。

4. δ 波　频率为 0.5~3.0 Hz,见于正常青少年和正常成年人深睡时。

5. 棘波　形似尖钉,波形尖锐,波宽所占时间在 80 ms 以下,多为阴性,来自大脑皮层,双向棘波来自皮层深部。常见于癫痫和部分颅脑损伤及肿瘤患者。

6. 尖波　又称锐波,波宽所占时间为 80~200 ms,为病理波,多见于癫痫。

7. 平顶波　波宽所占时间为 300～400 ms,多见于颞区,多为精神运动型的异常电活动。

8. 棘慢波综合　由波幅为 200～500 μV 的 20～60 ms 的棘波和 200～500 ms 的慢波组成,两侧对称同步,每秒 3 次,以额部最明显,这是癫痫小发作所特有的。

9. 尖慢波　是由一个尖波和一个慢波组成的复合波,见于局限性癫痫(图 11-7)。

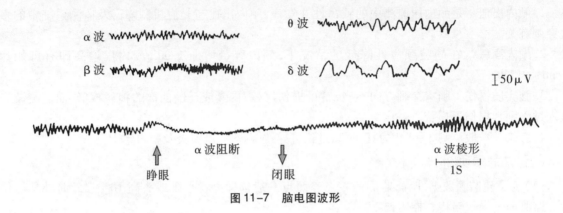

图 11-7　脑电图波形

### (二)EEG 在危重症监护中的应用

1. 脑缺血缺氧的监测　EEG 对脑缺血缺氧十分敏感。缺血缺氧早期,出现短阵的 EEG 快波,当脑血流继续减少,EEG 波幅开始逐渐降低,频率逐渐减慢,最后呈等电位线。

2. 昏迷患者的监测　EEG 是昏迷患者脑功能监测的重要指标,可协助判断病情及预后。昏迷时 EEG 一般常呈现 δ 波,若恢复到 θ 波或 α 波,表明病情有所改善;反之,若病情恶化,δ 波将逐渐转为平坦波形。

## 四、脑血流监测

脑是对缺血缺氧十分敏感的器官,脑血流供应状况对维持脑功能极为重要。脑的某些病理状态,如 ICP 增高,直接影响脑的血液供应。因此,脑血流监测有重要的临床意义。

脑血流监测的方法有正电子发射断层扫描、氙清除法和氙 CT 扫描、颈部彩色多普勒血流成像、经颅多普勒、数字减影血管造影、多层螺旋 CT 血管造影、磁共振血管造影、功能磁共振成像、单光子发射断层显影等。其中正电子发射断层扫描是评价脑血流的"金标准",而经颅多普勒在危重病患者监测中应用最为广泛。

## 五、脑氧供需平衡监测

大脑具有极高的代谢率。虽然脑的重量只占体重的 2%,但静息脑血流量却占到心输出量的 15%,氧耗量是全身的 20%。因此,大脑需要持续稳定的血流灌注。当存在缺氧或灌注不足时,大脑将发生一系列生物化学异常。ICP、脑电图、脑血流的监测可间接反映脑的供氧情况,而脑氧供需平衡监测更为直接地反映脑的供氧情况,它主要是进行脑氧饱和度测定。监测方法有两种:一是颈静脉球血氧饱和度监测;二是近红外光谱仪监测。

1. 颈静脉球血氧饱和度　颈静脉球血氧饱和度(jugular vein blood oxygen saturation,$SjvO_2$)监测的方法有两种,一种是间断抽血行血气分析得到血氧饱和度,另一种是将光纤探头插入颈内静脉直接测定。$SjvO_2$ 的正常范围是 55%～71%,与脑的氧摄取呈负相关。当脑氧摄取增加,$SjvO_2$ 下降,

SjvO$_2$<55%提示脑缺血缺氧。

2. 近红外光谱仪监测　属于无创脑功能监测技术,近红外光谱技术的500~1 100 nm的红外光原理可穿透头皮、颅骨,吸收氧合血红蛋白、还原血红蛋白及细胞色素,用Beer-Lamber定律计算脑氧供需平衡指标-脑血氧饱和度(reginoal cerebral oxygen saturation, rScO$_2$)。它的70%~80%成分来自静脉,是大脑静脉血氧饱和度。rScO$_2$的正常值为(64±3.4)%,小于55%提示异常,小于35%提示脑组织严重缺氧损害。

### 六、脑电双频谱指数监测

通过普通心电电极在脑部任意位置采集分析即时的脑电信号,自动分级后在屏幕上显示患者麻醉/意识深度状态。

1. 适应证　镇静水平的监测;各种原因导致的脑损伤后,脑功能的监测。

2. 脑电双频指数　脑电双频指数(bispectral index, BIS)值是一个无单位的简单数值,范围0~100。85~100为清醒状态,65~84为睡眠状态,40~64为适当的麻醉状态,小于40为麻醉过深或大脑皮质抑制。

3. 临床意义　连续无创地监测患者的镇静深度,可以实时对患者的镇静状态做出正确的判断,并合理调整镇静药物的种类和剂量。脑电双频指数的变化与大脑皮质细胞的氧耗程度、脑细胞损伤程度有相关性,对于脑损伤程度和心肺复苏后脑功能恢复评价,判断预后均有一定的指导意义。为制订治疗方案和护理计划提供了依据。

4. 注意事项　①监测数值越大,患者越清醒;数值越小,大脑抑制越重。②BIS避免和其他导体接触,减少干扰。③患者躁动,身体大幅度活动可能干扰BIS值。④低血糖、低血容量和低体温会导致BIS值下降。

### 思考题

1. 哪些因素可影响中心静脉压监测的准确度?

2. 异常呼吸的分类及常见疾病有哪些?

3. 病例分析:

(1)患者,男性,43岁,因车祸致头部外伤,全身多处软组织损伤急诊入院,入院诊断为:"左侧硬膜外血肿,脑挫裂伤",入院后急诊在全麻下行"开颅血肿清除术",患者术后转入ICU。脉搏105次/min,呼吸22次/min,血压135/70 mmHg,呼唤患者可睁眼,不能进行正常对话,胡言乱语,对肢体刺激有躲避动作。术后予以脱水、降颅压、抗炎等治疗。术后第2天,患者极度烦躁,不配合治疗。有坠床和拔管倾向,遵医嘱给予咪达唑仑镇静治疗,经镇静后患者仍有焦虑不安表现,身体有轻微的移动。

请问:①患者入科时,主管护士使用格拉斯哥昏迷量表对其意识进行评分,该患者的评分应为多少?②该患者意识障碍属于哪个程度?③患者接受镇静治疗后,护士使用RASS评分表评估镇静程度,患者的RASS评分应为多少?

(2)患者,男性,35岁,施工过程中不慎从10 m高处坠落,被紧急送入医院急诊科。诊断为创伤性休克、多处肋骨骨折、肝破裂、右股骨干开放性骨折、脑挫裂伤。经紧急输血抢救后,急诊行肝叶修补术与右下肢骨折切开复位内固定术,术后送入ICU进一步治疗。体温35.4℃,脉搏110次/

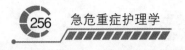 

min,呼吸 26 次/min,血压 80/55 mmHg。

请问:①如何动态评估该患者的病情?②对于该患者系统功能监测有何意义?③应用哪些监测技术加强该患者术后的循环系统监测?

# 第五节 肾功能监测

## 一、尿液监测

### (一)尿量

尿量是肾功能改变最直接和最常见的指标,是反映机体重要脏器血液灌注状态的敏感指标之一。正常成年人每小时尿量>0.5~1.0 mL/kg 体重,24 h 尿量 1 000~2 000 mL。24 h 尿量>4 000~5 000 为多尿,<400 mL 或每小时尿量<17 mL 为少尿,24 h 尿量<100 mL 或 12 h 内无尿液产生为无尿或尿闭,是肾衰竭的诊断依据。准确连续地检测危重患者每小时尿量是早期发现急性肾损伤的重要指标。

### (二)尿比重

危重患者肾功能不全时最常见于肾小管受损,临床上常结合 24 h 尿量综合判断和分析患者的血容量及肾脏的浓缩功能。尿比重的正常值为 1.015~1.025,尿比重>1.025 为高比重尿,提示尿液浓缩,肾脏本身功能尚好;尿比重<1.010 为低比重尿,提示尿液浓缩功能降低,见于肾功能不全恢复期、尿崩症、慢性肾炎等情况。

### (三)尿液的性状

1. 颜色  正常新鲜尿液一般呈淡黄色或深黄色。在病理情况下,尿的颜色可有以下变化:①尿液中含有红细胞称为血尿。血尿颜色的深浅与尿液中所含红细胞量的多少有关,尿液中含红细胞量多时呈洗肉水色。见于急性肾小球肾炎、泌尿系统肿瘤、结石、结核、外伤等。②尿液中含有血红蛋白为血红蛋白尿。尿液呈浓茶色、酱油样色。见于血型不合所致的溶血、恶性疟疾等。③尿液中含有淋巴液,排出的尿液呈乳白色称为乳糜尿。见于丝虫病。④尿液中含有胆红素为胆红素尿。一般尿液呈黄色或黄褐色,振荡后出现黄色泡沫且不易消失。见于阻塞性黄疸和肝细胞性黄疸。⑤尿崩症、糖尿病等患者多尿时几乎无色。

2. 透明度  正常新鲜尿液清澈透明,放置后可出现微量絮状沉淀物。当泌尿系统感染时,尿液中含有大量的脓细胞、红细胞、上皮细胞、细菌或炎性渗出物,排出的新鲜尿液即呈白色絮状混浊。

3. 气味  正常尿液气味来自尿内的挥发性酸。久置后,有氨臭味。泌尿道有感染时新鲜尿液也有氨臭味。糖尿病酮症酸中毒时,因尿液中含有丙酮,故有烂苹果气味。

### (四)尿/血渗透压比值

尿渗透压测量的意义等同尿比重,主要用于评估患者的血容量及肾脏的浓缩功能。临床上血尿渗透压常同时监测,计算两者的比值,用以反映肾小管的浓缩功能。尿渗透压的正常值为 600~1 000 mOsm/L,血渗透压的正常值为 280~310 mOsm/L,尿/血渗透压的比值为 2.5±0.8。急性肾衰竭时尿渗透压接近于血浆渗透压,两者的比值降低,可<1.1。

## （五）尿常规检查

尿常规检查,主要检查尿中是否出现红细胞、白细胞、管型、蛋白及尿糖等,有助于评估患者肾损害或泌尿系感染情况。正常尿液中红细胞、白细胞、蛋白、尿糖及管型镜检均为阴性。如血糖过高,糖从肾滤出增加,超过肾小管重吸收能力(300 mg/min)可发生葡萄糖尿,尿糖定性试验为阳性。正常人每日尿蛋白量为40~80 mg,尿蛋白量<1.0 g/d为轻度蛋白尿,尿蛋白量1.0~3.5 g/d为中度蛋白尿,尿蛋白量>3.5 g/d为重度蛋白尿。

## 二、血生化检测

### （一）血肌酐

肌酐是肌肉中肌酸的代谢产物,由肾小球滤过而排出体外,分为外源性和内源性两种。外源性肌酐是肉类食物在体内代谢后的产物,而内源性肌酐是体内肌肉组织代谢的产物。血肌酐的正常值是88.4~176.8 μmol/L(1~2 mg/dL),肌酐升高可反映肾小球的滤过率降低。肾功能不全时血肌酐(serum creatinine,SCr)水平明显升高。

### （二）血尿素氮

血尿素氮(blood urea nitrogen,BUN)是体内蛋白质的代谢产物,正常情况经肾小球滤过而随尿液排出体外。正常值为3.2~7.1 mmol/L。BUN增加程度与肾功能损害程度成正比,通过BUN的监测可以有助于诊断肾功能不全,尤其对尿毒症的诊断更有价值。肾前性和肾后性因素引起尿量减少或尿闭时可使BUN增高,体内蛋白质分解过多时也可引起BUN增高。

### （三）内生肌酐清除率

血肌酐清除率是反映肾小球滤过功能的重要指标。成人正常值为80~120 mL/min。当内生肌酐清除率(creatinine clearance rate,Ccr)降低至正常值的80%以下时,提示肾小球功能减退,当Ccr降至70~51 mL/min、50~31 mL/min、30 mL/min及以下,分别表示肾小球滤过功能轻度、中度和重度损害。多数急性和慢性肾小球肾炎患者均会表现为Ccr降低。

# 第六节　消化系统功能监测

肝脏与胃肠功能障碍会引起机体环境与全身功能状态的改变,是消化系统功能监测的主要指标。

## 一、肝功能监测

肝脏是人体重要的代谢器官,具有参与营养物质代谢、防御和解毒、生成胆汁和主要凝血与纤溶因子等功能。临床通过各种生化试验方法监测与肝脏功能代谢有关的各项指标,以反映肝脏功能基本状况。

### （一）病原学监测

通过病原学监测患者的甲、乙、丙、丁、戊型肝炎病毒。

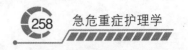

### (二)黄疸监测

黄疸是肝功能障碍的主要表现之一,出现早,进展快。黄疸与血清总胆红素(STB)直接相关。血清总胆红素的正常值为 3.4 ~ 17.1 μmol/L。溶血性黄疸时总胆红素虽增高,但一般<85.5 μmol/L;肝细胞性黄疸时总胆红素增高范围在 17.1 ~ 170 μmol/L;梗阻性黄疸时总胆红素可达 510 μmol/L 以上,其中直接胆红素增加占 35% 以上,甚至可达 60%,尿中胆红素呈阳性。

### (三)血清酶学监测

当肝细胞受损时,细胞质内的酶释放入血,能使这些酶的活性升高。如丙氨酸氨基转移酶(ALT)、血清门冬氨酸氨基转移酶(AST)、乳酸脱氢酶(LDH)。正常时,血清 ALT 和 AST 的含量很低,均<40U/L。肝细胞受损时其活性随之升高,在中等程度干细胞损伤时,ALT 升高远大于 AST。

### (四)凝血功能监测

肝功能受损时检查凝血功能异常的常用指标有凝血酶原时间(PT)、活化部分凝血酶原时间(APTT)、凝血酶时间(TT)延长。肝促凝血酶原激酶试验(HPT)对判断肝脏疾病的严重程度和预后较 PT 为优。

### (五)血氨监测

体内蛋白代谢产生具有毒性的氨,肝脏能够将氨合成为尿素,经肾脏排泄。血氨正常值为 18 ~ 72 μmol/L,肝功能严重受损时,血氨升高,易引发肝性脑病。

### (六)三大营养物质代谢的监测

1. 蛋白代谢的监测　血清总蛋白是血清白蛋白与血清球蛋白的总称。血清总蛋白、血清白蛋白和血清球蛋白的正常值分别是 60 ~ 80 g/L、40 ~ 55 g/L 和 20 ~ 30 g/L。白蛋白/球蛋白比值为(1.5 ~ 2.5)/1。白蛋白减少常伴随 γ 球蛋白增加,白蛋白的含量与有功能的肝细胞数量成正比,白蛋白持续下降,提示干细胞坏死进行性加重,预后多不佳,治疗后血清白蛋白上升说明治疗有效。血清总蛋白<60 g/L 或血清白蛋白<25 g/L 称为低蛋白血症,易出现腹水。

2. 糖代谢监测　肝脏有实质性损害时,可引起肝脏的糖代谢异常。

3. 脂类的监测　脂类在肝脏中合成胆固醇、胆固醇酯、三酰甘油、磷脂等,组成极低密度脂蛋白,还合成高密度脂蛋白和卵磷脂-胆固醇转酰酶。肝脏还能将胆固醇异化为胆酸、磷脂及胆固醇进入胆汁。

### (七)生化监测

生化监测分为电解质和酸碱监测(详见本章第六节"水电解质和酸碱平衡监测")。

### (八)肝血流量监测

胃肠道对缺血变化非常敏感,在整体循环出现异常前即可能已存在局部的灌注损害。因此,直接监测肝血流量较整体循环监测更敏感和精确。

1. 直接测量法　利用各种血流量计,分别测定肝动脉、肝静脉的血流量。

2. 间接测量法　是采用同位素标记的胶体物质,如 $^{32}P$ 标记的铬磷酸、$^{198}AU$ 或 $^{131}I$ 标记的人体蛋白,经静脉注射,然后测定外周静脉血的放射性强度。

3. 核医学微电脑技术　是将同位素标记的 $^{99m}Tc$-disofenin 注入体内,然后将肝扫描图像连续输入微电脑中,经数学处理,计算出该化学物进出肝的时间差——平均运行时间(MTT)。该方法能反映出尚未发生明显病理改变的轻度肝缺血,是目前认为肝缺血时较敏感、迅速、又易推广的指标。

## （九）肝的形态学监测

肝的形态学监测包括超声、放射学检查（CT 及磁共振成像）、肝血管与胆道造影、核素显像、腹腔镜检查、肝组织活检和病理学检查等。

## 二、胃肠黏膜内 pH 监测

胃肠道黏膜内 pH（intramucosal pH，pHi）监测是测量胃黏膜组织内的酸度，即 pH 值。胃 pHi 反映其组织灌注和氧代谢情况，是否存在组织黏膜缺血缺氧低灌注。胃 pHi 监测已成为判断危重患者复苏的一项重要指标，是目前唯一应用于临床，直接监测胃肠道黏膜灌注及氧代谢的技术。

### （一）监测方法

1. 直接法　采用 pH 微电极直接进行监测，是一种有创性的精确监测方法，但操作过程复杂，因而在临床应用较少。

2. 间接法

（1）生理盐水张力法　通过置入特殊的葡萄糖盐水导管至胃腔，向其前端半透膜囊内注入一定量的生理盐水，30～90 min 后抽出囊内生理盐水，弃去前 1.5 mL 无效腔内液体，保留余下的 2.5 mL 作血气分析，同时抽取动脉血进行血气分析，利用 Henderson–Hasselbalch 公式：pHi 值 = 6.1 + log（$HCO_3^-/PCO_2 \times 0.03 \times k$），可以计算出 pHi。公式中 0.03 为 $CO_2$ 解离常数，k 为不同平衡时间对应的校正系数。

（2）空气张力法　将胃黏膜 $CO_2$ 张力计插入胃腔并连接至胃张力监测仪，通过对张力仪气囊内空气进行自动采样，可直接测出 $PCO_2$，同样要求抽取动脉血进行血气分析，利用 Henderson–Hasselbalch 公式计算出 pHi。

### （二）pHi 监测的正常值及临床意义

1. pHi 值的正常范围　7.35～7.45。

2. 临床意义

（1）休克患者器官灌注状态评估　由于胃肠道及其黏膜组织脆弱的血供结构特征，在休克或严重全身感染时而发生病理性血流再分布，胃肠道能敏感地反映循环变化。目前将全身监测指标已完全恢复正常，而 pHi 仍低的状态称为"隐性代偿性休克"，能进一步导致胃肠黏膜屏障损害，造成细菌和内毒素移位，进而诱发严重的脓毒症和多器官功能障碍综合征（multiple organ dysfunction syndrome，MODS）。通过 pHi 监测能够早期预警，指导治疗，纠正缺血缺氧状态，预防 MODS 和脓毒症的发生。

（2）机械通气脱机的评估　监测胃 pHi 可指导机械通气脱机。在脱机过程中若 pHi 明显下降，说明呼吸肌做功明显增加，血液分流到呼吸肌，导致内脏缺血，脱机多不能成功；而无明显 pHi 改变者，提示呼吸负荷不高，多能成功脱机。

（3）应激性溃疡的评估　应激性溃疡大出血的危重患者多存在显著的 pHi 下降。

（4）危重患者预后评估　与动脉血 pH 值、乳酸及氧输送等指标比较，pHi 值的降低是预测病死率和发生多器官功能障碍综合征最敏感的单一指标。对循环衰竭的危重患者研究表明，pHi 低值患者较 pHi 正常者的死亡率明显高。因此，对于复苏患者监测并及时纠正低 pHi 状态具有重要意义。

## 三、腹腔内压监测

腹腔内压力（intraabdominal pressure，IAP）是临床诊断和治疗危重症患者重要的生理学参数

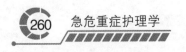

之一。

### (一)腹腔内压力正常值、分级及临床意义

1. **正常值** 正常人腹腔内压力为 0 ~ 5 mmHg,与大气压接近,但存在明显的个体差异。任何引起腹腔内容物体积增加的情况都可以增加 IAP。

2. **腹内压分级** 可分为 4 级。Ⅰ级 12 ~ 15 mmHg、Ⅱ级 16 ~ 20 mmHg、Ⅲ级 21 ~ 25 mmHg,Ⅳ级>25 mmHg。其中Ⅰ、Ⅱ级对机体危害较小。腹内压≥20 mmHg 确定为腹内高压。

3. **临床意义**

(1)腹腔高压对胃肠道的影响 当 IAP 达 10 mmHg 时,小肠黏膜血流灌注减少 17%;IAP 达 20 mmHg 时血流灌注减少 36%;IAP 达 40 mmHg 时血流灌注减少 67%,而此时肠系膜上动脉血流减少 69%,胃组织血流减少 45%。有学者认为当 IAP>25 mmHg 时通常要考虑行腹部减压术;而当 IAP>35 mmHg 时,应当立即进行腹部减压手术。

(2)腹腔高压对循环系统的影响 当 IAP 达 10 mmHg 时,胸腔内压升高,回心血量减少,前负荷下降,心脏顺应性下降,收缩力减弱;同时心脏后负荷显著增加,导致 CO 进一步降低,心率代偿性的增快。

(3)腹腔高压对中枢神经系统的影响 IAP 急性升高可导致 CVP 和胸腔内压快速升高,造成脑组织灌注不足。

(4)腹腔高压对呼吸和肾脏的影响 当腹腔压力>15 ~ 20 mmHg 时,可出现以气道压增加、低氧血症、呼吸困难、少尿、无尿等为特征的腹腔间隔室综合征(abdominal compartment syndrome,ACS)。

### (二)腹内压测量方法

腹内压测定方法分为直接测量法和间接测压法两类。

1. **直接测量法** 通过腹腔引流管或穿刺针连接传感器进行测压,测量值准确,但此方法为有创操作,加之大多数患者腹腔情况复杂,故临床少用。

2. **间接测压法** 通过测量腹腔内脏器的压力间接反映腹腔内压力。

(1)膀胱测压法

1)操作方法:首先留置三腔或双腔气囊尿管。测压前排空膀胱,保持管道通畅。将三通接头或 Y 形管与测压管或传感器连接。患者取平卧位,通过三通管向膀胱内注入少于 25 mL 等渗盐水,连接测压板,以耻骨联合为零平面,也有以腋中线为零平面。通过测压管中水柱或传感器连接的监护仪读取腹腔内压力数值。当膀胱容积不足 100 mL 时,膀胱内压可较为准确地反映腹腔内压力。膀胱测压法是目前公认的间接测定腹腔内压的“金标准”。世界腹腔间隔室综合征协会(WSACS)建议的膀胱压监测的标准方法为:完全平卧位、腹肌无收缩情况下,以腋中线水平为零点,膀胱内注入最多 25 mL 生理盐水,在呼气末读数,并以 mmHg 表示(1 mmHg=1.33 cmH$_2$O)(图 11-8)。

2)注意事项:测量时患者应取平卧位。要在患者安静时读数,避免在咳嗽、排便等增加腹内压的情况下进行。监测管要通畅,管中充满液体,排尽空气。膀胱收缩、骨盆血肿或骨折、腹腔内脏器粘连等均可影响其测量结果。尿道狭窄、断裂、膀胱外伤等情况为禁忌证。

(2)胃内测压法 通过监测胃内压来反映腹腔内压。一般测量胃内压通过鼻胃管进行。

1)操作方法:首先置入鼻胃管,然后经鼻胃管注入 50 ~ 100 mL 0.9% 氯化钠注射液。将鼻胃管近端提起,使之与地面垂直,以腋中线为零点,液面高度即为胃内压。也可以将鼻胃管与压力换能器连接,在监护仪上读取数据。

2)注意事项:胃内压监测前 6 h 患者应禁食、禁饮。测量结束后应尽快恢复胃肠营养。需要持续胃内压监测的患者,可考虑放置经鼻胃空肠管,开口在胃腔的导管用于测压,开口在空肠的导管用于输注营养液。

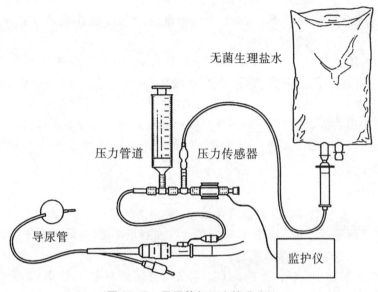

无菌生理盐水

压力管道　压力传感器

导尿管

监护仪

图11-8　导尿管与压力管道连接

（3）经股静脉置管测量法　通过股静脉测量下腔静脉压间接反映腹腔内压力变化。股静脉导管尖端应达腹腔位置(30 cm左右为宜),测量方法同CVP监测。

**（三）IAP监测护理**

1. 减少人为误差　掌握准确的测量方法,测量结果与病情不相符时,排除影响因素,重复测量2~3次取平均值,以减少人为误差。

2. 排除影响因素　准确标记零点,利用测压管测量时,测压管必须与地面垂直。利用压力转换器测量时,压力传感器的位置平耻骨联合,高于耻骨联合水平可使测量值偏小;低于耻骨联合水平可使测量值偏高。向膀胱内注入温度为37~40 ℃的生理盐水,成人量为50~100 mL(WSACS建议向膀胱内注入25 mL生理盐水),过冷、过热或快速注入会引起膀胱肌肉收缩致膀胱压升高。

3. 预防感染　反复测量容易发生泌尿系逆行感染,应严格执行无菌操作。

# 第七节　水、电解质和酸碱平衡监测

## 一、水、电解质平衡监测

水和电解质是体液的主要成分,是构成正常体液容量、渗透压及维持机体正常代谢与脏器功能的基础。

**（一）常用监测指标及临床意义**

1. 血清钠　正常值为135~145 mmol/L。血清钠<135 mmol/L为低钠血症,主要见于大量消化

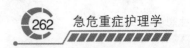

液丧失、大面积创面渗液及使用排钠利尿剂等所致的低渗性缺水。血清钠>145 mmol/L 为高钠血症,主要见于摄入水分不足或丧失水分过多而导致的高渗性缺水。

2. 血清钾　正常值为 3.5~5.5 mmol/L。<3.5 mmol/L 为低钾血症,主要由于钾离子向细胞内转移、钾摄入不足或丢失所致。>5.5 mmol/L 为高钾血症,常见于酸中毒所致的钾离子细胞外转移及肾脏排泄功能受损、溶血、组织损伤等情况。

3. 血清镁　正常值为 0.75~1.25 mmol/L。<0.75 mmol/L 为低镁血症,可见于长期禁食、吸收障碍综合征及长期胃肠消化液丢失、糖尿病酮症酸中毒、甲亢及严重的甲状旁腺功能减退。>1.25 mmol/L 为高镁血症,主要见于肾功能不全的患者。

4. 血清钙　正常值为 2.25~2.75 mmol/L。低钙血症常见于急性重症胰腺炎、肾功能障碍及甲状旁腺受损等情况。高钙血症主要见于甲状旁腺功能亢进、肾功能损害、骨转移癌患者。

### (二)水、电解质紊乱

1. 水钠代谢紊乱

(1)等渗性缺水　又称急性缺水或混合性缺水,水和钠等比例丢失,血清钠与细胞外液的渗透压可保持正常。中心静脉压低于 5 cmH$_2$O 时可能存在血容量不足,表现为少尿、厌食、无口渴;当体液丧失达体重的 6%~7% 时休克表现明显。

处理:等渗性失水补液中含钠液体约占 1/2,补充等渗溶液为主,首选 0.9% 氯化钠注射液,由于正常细胞外液的钠、氯比值是 7/5,长期使用可引起高氯性酸中毒,可以选择 0.9% 氯化钠注射液 1 000 mL+5% 葡萄糖注射液 500 mL+5% 碳酸氢钠溶液 100 mL 的配方以更符合生理需要。

(2)低渗性缺水　又称慢性或继发性缺水,水和钠同时丢失,但失钠多于失水,血清钠<135 mmol/L,细胞外液呈低渗状态。轻度缺钠时可有疲乏、头晕和四肢麻木症状;中度缺钠时可出现恶心、呕吐与脉搏细速,血压不稳定或下降,脉压减小及尿量减少等;重度缺钠时可出现神志不清,甚至昏迷、腱反射减弱或消失等,常发生休克。

处理:低渗性失水补液中含钠液体约占 2/3,以补充高渗溶液为主。可以选择 0.9% 氯化钠注射液 1 000 mL+10% 葡萄糖注射液 250 mL+5% 碳酸氢钠溶液 100 mL 的配方。严重低钠性低渗血症(血钠 110~115 mmol/L)可出现严重的神经系统症状,应尽快将血钠浓度提高到 120~125 mmol/L,并监测神经系统症状及体征的变化。此时可补充适量的 3%~5% 氯化钠注射液,补液量可按氯化钠 1 g 含 Na$^+$ 17 mmol 折算。一般以血钠每小时升高 0.5 mmol/L 为宜。一般先给补钠量{补钠量(mmol)=[(正常血清钠(mmol/L)−实测血清钠(mmol/L)]×0.6(女性 0.5)×体重(kg)}的 1/3~1/2,复查生化指标,重新评估后再决定下一步的治疗方案。

(3)高渗性缺水　又称原发性缺水,水和钠同时缺失,但缺水多于缺钠,血清钠高于 150 mmol/L,细胞外液的渗透压升高。轻度缺水,失水量占体重的 2%~3%,表现出口渴症状;中度缺水,失水量占体重的 4%~5%,表现极度口渴,唇舌干燥,皮肤失去弹性,眼窝下陷,烦躁,尿少;重度缺水,失水量占体重的 7%~14%,脑细胞严重脱水,出现躁狂、幻觉、谵妄,甚至昏迷。

处理:对高渗状态伴有细胞外液量不足的患者,首先要补充血容量。补液量可按血清钠值估算:补水量(L)= 体重(kg)×0.6×(1−140/实测血清钠)。对中、重度脱水患者应在开始的 4~8 h 内补充计算量的 1/3~1/2,剩余的 1/2~2/3 在 24~48 h 内继续补充。纠正高渗性缺水,血钠下降速度不应过快,以每小时 0.5~1.0 mmol /L,以避免快速扩容导致脑水肿。

(4)水中毒　又称稀释性低血钠,是机体摄入水的总量超过了排水量,导致水分在体内潴留,血浆渗透压下降,循环血容量增加。急性水中毒时发病急骤,主要表现为脑细胞肿胀所致的 ICP 增高症状,甚至引发脑疝、昏迷。

处理:控制水的摄入量。严重者需用利尿剂促进水排出。一般可用渗透性利尿剂,甘露醇250 mL快速(20 min内)静脉滴注;也可静脉注射袢利尿剂,如呋塞米(速尿)。

2. 钾代谢紊乱

(1)高钾血症　血清钾高于5.5 mmol/L。严重高钾血症患者可有微循环障碍表现,最严重时可致心搏骤停。血钾超过7 mmol/L,会有心电图改变,早期T波高尖,P波波幅下降,既而出现QRS波增宽。

处理:①通过钙来改变自律细胞的兴奋性,一般给予10%葡萄糖酸钙10~20 mL静脉注射;②促使钾离子向细胞内转移,用10%葡萄糖注射液加入胰岛素静脉滴注;③呋塞米或者其他袢利尿剂静脉推注后能够最大程度发挥肾排钾作用。血清钾>6.5 mmol/L需要行血液透析治疗。

(2)低钾血症　血清钾低于3.5 mmol/L。早期表现为四肢肌无力,以后可发展至躯干和呼吸肌,出现呼吸困难或窒息,并可出现肠麻痹症状。对心脏的影响主要表现为传导阻滞和节律异常。典型的心电图改变为早期T波低平或倒置,随后出现ST段降低、QT间期延长和U波。

处理:严重低钾血症的患者($K^+$<2.0 mmol/L)应静脉高浓度补钾。初始补钾速度为10~20 mmol/h。补钾量(mmol)=0.3×体重(kg)×(血钾理想值-血钾实测值)。补钾量可按氯化钾1 g含$K^+$13.4 mmol折算。

3. 钙代谢紊乱

(1)高钙血症　血清钙超过2.58 mmol/L。可以是调节血-骨平衡引起的平衡性高血钙,也可以是由于骨的快速吸收所致的失平衡性高血钙。主要表现为头痛、背和四肢疼痛。

处理:主要是去除病因,增加尿钙排泄或透析以降低血钙;减少钙由骨向细胞外液转移。

(2)低钙血症　血清钙低于2.25 mmol/L。血清钙浓度降低时神经肌肉兴奋性增强,有口周和指(趾)尖麻木和针刺感、手足抽搐、腱反射亢进。血清钙低于2.0 mmol/L有诊断价值。

处理:静脉注射葡萄糖酸钙1~2 g,如仍不能控制,可肌内注射硫酸镁1~2 g,或加入5%葡萄糖注射液内静脉滴注。

4. 镁代谢紊乱

(1)高镁血症　血清镁高于1.25 mmol/L。主要表现为乏力、疲倦、腱反射消失和血压下降。血清镁浓度明显增高时可有类似高钾的心电图表现,晚期可出现呼吸抑制、昏迷与心搏骤停。

处理:立即终止镁的摄入,注意改善肾功能。静脉注射氯化钙改善临床症状,袢利尿剂可以促进镁的排出,严重高镁血症则需要血液透析。

(2)低镁血症　血清镁低于0.7 mmol/L。可有肌震颤、手足抽搐症状。

处理:严重低镁血症(镁低于0.4 mmol/L、发生手足抽搐或癫痫发作),必须静脉补充,对于肾功能正常的患者,给予25%硫酸镁5~10 mL加入5%葡萄糖注射液中静脉滴注(4~6 h以上)。

## 二、酸碱平衡监测

### (一)酸碱失衡分类

临床上把检查血液pH值作为观察酸碱平衡失调的指标,正常范围7.35~7.45。如果酸碱物质超量负荷或调节功能发生障碍,则形成不同形式的酸碱失调。

1. 单纯性酸碱平衡紊乱分类

(1)代谢性酸中毒　是临床酸碱失衡中最常见的类型。以原发性$HCO_3^-$降低(<22 mmol/L)和pH值降低(<7.35)为特征,主要原因是$H^+$产生过多、排出受阻,或者$HCO_3^-$丢失过多。血液pH值、

二氧化碳结合力($CO_2CP$)、SB、BB、BE 均降低,血清 $Cl^-$、$K^+$ 可升高。尿液检查呈酸性反应。pH 值在 7.0 ~ 7.2 时应根据情况补碱治疗[补充碱 5% $NaHCO_3$ 毫升数 = (BE−3)×0.5×体重(kg),首剂给 1/2 量,其余部分应根据血气分析结果再决定]。

(2)代谢性碱中毒 以体内 $HCO_3^-$ 升高(>26mmol/L)和 pH 值增高(>7.45)为特征,基本原因是失酸($H^+$)或得碱($HCO_3^-$)。血气分析示血液 pH 值和 SB 均增高,$CO_2CP$、BB、BE 亦升高,血清 $Cl^-$、$K^+$ 可降低[补酸量(mmol) = (测得 SB 或 $CO_2CP$−正常 SB 或 $CO_2CP$)×体重(kg)×0.2]。

(3)呼吸性酸中毒 是以原发的 $PaCO_2$ 增高及 pH 值降低为特征的高碳酸血症。主要由肺泡通气功能障碍所致。

(4)呼吸性碱中毒 是以原发的 $PaCO_2$ 降低(<35 mmHg)和 pH 值增高(>7.45)为特征的低碳酸血症。

2. 混合型酸碱平衡紊乱 是指同一患者有两种或两种以上的单纯型酸碱平衡紊乱同时存在。如果代谢性和呼吸性异常均为酸中毒或碱中毒,称为相加性混合型酸碱平衡紊乱;如果代谢性和呼吸性异常呈相反方向变化,称为相消性混合型酸碱平衡紊乱。因为同一患者不可能同时发生 $CO_2$ 潴留和排出过多,因此呼吸性酸中毒和呼吸性碱中毒不可能同时存在。诊断混合型酸碱平衡紊乱必须在充分了解原发病及病情变化的基础上,结合实验室检查,血气分析结果,从原发病入手,进行综合分析才能得出正确结论(表 11−11)。

表 11−11 混合型酸碱平衡紊乱类型

| 相加性 | 相消性 | 三重性 |
| --- | --- | --- |
| 呼酸+代酸 | 呼酸+代碱 | 呼酸+代酸+代碱 |
| 呼碱+代碱 | 呼碱+代酸 | 呼碱+代酸+代碱 |
| | 代酸+代碱 | |

注:呼酸,呼吸性酸中毒;呼碱,呼吸性碱中毒;代酸,代谢性酸中毒;代碱,代谢性碱中毒。

### (二)常用监测指标及临床意义

1. pH 值 正常值为 7.35 ~ 7.45。是反映体液 $H^+$ 活性的指标,即活性 $H^+$ 浓度的负对数。pH 值<7.35 为酸血症,pH 值>7.45 为碱血症。pH 值是一个酸碱平衡监测的综合性指标,既受代谢因素影响,也受呼吸因素影响。

2. 动脉血氧分压($PaO_2$) 正常值为 80 ~ 100 mmHg。用以判断有无低氧血症及其程度。

3. 混合静脉血氧分压($PvO_2$) 正常值为 (40±3) mmHg。反映全身组织氧供情况、心输出量、动脉血氧含量与机体氧耗量情况的综合指标。

4. 动脉血氧饱和度($SaO_2$) 正常值为 96% ~ 100%。

5. 混合静脉血氧饱和度($SvO_2$) 正常值为 0.65% ~ 0.75%。$SvO_2$>0.65% 为氧储备适当,0.5% ~ 0.6% 为氧储备有限,0.3% ~ 0.5% 为氧储备不足。反映组织的氧合程度,是组织利用氧的一个综合指标,需与动脉血气对比。

6. 动脉血二氧化碳分压($PaCO_2$) 正常值为 35 ~ 45 mmHg。$PaCO_2$ 降低表示肺泡通气过度,提示可能发生呼吸性碱中毒或代谢性酸中毒的呼吸代偿;$PaCO_2$ 增高表示肺泡通气不足,提示可能发生呼吸性酸中毒或代谢性碱中毒的呼吸代偿。

7. 混合静脉二氧化碳分压($PvCO_2$) 正常值为 40 ~ 50 mmHg。$PCO_2$ 代表溶解于血浆中的 $CO_2$

量,$PvCO_2$反映$CO_2$产生情况和肺泡通气效果。

8. **动静脉二氧化碳分压差($Pv-aCO_2$)** 是反映组织灌注的指标,正常值为<6 mmHg,>6 mmHg为灌注不良。

9. **碳酸氢根($HCO_3^-$)** 正常值为($25\pm2$)mmol/L。碳酸氢根浓度以标准碳酸氢盐(SB)和实际碳酸氢盐(AB)表示。SB 是血温在37 ℃,血红蛋白充分被氧饱和的条件下,经用$PCO_2$为 40 mmHg 的气体平衡后所测得的$HCO_3^-$浓度。SB 正常值为 22~27 mmol/L,是判断代谢性酸碱平衡失衡的定量指标。AB 正常值为 22~27 mmol/L,是血浆中$HCO_3^-$的真实浓度。正常情况下 AB=SB,AB>SB,表明有$CO_2$潴留,见于代偿后的代谢性碱中毒或呼吸性酸中毒。AB<SB,表明$CO_2$排出过多,见于代偿后的代谢性酸中毒或呼吸性碱中毒。

10. **剩余碱(BE)** 正常值为$\pm3$ mmol/L。是指标准状态下,即血温37 ℃、$PaCO_2$40 mmHg、$SaO_2$100%的情况下,将 1 000 mL 血浆或全血用酸或碱滴定至 pH 值7.40 时所需的酸或碱的量。正值表示代谢性碱中毒;负值表示代谢性酸中毒。

11. **血浆阴离子间隙($AG_P$)** 正常值为($12\pm2$)mmol/L。是血浆中未定阴离子(UA)与未定阳离子(UC)之差,即 $AG_P$=UA-UC。一般 $AG_P$增高常提示代谢性酸中毒。但临床上常会出现假性 $AG_P$增高,因此,该项指标在临床不常使用,主要用于对一些复杂酸碱失衡的诊断。

12. **乳酸(Lac)** 正常值($1.0\pm0.5$)mmol/L,>2 mmol/L 为异常。乳酸可用于评估机体组织灌注和氧代谢情况。Lac 水平高低与疾病严重程度存在良好的相互关系。血流动力学基本稳定的患者,组织缺氧是动脉血乳酸升高的主要原因。

### (三)酸碱失衡的判断分析

酸碱失衡的判断应根据病因、病程、治疗措施、电解质、血气分析、治疗措施结果及临床表现等进行动态的综合分析。在血液酸碱监测中,pH 值、$PaCO_2$、$HCO_3^-$浓度或 BE,被称为酸碱平衡的三要素,pH 值是判断血液酸碱度的指标,$PaCO_2$是判断呼吸性酸碱失衡的指标,$HCO_3^-$浓度或 BE 是判断代谢性酸碱失衡的指标。根据血气分析结果,运用六步法来判断酸碱平衡紊乱。

第一步:判断血气检测设备和标本的可靠性。根据血气中$PaCO_2$、$HCO_3^-$计算出 $H^+$浓度:$[H^+]=24\times(PaCO_2)/[HCO_3^-]$,根据(表 11-12)判断计算出的$[H^+]$与测得 pH 值是否匹配。

表 11-12 pH 值与$[H^+]$

| pH 值 | $[H^+]$/(mmol/L) | pH 值 | $[H^+]$/(mmol/L) |
|---|---|---|---|
| 7.00 | 100 | 7.35 | 45 |
| 7.05 | 89 | 7.40 | 40 |
| 7.10 | 79 | 7.45 | 35 |
| 7.15 | 71 | 7.50 | 32 |
| 7.20 | 63 | 7.55 | 28 |
| 7.25 | 56 | 7.60 | 25 |
| 7.30 | 50 | 7.65 | 22 |

第二步:明确是碱血症还是酸血症,即 pH 值<7.35 为酸血症,pH 值>7.45 为碱血症。通常就是原发异常。注意:即使 pH 值在正常范围,也可能存在酸中毒或碱中毒,需要核对$PaCO_2$、$HCO_3^-$、阴离子间隙。

第三步:判断是否存在呼吸或代谢紊乱,pH 值改变的方向与 $PaCO_2$ 改变方向的关系如何? 原发性呼吸障碍时,pH 值和 $PaCO_2$ 改变方向相反;原发性代谢障碍时,pH 值和 $PaCO_2$ 改变方向相同。

第四步:针对原发异常是否存在适当的代偿? 通常情况下,代偿反应不能使 pH 值恢复正常。如果不在代偿预计值范围,则可能有多重的酸碱紊乱(表 11-13)。

表 11-13 单纯酸碱紊乱的代偿公式

| 酸碱紊乱类型 | 代偿公式 | 代偿限值 |
|---|---|---|
| 代谢性酸中毒 | $PaCO_2 = (1.5 \times HCO_3^-) + 8 \pm 2$ | 10 mmHg |
| 代谢性碱中毒 | $PaCO_2 = (0.7 \times HCO_3^-) + 21 \pm 1.5$ | 55 mmHg |
| 急性呼吸性酸中毒 | $HCO_3^- = [(PaCO_2 - 40)/10] + 24$ | 30 mmol/L |
| 慢性呼吸性酸中毒 | $HCO_3^- = [(PaCO_2 - 40)/3] + 24$ | 45 mmol/L |
| 急性呼吸性碱中毒 | $HCO_3^- = [(40 - PaCO_2)/5] + 24$ | 18 mmol/L |
| 慢性呼吸性碱中毒 | $HCO_3^- = [(40 - PaCO_2)/2] + 24$ | 12 ~ 15 mmol/L |

注:当 $HCO_3^- > 40$ mmol/L 时,用公式 $PaCO_2 = (0.75 \times HCO_3^-) + 19 \pm 7.5$。

第五步:计算阴离子间隙(AG)。AG 是指未测定的阴离子和未测定的阳离子之间的差值,用来判断代谢性酸中毒:

$$AG = [Na^+] - [Cl^-] - [HCO_3^-] = 12 \pm 2 \text{ mEq/L} \qquad (式 11-3)$$

正常的阴离子间隙约为 12 mEq/L,对于低白蛋白血症患者,阴离子间隙正常值低于 12 mEq/L。低蛋白血症患者血浆白蛋白浓度每下降 1 gm/dL,阴离子间隙"正常值"下降约 2.5 mEq/L。

AG 升高不能用明显的原因(糖尿病酮症酸中毒、乳酸酸中毒、肾功能衰竭等)解释,应怀疑中毒。

第六步:估算 $HCO_3^-$ 值。

估算 $HCO_3^-$ 值 = $\triangle$AG + [$HCO_3^-$]测定值 = (AG 测定值 − AG 正常值) + [$HCO_3^-$]测定值。若估算 $HCO_3^-$ 值 > 26,提示存在原发代谢性碱中毒;若估算 $HCO_3^-$ 值 < 22,提示存在非高 AG 代谢性酸中毒。诊断和鉴别诊断酸碱平衡紊乱必须结合患者的具体临床状况。

## 思考题

1. 危重患者系统功能监测内容有哪些?
2. 简述危重患者系统功能监测意义。
3. 简述血气分析正常值及在危重患者中的临床应用。
4. 病例分析:

张女士,45 岁,述近日尿量减少,600 ~ 700 mL/d,尿液中有泡沫、臭味重,同时自觉头晕、乏力及双下肢时有麻木感。患者 4 d 前因"急性胃肠炎"于院外使用庆大霉素治疗,剂量 40 万 U,已连用 4 d。实验室检查:尿蛋白(+),Hb 100 g/L,血清 $K^+$ 6.5 mmol/L,BUN 33.2 mmol/L,血肌酐 674 μmol/L。

请思考:①您认为患者出现了什么问题? ②您的依据是什么? ③您认为该患者首要的护理问题是什么?

# 第十二章　危重症患者常见的并发症及其监测与预防

▨▨▨▨▨▨ 学习目标 ▨▨▨▨▨▨

1. 知识目标　①掌握:危重症患者常见并发症;掌握呼吸机相关性肺炎、导管相关性血流感染、导尿管相关性尿路感染、多重耐药菌感染、深静脉血栓、谵妄的定义。②熟悉:呼吸机相关性肺炎、导管相关性血流感染、导尿管相关性尿路感染、多重耐药菌感染、深静脉血栓、谵妄的危险因素及防治措施。③了解:呼吸机相关性肺炎、导管相关性血流感染、导尿管相关性尿路感染、多重耐药菌感染、深静脉血栓、谵妄的诊断标准。

2. 能力目标　学生能运用所学知识对危重症患者并发症进行预防和护理。

3. 素质目标　能够主动发现患者病情变化,预见性为患者提供护理方案,并能够评估护理效果。

## 病例思考

患儿,男,9岁6个月,因"脑性瘫痪、心肺复苏术后"收治入重症监护病房,因治疗需要为患儿置入经股静脉三腔中心静脉导管,置入后第10天患儿出现畏寒、发热,体温39.9 ℃,血常规检查显示白细胞$20.1×10^9$/L,超敏C反应蛋白54.67 mg/L。当天经导管和外周静脉血培养送检,导管血培养阳性报告时间6 h,标本结果显示人葡萄球菌感染,药物敏感试验显示甲氧西林耐药,万古霉素敏感。痰标本、尿标本结果均显示阴性。

请思考:①您认为该患儿发生了什么状况? ②如何对患儿进行病情评估? ③您认为对该患儿如何进行护理?

## 第一节　危重症患者常见的并发症

危重症患者常见并发症包括多种相关性感染、血栓形成、谵妄等,这些并发症的出现与患者病情变化、治疗及护理方式改变等多种因素密切相关。准确识别并积极采取预防措施减少并发症对于改善ICU患者的转归、减少住院时间与费用等方面至关重要。

### (一)呼吸机相关性肺炎

相关报道指出早发的呼吸机相关性肺炎(ventilator-associated pneumonia,VAP)(机械通气≤

4 d)主要由对大部分抗菌药物敏感的病原菌,如甲氧西林敏感的金黄色葡萄球菌、肺炎链球菌引起;晚发的 VAP(机械通气≥5 d)多由多重耐药菌或泛耐药菌,如铜绿假单胞菌、鲍曼不动杆菌、耐甲氧西林金黄色葡萄球菌等引起。

### (二)导管相关性血流感染

导管相关性血流感染(catheter related bloodstream infection,CRBSI)的病原微生物主要源自定植于导管内的细菌或经导管输入被污染的液体。主要病原菌为皮肤细菌,革兰氏阳性球菌为主,以凝固酶阴性葡萄球菌、金黄色葡萄球菌、念珠菌及肠杆菌科细菌最常见。

感染途径如下。①导管外途径感染:导管穿刺部位局部的病原微生物经导管与皮肤间隙入侵,并定植于导管尖端,是 CRBSI 最常见的感染途径。②导管内途径感染:主要见于导管连接处污染的病原微生物经导管腔内移行至导管尖端,并在局部定植。

### (三)导尿管相关性尿路感染

导尿管相关性尿路感染(catheter-associated urinary tract infection,CA-UTI)大部分由革兰氏阴性杆菌引起,以大肠埃希菌最常见。

感染途径主要为逆行感染,细菌侵入主要通过以下两条途径。①无菌操作不严格,可将细菌带入。②细菌可经导尿管与尿道黏膜间的空隙逆行进入膀胱,是 CA-UTI 中最常见的感染方式。

### (四)多重耐药菌感染

多重耐药菌(multi-drugresistance bracteria,MDRO)指对通常敏感常用的 3 类或 3 类以上抗菌药物同时呈现耐药菌的细菌,多重耐药也包括泛耐药(extensive drug resistance,XDR)和全耐药(pan-drug resistance,PDR)。

最常见的多重耐药菌包括耐甲氧西林金黄色葡萄球菌(MRSA)、耐万古霉素肠球菌(VRE)。此外,还有产超广谱 β-内酰胺酶(ESBLs)细菌、耐碳青霉烯类肠杆菌科细菌或耐碳青霉烯酶(KPC)的肠杆菌科细菌、耐碳青霉烯类鲍曼不动杆菌(CR-AB)、多重耐药/泛耐药铜绿假单胞菌(MDR/PDR-PA)及多重耐药结核分枝杆菌等。

### (五)深静脉血栓

深静脉血栓(deep venous thrombosis,DVT)是指血液在深静脉系统内不正常凝结,通常起源于静脉瓣膜尖端部位,可发生在任何深静脉,最常见于下肢。国内研究显示,入住 ICU 的患者 DVT 的发生率为 11.9%。来自静脉系统的血栓脱落可导致肺血栓栓塞症(pulmonary thromboembolism,PTE)。

### (六)危重症患者的谵妄

谵妄(delirium)是急性或亚急性起病的注意障碍(即指向、聚焦、维持和转移注意能力的减弱)和意识障碍(即对环境的定向力减弱),在 1 d 内症状常出现波动,并伴其他认知障碍(如记忆、语言、视空间功能或感知觉障碍等),可影响睡眠觉醒周期,其病因常为非精神行为障碍类疾病、物质或某种药物中毒或戒断。其中老年患者、重症患者、术后患者谵妄发生率较高。

谵妄是 ICU 中常见的一种急性临床综合征,可导致患者病死率增加,机械通气时间和住院时间延长,引起长期的认知功能障碍。早发现、早诊断、早治疗可有效缩短谵妄持续时间,减少谵妄的不良影响。

## 第二节　危重症患者常见并发症的监测与预防

### 一、呼吸机相关性肺炎

呼吸机相关性肺炎是指气管插管或气管切开患者接受机械通气 48 h 后发生的肺炎。呼吸机撤机、拔管 48 h 内出现的肺炎也属于 VAP。VAP 是 ICU 机械通气患者常见并发症，可严重影响重症患者的预后。

#### （一）呼吸机相关性肺炎的发病机制

1. 病原菌侵入　气管插管使得原来相对无菌的下呼吸道直接暴露于外界，同时增加口腔清洁的困难，口咽部定植菌大量繁殖，含有大量定植菌的口腔分泌物在各种因素（气囊放气或压力不足、体位变动等）作用下通过气囊与气管壁之间的缝隙进入下呼吸道。

2. 气道保护功能降低　人工气道的存在使得患者无法进行有效咳嗽，干扰了纤毛的清除功能，降低了气道保护能力，使得 VAP 发生风险明显增高。

3. 其他　气管插管内外表面容易形成生物被膜，各种原因（如吸痰等）导致形成的生物被膜迁移进入气道，导致 VAP。

#### （三）呼吸机相关性肺炎患者的评估

1. 健康史　除评估患者的年龄、性别、临床诊断、病程等一般情况外，应重点评估患者使用呼吸机的起始时间、连接呼吸机的方式、用药史、医源性操作史、患者免疫功能状态等。

2. 临床表现　VAP 的临床表现缺乏特异性，可有肺内感染常见症状与体征，包括发热、呼吸道闻及痰鸣音等。

3. 辅助检查

（1）胸部 X 射线影像　新发生或进展性的浸润阴影是 VAP 常见的胸部影像学特点。

（2）微生物学检查

1）标本的留取：VAP 的表现缺乏特异性，早期病原学检查对 VAP 的诊断和治疗具有重要意义。疑为 VAP 患者经验性使用抗菌药物前应留取标本行病原学检查。经支气管镜保护性毛刷（protected specimen brush，PSB）和经支气管镜支气管肺泡灌洗（bronchoalveolar lavage，BAL）虽然是侵入性方法，但较经气管导管内吸引（endotracheal aspiration，ETA）获取分泌物样本诊断 VAP 的准确性更高。

2）气道分泌物涂片：一种快速检测方法，可在接诊的第一时间初步区分革兰氏阳性菌、革兰氏阴性菌和真菌，利于 VAP 的早期诊断与指导初始抗菌药物的选择。

（3）气道分泌物定量培养　培养周期一般需要 48～72 h，不利于 VAP 的早期诊断与指导初始抗菌药物的选择，但有助于感染和定植的鉴别分析。下呼吸道分泌物定量培养结果用于鉴别病原菌是否为致病菌。

（4）其他　活检肺组织培养是肺炎诊断的金标准。因其是有创检查，临床取材困难，故早期不常进行。

**4.呼吸机相关性肺炎的诊断**

(1)临床诊断　同时满足下列至少 2 项可考虑诊断 VAP：①体温>38 ℃，或<36 ℃；②外周血白细胞计数>$10×10^9$/L 或<$4×10^9$/L；③气管支气管内出现脓性分泌物。

(2)临床肺部感染评分　临床肺部感染评分(clinical pulmonary infection score，CPIS)可对 VAP 的诊断进行量化。该评分系统用于诊断肺炎并评估感染的严重程度，由 6 项内容组成。①体温；②外周血白细胞计数；③气管分泌物情况；④氧合指数($PaO_2/FiO_2$)；⑤胸部 X 射线片示肺部浸润进展；⑥气管吸出微生物培养。简化的 CPIS 去除了对痰培养结果的要求，总分为 10 分，得分≥5 分提示存在 VAP，更利于早期评估患者肺部感染程度。

### (四)呼吸机相关性肺炎的预防与护理

**1.与器械相关的预防措施**

(1)呼吸机清洁与消毒　指对呼吸机整个气路系统及机器表面的消毒，应遵照卫生行政管理部门规定和呼吸机说明书规范进行，一次性部件使用后应按照规定丢弃并保证环境安全。

(2)呼吸回路的更换　呼吸回路污染是导致 VAP 的外源性因素之一，当管路破损或污染时需及时更换。

(3)湿化器选择　机械通气患者可采用恒温湿化器或含加热导丝的加温湿化器。

(4)吸痰装置及更换频率　密闭式吸痰装置和开放式吸痰装置在机械通气患者的 VAP 发病率、病死率方面均无明显差异。开放式吸痰装置应每日更换，使用密闭式吸痰装置时除非破损或污染，无须每日更换。

**2.与操作相关的预防措施**

(1)声门下分泌物引流　上呼吸道分泌物可聚集于气管导管球囊上方，造成局部细菌繁殖，分泌物可顺气道进入肺部，导致肺部感染。声门下分泌物吸引可明显降低 VAP 的发病率。

(2)改变患者体位　机械通气患者取半坐卧位，半坐卧位在 VAP 的预防方面有着非常重要的作用，尤其利于行肠内营养的患者，可减少胃内容物反流导致的误吸。但长时间保持相对静止的半坐卧位可引起气道黏膜纤毛运输能力下降，肺不张及肺静脉血流改变等并发症，因此，可为机械通气患者行人工翻身或动力床治疗(kinetic bed therapy)，以改变患者体位，减少相关并发症。

(3)肠内营养　机械通气患者常存在胃肠道革兰氏阴性杆菌肺部定植，可根据患者的情况调节鼻饲速度与量，同时行胃潴留量监测，避免胃胀气，减少误吸。经鼻肠管营养与经鼻胃管营养相比，前者可降低 VAP 发生率。因此，机械通气患者更宜选择经鼻肠管进行营养支持。

(4)气管内导管套囊的压力管理　套囊是气管内导管的重要装置，可防止气道漏气、口咽部分泌物流入气道及胃内容物的反流误吸。套囊应保持一定的压力，以确保其功效并减轻气管损伤。每 4～6 h 监测气管内导管的套囊压力，控制压力在 25～30 $cmH_2O$，可有效降低 VAP 发生率。

(5)控制外源性感染　引起 VAP 的病原体常可通过医护人员及环境感染患者。严格手卫生、对医护人员进行知识宣教、加强环境卫生及保护性隔离均可在一定程度上切断外源性感染途径，降低 VAP 发生率。

(6)口腔护理　给予机械通气患者恰当且严格有效的口腔护理可起到保护作用，减少细菌定植引发的 VAP。口腔护理液可以选择 0.9%氯化钠注射液、氯己定漱口液等，配合使用牙刷清洁患者牙齿和舌面可降低 VAP 发生率。

(7)VAP 的集束化预防方案　机械通气患者集束化方案(ventilator care bundles，VCB)最早由美国健康促进研究所提出，主要包括：①每日评估有创机械通气及气管插管的必要性，尽早脱机或拔管；②对机械通气患者尽可能避免不必要的深度镇静，确需镇静者应定期唤醒并行自主呼吸训练，每天评估镇静药使用的必要性,尽早停用;③给予机械通气时间超过48或72 h的患者使用带有声门下分泌物吸引的气管导管;气管导管气囊的充盈压应保持不低于25 cmH_2O;④无禁忌证患者应抬高床头30°~45°,并协助患者翻身拍背及震动排痰;⑤加强口腔护理,应使用有消毒作用的口腔含漱液如:氯已定漱口液。每6~8 h一次;⑥加强呼吸机内外管道的清洁消毒。机械通气患者无须定期更换呼吸管路,当管路破损或污染时应及时更换;⑦在进行与气道相关的操作时应严格遵守无菌技术操作规程;⑧鼓励并协助机械通气患者早期活动,尽早开展康复训练。

## 二、导管相关性血流感染

导管相关性血流感染(catheter related blood stream infection,CRBSI)是指留置血管导管期间及拔除血管导管后48 h内发生的原发性且与其他部位感染无关的感染,包括血管导管相关局部感染和血流感染。患者局部感染时出现红、肿、热、痛、渗出等炎症表现,血流感染除局部表现外还会出现发热(>38 ℃)、寒战或低血压等全身感染表现。血流感染实验室微生物学检查结果:外周静脉血培养细菌或真菌阳性,或者从导管尖端和外周血培养出相同种类、相同药敏结果的致病菌。感染的病原微生物主要源自定植于导管内的细菌,或经导管输入的被污染的液体。

### (一)感染途径

1.危险因素　①危重症患者长期住院,需要长时间留置导管。②穿刺部位的高菌落数,如使用的敷料不当,局部有血迹残留等,都可以导致局部的高菌落数。③留置的部位为股静脉时,比颈静脉容易发生感染。颈静脉又比锁骨下静脉更容易发生感染。④置管时的无菌屏障不足,穿刺包消毒不彻底或使用了过期的穿刺包、局部及导管残留血迹都是容易导致感染的原因。⑤穿刺技术水平差,导致的创伤越大,感染发生率就越高。

2.感染途径

(1)导管外途径　见于导管穿刺部位局部的病原微生物侵入皮下,经导管与皮肤间缝隙入侵,并定植于导管尖端,这是短期置管最常见的感染路径。

(2)导管内途径　主要见于病原微生物污染导管连接处后,经导管腔内移行至导管尖端,并在局部形成定植。

(3)医源性途径　通过医务人员的手接触传播,导致导管或导管接口直接被污染;由于输入污染的液体导致CRBSI。

### (二)临床表现

CRBSI症状常不典型,缺少特异性。不同程度的发热及脓毒症为最常见的表现形式。此外,少数患者可出现静脉炎、心内膜炎或迁徙性脓肿。

### (三)诊断

1.临床诊断　符合下述三条之一即可诊断CRBSI。

(1)静脉穿刺部位有脓液排出,或有弥散性红斑(蜂窝组织炎的表现)。

(2)沿导管的皮下走行部位出现非理化因素所致弥散性红斑,有疼痛感。

(3)经血管介入性操作,发热>38 ℃,局部有压痛,无其他原因可解释。

2.病原学诊断

(1)病原微生物　导管尖端培养和(或)血液培养分离出有意义的病原微生物,可以诊断。

(2)拔除导管后的诊断　取导管尖端5 cm,在血平板表面往返滚动一次,细菌菌落数≥15 cfu/平板即为阳性。如果定植菌与血培养菌为同一菌株即可诊断CRBSI。

(3)保留导管时诊断　常可用以下方法协助诊断。①阳性时间差法:使用抗生素前同一时间分别经导管与经皮肤抽血,进行病原菌培养。如果经导管与经皮肤采出的血标本病原菌培养均为阳性,且经导管采出的血标本呈现阳性的时间较经皮肤采出的血标本早 2 h 以上,可诊断 CRBSI。②定量法:使用抗生素前同一时间分别经导管与经皮肤抽血,进行病原菌定量培养,如果经导管采出的血标本细菌菌落计数是经皮肤采出的血标本细菌菌落计数 3 倍以上,可诊断 CRBSI。如果两种方式取血,培养出同种细菌且细菌菌落数 ≥100 cfu/mL,也提示发生 CRBSI。

### (四)感染的控制

1. 导管的保留　危重症患者置入导管进行治疗,是最常见的治疗方式。导管常是不可代替的,常需依据病情在严密监测下保留导管:①患者仅有发热症状,需要保留导管。②不能证实患者有持续的血液感染。③使用隧道型导管置入血管内。④静脉通道依赖型导管,如果定植菌种类明确,非金黄色葡萄球菌、铜绿假单胞菌、真菌,且联合应用抗生素病情平稳或好转时,可以保留导管。

2. 导管的拔除　导管一旦置入,不应盲目拔除。如果出现下列情况,应及时拔除导管:①穿刺部位局部皮肤有明显的感染现象。②能够证实导管接口处病原菌定植。③病情严重,有不可解释的脓毒症表现。④患者有瓣膜类心脏病或粒细胞缺乏时,如导管远端培养出金黄色葡萄球菌或白色念珠球菌时。

3. 抗生素的选择　对于危重症患者,应根据实验室病原菌培养及药物敏感试验结果选用抗生素。在病原菌培养结果出来前,也可根据对 CRBSI 致病菌的预测,经验性地使用抗生素,待病原菌培养结果出来后进行调整。

### (五)预防

1. 置管前护理

(1)导管的选择　静脉导管分为外周浅静脉导管和中心静脉导管。不同导管留置的时间不同,应根据患者输注的药物、病情、疗程选择不同的静脉导管。选择能够满足病情和诊疗需要的管腔最少,管径最小的导管。可选择抗菌材料导管,此种导管表面附有抗菌药物或导管材料中加入了抗菌药物,但要注意药物的有效期。需要长时间放置导管的患者,最好选择隧道型导管或 PICC 导管。

(2)选择合适的留置部位　中心静脉置管成人建议首选锁骨下静脉,其次选颈内静脉,不建议选择股静脉;连续肾脏替代治疗时建议首选颈内静脉。

(3)其他　置管使用的医疗器械、器具、各种辅料等医疗用品应当符合医疗器械管理相关规定的要求,必须无菌。

2. 置管中护理

(1)严格执行无菌技术操作　置入中心静脉导管、PICC、中线导管、置入全植入式血管通路(输液港)时应当遵守最大限度地无菌屏障要求。置管部位应当铺能够覆盖患者全身的大无菌单;置管人员应当戴帽子、口罩、无菌手套,穿无菌手术衣。置管过程中严格的消毒和无菌操作是减少穿刺部位病原菌经导管皮肤间隙入侵的最有效手段。

(2)手卫生　严格按照《医务人员手卫生规范》,认真洗手并戴无菌手套后,尽量避免接触穿刺点皮肤。置管过程中手套污染或破损应当立即更换。

(3)穿刺部位皮肤消毒　采用卫生行政部门批准的皮肤消毒剂消毒穿刺部位皮肤,建议采用含复方氯己定浓度>0.5%的消毒液进行皮肤局部消毒。自穿刺点由内向外以同心圆方式消毒,消毒范围应当符合置管要求。消毒后皮肤穿刺点应当避免再次接触。皮肤消毒待干后,再进行置管操作。

(4)其他　患疖肿、湿疹等皮肤病或患感冒、流感等呼吸道疾病,以及携带或感染多重耐药菌的医务人员,在未治愈前不应当进行置管操作。

3. 置管后护理

(1)导管穿刺部位保护 使用无菌透明、透气性好的贴膜或无菌敷料覆盖导管穿刺点,可有效地预防感染的发生。使用透明贴膜便于观察穿刺点局部的情况。对于高热、出汗,穿刺点出血、渗出的患者,应当使用无菌纱布覆盖。定期更换置管穿刺点覆盖的敷料。对于长期使用无皮下隧道静脉导管的患者及免疫力低下的患者,应定期使用碘伏消毒穿刺部位或使用碘伏纱布进行保护,以减少金黄色葡萄球菌感染的概率。

(2)导管连接部位保护 反复进行导管连接部位的操作会增加感染的机会,密闭的导管连接系统能有效地减少导管腔内病原菌的定植。可选用含有抗菌物质的保护帽,减少感染的发生。同时,保持导管连接端口的清洁。连接导管和注射药物前,应用75%酒精或含碘消毒剂进行消毒,待干后方可注射药物。

(3)紧急状态下置管后处理 紧急状态下的置管,若不能保证有效的无菌原则,应当在48 h内尽快拔除导管,更换穿刺部位后重新进行置管,并作相应处理。

(5)疑似患者发生 CRBSI 时处理 怀疑患者发生 CRBSI 时或者患者出现静脉炎、导管故障时,应当及时拔除导管。必要时应当进行导管尖端的微生物培养。

## 三、导尿管相关性尿路感染

导尿管相关性尿路感染(catheter-associated urinary tract infection,CA-UTI)主要是指患者留置导尿管后或拔除导尿管48 h 内发生的泌尿系统感染,包括显性尿路感染(有尿路感染的症状体征,尿培养阳性,细菌数$\geq 10^5$ cfu/mL)和阴性菌尿症(无尿路感染的症状体征,尿培养阳性,细菌数$\geq 10^5$ cfu/mL)。其发生率仅次于肺部感染,是医院感染中最常见的感染类型。尿导管相关性尿路感染致病菌绝大多数为革兰氏阴性杆菌,其中以大肠埃希菌最常见。

### (一)感染途径

1. 危险因素 包括患者方面和导尿管置入与维护方面。

(1)患者本身相关因素 免疫力低下、糖尿病、肾和输尿管结石、膀胱结石、前列腺增生等,以及长期卧床、年老体弱、女性,都是 CA-UTI 的易感因素。

(2)与导尿操作相关因素 导尿术常可导致尿道黏膜损伤,破坏了尿道黏膜屏障作用。导尿管是人体的异物,刺激尿道及膀胱黏膜,削弱了尿道和膀胱对细菌的防御作用。操作时无菌观念不强、操作不当是引起 CA-UTI 的重要原因。

(3)与尿管及尿袋相关因素 导尿管在插入过程中损伤尿道黏膜。尿管材料的影响,橡胶管对黏膜的刺激较大,乳胶管易结壳,形成尿结石,磷酸钙沉积而致引流不畅,使残尿增加,而致尿路感染。开放留置尿管 5 d 以上者,菌尿感染率为100%,采用尿袋密闭式引流系统且患者不用抗生素,10 d 以上菌尿感染率为100%。

(4)留置导尿管时间 留置时间与尿路感染的发生呈正相关,随留置时间的延长,CA-UTI 的发生平均每天以3% ~8%速率增长。

(5)与尿管留置后护理相关的因素 尿道口的清洁护理不恰当,容易引起细菌定植;行膀胱冲洗可将密闭性破坏,尿液反流可增加感染机会。

2. 感染途径

(1)腔外途径感染 CA-UTI 的发生主要是细菌在尿道口的污染和定植,只要导管存在,细菌很

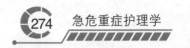
难排除。细菌可经导尿管与尿道黏膜间的空隙逆行进入膀胱,也是 CA-UTI 最常见的感染方式。

(2)腔内途径感染 导尿管下端引流衔接处脱落后污染导管内腔;导尿管与引流袋连接处细菌上行进入膀胱;集尿袋放尿口污染,细菌上行进入膀胱;膀胱冲洗引起外源性感染,促进耐药菌群的生成。

### (二)临床表现

绝大多数患者没有明显临床症状,少数人表现出膀胱刺激症状,即尿频、尿急、尿痛,膀胱区可有不适,尿道口周围可出现红肿或有少量炎性分泌物。个别患者还可出现腰痛、低热,一般无明显的全身感染症状。尿液检查时有白细胞,甚至血尿、脓尿。

### (三)诊断

根据美国感染病学会国际临床实践指南制定的《成人导管相关尿路感染的诊断、预防和治疗》指出 CA-UTI 诊断标准为:留置导管、耻骨上方导尿管或间歇导尿管的患者出现尿路感染相应的症状、体征,且无其他原因可以解释,同时导尿管留取标本或拔除导尿管、耻骨上方导尿管或安全套导尿管后 48 h 内留取的清洁中段尿标本细菌培养菌落计数 $\geqslant 10^3$ cfu/mL。

1. 有症状的尿路感染 患者出现尿频、尿急、尿痛等尿路刺激症状,或者有下腹触痛、肾区叩痛,伴有或不伴有发热,并且尿检白细胞:男性 $\geqslant 5$ 个/高倍视野,女性 $\geqslant 10$ 个/高倍视野。同时符合以下条件之一:①清洁中段尿或者导尿留取尿液培养革兰氏阳性球菌菌落数 $>10^4$ cfu/mL,革兰氏阴性球菌菌落数 $>10^5$ cfu/mL。②耻骨上膀胱穿刺留取的尿液标本,获得任何数量的菌落计数。③新鲜尿标本经离心后应用对比显微镜检查,第 30 个视野中有 $>15$ 个视野中见到细菌。④经手术、病理学或者影像学检查,有尿路感染证据。⑤携带导尿管者应当结合尿培养。

2. 无症状菌尿症 患者无尿路感染相应的症状、体征,但 1 周内有膀胱镜检查或者导尿管置入,尿液培养革兰氏阳性球菌菌落数 $>10^4$ cfu/mL,革兰氏阴性球菌菌落数 $>10^5$ cfu/mL,应该诊断为无症状菌尿症。

### (四)感染的控制

多数 CA-UTI 患者无尿路感染相应的症状、体征,不需要特殊的抗生素治疗,导尿管拔除后常可恢复。随着各种抗菌药物在 CA-UTI 治疗中使用,尿路感染的治愈率大幅度上升,但是抗菌药物的滥用,使这些患者成为医院感染中最大的耐药菌来源。而一部分患者由于持续出现 CA-UTI,发展成前列腺炎、膀胱炎、肾盂肾炎,甚至感染进一步扩散而引发菌血症等。因此,对于有症状的 CA-UTI 应积极采取抗感染治疗,避免感染的扩散。

### (五)预防

1. 置管前护理

(1)严格掌握留置导尿的适应证 留置导尿管必须有明确指征。留置导尿管不应用于尿失禁的处理,除非处理尿失禁的其他措施无效,并且患者要求留置导尿管。临床使用便携式膀胱扫描仪器以决定术后患者是否需要留置导尿管。

(2)选择适宜的导尿管 应根据患者的年龄、性别、尿道、排出尿液外观等情况,选用粗细合适的硅胶尿管。若患者尿液混浊或有沉淀及凝块时,应选择口径大的导尿管;若尿液澄清,则选择口径较细的导尿管。导尿管太粗或套管容积过大可增加对膀胱的刺激,使之痉挛,易发生尿液沿尿管外壁外溢而漏尿。

(3)其他 ①对留置导尿的患者,应选用封闭式导尿系统。②告知患者留置导尿管的目的,配合要点和置管后的注意事项。

2. 置管时护理

(1)七步洗手法　医务人员要严格按照《医务人员手卫生规范》认真执行七步洗手后戴无菌手套实施导尿术。

(2)严格执行无菌操作技术　在执行留置导尿时,严格遵守无菌技术操作规程,保持导尿管无菌,不慎污染必须更换,切忌将拔出的导管重新插入。

(3)充分消毒尿道口　防止污染要使用合适的消毒剂棉球消毒尿道口及其周围皮肤黏膜,棉球不能重复使用。男性先洗净包皮及冠状沟,然后自尿道口、龟头向外旋转擦拭消毒;女性则按照由上侧大小阴唇,最后会阴、肛门。

(4)轻插导尿管　在执行操作时,插管应轻柔,避免损伤尿道黏膜。指导患者放松,协调配合,避免污染,如尿管被污染应当重新更换尿管。

3. 置管后护理

(1)妥善固定尿管　避免打折、弯曲,保证集尿袋高度低于膀胱水平,但避免接触地面,防止逆行感染。活动或搬运时夹闭引流管,防止尿液逆流。在病情允许情况下鼓励患者多饮水,从而增加尿量,达到稀释尿液、冲洗膀胱、利于引流的目的。

(2)保持尿液引流装置密闭、通畅和完整　尽量避免轻易分离尿管与集尿袋的接头及频繁采取尿标本等动作。

(3)应当使用个人专用的收集容器　及时清空集尿袋中尿液,清空集尿袋中尿液时,要遵循无菌操作原则,避免集尿袋的出口触碰到收集容器。

(4)保持会阴部清洁、干燥　每天除常规清洁会阴外,应用 0.5% 碘伏擦洗消毒会阴及尿道口,周围皮肤及尿道外口部尿道近段 4~5 cm。

(5)定期更换　长期留置导尿管患者,应定期更换,但更换导尿管宜持续夹闭,定时开放。若导尿管阻塞或不慎脱出时,以及留置导尿装置的无菌和密闭性被破坏时,应当立即更换导尿管。

4. 停止使用导尿管　①一旦患者不需留置导尿管应尽早拔除,以降低 CA-UTI 的风险。②医疗机构应考虑使用护理或电子提醒系统,以减少不合理的导尿管留置,降低 CA-UTI 的发生。

## 四、多重耐药菌感染

多重耐药菌(multidrug-resistant organism,MDRO)主要是指对临床使用的三类或三类以上抗菌药物同时呈现耐药的细菌。泛耐药是指对本身敏感的所有药物耐药。MDRO 防控是 ICU 感染防控工作最大的挑战之一。

### (一)耐药机制

多重耐药菌的耐药机制十分复杂,不同细菌的耐药机制也不一样。

(1)耐甲氧西林金黄色葡萄球菌(MRSA)耐药机制

1)*mecA* 基因:是 MRSA 特有的耐药基因,在耐药性中起决定性作用。

2)*vanA* 基因:在金黄色葡萄球菌对万古霉素的耐药性中起重要作用,它可以通过质粒自由转移。

3)辅助基因:是近年来在金黄色葡萄球菌染色体上发现的一组可以帮助 MRSA 表达高水平耐药性的正常基因点。

4)主动外排系统:细菌外排系统是细菌耐药的重要机制之一。当长时间受环境中底物诱导时,系统的基因被激活,表达增加,外排药物的功能大大增强,从而表现出耐药性。

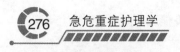 

（2）肠球菌的耐药机制

1）对β-内酰胺酶类抗生素的耐药机制：主要是低亲和力的青霉素结合蛋白过度产生，能够替代其他青霉素结合蛋白使细胞壁合成不受影响，从而使细菌成为耐药菌株。

2）对氨基糖苷类抗生素的耐药机制：主要是产生氨基糖苷修饰酶作用于相应的氨基糖苷药物使之失去活性，从而消除了氨基糖苷和作用于细胞壁的抗生素的协同作用。

3）对万古霉素的耐药机制：耐万古霉素的肠球菌细胞壁肽糖的前体末端由 D-丙氨酰-D-丙氨酸改变为 D-丙氨酰-D-乳酸盐，致万古霉素不能与之结合，不能抑制其细胞壁的合成，从而形成耐药。

4）对氟喹酮类抗菌药的耐药机制：主要涉及两个方面，即药物靶位-拓扑异构酶的改变和药物的主动外排。

### （二）多重耐药菌感染患者的评估

1. 健康史　主要评估患者的年龄、疾病诊断、发病过程、用药史，尤其是抗生素的应用情况等。

2. 临床表现　多重耐药菌引起的感染呈现复杂性与难治性的特点，主要感染类型包括泌尿道感染、外科手术部位感染、医院获得性肺炎、导管相关血流感染及复杂的皮肤感染等，应根据患者的临床感染类型进行临床症状与体征评估。

3. 辅助检查

（1）纸片扩散法　将浸有抗菌药物的纸片贴在涂有细菌的琼脂平板上，抗菌药物在板上由纸片中心向四周扩散，其浓度呈梯度递减，纸片周围一定直径范围内的细菌生长受到抑制，在细菌药物敏感性测定中采用纸片扩散法可以判断药物对细菌生长的抑制情况。

（2）稀释法　也称最低抑菌浓度测定法，是以一定浓度的抗菌药物与含有被试菌株的培养基进行一系列不同浓度的稀释，经培养后观察最低抑菌浓度。

（3）耐药基因检测　采用基因特异引物进行 PCR 扩增及产物测序，确定菌株是否携带某种基因。

4. 多重耐药菌感染的预防与护理

（1）强化预防与控制措施

1）加强医务人员手卫生：配备充足的洗手设施和速干手消毒剂，提高医务人员手卫生的依从性。医务人员在直接接触患者前后、进行无菌技术操作和侵入性操作前、接触患者使用物品、周围环境或处理其分泌物、排泄物后，必须洗手或使用速干手消毒剂进行手消毒。

2）严格实施隔离措施：对确定或高度疑似多重耐药菌感染患者或定植患者，应当实施接触隔离措施，预防多重耐药菌传播。尽量选择单间隔离，也可以将同类多重耐药菌感染患者或定植患者安置在同一房间。不宜将多重耐药菌感染或者定植患者与留置各种管道、有开放伤口或者免疫功能低下的患者安置在同一房间。没有条件实施单间隔离时，应当进行床旁隔离。与患者直接接触的相关医疗器械、器具及物品专人专用，并及时消毒处理。不能专人专用的医疗器械、器具及物品要在每次使用后擦拭消毒。实施诊疗护理操作时，应当将高度疑似或确诊多重耐药菌感染患者或定植患者安排在最后进行。

3）遵守无菌技术操作规程：医务人员应当严格遵守无菌技术操作规程，尤其是在实施各种侵入性操作时应避免污染，有效预防多重耐药菌感染。

4）加强清洁和消毒工作：做好 ICU 病房物体表面的清洁、消毒。对医务人员和患者频繁接触的物体表面采用适宜消毒剂进行擦拭、消毒。出现多重耐药菌感染暴发或疑似暴发时，应当增加清洁、消毒频次。在多重耐药菌感染患者或定植患者诊疗过程中产生的医疗废弃物应当按有关规定进行处置和管理。

（2）合理使用抗菌药物　严格执行抗菌药物临床使用的基本原则，切实落实抗菌药物的分级管理，正确、合理地实施给药方案。应根据临床微生物检测结果合理选择抗菌药物，严格执行围手术期抗菌药物预防性使用的相关规定，避免因抗菌药物使用不当导致细菌耐药的发生。

（3）减少或缩短侵入性装置的应用　尽可能减少不必要的侵入性操作项目，减少侵入性导管的置入时间，避免使用多腔导管，以减少多重耐药菌的定植。

（4）加强多重耐药菌监测　及时采集有关标本送检，以早期发现多重耐药菌感染患者和定植患者。

## 五、深静脉血栓

深静脉血栓（deep venous thrombosis，DVT）是指血液在深静脉系统内不正常凝结，通常起源于静脉瓣膜尖端部位，可发生在任何深静脉，最常见于下肢。国内研究显示，入住 ICU 的患者 DVT 的患病率为 11.9%。来自静脉系统的血栓脱落可导致肺血栓栓塞症（pulmonary thromboembolism，PTE）。

### （一）危重症患者深静脉血栓的危险因素与形成机制

1. 危险因素　深静脉血栓的危险因素包含以下几种。

（1）连续卧床时间>72 h，尤其是老年患者深静脉血栓的风险增加。

（2）外科术后 7 d 心脏病伴有慢性心力衰竭的患者有较高的深静脉血栓发生率。

（3）恶性肿瘤的患者有发生血栓的高度危险性。

（4）凝血因子Ⅶ活性增加的患者其血栓形成的风险性增加。

（5）免疫系统异常，如红斑狼疮、类风湿关节炎、淋巴浸润性疾病、艾滋病和各种急性感染性疾病可存在抗心磷脂抗体（ACA）与抗凝物质（LAC），导致获得性高凝状态。

（6）其他疾病因素：包括动脉粥样硬化、糖尿病、妊娠、肾病、肥胖、长期适用避孕药等。

2. 血栓形成机制　血栓形成是指在一定条件下，血液有形成分在血管内（多数为小血管）形成栓子造成血管部分或完全堵塞、相应部位血供或血液回流障碍的病理过程。其中以静脉血栓最为常见。血栓形成的发病机制十分复杂，迄今尚未完全阐明，众多学说中 Virchow 提出的血栓形成"三要素"即血管壁异常、血液成分改变、血流异常的理论当前仍适用。

血管壁损伤可启动外源性凝血系统，促进血栓形成。长期卧床、外伤和手术遗传性因素等可致机体血液高凝状态。各种原因引起的血液黏滞度增高、红细胞变形能力下降等，均可导致全身或局部血液瘀滞、缓慢，为血栓形成创造条件。肢体长时间处于被动体位，加上手术或创伤引发的疼痛或麻醉作用可导致局部肿胀，使静脉血流减慢或瘀滞。手术或创伤所致的血管内皮损伤可激活一些组织因子和凝血因子，使其附于血管损伤处，加上失血引起的抗凝血酶（ATⅢ）和内生纤维蛋白原减少，血液处于相对高凝状态，最终形成血栓。

### （二）深静脉血栓患者的评估

1. 健康史　包括评估患者年龄、病情、手术史、卧床时间、活动情况及有无血液系统疾病、免疫系统疾病、肿瘤等。

2. 临床表现　常见深静脉如腘静脉、股静脉等。血栓形成患者可表现为一侧肢体突然肿胀，与健侧肢体比较，同一部位的周径之差可达 1 cm。肿胀的同时可伴有疼痛，活动后加剧，抬高患肢可有所好转。

其他体征可表现为：①血栓远端肢体或全肢体肿胀，皮肤多正常或轻度淤血，重症患者可呈现青紫色，皮温降低。②肢体肿胀影响动脉时可出现远端动脉搏动减弱或消失。③血栓发生在小腿

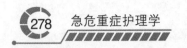

肌肉静脉丛时可出现血栓部位压痛。④深静脉血栓形成时可引起浅静脉压升高,发病1~2周后可使浅静脉曲张。⑤后期血栓机化,可出现静脉血栓形成后综合征,表现为浅静脉曲张、色素沉着、溃疡、肿胀等。⑥血栓脱落可引起肺栓塞的表现。

### (三)辅助检查

1. 下肢静脉造影　是测定下肢深静脉血栓最精确的方法,其灵敏度和特异度几乎达到100%,可显示静脉阻塞的部位、范围及侧支循环情况等。

2. 血浆D-二聚体(D-dimer)测定　用酶联免疫吸附法测定,敏感度>99%,急性期D-二聚体>500 μg/L有重要参考价值。

3. 多普勒超声血管检查　是一种无创检查方法,敏感度为93%~97%,特异度达94%~99%,可用于深静脉血栓的筛查和监测。

### (四)预防与护理

1. 健康教育　让患者了解深静脉血栓危险因素和常见状态,对高危人群要重点观察及高度警惕,指导患者进行正确的活动。

2. 物理方法预防　①抬高患肢(除筋膜室综合征外),穿弹力袜,避免腘窝垫枕,加强主动或被动等长、等张功能锻炼,以发挥肌泵作用,促进静脉回流。②使用间歇充气加压治疗(intermittent pneumatic compression,IPC)设备,通过序贯地从脚踝、小腿至大腿周期性地加压与松弛,加速下肢静脉回流,促进淤血静脉排空。同时可预防凝血因子聚集及血管内膜的黏附,增加纤溶系统活性,促进内源性纤维蛋白溶解活性,使组织型纤维蛋白溶解原活化素的活性增加,从而防止血栓形成。对使用药物预防可能出血的患者,IPC为首选预防措施。③持续被动活动:可促进血液回流,增加局部血液循环。

3. 药物预防

(1)普通肝素　对于有血栓形成危险的患者可以依据医嘱给予皮下注射肝素。尤其是年龄在40岁以上、肥胖、患肿瘤及静脉曲张者。手术前测定部分凝血活酶时间(APTT)及血小板,如果正常,可给予一定量的肝素,以减少深静脉血栓的发生率。

(2)低分子量肝素　能与ATⅢ结合并增强其阻断凝血因子Ⅱa、Ⅹa、Ⅸa的作用。与普通肝素相比,有比抗凝作用更强的抗血栓形成效应。在同等抗血栓效应下出血的可能性较少,是目前预防深静脉血栓的有效药物。

(3)华法林　小剂量华法林对有发生深静脉血栓的高度危险患者可作为预防用药,但华法林有增加出血的危险性,需要严密监护。

(4)右旋糖酐　对血栓栓塞性疾病的预防作用同小剂量肝素,可作为华法林的替代药物,且出血倾向相对较低。右旋糖酐可降低血液黏稠度,保护血管内皮,干扰血小板的凝血功能,故可用于深静脉血栓的预防。

## 六、危重症患者的谵妄

### (一)谵妄的发病机制

目前关于谵妄的发病机制尚无定论,主要有以下几种学说。①神经递质学说:谵妄由脑内神经递质功能障碍造成,其中以胆碱能系统功能障碍为主,谵妄的不同症状可能是由于胆碱能通过不同部位受损所致。多巴胺系统功能亢进可能是引发谵妄的机制之一。其他可能与谵妄发生有关的神经递质还包括去甲肾上腺素、5-羟色胺、γ-氨基丁酸、谷氨酸和褪黑素等。②炎症反应学说:创伤、感染等引起的炎症反应可使一些细胞因子(白细胞介素-6、白细胞介素-8、C 反应蛋白、肿瘤坏死因子、干扰素等)释放增加,从而增加下丘脑-垂体-肾上腺皮质轴活动度和促进单胺循环,表现为去甲肾上腺素和 5-羟色胺活化,多巴胺增加,乙酰胆碱减少。炎性因子干扰神经活动,影响突触的连接功能,并诱发脑内炎性反应或直接损伤神经元。③细胞代谢学说:广泛认知损伤与大脑代谢水平普遍降低有关。其中以大脑葡萄糖代谢水平、耗氧水平和血流量方面最为明显。某些毒素,如尿素、乙醇、药物等可损害脑细胞代谢功能,使细胞相互交换信息的能力下降,或细胞从非皮质结构接受信息的能力受损,因而导致谵妄。④麻醉药物的影响:麻醉过程中镇痛镇静药物,如阿片类、糖皮质激素和苯二氮䓬类药物,可通过作用于神经细胞膜、神经递质、受体、离子通道、脑血流和脑代谢等多个环节,引起神经功能障碍,诱发谵妄。抗胆碱能药物是谵妄发生的独立危险因素,且可以加重谵妄的严重程度。

因此,谵妄是多种因素导致的神经精神综合征,高龄、认知障碍、衰弱、视听障碍是谵妄常见的易患因素,因脑部疾病、其他系统疾病、环境因素及药物因素均可诱发谵妄的发生,故对谵妄的患者需积极查找并处理触发因素。

### (二)危重症患者谵妄的评估与判断

1. 评估　对于入住 ICU 的危重症患者,首先,评估是否存在谵妄的易患因素和诱发因素,对高危患者应提高警惕,积极采取措施预防谵妄的发生。其次,应通过临床观察与使用评估工具,尽早识别谵妄发生,并严密监测谵妄的严重程度。

2. 健康史　评估危重症患者是否具有谵妄的易患因素与诱发因素。高龄(尤其>70 岁)、既往罹患痴呆、高血压和(或)酗酒史及入院时病情严重等是谵妄的易患因素。危重症患者谵妄的诱发因素包括:麻醉、昏迷、代谢异常、缺氧、感染、循环不稳定、电解质紊乱、中枢神经系统病变(脑外伤、脑血管病、颅内感染等)或睡眠障碍等。

3. 临床表现

(1)意识紊乱　意识状态下降,对外界察觉减退,无法集中或维持注意力。

(2)认知功能变化　定向障碍,人物、地点、时间及视觉空间认知能力受损,短期记忆力下降,出现幻觉,妄想或睡眠障碍。

(3)谵妄的临床分型　谵妄为急性和亚急性起病的伴有波动性的注意力和意识内容障碍,往往伴有其他认知障碍和生物节律及情绪障碍;谵妄可分为 5 个临床亚型,其中活动亢进型最易被发现,混合型谵妄相对较易发现,活动抑制型及亚综合征型常被忽视,迁延型或持续性相对较少见。

1)活动亢进型:患者表现高度警觉、烦躁不安、易激惹、可有幻觉和妄想、有攻击性精神行为异常,是最容易被发现的一种类型。

2)活动抑制型:表现为睡眠增多,表情淡漠、语速及动作缓慢,因症状不易被发现,常漏诊。

3)混合型谵妄:表现为上述两种谵妄类型交替出现,反复波动。

4)亚综合征型:表现为部分谵妄症状,只符合部分谵妄诊断标准,常被忽视。

5)迁延型或持续型谵妄:相对较少,多见于既往存在认知功能障碍的患者,或谵妄继发于颅内新发病变者。

4. 谵妄的判断　大部分谵妄经详细的病史询问及床旁认知检查可初步明确诊断。其中筛查量表的合理使用可以提高识别率。

首先确定患者的意识水平,通常使用评估量表,包括 Ramsay 镇静评分(RS)、Riker 镇静-躁动评分量表(SAS)和 Richmond 躁动-镇静评分量表(RASS),然后使用谵妄监测工具确定是否存在谵妄。ICU 内监测成年患者谵妄的最有效工具包括:ICU 意识模糊评估法(confusion assessment method for the ICU,CAM-ICU)和重症监护谵妄筛查量表(intensive care delirium screening checklist,ICDSC)。CAM-ICU 是供非精神科医生使用的临床谵妄评估工具:当患者特征1(精神状态突然改变或起伏不定)和特征2(注意力障碍)同时为阳性,再加上特征3(思维无序)或特征4(意识水平改变)之一为阳性,即认为发生了谵妄。ICDSC 包括意识变化水平、注意力不集中、定向力障碍、幻觉-幻想性精神状态、精神运动型激越或阻滞、不恰当的语言和情绪、睡眠-觉醒周期失调和症状波动8个方面,得分为 $0 \sim 8$ 分,0 分正常,$4 \sim 8$ 分为谵妄。

谵妄具有波动性的特点,需要进行动态评估,尤其是可疑谵妄患者或谵妄患者每日进行感知觉评价以全面评估病情。循衣摸床、搓空理线等异常手部动作是谵妄特异性的临床表现,在临床工作中需加以关注。

### (三)危重症患者谵妄的预防与护理

谵妄的预防、治疗与护理应相结合。首先采取措施去除危险因素,如稳定患者心血管症状,改善缺氧等。其次应帮助患者早期活动、避免约束、增进睡眠等。只有在纠正诱因、治疗谵妄原因无效并采取非药物干预措施无效时,才考虑使用药物控制谵妄。

1. 谵妄的非药物预防与护理

(1)加强监测 针对有不可更改危险因素的患者,如高龄、酗酒、高血压病史等,应提高警惕,加强监测并纠正各种诱发谵妄的因素。严密观察镇静药物的使用情况及药物副作用的发生情况。

(2)改善认知功能 病房设置钟表、日历,有条件者可提供收音机或多媒体设备,使患者与外界保持联系。鼓励患者使用语言、书写等方式与医护人员及家属沟通。

(3)早期活动 包括被动翻身、鼓励有活动能力的患者坐起活动、坐到床边或离开床坐到轮椅上等。

(4)营造舒适的治疗环境 温度适宜,降低噪声;增加自然日光照射,减少夜间灯光的使用;尽量集中开展治疗和护理操作,避免睡眠剥夺,建立睡眠周期;条件允许时尽早去除身体约束。

2. 谵妄的药物预防与护理 不适当的镇静可诱发或加重谵妄,护士应注意以下两点。

(1)掌握药物的药理作用 根据医嘱准确用药,严密观察药物副反应的发生。氟哌啶醇为丁酰苯类抗精神病药物,可用于控制谵妄症状,且抗胆碱能不良反应少,不导致低血压,镇静作用弱。奥氮平是一种非经典抗精神分裂药物,可能会降低成人 ICU 患者谵妄的持续时间。右旋美托咪啶可减少谵妄的持续时间。

(2)监测药物不良反应 氟哌啶醇会导致 QT 间期延长、尖端扭转性室速等心律失常,大剂量使用时需监测心率及 $K^+$、$Mg^{2+}$ 等水平,当 QTc>450 ms 或出现锥体外系症状时应及时报告医生停用药物。奥氮平可引起患者嗜睡、一过性转氨酶升高、头晕、便秘及锥体外系反应。右旋美托咪啶可能引起低血压、心搏迟缓或心房颤动,应严密监测患者的生命体征。

---

### 思考题

1. 什么是深静脉血栓?

2. 导管相关性血流感染的危险因素有哪些?

3. 呼吸机相关性肺炎的预防措施有哪些? 如何进行病情监测?

4. 深静脉血栓的非药物治疗方式有哪些?

5. 什么是谵妄,谵妄的临床分型有哪些?

# 第十三章　休　克

▓▓▓▓▓▓ 学习目标 ▓▓▓▓▓▓

1. 知识目标　①掌握:休克的概念、临床表现、病情评估与判断及救治原则与护理。②熟悉:休克的病理生理。③了解:休克的病因及辅助检查。
2. 能力目标　学生能运用所学知识对不同类型休克患者进行护理。
3. 素质目标　具有认真、严谨的工作态度,能及时发现患者的身心变化,懂得尊重患者的隐私。

## 病例思考

女性,58 岁,以"突发性胸痛 2 h"为主诉入院。晚上看电视时突然出剧烈胸痛,呈压榨样疼痛,有濒死感,舌下含化"硝酸甘油"1 片,无缓解,急来诊。查体:急性病容,表情痛苦,大汗,皮肤湿冷,血压 75/50 mmHg,脉搏细速,125 次/min。心电图示:$V_1 \sim V_5$ 导联 ST 段抬高。

请思考:①您认为该患者的医疗诊断是什么? 患者发生了什么状况? ②如何对该患者进行病情评估? ③您如何协助医师救治? ④您认为对该患者如何进行护理?

## 第一节　休克的分类与临床表现

休克(shock)是由于各种致病因素引起的有效循环血容量急剧减少,导致器官和组织微循环灌注不足,致使组织缺氧、细胞代谢紊乱和器官功能受损乃至结构破坏的综合征。休克最常见、最重要的临床特征是血压降低。治疗休克的关键是迅速改善组织灌注,恢复细胞氧供,维持细胞的正常功能。休克病情的恶化是一个从组织灌注不足发展为多器官功能障碍至衰竭的病理过程。

我国经近半个世纪的锤炼,关于休克的研究在各个方面都取得了辉煌成就,有些已经达到世界先进水平。目前已广泛进入了细胞、亚细胞甚至分子水平。

### 一、病因分类

#### (一)低血容量性休克

低血容量性休克是由于血容量的骤然减少,回心血量不足,导致心排血量及动脉血压下降,外

周血管阻力增高。常见病因如下。

1.失血　大量失血引起的休克称为失血性休克。常见于各种外伤,如肝脾破裂;消化道大出血,如消化性溃疡出血、食管静脉曲张破裂出血;妇产科疾病,如异位妊娠破裂;动脉瘤破裂导致的出血。故又称失血性休克。

2.脱水　如中暑、严重吐泻、肠梗阻等引起大量水、电解质丢失。

3.血浆丢失　如大面积烧伤、烫伤、化学烧伤等。

4.严重创伤　如骨折、挤压伤、大手术等,又称为创伤性休克。

### (二)心源性休克

心源性休克是由于心肌严重受损致心排血量减少,不能满足器官和组织的血液供应所致。常见于以下原因。

1.心肌收缩力下降　最多见于大面积心肌梗死、急性重症心肌炎和各种心脏病的终末期。

2.心脏射血功能障碍　如大面积肺栓塞、瓣膜穿孔、乳头肌或腱索断裂、严重主动脉瓣及肺动脉瓣狭窄等。

3.心室充盈障碍　如急性心脏压塞、快速性心律失常、主动脉夹层等。

### (三)感染性休克

感染性休克是由于细菌、病毒、真菌和立克次氏体等病原微生物的严重感染所致,尤其是革兰氏阴性菌感染引起的休克,起重要作用的是细菌内毒素,又称内毒素性休克或中毒性休克。常见病因如下。

1.革兰氏阴性($G^-$)杆菌　如大肠埃希菌、铜绿假单胞菌、痢疾杆菌及变形杆菌等引起的脓毒血症、腹膜炎、化脓性胆管炎等。

2.革兰氏阳性球菌　如肺炎球菌、金黄色葡萄球菌等引起的中毒性肺炎和脓毒症等。

3.病毒及其他致病微生物　如乙型脑炎病毒、汉坦病毒,衣原体及立克次体等感染也可引起休克。

### (四)过敏性休克

过敏性休克是由于抗原进入被致敏的机体内与相应抗体结合后发生Ⅰ型变态反应,血管活性物质释放,导致全身毛细血管扩张,通透性增加,血浆渗出到组织间隙,致使循环血量急剧减少引起休克。常见抗原如下。

1.异种蛋白　如胰岛素、蛋白酶、加压素、青霉素酶、抗血清、花粉浸液及食物中的异体蛋白如蛋清、牛奶、海鲜等。

2.药物　如抗生素类、局麻药、化学制剂等。

### (五)神经源性休克

神经源性休克是由于剧烈的神经刺激引起血管活性物质释放,动脉调节功能障碍,导致外周血管扩张,有效循环血量减少引起休克。常见于外伤所致的剧痛、脊髓损伤和药物麻醉等。

## 二、病理生理

休克发生后机体可发生一系列相应的病理生理变化,其主要特点如下。

### (一)微循环变化

1.微循环收缩期　又称为缺血缺氧期。休克早期微循环以收缩为主,有效循环血量减少,反射性引起交感-肾上腺髓质系统兴奋,大量儿茶酚胺及肾素血管紧张素分泌增加,使心率加快,心肌收缩力增强,心排出量增加,周围血管阻力增加,以维持血压水平,保证心、脑等重要脏器的供血。随着毛细血管网内血流量减少,毛细血管内流体静水压降低,有利于血管外液进入血管,回心血量增加。此期为休克的代偿期。

2. 微循环扩张期 又称淤血缺氧期、休克期或失代偿期。休克的代偿期未能有效控制时,毛细血管前阻力显著增加,大量真毛细血管网关闭,组织细胞处于严重的缺血缺氧状态,导致微循环内淤血加重,回心血量减少,血压下降,休克发展至不可逆状态。此时,周围血管阻力降低,重要器官出现严重的缺血。

3. 微循环衰竭期 又称弥散性血管内凝血(disseminated intravascular coagulation,DIC)期。微循环淤血后缺氧激活凝血因子Ⅻ,启动内源性凝血系统,而产生弥散性血管内凝血(DIC),微循环障碍更加明显,形成微血栓。由于 DIC 早期消耗了大量凝血因子和血小板,而后继发出血,一旦发生 DIC 临床预后较差。

### (二)体液代谢改变

1. 儿茶酚胺 休克时,儿茶酚胺释放增加,促进胰高糖素生成,促使血糖升高。另外,由于肝脏灌注不足,乳酸不能正常在肝脏内代谢,而导致酸中毒。同时,由于蛋白质的分解代谢增加,致使尿素氮、肌酐及尿酸增加。

2. 血容量和肾血流量 休克时,由于血容量和肾血流量下降,导致醛固酮及抗利尿激素分泌增多,引起水钠潴留,血容量增加。

3. 缺氧 休克时,由于细胞缺氧引起细胞内钠泵功能障碍,致使细胞肿胀,甚至死亡。

4. 三磷酸腺苷 休克时,因缺氧可使三磷酸腺苷生成减少出现代谢性酸中毒,导致组织蛋白分解为具有生物活性的多肽如缓激肽、心肌抑制因子和前列腺素等,这些物质均具有强烈的扩血管作用,使微循环障碍更加显著。线粒体膜破坏致使细胞呼吸功能中断而致细胞死亡。

### (三)炎症介质释放与再灌注损伤

由于严重创伤、感染、休克可刺激机体过度释放炎症介质产生"瀑布效应"(参见第十四章"多器官功能障碍综合征")。

### (四)内脏器官的继发性损害

1. 心脏 休克中晚期,血压明显降低致使冠状动脉灌注量减少,引起心肌缺血;而低氧血症、酸中毒、高血钾、心肌抑制因子等可致心脏功能抑制;DIC 形成后心肌血管微血栓形成,心肌营养低下,而致心肌细胞受损。当心肌微循环内血栓形成,可引起局灶性心肌坏死和心内膜下出血致使心肌受损,心肌收缩力下降,最终发生心力衰竭。

2. 肺 休克时肺循环障碍,因缺氧可使肺毛细血管内皮细胞和肺泡上皮受损,表面活性物质减少,出现肺泡塌陷致肺不张和肺水肿;此外,因低氧血症,肺动脉阻力升高,造成动、静脉分流,通气血流比例失调和弥散障碍,引起动脉血氧分压进行性下降,出现呼吸衰竭,即急性呼吸窘迫综合征(acute respiratory distress syndrome,ARDS)。

3. 脑 当收缩压<60 mmHg,脑灌注量严重不足,引起脑缺氧。微循环障碍又加重了脑缺氧程度,产生脑水肿。表现为神经系统功能紊乱,烦躁不安、神志淡漠、谵妄,甚至昏迷等。

4. 肾脏 休克时有效循环血容量降低,心排血量减少,儿茶酚胺分泌增多使肾的入球微动脉痉挛,肾小球滤过率明显下降而发生少尿。肾内血流重新分布,肾小管上皮细胞受损,缺血坏死,可引起急性肾损伤。

5. 肝脏 休克时,肝细胞缺血缺氧,使肝脏的代谢过程延缓或停顿,凝血因子合成障碍,通过肠

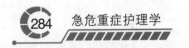

道吸收的毒素不能在肝脏解毒。

6.**胃肠**　胃肠小血管痉挛,导致黏膜细胞因缺氧而坏死,最终形成急性胃黏膜病变、急性出血性肠炎、肠麻痹、肠坏死等。

7.**多器官功能障碍综合征**　休克晚期可发生多器官功能障碍综合征(multiple organ dysfunction syndrome,MODS)(参见第十四章"多器官功能障碍综合征")。

### 三、临床表现

#### (一)临床分期

按休克的临床表现分为休克代偿期和休克抑制期。

1.**休克代偿期**　表现为精神紧张、烦躁不安、面色苍白、手足湿冷、心动过速等。血压骤然降低(如大出血),也可略降,甚至可正常或轻度升高,脉压缩小。尿量正常或减少。此期如果处理得当休克可纠正;若处理不当,则病情发展,进入休克抑制期。

2.**休克抑制期**　表现为神志淡漠、反应迟钝,甚至神志不清或昏迷、口唇发绀、冷汗、脉搏细数、血压下降、脉压更小。病情严重时,则出现全身皮肤黏膜明显发绀,四肢湿冷,脉搏测不清,血压测不出,无尿及代谢性酸中毒等。皮肤黏膜出现瘀斑或表现为消化道出血,提示已进展至DIC阶段。若出现进行性呼吸困难及严重低氧血症,可能并发了ARDS。

#### (二)临床分级

休克的临床表现随着病情的变化而变化,临床上根据休克的严重程度分为轻度、中度、重度和极重度(表13-1)。

表13-1　休克的临床表现和程度

| 项目 | 轻度 | 中度 | 重度 | 极重度 |
|---|---|---|---|---|
| 神志 | 神清、焦虑 | 神志清楚,表情淡漠 | 意识模糊,反应迟钝 | 昏迷,呼吸不规则 |
| 口渴程度 | 口渴 | 非常口渴 | 极度口渴或无主诉 | 无反应 |
| 皮肤色泽 | 开始苍白,肢端稍发绀 | 面色苍白,肢端发绀 | 皮肤发绀,可有花斑 | 极度发绀或皮下出血 |
| 皮肤温度 | 正常或稍凉 | 四肢发冷 | 四肢湿冷 | 四肢冰冷 |
| 脉搏 | ≥100次/min,有力 | 脉细数,100~120次/min | 脉搏细弱无力 | 脉搏难以触及 |
| 心率 | ≥100次/min | 100~120次/min | 120次/min | 心律快慢不齐 |
| 血压 | 收缩压80~90 mmHg 脉压<30 mmHg | 收缩压60~80 mmHg 脉压<20 mmHg | 收缩压40~60 mmHg | <40 mmHg |
| 体表血管 | 正常 | 表浅静脉塌陷,毛细血管充盈迟缓 | 毛细血管充盈极度迟缓 | 毛细血管充盈极度迟缓 |
| 尿量 | 略减少 | <17 mL/h | 尿量明显减少或无尿 | 无尿 |
| 休克指数(脉率/收缩压) | 0.5~1.0 | 1.0~1.5 | 1.5~2.0 | >2.0 |

# 第二节 病情评估与判断

根据休克的病因,结合临床表现,一般可对休克做出病情判断。关键是早期发现休克,因为休克早期是治疗的最佳时机。因此,在护理中应做好病情的动态观察,及早发现,迅速处理。

## 一、病情评估

### (一)临床观察

临床上重点观察的内容有以下几个方面。

1. **神志状态** 是反映脑组织血流灌注及全身灌注的重要标志。休克早期,交感神经兴奋,患者表现为兴奋、烦躁不安。当病情进一步加重时,神经系统则处于抑制状态,表现为表情淡漠、反应迟钝,甚至出现意识障碍或昏迷。

2. **皮肤黏膜** 是反映体表血流灌注的重要标志。应注意观察皮肤黏膜的颜色、温湿度。休克早期,皮肤黏膜呈苍白色,温度下降;重度休克时,皮肤发绀、四肢厥冷。同时,还要注意观察甲床颜色及毛细血管再充盈情况。

3. **脉搏** 休克时脉搏变弱、变快,常大于 120 次/min,而且脉搏变化多出现在血压下降之前,是判断休克的重要体征之一。当休克晚期出现心功能障碍时,脉搏可变得慢而细,此外,还要严密观察脉搏的强度和节律,脉律不齐是心肌损害的表现。

4. **血压** 是监测休克最重要、最基本的手段,包括无创和有创方法。但不是反映休克程度最敏感的指标。一般认为,当收缩压<90 mmHg 及脉压<20 mmHg 时表示存在休克;当血压回升、脉压增大则是休克好转的标志。

5. **尿量** 是反映肾血流量及肾功能的重要指标,尿少常是休克早期及休克复苏不完全的表现。若尿量<17 mL/h,应警惕急性肾功能衰竭的发生;尿量在 30 mL/h 以上则标志休克已纠正。

6. **呼吸** 休克早期,呼吸浅快,常有代偿性过度通气。若出现呼吸深而快,是代偿性呼吸性酸中毒表现。而严重的代谢性酸中毒则呼吸深而慢。当休克晚期出现心力衰竭时,则表现为呼吸困难或潮式呼吸。

7. **体温** 皮肤的温、湿度也可反映外周循环血液灌注情况。感染性休克的患者可表现为寒战、高热、多汗。必要时可监测中心温度和外周温度差,正常在 0.5～1.0 ℃;如>2～3 ℃,表示外周血管收缩,皮肤血流灌注量不足。

在临床护理观察中,要密切观察休克早期的临床表现,如大汗、兴奋、心率加快、脉压差缩小及少尿等。若患者出现神志淡漠、反应迟钝、皮肤黏膜苍白、呼吸浅快、收缩压<90 mmHg 及尿少时,是患者已进入休克抑制期的标志。

### (二)辅助检查

1. **实验室检查**

(1)**血常规** 临床上通过红细胞计数和血红蛋白的测定有助于对失血性休克的诊断,也有助于对休克过程中血液浓缩和治疗效果的判断;而白细胞计数和分类则是感染性休克诊断的重要依据。

(2)**尿便常规** 尿常规检查有助于了解休克对肾功能的影响及判定病情;大便常规检查及潜血

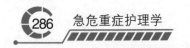

试验对感染性休克和失血性休克的诊断有一定价值。

(3)血生化检查　尿素和肌酐可以了解休克对患者肾功能的影响,也可判断有无上消化道出血;肝功能检查主要是了解休克对肝功能的影响;心肌标志物则有助于判断休克对心肌代谢的影响及心源性休克的诊断;电解质检测是了解休克时有无电解质平衡紊乱。

(4)出、凝血功能的检测　通过血小板计数、出凝血时间、凝血酶原时间、纤维蛋白原及纤维蛋白降解产物(FDP)等的测定有助于判断休克的进展及DIC的发生。

2. X射线检查　对于休克病因的判断有一定意义。

3. 心电图　有助于心源性休克的诊断,并能了解休克时心肌供血及心律失常情况。

4. 血流动力学监测

(1)中心静脉压　中心静脉压(CVP)代表了右心房或胸腔内上、下腔静脉的压力,有助于鉴别休克病因。CVP的正常值为5~12 cmH$_2$O,若CVP<5 cmH$_2$O,提示血容量不足;CVP>12 cmH$_2$O,提示心功能不全或肺循环阻力增高;CVP>20 cmH$_2$O,提示存在充血性心力衰竭。

(2)肺动脉楔压　肺动脉楔压(PAWP)有助于了解左室充盈压,正常是6~12 mmHg,过低表示血容量不足;如>18 mmHg,提示输液过量、心功能不全;如>30 mmHg将出现肺水肿。

(3)心排血量　心排血量(CO)是心率和每搏排出量的乘积,可经Swan-Ganz导管应用热稀释法测出。成人CO的正常值为4~8 L/min。近来采用冷稀释法持续监测心排血量。

(4)心脏指数　心脏指数(CI)是单位体表面积的心输出量,正常值为2.5~4.1 L/(min·m$^2$)。CI可反映休克时周围血管阻力的改变及心脏功能的情况。CI<2.0 L/(min·m$^2$)提示心功能不全,CI<1.3 L/(min·m$^2$)同时伴有周围循环血量不足,提示心源性休克。

## 二、病情判断

### (一)休克临床分期

1. 休克代偿期　①精神紧张、烦躁不安、面色苍白、手足湿冷、心动过速等;②血压骤然降低(如大出血),也可略降,甚至可正常或轻度升高,脉压缩小;③尿量正常或减少。此期如果处理得当休克可纠正;若处理不当,则病情发展,进入休克抑制期。

2. 休克抑制期　①神志淡漠、反应迟钝、神志不清甚至昏迷、口唇发绀、冷汗;②脉搏细数、血压下降、脉压更小;③严重时,全身皮肤黏膜明显发绀,四肢湿冷,脉搏测不清,血压测不出,无尿;④代谢性酸中毒等;⑤皮肤黏膜出现瘀斑或表现为消化道出血,提示已进展至DIC阶段;⑥如出现进行性呼吸困难,严重低氧血症,可能并发ARDS。

### (二)休克程度的估计

临床上常将休克分为轻度、中度、重度、极重度四度(表13-1)。

### (三)不同类型休克的临床鉴别

1. 低血压和休克的鉴别　休克的重要临床表现之一是低血压,但低血压的患者并不一定都是休克。通常正常成年人肱动脉血压<90/60 mmHg即为低血压。而低血压是一种没有休克病理变化的良性生理状态,与休克有本质的区别。常见的良性低血压主要包括体质性低血压和体位性低血压。

(1)体质性低血压　又称为原发性低血压,多见于体质瘦弱的女性,多有家族倾向,可无自觉症状,常在体检中发现。收缩压仅为80 mmHg,少数具有疲倦、头晕、头痛、健忘,甚至出现晕厥;也可有心前区压迫感、心悸等表现。这些表现可与慢性疾病或营养不良有关,无器质性病变,心率不快,无皮肤黏膜苍白和冷汗,尿量正常,微循环充盈良好。

(2)体位性低血压　与体位改变有关系,多见于由平卧位突然转变为直立位,或者长久站立所致。严重者可引起晕厥。可为特发性,也可为继发性。前者与自主神经功能失调有关,后者可继发于某些疾病或受某些药物的影响。

2.临床常见休克的临床观察　临床上尽管各型休克的病理机制、表现及一般处理基本相同,但各型休克均有自己的特点,治疗和护理的重点有所不同。临床常见的五种休克类型的临床观察如下。

(1)低血容量性休克　有明确的失血失液因素(严重呕吐、腹泻、肠梗阻和各种原因的内出血等),通常失血量占总血容量的15%(约750 mL)以上,脱水征明显,CVP<5 cmH$_2$O。

(2)感染性休克　通常有感染的证据,包括急性感染、近期手术、创伤、传染病等。并有感染中毒征象,如寒战、发热、白细胞计数增高及异型核细胞增加等。

(3)心源性休克　常有心脏疾病的临床表现。如急性心肌梗死患者有明显心绞痛,心电图有典型的ST-T改变。心脏压塞时可有心电图低电压,CVP>12 cmH$_2$O。

(4)过敏性休克　有明确的致敏因素。如常见的致敏药物青霉素、生物制品或毒虫叮咬等。绝大多数患者发病急骤,50%的患者常在5 min以内发病。除血压骤降外,也具有皮肤过敏表现及呼吸系统症状(如喉头水肿、支气管哮喘、呼吸困难等)病情凶险。

(5)神经源性休克　有强刺激因素存在,如创伤、疼痛及其他可导致机体强烈应激反应的原因。

### 三、诊断要点

休克的诊断标准:①具有休克的诱因。②意识障碍。③脉搏>100 次/min 或不能触及。④四肢湿冷,胸骨部位皮肤指压阳性(再充盈时间>2 s);皮肤花斑、黏膜苍白或发绀;尿量<0.5 mL/(kg·h)或无尿。⑤收缩压<90 mmHg。⑥脉压<30 mmHg。⑦原有高血压者收缩压较基础水平下降30%以上。

凡符合 1、2、3、4 中的两项和 5、6、7 中的一项者,即可诊断。

## 第三节　救治与护理

### 一、救护原则

休克救护的原则:首先是稳定生命指征,保持重要器官的微循环灌注和改善细胞代谢,并在此前提下进行病因治疗。

1.一般措施

(1)镇静、镇痛、吸氧、禁食、减少搬动,疼痛剧烈时,可肌内注射或静脉注射吗啡或哌替啶,但病因未明者禁用镇痛剂。

(2)取仰卧头低位,将下肢抬高 20°～30°,以增加回心血量。有心力衰竭或肺水肿者取半卧位或端坐位。

(3)行心电血压、脉氧饱和度监测和呼吸监护,血常规、血气分析及生化检查,12 导联心电图、胸片、中心静脉压等检查,留置导尿管,监测尿量,注意保暖。

（4）立即开放两条以上的静脉通道,补充血容量。

（5）保持呼吸道通畅,头部仰伸,清除口咽部异物,早期通过鼻导管或面罩给氧,改善缺氧状态。严重呼吸困难者,可作气管插管或气管切开。

（6）对于面色苍白、四肢湿冷者注意保暖。

2. 原发病治疗　按休克病因针对治疗:包括创伤处包扎、固定、制动和控制大出血等。有活动性出血的患者,除补充血容量外,应尽快止血。对于表浅伤口或四肢血管出血,可采用局部压迫止血或扎止血带止血,必要时可使用抗休克裤止血。若出现胸、腹部脏器破裂或大血管破裂,应在快速扩容的同时积极手术止血。

3. 补充血容量　补液是抗休克的基本治疗。除心源性休克外,应立即建立大静脉通道或双通路补液。迅速补足有效循环血量是抗休克最基本和首要的措施,也是纠正休克引起的组织低灌注和缺氧状态的关键。原则是及时、快速、足量,失血补血,失水补水,丢失多少补多少。一般是先快速补充晶体液(如生理盐水、林格氏液等),再输入扩容作用持久的胶体液(如低分子右旋糖酐、血浆、白蛋白、706 代血浆等),必要时输成分血或输红细胞。根据休克的监护指标调整补液量和速度,其中心静脉压和血压是简便客观的监护指标。当中心静脉压>12 cmH$_2$O,应警惕急性肺水肿的发生。近年来发现 3.0% ~7.5% 的高渗溶液用于休克复苏效果较好,尤其是对在输血条件受限或病情与大量补液治疗有矛盾的患者。关于补充盐、糖液、胶体、晶体的比例,应按照休克类型及临床表现而决定,血细胞比容低输红细胞,血液浓缩应补等渗晶体液,血液稀释宜补胶体液。

4. 纠正酸碱平衡失调　休克时常会合并代谢性酸中毒,当液体复苏及机械通气后仍无效时,可给予 5% 碳酸氢钠溶液 100 ~250 mL 静脉滴注,并根据血气分析结果进行调整。同时,治疗还需结合病史、电解质及阴离子间隙等因素综合考虑,及时纠正电解质紊乱。

5. 改善低氧血症　①保持呼吸道通畅。②应选用可携氧面罩或无创正压通气给氧,使血氧饱和度保持>95% ,必要时行气管插管机械通气。③选用广谱抗生素,及早控制感染。

6. 应用血管活性药物　适用于经补足血容量后血压仍不稳定,或休克症状未见缓解,血压仍持续下降的严重休克。血管活性药物能辅助扩容治疗,可迅速升高血压,又能改善心、脑、肾等内脏器官的组织灌注。按其作用分为血管收缩剂、血管扩张剂。

（1）血管收缩剂　具有收缩血管作用,主要有多巴胺、去甲肾上腺素和间羟胺等。用于休克时微血管扩张阶段,以增加周围循环阻力,改善微循环,能暂时升高血压,但会加重组织缺氧,所以应慎用。

使用血管收缩剂应注意:①血管收缩药物较少单独使用;②治疗过敏性休克可用拟肾上腺药物治疗,如肾上腺素是治疗的主要手段;③在休克早期可边扩容边应用小剂量的血管收缩剂维持血压,以保证心、脑等重要脏器的血液供应。

常用药物:①多巴胺 5 ~ 20 μg/(kg·min) 常用于轻、中度休克;重度休克 20 ~ 50 μg/(kg·min),静脉滴注。②多巴酚丁胺多用于心源性休克,2.5 ~ 10 μg/(kg·min)。③异丙肾上腺素:0.5 ~1.0 mg 加 5% 葡萄糖注射液 200 ~300 mL 静脉滴注,速度 2 ~4 μg/min。适用于脉搏细弱、少尿、四肢厥冷的患者,也可用于心率缓慢或尖端扭转型室性心动过速患者的急诊治疗。④去甲肾上腺素:5% 葡萄糖注射液或葡萄糖氯化钠溶液稀释,4 ~ 8 μg/min,静脉滴注。用于重度、极重度感染性休克。⑤肾上腺素:小儿 0.01 mg/kg,最大剂量 0.5 mg/次静脉注射,可酌情重复,适用于过敏性休克。⑥间羟胺:与多巴胺联合使用,15 ~ 100 mg 加入 0.9% 氯化钠注射液或 5% 葡萄糖注射液 500 mL 内100 ~ 200 μg/min 静脉滴注。

(2)血管扩张剂 对微血管有明显的扩张作用,主要有 α 受体阻滞剂(如酚妥拉明、酚苄明等)和抗胆碱能药物(如阿托品、山莨菪碱和东莨菪碱等)。常适用于休克早期微血管痉挛性收缩期,可解除小动脉痉挛,关闭动-静脉短路,扩张微循环,提高组织器官的血液灌注量,使血压回升。

使用血管扩张剂应注意:①必须在补足有效血容量的基础上使用。②输注时必须由低浓度、慢速度开始,切忌开始就高浓度、大剂量、快速给药及速度忽快忽慢。③在药物治疗无效时,应先仔细查找原因,不能盲目加大剂量。④必须注意及时纠正酸中毒和电解质紊乱。⑤必要时可与血管收缩剂联合使用。

7. 其他药物

(1)糖皮质激素的应用 适用于感染性休克及过敏性休克的患者,主张早期、足量、短程使用肾上腺皮质激素,可以降低患者的死亡率,如地塞米松 1 ~ 3 mg/kg,一般只用 1 ~ 3 日,对于严重休克者可适当延长应用时间。

(2)纳洛酮 鸦片受体阻滞剂,具有阻断 β-内啡肽的作用,可改善组织血液灌注和防止细胞功能障碍,并能升高血压。首剂 0.4 ~ 0.8 mg 静脉注射,2 ~ 4 h 可重复,继之以 1.6 mg 纳洛酮加在 500 mL 液体中稀释后静脉滴注。

8. 防治并发症和重要器官功能障碍

(1)急性肾衰竭 ①纠正水、电解质紊乱,保持有效肾灌注;②在补充血容量的前提下使用利尿剂,合并脑水肿时可使用20%甘露醇等;③必要时采用血液净化治疗,如血液透析。

(2)急性呼吸衰竭 ①保持呼吸道通畅,持续吸氧;②适当使用呼吸兴奋剂;③必要时行气管插管或气管切开,或上呼吸机辅助通气;④使用抗生素注意避免肺部感染。

(3)脑水肿治疗 ①降低颅内压:可给予 20% 甘露醇 250 mL 或甘油果糖 250 mL 快速静脉滴注,及利尿剂、糖皮质激素等;②昏迷患者适当给予呼吸兴奋剂,如尼可刹米、洛贝林;有烦躁、抽搐者给予地西泮、苯巴比妥等;③给予脑代谢活化剂:ATP、辅酶 A、脑活素等;④加强支持治疗。

(4)DIC 的治疗 ①抗血小板聚集及改善微循环:双嘧达莫、阿司匹林、低分子右旋糖酐或丹参注射液等静脉滴注等;②高凝:肝素 1 mg/kg 加 5% 葡萄糖注射液静脉滴注,根据凝血酶原时间调整剂量;③补充凝血因子;④纤溶低下、栓塞的患者酌情使用尿激酶、链激酶等溶栓剂;⑤积极处理各类并发症。

9. 其他 ①1,6 二磷酸果糖能增加心排血量,改善细胞代谢,提高抗休克能力效果较好;②中医中药治疗:休克属于"厥证""脱证",多表现微"亡阳",治疗需回阳固脱,可用独参汤、四逆汤。而休克的晚期表现为阴阳俱脱,亡阴亡阳,治疗回阳固阴,可用回阳救急汤或生脉饮加独参汤。

10. 各型休克的临床特点及处理

(1)低血容量性休克

1)临床特点:常由大量失血失液、严重创伤、烧伤引起,当总血容量急剧减少30% ~ 40%时,静脉压下降,回心血量减少,心排血量下降。若大于总血容量的50%,会很快导致患者死亡。通常失血量估计方法如下。①休克指数(脉率/收缩压)为 0.5 表示正常或失血量为 10%;休克指数为 1.0 时,表示失血量为 20% ~ 30%;当休克指数为 1.5 时,表示失血量为 30% ~ 50%;②当收缩压< 80 mmHg时,表明失血量>1 500 mL;③凡具有下列情况之一者,说明失血量>1 500 mL:皮肤黏膜苍白、口渴;快速输平衡液 1 000 mL,血压不回升;一侧股骨开放性骨折或骨盆骨折。

2)处理:积极补充血容量、处理原发病及制止失血失液是治疗的关键。补液量常为失血量的 2 ~ 4 倍,晶体液与胶体液比例为 3:1,及时增加静脉回流,积极治疗原发病。

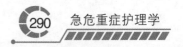

（2）过敏性休克

1）临床特点：是一种极为严重的过敏反应，若不及时抢救，严重者可在 10 min 内死亡。常发生在使用致敏药物后，发病迅速，多在 15 min 内发生严重反应，少数在 30 min 或数小时后才发生反应，又称迟发型反应。早期表现为周身不适，口、唇、舌及手足发麻，喉头发痒，头晕目眩，心悸，胸闷，烦躁不安等；继之全身大汗、面色苍白、口唇发绀、喉头阻塞、咳嗽气促，甚至部分患者出现濒死感；严重患者出现昏迷及大小便失禁等。体检可见球结膜充血，瞳孔散大或缩小，对光反应迟钝，咽部充血，四肢厥冷，皮肤潮红或有皮疹，手足水肿，脉搏细数难触及，血压下降，甚至测不出。有肺水肿者，双下肺可闻及湿啰音。

2）处理：①立即皮下注射肾上腺素，小儿 0.01 mg/kg，最大剂量每次 0.5 mg/次，必要时每隔 15 min 重复一次；成人首次 0.5 mg 皮下注射，之后 0.025 ~ 0.05 mg 静脉注射，效差者 15 min 内重复注射，心跳呼吸停止立即心肺复苏。②糖皮质激素，地塞米松 10 ~ 20 mg/次，甲泼尼龙 100 ~ 300 mg，静脉注射。③升压药，多巴胺 20 ~ 40 mg 或去甲肾上腺素 2 ~ 4 mg 加入 5% 葡萄糖注射液内静脉滴注。④抗过敏药物，异丙嗪（非那根）25 ~ 50 mg 肌内注射或静脉注射。⑤保持呼吸道通畅的措施，如吸氧，以纠正低氧血症，如发生喉头水肿，呼吸困难行气管插管或气管切开。

（3）感染性休克　又称脓毒症休克，有感染病史，尤其是急性感染，有近期手术、创伤、器械检查及传染病史等。

1）临床特点：①全身表现为寒战、高热、多汗、出血、栓塞及全身肿胀；②轻者烦躁不安，重者昏迷抽搐；③少尿或无尿，尿量<0.5 mL/（kg.h）；④呼吸急促，皮肤口唇发绀，$PaO_2$ 和 $SaO_2$ 下降等；⑤常发生中毒性心肌炎、急性心力衰竭和心律失常；⑥可发生胃肠血管痉挛、出血、微血栓形成、肠源性肺损伤；肝功能酶学升高及血糖升高；⑦血小板进行性下降，各项凝血指标下降，微血栓形成，全身性出血等。

2）处理：原则是休克未纠正之前，重点治疗休克，同时控制感染；休克纠正后，重点治疗感染。①早期液体复苏是感染性休克治疗最重要的措施。最初 30 min 内先给晶体液 500 ~ 1 000 mL 或胶体液 300 ~ 500 mL。根据血压、心率、尿量及肢体末梢温度监测调整补液量。②控制感染：经验性选择能覆盖革兰氏阴性杆菌并兼顾革兰氏阳性球菌和厌氧菌的强效抗生素，尽早静脉给药。治疗前留取血液或体液标本做细菌培养和药敏试验，然后根据培养结果再针对性选择抗生素。③积极清除感染病灶。如有脓肿切开引流。

（4）心源性休克

1）临床特点：与其他类型休克相似。但应注意：①原有高血压者，收缩压<90 mmHg，却比原有血压降低 80 mmHg 以上，并伴有脉压缩小，才可能会发生心源性休克；②心功能指标为 CI<2.2 L/（$m^2$·min），PAWP>18 mmHg；③肺栓塞所致者起病急骤，剧烈胸痛、咯血、呼吸困难，可在 1 h 内死亡；④有心包压塞者病情进展快，表现为低血压、脉压小、奇脉、心率增快、肝大、肝颈静脉回流征阳性，心电图 ST-T 改变，但无 Q 波。

2）处理：主要急救措施是吗啡镇静、抗心律失常、血管活性药物应用、限制补液量和补液速度，使用强心剂、糖皮质激素、保护心肌及机械辅助循环，并在此基础上行冠状动脉血运重建术。如早期溶栓、经皮冠状动脉成形术和冠状动脉旁路移植术。

（5）神经源性休克

1）临床特点：①由强烈神经刺激如创伤、剧痛等，引起血管活性物质释放，导致血管扩张、微循环淤滞、有效循环血量减少而致；②低血容量状态伴心排血量降低是其血流动力学特征；③患者表现为窦性心动过缓或快速性心律失常，四肢却温暖干燥。

2)处理:①去除病因。剧痛可给予吗啡、盐酸哌替啶等止痛,停用致休克药物(如巴比妥类、神经节阻滞降压药等)。②给予吸氧,并立即皮下注射肾上腺素 0.5~1.0 mg,必要时重复。③使用血管活性药物,如多巴胺、肾上腺素。④补充有效血容量,给予右旋糖酐。

## 二、护理措施

### (一)维持生命体征稳定

1. 严重休克应安置在 ICU 内监护救治　加强保暖,适当加盖棉被、毛毯。室内温度 22~28 ℃,湿度 70% 为宜。高热患者给予物理降温,保持室内空气清新,定时通风换气。

2. 采取休克体位　将头和躯干抬高 20°~30°,下肢抬高 15°~20°,以利于呼吸及促进静脉回流,增加回心血量。

3. 保持呼吸道通畅　早期给予吸氧 2~4 L/min,有严重发绀或伴有抽搐者增加至 4~6 L/min。吸入氧浓度 40% 左右。及时处理影响气道通畅的因素,如舌后坠、喉头水肿、颌面骨折、颅底骨折、鼻腔出血、咽部血肿、吸入异物及严重胸部创伤等。

4. 及时处理危及生命的伤情　包括创伤制动,大出血者,及时止血、保持气道通畅。转运途中应保持心电监护和氧疗,每 5~10 min 测血压、脉搏一次,并做好记录。

### (二)严密监测

1. 密切观察病情变化　严密观察生命体征、神志及尿量变化,并及时记录。监测血流动力学变化,及时了解呼吸功能及血气分析情况。

2. 严密监测机体各重要器官的功能　尤其是快速补液时注意有无急性肺水肿及心力衰竭表现,如极度呼吸困难、咯粉红色泡沫样痰等;有无出凝血机制障碍,如采集血标本血液在注射器或针头内迅速凝固,或输液过程中针头频繁堵塞,可能是 DIC 发生的表现。

### (三)建立静脉通路,补充血容量

休克时及时建立静脉通路,至少是两组静脉通路,目前多主张深静脉置管,必要时也可作静脉切开加压输液,快速补充血容量。血容量是否补足应从以下几个方面去观察:①颈静脉及四肢血管是否充盈;②肝脏是否肿大、有无压痛及肝颈静脉回流征阳性,如出现这些表现,血容量已补足;③当患者取半卧位或坐位时,心率及血压有无改变,若出现血压下降、心率增快表示血容量不足;④给患者取平卧位,下肢抬高 90°,如血压升高示血容量不足;⑤收缩压与脉率的差值低于 -10,表示血容量不足。

### (四)使用血管活性药物的护理

血管活性药物是控制休克的重要手段,在补足血容量及纠正酸中毒的基础上血压仍不上升,可使用血管活性药物升高血压,治疗休克。使用升压药过程中应注意以下问题:①血管活性药物应从小剂量、低浓度开始,严密监测血压变化。开始每 5~10 min 测血压 1 次,血压平稳后每 15~30 min 测 1 次。并根据血压的高低调节药物浓度及滴速。②严防药物外渗,以免发生皮下组织坏死,如出现注射部位红肿、疼痛,应立即更换注射部位,局部进行封闭。③每 24 h 更换输液管一次,并注意保护血管。

### (五)防治感染

定期病房空气消毒,减少探视,避免交叉感染和患者受凉。加强口腔护理,鼓励患者排痰,痰液黏稠者给予雾化吸入,必要时予以吸痰。留置导尿管者应加强护理,预防泌尿系感染。

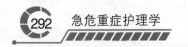

　　休克是机体有效循环血容量减少,组织灌注不足,细胞代谢紊乱和功能受损的病理过程,它是一个由多种病因引起的综合征。休克本身并不是一个独立的疾病,而是由多种原因导致一个共同的病理生理过程。引起休克的病因有血容量不足、创伤、感染、过敏、心源性因素和神经源性因素等。通过对临床表现的观察和血流动力学监测,来判断病情的变化。针对不同原因和不同的发展阶段采取相应的治疗措施。其救护的原则:尽早去除病因,迅速恢复有效循环血量,纠正微循环障碍,恢复组织灌注,改善心脏功能,恢复正常代谢和防止多器官功能损害。

## 思考题

　　1.什么是休克?

　　2.简述休克的早期表现及紧急处理措施。

　　3.如何对休克程度进行病情评估?

　　4.病例分析:

　　某男,37岁,货车司机。以"车祸伤2 h"急诊入院。测体温38.7 ℃,脉搏140次/min,呼吸34次/min,血压70/53 mmHg,中心静脉压3 cmH$_2$O。患者烦躁不安,面色苍白,四肢冰凉。诉全腹部剧烈疼痛。体格检查:全腹压痛、反跳痛、腹肌紧张明显,且以左上腹为甚。1 h尿量6.5 mL。

　　辅助检查:白细胞总数3×10$^9$/L;腹腔穿刺抽出食物残渣和气体;腹部X射线检查显示膈下游离气体。

　　**请思考:**①您认为此患者目前的医疗诊断是什么? ②如果您是值班护士,首先要采取什么护理措施? ③您认为该患者目前存在的最主要的护理问题是什么? 您会采取哪些措施?

# 第十四章　多器官功能障碍综合征

**病例思考**

　　王先生，男性，46 岁，既往有"胃病"20 年。2d 前出现右上腹痛，在院外诊所就医，按"胃病"治疗。患者腹痛逐渐加重，体温逐步升高达 39.7 ℃，4 h 无小便，被家属送入急诊。入院查体，患者呈板状腹，腹部平片示膈下有游离气体，腹腔有积液，被诊断为"空腔脏器穿孔"。急诊手术开腹后见大网膜包裹十二指肠，大网膜表面有脓苔，腹腔抽出 2 500 mL 黄绿色混浊液体。行"十二指肠下段切除术、十二指肠空肠吻合术、腹腔冲洗、腹腔引流"，术中血压不稳定、无尿，需血管活性药维持，术后送入 ICU。心率 142 次/min，血压 89/54 mmHg，多巴胺 40 μg/(kg·min)和去甲肾上腺素 10 μg/(kg·min)经静脉微量泵泵入，皮肤苍白、厥冷，肢端发绀，无尿，胃肠减压引流出咖啡色液体。辅助检查：Hb 120 g/L，WBC $22×10^9$/L，中性粒细胞 92%，肌酐 56 μmol/L，pH 值 7.15，BE −16 mmol/L，Lac 4 mmoI/L。

　　请思考：①您认为该该患者的医疗诊断是什么？②对该患者如何进行病情评估？③进入 ICU 后，应如何进行器官功能监测与护理？

# 第一节　全身炎症反应综合征

　　全身炎症反应综合征(systemic inflammatory response syndrome，SIRS)是指由感染或非感染因素作用于机体，刺激炎症细胞活化，导致多种细胞因子和炎症介质的失控性释放，引起全身性炎症反

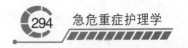

应的临床综合征。SIRS 在危重症患者中发生率高达 68% ~97.6% 。

## 一、病因和发病机制

### (一)病因

1. 感染因素　细菌、病毒、真菌、寄生虫等病原微生物感染。

2. 非感染因素　多发性创伤、烧伤、休克、急性胰腺炎、中毒、缺血再灌注损伤、免疫介导的器官损伤和外源性炎症介质反应等。

### (二)发病机制

炎症反应是机体固有的防御反应,适量的促炎因子对机体有益,有助于杀灭细菌、清除坏死组织、增强免疫活性和修复创伤等,维持内环境稳定。而过度的炎症反应,则对组织器官产生广泛而严重的损伤。SIRS 是由多种内源性或外源性因素刺激炎性细胞而引发的难以控制的全身炎症反应,炎症细胞包括中性粒细胞和单核-巨噬细胞,一旦受到各种损伤性刺激,则会发生细胞变形、黏附、趋化、迁移、脱颗粒及释放等炎症细胞活化反应。SIRS 时,炎症细胞过度活化,可大量浸润至组织,释放氧自由基、溶酶体酶和炎症介质。而炎症介质又可进一步激活炎症细胞,两者互为因果,引起炎症介质的释放不断增加,形成炎症的瀑式联级反应。这些炎症介质具有广泛的化学作用。

SIRS 的发展阶段可分为 5 期。①局部反应期:致病因素刺激炎症介质产生以对抗致病因子;机体为防止损伤性炎症反应,启动抗炎症介质的释放。②全身炎症反应始动期:炎症和抗炎症反应形成全身反应,但全身调节尚未失控。③严重全身反应期:促炎症介质和抗炎症介质释放不平衡,形成过度炎症反应,即 SIRS。④过度免疫抑制期:代偿性抗炎症介质过度释放,炎症介质/抗炎症介质平衡失调,导致代偿性抗炎反应综合征(compensatory anti-inflammatory response syndrome,CARS)。⑤免疫功能紊乱期:SIRS/CARS 失衡导致炎症反应失控,使其由防御性作用转变为自身损害性作用,损伤局部组织细胞并累及远隔器官,最终导致多器官功能障碍综合征(multiple organ dysfunction syndrome,MODS)。炎症和抗炎反应相互存在、交叉重叠,并引起相应的临床症状,称为混合性拮抗反应综合征(mised antagonistic response syndrome,MARS)。

## 二、病情评估与判断

### (一)健康史

评估患者有无创伤、感染、中毒等严重原发疾病,有无灌注不足、再灌注损伤、缺氧等病理生理改变。

### (二)临床表现

SIRS 不是单独的疾病,是由严重感染或非感染因素作用于机体而引起的全身应激反应过度的临床状态。临床上符合以下 2 项或 2 项以上体征即可诊断为 SIRS:①体温>38 ℃或<36 ℃;②心率>90 次/min;③呼吸>20 次/min 或 $PaCO_2$<32 mmHg;④白细胞计数>$12×10^9$/L 或<$4×10^9$/L,或未成熟粒细胞>10%。

但上述标准本身特异性相对较低,可见于运动、应激等情况下,近年来国内外学者认为诊断成人 SIRS 时除具备上述指标外,尚应具备低灌注、高代谢及启动凝血功能异常的指征:①低氧血症,氧合指数($PaO_2$/$FiO_2$)≤300 mmHg;②少尿,尿量<0.5 mL/(kg·h),并持续 24 h;③乳酸>2 mmol/L;④血小板<$100×10^9$/L,及凝血酶原时间延长超过 2 s 以上;⑤空腹血糖>6.1 mmol/L;⑥意识改变,如兴奋、烦躁、嗜睡等。

### 三、救治与护理

#### (一)救治原则

1. 治疗原发病 包括清除感染灶和使用抗生素等。

2. 控制和纠正原发病所导致的病理生理失常 包括纠正休克、缺氧和内环境紊乱等。

3. 清除或拮抗炎症介质 如对重症胰腺炎、感染性休克患者进行血液净化治疗。

4. 器官功能支持 包括呼吸支持、循环支持和营养支持等。

#### (二)护理措施

1. 即刻护理措施 维持呼吸道通畅,吸氧,尽快改善低氧血症,必要时协助医生建立人工气道并进行机械通气。建立静脉通路,保证液体和药物能及时、准确输注,必要时行动静脉穿刺置管监测血流动力学。高热患者进行物理降温,体温不升者应注意保暖。

2. 常规护理 ①严密监测患者生命体征,密切观察病情变化,积极配合医生进行处理。②保持各种管道通畅、妥善固定,防止脱落、堵塞等情况发生。③严密观察和记录患者出入水量。④遵医嘱正确、合理给药,保证治疗措施有效进行。⑤根据患者病情提供合适的营养支持,改善营养状况。⑥根据病情选择合适的体位,若无禁忌可行床头抬高30°～45°,取半卧位。早期开始物理治疗,争取早日自主活动。⑦对烦躁、昏迷患者应采取保护性措施,如使用床栏、约束、镇痛镇静等。⑧加强与患者沟通交流,消除其焦虑、恐惧等不良情绪,帮助患者树立战胜疾病的信心,对患者家属进行心理支持。⑨保持室内温、湿度适宜和空气清新。⑩加强基础护理,满足患者基本生理所需。

3. 器官功能监测与护理 ①中枢神经系统功能:密切监测意识和瞳孔变化,观察语言功能、四肢肌力、肌张力及躯体活动,及早发现异常并报告医生进行相应处理。②呼吸功能:观察患者呼吸频率、节律,有无呼吸困难、口唇发绀等;监测 $PaO_2$、$PaCO_2$ 和 $SpO_2$,及时发现缺氧和二氧化碳潴留;正确进行吸痰、呼吸道湿化和雾化治疗,保持呼吸道通畅;协助医生建立人工气道并加强人工气道护理,避免人工气道堵塞、移位或非计划拔管;机械通气的患者应严密监测呼吸功能,有效实施呼吸机治疗相关的护理措施。③循环功能:监测患者心电图、血压、CVP 等,及时发现心律失常与血压异常,并报告医生进行处理;做好循环监测中各种管线和通路的护理,预防导管相关性感染和管道打折、脱落、堵塞等情况。④肾功能:观察尿液的颜色与性状,监测每小时或 24 h 尿量,保持尿管通畅;每日进行尿管护理和会阴护理,预防尿管相关性尿路感染的发生。

4. 并发症观察 SIRS 患者常见并发症有脓毒症、脓毒症性休克和 MODS 等,应严密观察相关的症状和体征,监测各器官功能状态和辅助检查结果,以尽早发现各种并发症,采取积极治疗措施,防止病情进一步恶化。

## 第二节 脓毒症

脓毒症译自希腊语 Sepsis,也译为"全身性感染",是重症监护病房患者死亡的重要原因。经过几十年对脓毒症的研究,经历了 Sepsis 1.0、2.0、3.0,分别形成了三个版本的脓毒症相关定义。2016 年美国危重病医学会/欧洲危重病医学会主办的共识会议上形成了 Sepsis 3.0,在 Sepsis 3.0

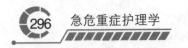

中,脓毒症被定义为在感染情况下宿主反应失调所致的危及生命的器官功能不全。当脓毒症合并严重的循环、细胞和代谢异常,则认为发生了感染性休克,可显著增加病死率。

## 一、病因和发病机制

### (一)病因

脓毒症的发病原因是病原微生物,如细菌、真菌和病毒等的感染。ICU 常见的革兰氏阴性杆菌有大肠埃希菌、鲍曼氏不动杆菌、肺炎克雷伯杆菌和铜绿假单胞菌等,常见的革兰氏阳性致病菌主要有葡萄球菌属、肠球菌属等。遗传易感性、年龄、机体的免疫功能状态以及慢性疾病(如糖尿病)等,均会影响脓毒症的发生发展。

### (二)发病机制

1.炎症反应失控与免疫功能紊乱　一方面促炎因子过度释放,出现炎症反应失控。另一方面具有免疫抑制作用的抗炎因子大量释放,出现免疫功能抑制或"麻痹",表现为吞噬杀菌能力和抗原提呈功能减弱等抗感染免疫防御能力降低。炎症反应强度与病原体毒力、细菌载量、年龄、宿主遗传因素和宿主并发症有关。无论是抗炎反应还是促炎反应,均会启动继发性免疫功能抑制,导致继发感染,甚至导致休克、凝血障碍、组织水肿和循环功能障碍等。

2.循环衰竭和呼吸衰竭　炎症介质释放所导致的血管扩张、心肌抑制等引起休克,造成组织低灌注而发生氧输送障碍。此外,炎症介质介导的内环境紊乱及毛细血管通透性异常引起组织水肿而导致组织氧摄取障碍,加重组织缺氧,促使炎症反应级联放大。炎症介质还可导致肺组织水肿,从而引起呼吸病理生理改变,甚至发生 ARDS,进一步加重缺氧。

3.肠道细菌和毒素移位　肠道是机体最大的细菌及毒素储存库。肠黏膜屏障包括生物屏障、机械屏障、化学屏障、和免疫屏障。脓毒症时此四种屏障由于不同原因而导致屏障功能减弱或丧失,例如,抗生素应用导致菌群失调破坏生物屏障,尤其是由于小肠黏膜血管的特殊解剖结构。在组织低灌注和缺氧时,小肠绒毛根部可产生微动、静脉短路,导致小肠绒毛顶端组织缺血缺氧甚至坏死,破坏细胞结构和功能的完整性,导致机械屏障和化学屏障受损,引起细菌和毒素移位。当肠道微生态的平衡和多样性受到干扰时,宿主的免疫力发生改变,从而增加脓毒症的易感性。

4.内皮细胞受损及血管通透性增加　组织胺、缓激肽等炎症介质损伤血管内皮细胞,使血管通透性增加,导致毛细血管渗漏综合征,引起全身组织氧弥散距离增加,摄氧能力下降。在肺部导致非心源性肺水肿,严重时引起 ARDS,从而加重缺氧。

5.内环境紊乱　低灌注导致组织无氧酵解,乳酸蓄积,酸碱失衡,进而造成内环境紊乱。低灌注和缺氧影响肝的解毒功能和蛋白合成功能。肾功能因毒素和缺氧的影响而受损,导致代谢产物蓄积,加重水、电解质和酸碱失衡,细胞因子引发进一步炎症反应。

6.凝血功能障碍　凝血系统在脓毒症的发病过程中具有重要影响,它与炎症反应相互促进,共同构成脓毒症发生、发展中的关键因素。例如,炎症对血管内皮细胞造成损伤,损伤的内皮细胞释放炎症介质和趋化因子,进一步放大炎症反应,从而加重脓毒症。内毒素或炎症介质等可激活血小板,而被激活的血小板又分泌促炎蛋白和生长因子,进一步加重脓毒症。

7.高代谢和营养不良　过度炎症反应导致机体代谢紊乱,TNF-α 等促炎因子具有强烈的促蛋白分解作用,导致机体出现超出实际需要的高代谢及代谢途径异常。机体可在短期内陷入严重的负氮平衡和低蛋白性营养不良,加重组织器官损伤。

8.受体与信号转导　外界刺激对免疫、炎症等细胞功能的调节与受体及细胞内多条信号转导通路的活化密切相关,引起细胞应激、生长、增殖、分化、凋亡、坏死等生物学效应。

9.基因多态性　基因多态性是决定人体对应激打击易感性与耐受性、临床表现多样性及药物治疗反应差异性的重要因素。严重创伤或感染后全身炎症反应失控及器官损害受体内众多基因调控,表现出高度的个体差异,有的人群易于发生脓毒症,有的人群则不发生。通过对创伤后并发严重脓毒症患者重要炎症介质基因型分析,发现 TNF、IL-1 及其受体拮抗剂(IL-1ra)、IL-10、人白细胞抗原(HLA)等均存在基因多态性。

## 二、病情评估与判断

### (一)病情评估

1. 健康史　评估患者是否存在易患因素,如高龄、不良生活方式等;是否有感染、创伤、烧伤、胰腺炎、中毒、低氧、低灌注和再灌注损伤等原发病及诱因。

2. 临床表现

(1)全身表现　发热、寒战或低体温、心动过速、呼吸加快、高血糖。

(2)感染　白细胞计数和分类改变,血清 C 反应蛋白和降钙素原增高。

(3)血流动力学　严重时可伴有血流动力学改变(低血压、休克等)。

(4)组织灌注变化　高乳酸血症、毛细血管再充盈时间延长或皮肤出现花斑、组织灌注减少(皮肤湿冷、尿量减少等)。

(5)器官功能障碍　各脏器或系统功能异常(低氧血症、血肌酐或尿素氮升高、肠鸣音消失、血小板减少、高胆红素血症等)。

3. 器官功能

(1)中枢神经系统功能　包括意识状态、瞳孔及神经反射等。

(2)呼吸功能　包括呼吸频率、节律、深度、潮气量、肺泡通气量、气道阻力、$PaO_2$、$PaCO_2$ 及氧合指数等指标。

(3)循环功能　包括心电图、血压、CVP、肺毛细血管楔压、体循环与肺循环阻力及心脏指数等指标。

(4)肾功能　包括尿量、尿比重、尿液分析、渗透溶质清除率和滤过钠排泄分数等肾功能指标。

(5)内环境　包括 pH 值、$HCO_3^-$、BE 值等反映酸碱平衡的指标,以及血液中钾、钠、氯、钙、葡萄糖、血浆胶体渗透压、晶体渗透压等指标。

(6)微生物学监测　包括痰培养、血培养、尿培养、引流液培养等。

(7)其他　如血红蛋白与血细胞比容、胃肠黏膜内 pH 值和血乳酸等指标。

### (二)病情判断

在怀疑患者存在脓毒症时,可使用快速 SOFA(guick SOFA,qSOFA)进行评估。qSOFA 含三项指标:①收缩压≤100 mmHg;②呼吸≥22 次/min;③意识状态改变(Glasgow 评分<15)。三项指标符合两项,则可初步诊断脓毒症。

当确定有感染,并且 SOFA 评分≥2,则诊断为脓毒症。在脓毒症的基础上,进行充分液体复苏后,需使用血管升压药才能使平均动脉压维持在 65 mmHg 以上,且血乳酸水平>2 mmol/L,则诊断为脓毒症休克。

随着对 Sepsis 了解的不断深入,对 Sepsis 的评估和诊断方法也在不断发生变化。最早认为当确认或怀疑有感染,同时满足 2 个或多个 SIRS 标准,即可诊断为脓毒症;但基于 SIRS 的脓毒症诊断标准过于宽泛、敏感性低,造成漏诊率和死亡率增加。随后的 Sepsis 2.0 在 Sepsis 1.0 的基础上增加 21 条诊断指标,包括全身情况、炎症参数、血流动力学参数、器官功能障碍参数、组织灌注参数;但由于 Sepsis 2.0 诊断指标过于繁杂,临床应用困难、依从性差,并且缺乏充分的证据支持,临床认可度并不高。Sepsis 3.0 中推荐使用序贯性器官衰竭评估量表( sequential organ failure assessment score, SOFA) 作为诊断工具( 表 14-1)。

表 14-1　SOFA 评分标准

| 系统 | 评分/分 | | | | |
| --- | --- | --- | --- | --- | --- |
| | 0 | 1 | 2 | 3 | 4 |
| 呼吸系统 $PaO_2/FiO_2/$ [ mmHg(kPa)] | ≥400 (53.3) | <400 (53.3) | <300 (40.0) | <200(26.7) +机械通气 | <100(13.3) +机械通气 |
| 凝血系统 血小板/ $(\times10^3/\mu l)$ | ≥150 | <150 | <100 | <50 | <20 |
| 肝脏 胆红素/ [ mg/dL( μmol/L) ] | <1.2 (20) | 1.2～1.9 (20～32) | 2.0～5.9 (33～101) | <6.0～11.9 (102～204) | ≥12.0 (204) |
| 心血管系统 | MAP≥ 70 mmHg | MAP< 70 mmHg | 多巴胺<5 或 多巴酚丁胺 (任何计量)* | 多巴胺 5.1～ 15.0 或肾上腺 素≤0.1 或去甲 肾上腺素>0.1* | 多巴胺>15.0 或肾 上腺素>0.1 或去 甲肾上腺素>0.1* |
| 中枢神经系统 格拉斯哥昏迷量表 评分**/分 | 15 | 13～14 | 10～12 | 6～9 | <6 |
| 肾脏 肌酐/[ mg/dL( μmol/ L)] | <1.2 (110) | 1.2～1.9 (110～170) | 2.0～3.4 (171～299) | 3.5～4.9 (300～440) | >4.9 (440) |
| 尿量/( mL/d) | － | － | － | <500 | <200 |

注:*儿茶酚胺类药物给药计量单位为 μg/( kg·min),给药至少 1 h;**格拉斯哥昏迷量表评分范围为 3～15 分,分数越高代表神经功能越好。

## 三、救治与护理

### (一)救治原则

脓毒症确诊后,应在 1 h 内启动 Sepsis 1 h bundle,具体包括测定血乳酸水平、使用抗生素前抽取血培养、静脉补液、升压药的应用。在此基础上,结合其他治疗措施,共同推进脓毒症及脓毒症休克的管理。具体包括以下几个方面。

1. 液体复苏和循环支持　早期开始液体复苏对于脓毒症休克至关重要,初始液体复苏及随后的容量替代治疗中,推荐前 3 h 内至少静脉滴注 30 mL/kg 的晶体液,可加用白蛋白。在液体复苏过程中需采用容量负荷试验、心脏每搏输出量变化、收缩压变化、脉压变化、超声心动图等动态检测指标指导液体复苏。液体复苏后休克仍难以纠正,可使用血管活性药物,去甲肾上腺素作为首选血管加压药。对于需使用血管活性药物的脓毒症休克患者,推荐以 MAP>65 mmHg 作为初始复苏目标;对于血乳酸水平升高的患者,建议以乳酸水平指导复苏,将乳酸恢复至正常水平。

2. 抗感染治疗  积极寻找原发感染灶,并在识别后 1 h 内使用抗菌药物。使用抗菌药物前应先留取血培养或分泌物培养,并尽早经验性地单一或联合使用抗生素治疗,在明确病原学诊断及药敏结果后及时调整抗菌药物,并每天评价抗生素治疗方案,防止细菌耐药产生,达到理想治疗效果。

3. 器官功能支持  对脓毒症诱发急性呼吸窘迫综合征的患者可行机械通气。对于脓毒症合并急性肾损伤的患者,可行连续肾脏替代疗法(continuous renal replacement therapy,CRRT)。脓毒症患者常出现消化道出血的危险因素,应进行应激性溃疡的预防。贫血及凝血功能障碍时,可输注红细胞、血小板、冰冻血浆等血制品。

4. 镇痛镇静  对于需要机械通气的脓毒症患者,可根据患者的情况给予间断或连续性使用小剂量的镇痛镇静剂。

### (二)护理措施

规范有效的护理措施可降低脓毒症并发症的发生,改善患者预后。

1. 急救护理  尽快建立至少两条静脉通路,有条件者可建立中心静脉通路以利于补充血容量及监测 CVP;建立有创动脉测压通路,方便行动脉血压监测。在液体复苏过程中,严密观察患者尿量、心律、血压、CVP 等指标,及时评估器官灌注改善情况,同时预防肺水肿的发生。保持呼吸道通畅,合理氧疗,为防呼吸衰竭,必要时配合医生建立人工气道进行机械通气支持。监测患者体温情况,如体温升高可遵医嘱行降温处理,对体温不升者盖被保暖。

2. 基础护理  加强基础护理,如保持患者皮肤清洁,定时口腔护理、更换床单、协助患者变换体位、预防压力性损伤及深静脉血栓的形成。感染是脓毒症发生的主要原因,应加强伤口护理,有效控制感染源,局部伤口要充分冲洗、清洁,清除坏死组织和污染伤口内的细菌,严格执行无菌操作,保持伤口引流通畅,注意观察引流液的量、颜色及性状。

3. 器官功能监测与护理

(1)神经功能状态检测  脓毒症患者常并发神经系统功能变化,严密观察患者意识状态,及时发现精神错乱、躁动、意识障碍、昏迷等。对于需要镇静的患者,要定时进行镇静程度评分并定时唤醒,观察患者是否有意识改变。

(2)循环系统护理  应密切观察液体复苏的反应、血流动力学指标变化,评估有无心律失常、低血压、毛细血管充盈时间延长等心功能障碍和灌注不良的表现。密切监测血压、CVP 变化,评估患者对液体复苏和血管活性药物的反应。置管处敷料须保持清洁和干燥,若患者出现不明原因高热应注意导管相关性血流感染的发生,必要时应及时拔除导管,并留取导管尖端做细菌培养。

(3)呼吸系统护理  监测患者呼吸频率、节律、SpO_2、动脉血气,若患者伴发 ARDS,可行机械通气治疗。行呼吸机辅助通气前,应清理患者口腔、鼻腔分泌物,注意昏迷患者有无舌后坠及义齿。在呼吸机辅助通气过程中,妥善固定好人工气道和呼吸机管道,做好气道的温湿化,加强翻身叩背排痰,及时清除气道、气囊上、口、鼻、咽腔分泌物,处理呼吸功能监测的各种报警信息,预防缺氧、气道堵塞、误拔管等情况发生。除禁忌证外,维持床头抬高 30° ~ 45°,监测气囊压维持在 25 ~ 30 cmH_2O,保持口腔清洁卫生,预防呼吸机相关性肺炎的发生。

(4)血液系统护理  应监测凝血与纤溶系统变化,注意 DIC、血栓栓塞性疾病的发生。脓毒症

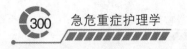

患者应监测凝血功能指标,预防出血等并发症。静脉穿刺后应延长按压时间,观察导管穿刺部位、伤口有无渗血、皮肤有无瘀点及瘀斑形成。

(5)泌尿系统护理　关注患者肾功能指标变化,监测血清肌酐和尿素氮的变化,评估每小时尿量、性状和颜色变化,及时发现少尿及肾灌注不足表现,必要时进行血液净化治疗。留置尿管时应严格无菌操作,加强留置尿管护理,及时发现和处理泌尿系感染。

(6)消化系统护理　脓毒症患者处于高代谢分解状态,应给予适当的营养支持。同时关注患者胃肠道功能,及时发现腹胀、腹泻、恶心、呕吐及肠鸣音变化。关注患者代谢异常,如高血糖、乳酸血症等。

脓毒症患者出现多器官功能障碍,应密切关注各个器官系统的功能变化。由于目前对脓毒症患者缺乏特异性的有效治疗措施,必须重视并强调护理在预防和减少脓毒症发生中的作用,如遵循正确的消毒隔离措施、强化无菌原则以控制获得性医院内感染,对减少脓毒症的发生具有重要意义。此外,还应重视心理护理,对于医治无效的脓毒症患者还应做好临终护理,包括临终护理培训、人员配备及与患者和家属的交流工作。

# 第三节　多器官功能障碍综合征

多器官功能障碍综合征(multiple organ dysfunction syndrome,MODS)又称为多系统器官功能衰竭(multiple system organ falure,MOSF),是指机体在遭受严重感染、创伤、休克或大手术等严重损伤或危重疾病后,短时间内同时或相继出现两个或两个以上的器官或系统功能损害的临床综合征。MODS是临床危重病患者死亡的重要原因之一,患者死亡率随着衰竭器官的数量增加而升高。

MODS的临床特征:①从原发损伤到发生器官功能障碍有一定的时间间隔,常超过24 h;②功能障碍的器官多是受损器官的远隔器官;③循环系统处于高排低阻的高动力状态;持续性高代谢状态和能源利用障碍;④氧利用障碍,使内脏器官缺血缺氧,氧供需矛盾突出。

## 一、病因和发病机制

### (一)病因

1.感染性因素　70%左右的MODS由感染引起。其中,严重的全身性感染引起的脓毒症(sepsis)是引起MODS及患者致死的主要原因。引起脓毒症的病原菌主要为革兰氏阳性金黄色葡萄球菌和表皮葡萄球菌,以及革兰氏阴性大肠埃希菌和肺炎克雷伯杆菌。临床上,老年患者中以肺部感染作为原发病因者最为多见,而青壮年患者在腹腔脓肿或肺部侵袭性感染后,MODS的发病率增高。

2.非感染性因素

(1)严重创伤、烧伤和大手术　严重创伤、大面积烧伤、多发性骨折和大手术后,由于组织损伤、坏死、脱落、失血和失液等,无论有无感染均可发生MODS,其中,肺、肾、肝、消化道、心和神经系统等脏器容易受累。急性坏死性胰腺炎造成的组织坏死也是引起MODS的重要原因。

(2)休克和休克后复苏　低血容量性休克引起多个组织器官的微循环血液灌流不足,或休克晚期微循环中形成大量微血栓,导致或加重组织缺血、缺氧,引起各器官的功能损害;临床上,有些休克患者进行心肺复苏后,易发生 MODS,主要与缺血-再灌注损伤有关。

（3）大量输血、输液及药物使用不当　创伤后早期给予患者输注大量库存血是创伤后引起 MODS 的独立危险因素,大量输血可引起高炎症反应,直接导致 MODS 的发生。过量输液可增加心脏容量负荷,引起急性左心功能障碍和肺间质水肿;同时血液稀释,使患者凝血功能紊乱,易造成出血倾向。抗生素使用不当,可引起肝、肾功能损害;大剂量使用去甲肾上腺素等血管收缩药物,可加重微循环障碍和组织缺血缺氧。

（4）免疫功能低下　自身免疫性疾病、免疫缺陷性疾病、持续应激、肿瘤患者接受化疗或放疗等均可导致全身免疫功能低下,易继发严重感染。老年人器官的代偿能力及免疫功能低下也是发生 MODS 的重要危险因素。此外,大剂量使用激素可引起免疫抑制、消化道溃疡出血及继发感染等。

（5）其他　由于医疗诊治中的操作不当或判断失误,也是引起 MODS 的一大原因,如内镜检查导致的穿孔、高浓度吸氧导致的肺泡表面活性物质的破坏和肺血管内皮细胞损伤、呼吸机使用不当造成的心肺功能障碍等。此外,急性化学性中毒患者,因吸入大量的毒气(如火灾现场的空气)引起急性呼吸窘迫综合征,如同时出现其他器官的损伤,可导致 MODS 的发生。

### （二）发病机制

1. **全身炎症反应失控**　SIRS 时单核-巨噬细胞系统被激活,释放促炎性介质如 TNF-$\alpha$、IL-1、IL-6、PAF 等进入血液循环,损伤血管内皮细胞,导致血管壁通透性增高、血栓形成和远隔器官的损伤。这些炎性介质又可促使内皮细胞和白细胞激活,产生 TNF-$\alpha$、IL、PAF 等细胞因子,加重器官损伤。中性粒细胞激活后可黏附于血管壁,并释放氧自由基、溶酶体酶、血栓素和白三烯等血管活性物质,进一步损伤血管壁,形成恶性循环,导致炎症反应失控性放大,从而造成组织器官的严重损伤。当促炎反应占优势时,表现为免疫亢进或 SIRS,机体对外来打击的反应过于强烈而损伤自身细胞,导致 MODS。当抗炎反应占优势时,表现为免疫麻痹或代偿性抗炎反应综合征(compensatory anti-inflammatory response syndrome,CARS),机体对外来刺激的反应低下,增加对感染的易感性,从而加剧脓毒症和 MODS。SIRS 和 CARS 均反映了机体炎症反应的失控状态,这可能是诱发 MODS 的根本原因。

2. **细菌和毒素移位**　正常情况下,肠黏膜上皮是防止细菌或毒素从胃肠道进入体循环的重要机械防御屏障,肠腔细菌及毒素不能透过肠黏膜屏障进入血液循环。严重创伤、休克、感染等应激状态下胃肠黏膜供血不足或继发浅表溃疡,其天然防御功能减弱,细菌和内毒素进入肠壁组织,通过肠淋巴管和肠系膜淋巴结进入门静脉和体循环,引起全身感染和内毒素血症,进入体循环的内毒素一方面可直接激活炎症细胞和内皮细胞,合成和释放多种炎症介质和蛋白酶类等物质;同时可激活补体系统,促使炎症细胞的进一步激活,导致前列腺素、白三烯、TNF-$\alpha$ 等炎症介质的大量释放;另一方面内毒素可直接损伤血管内皮细胞,使凝血与纤溶系统异常激活,引发 DIC。总之,内毒素可引起大量炎症介质的释放、微血栓的形成及微循环功能障碍,加重组织细胞的结构损伤与破坏,促进各个器官功能障碍甚至衰竭,最终导致 MODS 的发生。

3. **组织缺血-再灌注损伤**　严重创伤、休克或感染等引起重要器官缺血、缺氧和细胞受损,出现细胞功能障碍。组织器官微循环灌注恢复时,催化氧分子产生大量氧自由基,损伤细胞膜,导致器官功能损害。

4. **二次打击或双向预激**　机体遭受的最早创伤、休克等致伤因素可被视为第一打击,使炎症细胞被激活处于一种"激发状态"(pre-primed)。若再次出现致伤因素(如严重感染、脓毒症、导管菌血症等),则构成第二次打击。即使打击的强度不及第一次,也能造成处于激发状态的炎症细胞更为剧烈的反应,超量释放细胞和体液介质。由炎症细胞释放的介质作用于靶细胞后还可以导致"二级""三级"甚至更多级别新的介质产生,从而形成瀑布样反应,最终导致 MODS。所以,首次打击造成的器官损害并不是真正意义的 MODS,而它引起的机体改变却成为 SIRS 的刺激因素,为二次打击造成全身炎症反应失控和器官功能障碍起到了预激作用。

5.基因调控 基因多态性(即基因序列上的变异)可能是决定人体对应激打击易感性和耐受性、临床表现多样性以及药物治疗反应差异性的重要因素。

## 二、病情评估与判断

### (一)病情评估

1.健康史 评估患者有无感染、创伤、大手术等引起 MODS 的病因,是否存在高龄、慢性疾病等易感 MODS 的危险因素。

2.临床表现 MODS 的临床表现复杂,因基础疾病、感染部位、器官代偿能力、受损器官的数目、治疗措施等的不同而各异,个体差异大,且受原发疾病、功能障碍器官受累范围和程度,以及损伤是一次打击还是多次打击的影响,MODS 的临床表现缺乏特异性。MODS 的病程一般为 14~21 d,经历休克、复苏、高分解代谢状态和器官功能衰竭 4 个阶段,各个阶段的临床分期表现见表 14-2。

表 14-2 MODS 的临床分期和临床表现

| 临床表现 | 1 期 | 2 期 | 3 期 | 4 期 |
|---|---|---|---|---|
| 一般情况 | 正常或轻度烦躁 | 急性病态,烦躁 | 一般情况差 | 濒死感 |
| 循环系统 | 需补充容量 | 容量依赖性高动力学 | 休克,CO↓,水肿 | 依赖血管活性药物维持血压,水肿,$SvO_2$↑ |
| 呼吸系统 | 轻度呼吸性碱中毒 | 呼吸急促,呼吸性碱中毒,低氧血症 | ARDS,严重低氧血症 | 呼吸性酸中毒,气压伤,高碳酸血症 |
| 肾脏 | 少尿,利尿剂有效 | 肌酐清除率↓,轻度氮质血症 | 氮质血症,有血液透析指征 | 少尿,透析时循环不稳定 |
| 胃肠道 | 胃肠道胀气 | 不能耐受食物 | 应激性溃疡,肠梗阻 | 腹泻,缺血性肠炎 |
| 肝脏 | 正常或轻度胆汁淤积 | 高胆红素血症,PT 延长 | 临床黄疸 | 转氨酶↑,重度黄疸 |
| 代谢 | 高血糖,胰岛素需求↑ | 高分解代谢 | 代谢性酸中毒,血糖升高 | 骨骼肌萎缩,乳酸酸中毒 |
| 中枢神经系统 | 意识模糊 | 嗜睡 | 昏迷 | 昏迷 |
| 血液系统 | 正常或轻度异常 | 血小板↓,白细胞增多或减少 | 凝血功能异常 | 不能纠正的凝血功能障碍 |

### (二)病情判断

临床上常综合分析患者的病史、临床表现、实验室和其他辅助检查结果等做出判断。存在严重创伤、休克、感染、延迟复苏等可能诱发 MODS 的病史或病象;存在 SIRS 和脓毒症临床表现;存在两个或两个以上系统或器官功能障碍应考虑 MODS 的诊断。

目前尚无公认的 MODS 诊断标准。现常用的诊断标准、系统有:1997 年修正的 Fry 诊断标准,反应 MODS 病理生理过程的 Marshall 多器官功能障碍综合征计分系统等。

1. 修正的 Fry 诊断标准　1980 年 Fry 提出了第一个多器官功能衰竭的诊断标准。该标准是目前被公认的、应用最普遍的诊断标准。1997 年 Fry 重新修正了诊断标准,包括了常见受累的器官或系统,较为简洁,增加了临床的实用性(表 14-3)。

表 14-3　MODS 诊断标准

| 器官或系统 | 诊断标准 |
| --- | --- |
| 循环系统 | 收缩压<90 mmHg,持续 1 h 以上,或循环需要药物支持维持稳定 |
| 呼吸系统 | 急性起病,PaO$_2$/FiO$_2$≤200(已用或未用 PEEP),X 射线胸片见双肺浸润,PCWP≤18 mmHg,或无左房压升高的证据 |
| 肾脏 | 血 Cr 浓度>177 μmol/L 伴有少尿或多尿,或需要血液透析 |
| 肝脏 | 血清总胆红素>34.2 μmol/L,血清转氨酶在正常值上限的 2 倍以上,或有肝性脑病 |
| 胃肠道 | 上消化道出血,24 h 出血量>400 mL 时,或不能耐受食物,或消化道坏死或穿孔 |
| 血液系统 | 血小板计数<50×10$^9$/L 或减少 25%,或出现 DIC |
| 代谢 | 不能为机体提供所需能量,糖耐量降低,需用胰岛素;或出现骨髓肌萎缩、无力 |
| 中枢神经系统 | Glasgow 昏迷评分<7 分 |

2. Marshall 多器官功能障碍综合征计分系统　该计分系统于 1995 年由 Marshall 提出,可对 MODS 严重程度及动态变化进行客观评估,并得到了广泛应用。按照这个系统计分,MODS 计分分数与病死率呈显著正相关,对 MODS 临床预后判断有一定的指导作用(表 14-4)。

表 14-4　MODS 评分(Marshall 标准)

| 器官及系统 | 0 分 | 1 分 | 2 分 | 3 分 | 4 分 |
| --- | --- | --- | --- | --- | --- |
| 呼吸系统(PaO$_2$/FiO$_2$) | >300 | 226~300 | 151~225 | 76~150 | ≤75 |
| 肾[血清肌酐/(μmol/L)] | ≤100 | 101~200 | 201~350 | 351~500 | >500 |
| 肝[血胆红素/(mg/L)] | ≤20 | 21~60 | 61~120 | 121~240 | >240 |
| 心血管(PAR) | ≤10.0 | 10.1~15.0 | 15.1~20.0 | 20.1~30.0 | >30.0 |
| 血液(血小板/×10$^9$) | >120 | 81~120 | 51~80 | 21~50 | ≤20 |
| 中枢神经系统<br>(Glasgow 昏迷评分) | 15 | 13~14 | 10~12 | 7~9 | ≤6 |

注:PAR(压力调整后心率)=心率×右心房压(或中心静脉压)/平均动脉压;Glasgow 昏迷评分:如使用镇静剂,除非存在内在的神经障碍证据,否则应作正常计分。

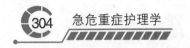

### 三、救治与护理

#### (一)救治原则

MODS 缺乏特效的治疗方法,对器官功能的监测和支持仍是 MODS 的主要治疗措施,预防 MODS 的发生和发展是降低其病死率的最重要的方法。MODS 病情复杂,涉及多个器官,治疗矛盾多,还没有固定的治疗模式。MODS 的治疗原则包括:①控制原发病;②改善氧代谢,纠正组织缺氧;③改善血流灌注,保护易受损害器官;④代谢支持和调理;⑤合理使用抗生素;⑥免疫调理;⑦连续性肾脏替代治疗;⑧中医药治疗。

1. **控制原发病**　控制原发病是 MODS 治疗的关键。及时有效地处理原发病,可减少、阻断炎症介质或毒素的产生释放,防治休克和缺血再灌注损伤。创伤患者采取彻底清创,预防感染;严重感染的患者,消除感染灶、坏死组织、烧伤焦痂等,应用有效的抗生素;胃肠道胀气的患者,要及时进行胃肠减压和恢复胃肠道功能;休克患者应进行快速和充分的液体复苏,对于维持胃肠道黏膜屏障功能具有重要意义。

2. **改善氧代谢,纠正组织缺氧**　氧代谢障碍是 MODS 的重要特征之一,纠正组织缺氧是 MODS 重要的治疗目标,注意要维持循环和呼吸功能的稳定,改善组织缺氧状态。

(1)增加氧输送　氧输送也称氧供(oxygen deliver,$DO_2$),提高氧输送是目前改善组织缺氧最可行的手段。①支持动脉氧合:对于急性呼吸窘迫综合征和急性呼吸衰竭患者,支持动脉氧合的目标是将动脉血氧分压维持在高于 55~60 mmHg 水平以上或动脉血氧饱和度高于 90% 以上。②支持心输出量:调整前负荷是支持心输出量首先需要考虑的问题,也是最容易处理的环节。监测 CVP 或肺动脉嵌顿压,可指导前负荷的调整。液体负荷试验后或利尿后,观察肺动脉嵌顿压与心输出量的关系(心功能曲线)的动态变化,比单纯监测压力的绝对值更有价值。③支持血液携带氧能力:由于血红蛋白是氧气的载体,机体依赖血红蛋白将氧从肺毛细血管携带到组织毛细血管,维持适当的血红蛋白浓度实际上就是支持血液携带氧能力。

(2)降低氧耗　①对于发热患者,可采用解热镇痛药物和物理降温等手段。物理降温时,要特别注意防止患者出现寒战。一旦发生寒战,机体氧需将增加 100%~400%,对机体的危害很大。②有效的镇痛和镇静,使患者处于较为舒适的安静状态,对防止 MODS 有益。抽搐导致氧耗增加也十分明显,及时止痉是必要的。③呼吸困难或呼吸窘迫患者,呼吸肌的氧耗骤增,呼吸肌的氧需可能增加到占全身氧需的 20%~50%,应采取积极措施,如机械通气或提高机械通气条件,改善患者的呼吸困难,能明显降低患者呼吸肌氧需。

3. **改善血流灌注,保护易受损害器官**　及时充分纠正低血容量和应用血管活性药物是防止内脏功能缺血的有效方法。MODS 和休克可导致全身血流分布异常,肠道和肾脏等内脏器官常常处于缺血状态,持续的缺血缺氧,将导致急性肾衰竭和肠道功能衰竭,加重 MODS。改善内脏灌注是 MODS 治疗的重要方向。感染性休克患者外周血管阻力降低,应用去甲肾上腺素可明显提高血压,在保证心脏和脑等重要脏器血液灌注的同时,能改善内脏血流灌注。多巴酚丁胺是强烈的 β 受体激动剂,增加心输出量和全身氧输送的同时,同比例改善胃肠道血流灌注,在合并心功能障碍时应联合应用多巴酚丁胺。在补足血容量之后可应用祥利尿剂,若 6 h 后无尿状态仍得不到逆转,应停止利尿剂应用,可能的情况下尽量停用血管收缩药物,使用莨菪类药物,或立即执行血液净化治疗。

4. **代谢支持和调理**　MODS 患者处于高度应激状态,呈现高代谢、高分解为特征的代谢紊乱。需要按照高代谢的特点补充营养,并且对导致高代谢的各个环节进行干预。代谢支持和调理的要求如下。①增加能量供给,注意氮和非蛋白氮能量的比例,使热/氮比值保持在100∶1左右,提高支链氨基酸的比例。能量供给中蛋白、脂肪、糖的比例一般要达到3∶4∶3,使用中、长链脂肪酸以提高脂肪的利用,并且尽可能地通过胃肠道摄入营养。②代谢支持既要考虑器官代谢的需求,为机体提供适当的营养底物,满足机体营养需要,防止因底物供应受限影响器官的代谢和功能,又要避免因底物供给过多加重器官的负担,这也是代谢支持与营养支持的区别。③代谢调理是从降低代谢率促进蛋白质合成的角度,应用某些药物干预代谢。常用药物有环氧酶抑制剂吲哚美辛,抑制前列腺素合成,降低分解代谢,减少蛋白分解;应用重组生长激素和生长因子,促进蛋白合成,改善负氮平衡。

5. 合理使用抗生素　严重全身性感染是导致 MODS 的最主要原因之一。积极寻找并处理感染灶、及时抗生素治疗是控制感染及 MODS 病情进展的根本措施。因此一旦明确诊断为严重全身性感染,应尽快查找感染部位,并在症状出现后 6 h 内确认。明确诊断为严重全身性感染后,ICU 应1 h 内采用广谱抗生素治疗,并积极寻找病原学证据。每天应对抗生素的使用效果进行评估。经验性的抗生素治疗应少于 5 d,然后根据细菌的敏感性行降阶梯治疗,并尽可能使用单一抗生素。危重患者一般需要联合用药,在经验性初始治疗时尽快明确病原菌转为目标治疗,采用降阶梯治疗的策略,并注意防止菌群失调和真菌感染。

6. 免疫调理　基于炎症介质的失控性释放是对 MODS 本质的认识,拮抗炎症介质和免疫调节治疗是 MODS 治疗的重要策略。免疫调理的目的是恢复 SIRS/CARS 的平衡。近年来针对各种炎症介质采取了多种治疗对策,如应用各种类毒素抗体、TNF-α 抗体、可溶性 TNF-α 受体及 IL-1 受体拮抗剂、E-选择素抗体、LTB$_4$ 受体拮抗剂等对抗介质的治疗,但均未取得满意疗效。也可应用抗炎症反应药物乌司他丁和自由基清除剂。

7. 连续性肾脏替代治疗( continuous renal replacement therapy,CRRT)　方法有连续动-静脉血液滤过(CAVH)和连续静脉-静脉血液滤过(CVVH)等。CRRT 能精确调控液体平衡,保持血流动力学稳定,对心血管功能影响小,机体内环境稳定,便于积极地营养和支持治疗,直接清除致病炎症介质及肺间质水肿,有利于通气功能的改善和肺部感染的控制,改善微循环和实体细胞摄氧能力,提高组织氧的利用。

8. 中医药　中医药治疗 MODS,已经取得了一定的进展,主要治则治方有"活血化瘀""清热解毒""扶正养阴"等,验方有大承气汤等。中医药的应用还需要大量的实验及临床观察,但复方中药重视全身调整,在治疗 MODS 方面具有一定的优势。

（二）护理措施

1. 一般护理　早期识别 MODS 具有非常重要的临床意义。护士应熟悉 MODS 的诱因和发生、发展过程,掌握 MODS 器官功能变化各期的临床表现,做好生命体征监测和辅助检查,积极协助医生早期发现病情变化,预防器官衰竭的发生。定时翻身、拍背、引流,预防肺部感染。加强皮肤护理,防止压力性损伤发生。合理调配膳食,保证患者营养摄入,提高机体免疫力。

2. 器官功能监测与护理

（1）循环系统护理　对 MODS 患者应严密监测循环功能,以保证各器官的有效灌注量和需氧量。

1）立即建立静脉双通道,若条件允许,留置中心静脉导管。合理控制输液量和输注速度,选择适当的输液成分,遵医嘱合理使用血管活性药物,以维持正常动脉压,保证组织灌注压,注意监测尿量、血压、CVP 及周围血管充盈程度的变化。

2）密切观察患者的心率、心律、血压和心电图的变化,熟练掌握各种心律失常的抢救护理原则

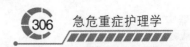

及心血管常用药物的有关知识,及时准确执行医嘱使心率、血压、心律等维持在较理想的水平。

(2)呼吸系统护理 加强呼吸道管理和肺功能的保护。

1)保持呼吸道通畅,确保有效供氧:要注意观察患者呼吸节律和频率有无改变、血氧饱和度是否在正常范围;气管插管或气管切开等建立人工气道的患者,可定期听诊双肺呼吸音,观察有无呼吸困难、发绀等。定时翻身拍背,以促进痰液排出;针对病情严重、无力咳痰患者应给予有效吸痰,必要时可行纤维支气管镜检查,吸痰时注意无菌操作;加强气道温、湿化,应用雾化祛痰药物,利于痰液稀释,促进痰液排出。

2)正确使用呼吸机:要选择适当的通气模式及通气参数;观察气道压力,了解肺顺应性变化;密切观察有无人机对抗,气管插管固定是否牢固,及时分析、处理呼吸机报警,评价患者机械通气效果,根据患者临床情况及时做出调整。

3)注意预防医源性感染:加强对吸痰管、氧气导管、湿化瓶、雾化吸入器等物品的消毒,有条件者可使用一次性物品,严格执行无菌操作规程,避免操作不当或失误,预防医源性感染。

(3)泌尿系统护理

1)严密观察患者临床症状、尿量、血钾及肾功能指标,监测血清钾、钠、钙等电解质的变化,及时处理电解质、酸碱平衡失调。

2)少用或慎用经肾脏排泄或有肾脏毒性的药物,如必须使用时,应注意用药后尿液的改变,以防止肾损害的发生。

3)肾功能衰竭少尿期需严格控制输液量,限制高钾高钠摄入,必要时给予血液净化治疗;多尿期应密切观察血压、尿量、电解质、血肌酐、尿素氮等指标的变化,防止水、电解质失衡。

(4)中枢神经系统护理

1)严密监测生命体征:主要观察血压、心率、呼吸、瞳孔、角膜反射及意识状态等以评价生命中枢的受累情况,尤其要密切观察双侧瞳孔的大小、形态及对光反射等。

2)判断意识障碍程度:运用 Glasgow 昏迷评分量表,从睁眼反应、语言反应、运动反应三方面准确评价患者意识障碍程度。

3)加强颅内压监测:及时纠正颅内高压,防止脑疝形成;观察患者有无瞳孔异常、头痛、恶心、呕吐等症状,以及呕吐物的量及性状,必要时将呕吐物送检。

(5)消化系统护理

1)观察患者的呕吐物或胃肠引流物的性状,如患者突然出现呕血或便血,或在胃肠减压管中出现血性或咖啡样胃液应首先考虑为胃肠道出血可能,高度提示可能出现应激性溃疡。

2)加强对已有胃肠疾病患者的监护:MODS 患者主张尽可能早地经胃肠道进食,但应尽量避免进食过热、粗硬的食物,以及服用刺激性药物等。如出现应激性溃疡,要密切观察出血量,进行血流动力学指标监测,或遵医嘱给予胃管内注入保护胃黏膜的药物,必要时送外科手术治疗。

(6)其他 ①严密监测肝功能指标,及时发现异常并进行治疗,慎用或少用经肝脏代谢或有肝毒性的药物。②对于受到创伤或大手术治疗的患者,应注意进行血细胞常规化验,定期监测血小板与凝血功能,预防 DIC 发生。③高血糖患者需定时监测血糖,并进行饮食指导。

(7)加强各种有创治疗的术后护理 保持各导管通畅,准确记录相关技术参数,并进行动态分析,以指导临床用药。

3.药物护理 熟悉各常用药物的药理特性、不良反应、毒副作用等。掌握药物的用法用量、注意事项。

4.心理和精神支持 MODS 患者存在严重的躯体损伤和精神创伤,如疼痛、失眠、对残疾或死亡的恐惧、经济负担的压力等,需要医护人员给予患者心理和精神支持,并让患者家属参与到治疗过程中,帮助患者和患者家属度过疾病危重阶段并避免创伤后应激综合征的发生。

## 思考题

1. 脓毒症的临床表现有哪些?
2. 什么是多器官功能障碍综合征?
3. MODS 的监护应包括哪些方面?
4. 简述对 MODS 患者的护理要点。
5. 病例分析:

黄某,男,43 岁,因驾驶的卡车上炸药爆炸致烧伤入院。体检:烧伤面积达 80%(Ⅲ度占50%),神志不清,呼吸困难,体温 37.4 ℃,心率 125 次/min,血压 70/50 mmHg。给予经气管切开、给氧、补液、抗感染及其他对症处理,病情缓解,呼吸平稳,心率 80 次/min,血压维持于 110/85 mmHg。实验室检测:pH 值 7.35,$PaO_2$ 60 mmHg,$PaCO_2$ 31 mmHg,白细胞 13×$10^9$/L,创面细菌培养(−),血清内毒素检测(+)。入院第 5 天患者出现呼吸急促,血压逐步降低(70/40 mmHg),体温 38.8 ℃,注射部位皮下出血,pH 值 7.25,$PaO_2$ 40 mmHg,$PaCO_2$ 50 mmHg,尿量少,尿蛋白(+)。虽经积极救治,病情仍无好转,抢救无效死亡。

**请思考:**①您认为此患者生前的医疗诊断是什么?②您认为针对此患者生前需要采取哪些护理措施?③试分析该患者死亡的原因。

# 第十五章　危重症患者的营养支持

1. 知识目标　①掌握:危重症患者营养支持的时机及供给途径;肠内、肠外营养支持的监测、并发症及护理。②熟悉:危重症患者的营养状态评估;危重症患者肠内、肠外营养的适应证、禁忌证。③了解:危重症患者的代谢变化及营养支持原则。
2. 能力目标　学生能运用所学知识对危重症患者的营养支持进行系统管理。
3. 素质目标　具有严谨的工作态度、辩证的思维模式,能准确评估患者营养支持的耐受情况,满足患者的营养需求。

**病例思考**

王某,男,73岁,身高170 cm,体重51.5 kg。入院诊断:脑梗死。既往有高血压10年,脑梗死5年,长期卧床。入院第二天生命体征平稳,洼田饮水试验:4级。

请思考:①根据患者目前情况,你认为患者目前存在营养风险吗?②对该患者如何选择营养支持途径?③若该患者需要进行肠内营养支持,该如何护理?

## 第一节　危重症患者的代谢变化与营养状态评估

危重症患者在经历了创伤、感染、重大手术、烧伤等打击后,机体内环境紊乱,神经系统、内分泌系统、交感系统及垂体-肾上腺轴等被激活,使得机体处于高应激、高分解、高消耗的代谢状态,由于高分解代谢和营养物质摄入不足,易发生营养不良。营养支持作为有效的治疗手段,在保护脏器功能、减少并发症、促进机体康复和修复创伤组织等方面起着积极作用。

我国在20世纪60年代末,肠外营养(parenteral nutrition,PN)与肠内营养(enteral nutrition,EN)相继应用于临床,80年代后期在临床被广泛推广。半个世纪以来,肠外与肠内营养的实施,成为危重患者治疗中重要的治疗手段之一。在近30年的发展过程中临床营养支持已正式走上了规范化和专业化的发展道路。

## 一、危重症患者营养支持的目的

1. 供给细胞代谢所需要的能量与营养物质,维持组织器官正常的结构与功能。
2. 满足机体营养吸收需求,改善负氮平衡。
3. 通过营养支持调节代谢紊乱及免疫功能,增强机体抗病能力,从而影响疾病的发展与转归。
4. 合理的营养支持,可减少机体蛋白的分解代谢,使蛋白质的合成增加,从而改善潜在或已发生的营养不良状态,防止严重并发症的发生。

## 二、危重症患者的代谢变化

危重症患者由于创伤、感染、大手术等打击,除出现体温升高、心率增快、呼吸增快、心排量增加等一系列病理生理反应外,还出现代谢改变,以分解代谢为主,表现为能量消耗增加、糖代谢紊乱、蛋白质分解代谢加速、脂肪代谢紊乱等。

### (一)能量消耗增加

基础能量消耗(basal energy expenditure,BEE)指人体在清醒而极度安静状态下,不受肌肉活动、环境温度、食物和情绪等因素影响时的能量消耗值。静息能量消耗(resting energy expenditure,REE)是指人体在卧床时的能量消耗值。一般情况下 REE 约为 BEE 的 1.1 倍。危重症患者能量消耗增加与代谢紊乱的程度、持续时间及危重程度密切相关。研究表明,创伤、感染和大手术可使患者的静息能量消耗增加20%~50%,烧伤患者更为突出,严重者增加可达100%以上。

### (二)糖代谢紊乱

糖代谢紊乱主要表现为糖异生增加与胰岛素抵抗。在感染、手术、创伤等情况下,机体可发生应激反应,体内儿茶酚胺、糖皮质激素、胰高血糖素、甲状腺素的分泌增加,糖异生明显加强,肝内葡萄糖生成速度增加。同时,应激反应还使胰岛素分泌减少或相对不足,机体对胰岛素的敏感性降低,使胰岛素不能发挥正常作用,组织对葡萄糖的摄取和利用减少,机体呈高血糖状态,这种现象称为胰岛素抵抗。在多器官功能障碍综合征(multiple organ dysfunction syndrome,MODS)的早期血糖明显升高,高糖血症又加重机体的应激反应,形成恶性循环。

### (三)蛋白质分解代谢加速

危重症患者由于高代谢状态,蛋白质分解增加,合成不足,尿氮排出增加,可表现为明显的负氮平衡。

### (四)脂肪代谢紊乱

通常状态下,脂肪是人体能量的主要储存形式,约30%的热量由脂肪提供。应激状态下体内儿茶酚胺分泌增多,促使体内脂肪动员分解,生成甘油三酯、游离脂肪酸和甘油,成为主要的供能物质。

## 三、危重症患者的营养状态评估

### (一)营养状态的评估方法

传统的营养状态评估指标包括人体测量、实验室检测等,在临床上虽能提供一些有用的预测信息,但对危重症患者缺乏特异性。目前推荐使用营养风险评分(nutrition risk screening 2002,NRS

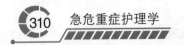

2002)和危重症营养风险评分(NUTRIC 评分)进行营养风险评估。详见表 15-1。

表 15-1　NRS 2002 初步筛查

| 筛查项目 | 是 | 否 |
|---|---|---|
| 1. 是否 BMI<20.5(18.5)? | | |
| 2. 患者在过去 3 个月是否有体重下降? | | |
| 3. 在过去 1 周内是否有摄食减少? | | |
| 4. 患者是否有严重疾病? | | |

注:如果任何一个问题的答案为"是",则进行最终的筛查;如果所有问题的答案均为"否",每隔 1 周要重新进行筛查。如果患者被安排有大手术,则要考虑预防性的营养治疗计划以避免大手术所伴随的风险。

表 15-2　NRS 2002 最终营养筛查

| 评分内容 | 0 分 | 1 分 | 2 分 | 3 分 |
|---|---|---|---|---|
| 营养状况受损评分 | BMI≥18.5,近 1~3 月体重无变化,近 1 周摄食量无变化 | 3 个月内体重丢失>5% 或食物摄入比正常需要量低 25%~50% | 一般情况差或 2 个月内体重丢失>5% 或食物摄入比正常需要量低 50%~75% | BMI<18.5,且一般情况差或 1 个月内体重丢失>5%(或 3 个月体重下降 15%)或前 1 周食物摄入比正常需求量低 75%~100% |
| 疾病严重程度评分 | | 髋骨骨折、慢性疾病急性发作或有并发症者、COPD、血液透析、肝硬化、糖尿病、一般恶性肿瘤 | 腹部大手术、脑卒中、重症肺炎、血液恶性肿瘤 | 颅脑损伤、骨髓移植、APACHE Ⅱ>10 分的患者 |
| 年龄评分 | 18~69 岁 | ≥70 岁 | | |

注:APACHE Ⅱ 评分(acute physiology and chronic health evaluation)为急性生理与慢性健康评分,评分越高,表示病情越重,预后越差,病死率越高。

(1)NRS 2002 总评分计算方法　每项评分内容的最后得分为该项最高评分分值,将疾病严重程度评分、营养状态受损评分和年龄评分三项相加所得分值即为 NRS 2002 总评分。

(2)结果判定　①NRS 2002 总评分≥3 分或有严重胸腔积液、腹水、水肿者(无法得到准确 BMI 值,用血清白蛋白替代)。且血清白蛋白<30 g/L 时,表明患者有营养不良或有营养风险,应进行营养治疗。②NRS 2002 总评分<3 分,每周重复一次营养风险筛查。

表 15-3　危重症营养风险评分(NUTRIC 评分)

| 参数 | 范围 | 评分值 |
|---|---|---|
| 年龄/岁 | <50 | 0 |
| | 50~74 | 1 |
| | ≥75 | 2 |

续表 15-3

| 参数 | 范围 | 评分值 |
|---|---|---|
| APACHE Ⅱ 评分/分 | <15 | 0 |
| | 15～19 | 1 |
| | 20～27 | 2 |
| | ≥28 | 3 |
| SOFA 评分/分 | <6 | 0 |
| | 6～9 | 1 |
| | ≥10 | 2 |
| 引发器官功能不全/个 | 0～1 | 0 |
| | ≥2 | 1 |
| 入 ICU 前的住院天数/d | 0 | 0 |
| | ≥1 | 1 |
| 白细胞介素-6(IF-6)/(pg/mL) | <400 | 0 |
| | ≥400 | 1 |

注:NUTRIC 评分是目前最佳的危重症患者营养评分系统。当 NUTRIC 评分≥5 分时,说明患者存在营养风险。

### (二)能量与蛋白质需要量的评估

1. 能量需要评估　一般患者能量需要量为 25～35 kcal/(kg·d),不同个体、不同病情及不同活动状态下能量的需要量有较大差异,评估患者能量需要时应综合考虑。也可用 Harris-Benedict 公式计算基础能量消耗(basal energy expenditure,BEE),并以 BEE 为参数指标计算实际能量消耗(actual energy expenditure,AEE)。

2. 蛋白质需要量评估　利用氮平衡来评价蛋白质营养状况及蛋白质的需要量。氮平衡(g/d)＝摄入氮量(g/d)－[尿氮量(g/d)＋(3～4)]。危重症患者较普通患者需更高比例的蛋白,一般需要 1.2～2.0 g/(kg·d)。

## 四、营养支持的适应证

凡需要维持或加强营养、7d 内无法正常进食的危重症患者都是营养支持的适应证。

1. 处于高分解代谢状态者　重度的系统性炎症反应,如大面积烧伤、闭合性颅脑损伤、严重多发伤、复合伤、重度脓毒血症等。

2. 胃肠道功能障碍者　①胃肠道梗阻者,如食管、贲门、幽门的癌肿等梗阻性病变,高位小肠梗阻,新生儿胃肠道闭锁等;②高位胃肠道瘘者,如食管和消化液经皮肤瘘口大量漏出,无法为小肠所吸收;③短肠综合征者,如小肠广泛切除后,肠黏膜面积锐减致吸收不良;④肠道炎性疾病或术前准备时,如溃疡性结肠炎和局限性回肠炎活动期;⑤严重腹泻者,顽固性呕吐的患者。

3. 肿瘤　肿瘤患者化疗或放疗有严重消化道反应无法进食或进食不良者。

4. 其他　急性坏死性胰腺炎的患者需较长时间禁食,常伴有腹腔感染和胃肠功能低下。中、重度营养不良的患者需接受影响消化道功能的治疗和手术。轻度肝、肾功能衰竭者。

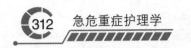

### 五、危重症患者营养支持的原则

#### (一)选择适宜的营养支持时机

应根据患者的病情变化来确定营养支持的时机,病情允许时应尽早给予营养支持。

#### (二)控制应激性高血糖

ICU 患者应激性高血糖(stress hyperglycemia,SHG)发生率为 50% ~ 80%,当血糖>6.1 mmol/L,死亡风险增加 3 倍。对于未患糖尿病和患有糖尿病且糖化血红蛋白(HbA1c)<7% 的患者,血糖值应控制在 4.4 ~ 7.8 mmol/L;对于有糖尿病史且 HbA1c ≥ 7% 的患者,血糖值应控制在 6.1 ~ 8.9 mmol/L。

#### (三)选择适宜的营养支持途径

营养支持途径包括肠内营养(enteral nutrition,EN)和肠外营养(parenteral nutrition,PN)。任何时候都应遵循,如果患者胃肠结构与功能完整时,应首选 EN 或以 EN 为主 PN 为辅;EN 不能满足机体代谢需要时,应积极给予 PN。

#### (四)合理的能量供给

合理的能量供给是实现危重症患者有效营养支持的保障。不同疾病状态、时期及不同个体,其能量需求亦不同。应激早期应限制能量和蛋白质的供给量,能量可控制在 20 ~ 25 kcal/(kg·d),蛋白质控制在 1.2 ~ 1.5 g/(kg·d),对于病程较长、合并感染和创伤的患者,待应激与代谢状态稳定后能量供应适当增加,目标喂养可达 30 ~ 35 kcal/(kg·d)。

# 第二节　营养支持方式

营养支持方式分 EN 和 PN。EN 可利用胃肠道功能提供全面营养,与肠外营养相比,肠内营养经济、安全、方便,符合生理过程,对具有胃肠道功能的患者应作为首选。PN 为经静脉给予营养,适于胃肠道功能丧失无法利用者。

## 一、肠内营养

肠内营养(enteral nutrition,EN)是临床营养支持治疗的重要手段之一,是采用口服或管饲等方式经胃肠道提供机体代谢需要的能量及营养物质的营养治疗方式。肠内营养属于经肠营养,能维持消化道功能,避免肠道黏膜失用性萎缩对全身免疫及营养代谢造成的损害。原则上,只要患者胃肠道功能存在,就应该首选肠内营养。

### (一)肠内营养的适应证与禁忌证

1.肠内营养的适应证　肠内营养的可行性主要取决于胃肠道的蠕动功能及消化吸收功能是否正常,主要适应证如下。

(1)进食量不足　①经口进食困难:由炎症、手术、神经系统疾病、肿瘤等引起的咀嚼/吞咽障碍,或由严重恶心、呕吐、神经性厌食等引起的无法正常进食;②经口进食量不能满足营养需要:因疾病导致营养素需要量增加,但进食量不足,如大面积烧伤、严重创伤、脓毒血症、甲状腺功能亢进等高代谢状态。

(2)消化吸收障碍 肠内营养有利于肠道的代偿性增生与适应,可以防止肠道黏膜萎缩、保持肠黏膜屏障功能、防止菌群移位。即使消化道存在结构或功能上的病变,如炎症肠病、短肠综合征、肠瘘、吸收不良综合征、胃瘫、急性胰腺炎恢复期、肝病等,也可以通过选择合理的途径来给部分有功能的肠道提供营养支持。肠内营养也适用于结直肠手术的术前肠道准备及术后营养支持。

(3)其他 其他可引起营养风险或常伴营养不良的病症,如肿瘤放/化疗、慢性肾功能衰竭、糖尿病、慢性阻塞性肺疾病、心功能衰竭等。凡是预计短期内经口进食量无法满足目标需要量者,只要肠道能够耐受,都应首选肠内营养支持。

2. 肠内营养的禁忌证 肠内营养的绝对禁忌证是肠道完全性梗阻,下列情况不宜应用肠内营养:①重症胰腺炎急性期;②严重应激状态、麻痹性肠梗阻、上消化道活动性出血且出血量大、顽固性呕吐、严重腹泻或腹膜炎;③小肠广泛切除4~6周以内;④年龄小于3个月的婴儿;⑤不完全性肠梗阻及胃肠蠕动严重减慢的患者。

下列情况应慎用肠内营养支持:①严重吸收不良综合征及长期少食衰弱的患者;②小肠缺乏足够吸收面积的肠瘘患者;③严重代谢紊乱的患者。

### (二)肠内营养制剂的种类

肠内营养制剂根据氮的来源分为要素制剂、非要素制剂及组件型三类。

1. 要素制剂 是一种人工精制,营养素齐全,不需要消化或稍加消化即可吸收的少渣营养剂。具有易吸收、无渣/少渣、无乳糖、低脂等优点,不足之处是渗透压高、口感差等。适用于肠道功能低下、脂肪泻的患者。

2. 非要素制剂 以整蛋白或蛋白游离物为氮源,渗透压接近等渗,口感好,口服或管饲均可,使用方便,耐受性强,适用于胃肠道功能较好的患者。

(1)匀浆制剂 是常用的非要素型肠内营养制剂,多由天然食物制成,所含营养成分与正常饮食相似,可调制成能量充足、营养素种类齐全的平衡饮食,渗透压不高,对胃肠刺激小,适用于肠道功能正常但不能正常经口进食者。目前已经有市售的商品制剂,使用起来更为方便。

(2)混合奶 是由多种自然食物混合制成半液体状态的饮食。常用者有普通混合奶(蛋白质为60 g,热能为1 500 kcal)和高热能高蛋白混合奶(蛋白质为80 g,热能为2 000 kcal)。适用于糖耐量异常、糖尿病、肾衰竭、结肠疾病、便秘或腹泻等患者。

3. 组件型 肠内营养制剂仅以某种或某类营养素为主,包括蛋白质组件、肽类组件、脂肪酸组件、糖组件、多糖组件、膳食纤维组件、维生素组件和矿物质组件、益生菌组件、增稠组件等。它可对完全型肠内营养制剂进行补充或强化,以弥补完全型肠内营养制剂在适应个体差异方面不够灵活的缺点;亦可采用两种或两种以上的组件型肠内营养制剂构成组件配方,以适合患者的特殊需要。

### (三)肠内营养的供给途径

肠内营养的供给途径有口服,经鼻胃管,经鼻十二指肠管,经鼻腔肠管,经胃、空肠造瘘等多种(图15-1)。不能主动经口摄食或经口摄食不足的患者,则可通过其他方式进行肠内营养治疗,具体供给途径的选择取决于患者的疾病情况、喂养时间的长短、精神状态及胃肠道功能。

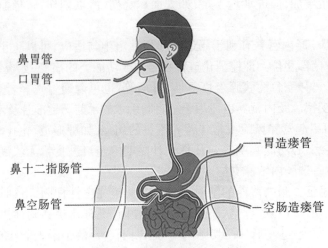

图 15-1 肠内营养的输入途径

1. **口服** 是符合人体正常生理过程的最经济、最安全、最简便的供给方式。

2. **鼻胃管** 常用于胃肠功能正常、非昏迷及短时间即可过渡到经口进食的患者,是最常用的EN途径。优点是胃的容积大,对营养液的渗透压不敏感,操作简单。缺点是有反流、误吸的危险,长期使用者可出现咽部红肿、声嘶及声带麻痹等并发症。

3. **鼻腔肠(十二指肠)管** 适用于肠道功能基本正常而胃功能受损、胃瘫或误吸风险较高的患者。优点在于喂养管通过幽门进入十二指肠或空肠,使反流与误吸的发生率降低,耐受性增加,加速营养目标量的实现。缺点是置管难度大,开始阶段营养液的渗透压不宜过高。

4. **胃造瘘** 适用于较长时间不能经口进食者,胃造瘘途径接近正常饮食,能供给人体所需要的营养物质,另外减少了鼻咽与上呼吸道感染,可长期留置。

(1)剖腹胃造瘘术 暂时性胃造瘘用于各种原因引起的食管狭窄,严重的口腔、咽部或食管损伤等,可经胃造瘘供给营养。永久性胃造瘘常用于晚期食管癌梗阻而又不能切除者。长期昏迷、吞咽反射消失者亦适合由胃造瘘术供给营养。

(2)经皮内镜辅助胃造瘘术 经皮内镜辅助胃造瘘术(percutaneous endoscopic gastrostomy,PEG)是近年来发展起来的新型胃造瘘方法。具有不需剖腹与麻醉、操作简便、创伤小等优点,适合于需长期肠内营养的患者。PEG置管完成6~8 h后,才可开始经胃造瘘管进行喂养。每次应用前后,要用0.9%氯化钠注射液冲洗管道。如需拔除胃造瘘,应在2周以后,待窦道形成后才能拔除。

5. **空肠造瘘** 为临床上常见肠内营养治疗途径之一。空肠造瘘在肠内营养支持中具有重要作用,适用于咽、食管、胃、十二指肠病变不能进食的患者,对有明显胃食管反流者、误吸高危患者、腹部大手术后的患者、胃切除术后的患者、胃排空不良者尤为适用。一般认为,在其他途径和置管方式不能完成肠内营养时均可选择空肠造瘘的方法。空肠造瘘适用于需长期营养治疗的患者,可同时经口摄食,患者无明显不适,机体和心理负担小,活动方便,生活质量高。

### (四)肠内营养的供给方式

肠内营养液的供给方式分为一次性投给、间歇性重力输注、连续性经泵输注。采用何种方式取决于肠内营养的性质、喂养管的类型与大小、管端的位置及营养素的需要量。

1.**一次性投给** 将营养液用注射器缓慢地注入喂养管内,每次200 mL左右,每天6~8次。该方法操作方便,但易引起腹胀、腹泻、恶心、呕吐、反流与误吸,临床一般仅用于经鼻胃管或经皮胃造瘘的患者。

2.间歇性重力输注　将肠内营养液置于专用营养液输注袋或其他容器中,营养液在重力作用下经鼻饲管缓慢注入胃内。每次 250～500 mL,每日 4～6 次,滴速一般为 20～30 mL/min。多数患者可耐受这种喂养方式。缺点是可能发生胃排空延缓。

3.连续性经泵输注　适用于危重,十二指肠、空肠近端或空肠造口喂养的患者,是一种理想的 EN 输注方式。输注速度可根据病情控制,初期宜缓慢,浓度不宜高,让肠道有一个适应的过程,可由每小时 20～50 mL 开始,逐步增至每小时 100～150 mL,浓度逐渐增加。连续性经泵输注的优点是输注速度慢,最大限度地减轻胃肠道负担,利于营养物质的充分吸收;缺点是患者不易离床活动,可能会加重患者焦虑、烦躁的情绪。

## 二、肠外营养

肠外营养(parenteral nutrition,PN)是指通过静脉途径提供机体代谢所需的营养素,包括热量(碳水化合物、脂肪乳剂)、必需和非必需氨基酸、维生素、电解质及微量元素的一种营养支持方式。根据患者营养需要的满足程度,可将肠外营养分为完全肠外营养(total parenteral nutrition,TPN)和部分肠外营养(partial parenteral nutrition,PPN)。肠外营养的供给途径有经中心静脉营养(central parenteral nutrition,CPN)和经外周静脉营养(peripheral parenteral nutrition,PPN)(图 15-2)。

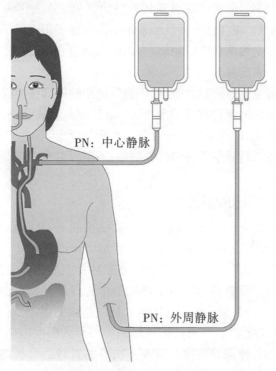

图 15-2　肠外营养的输入途径

### (一)肠外营养的适应证与禁忌证

1.肠外营养适应证　支持适用于不能耐受 EN 和 EN 禁忌的患者。

（1）胃肠道梗阻。

（2）胃肠道吸收功能障碍,如短肠综合征患者,小肠广泛切除>70% ~ 80%。小肠疾病如免疫系统疾病、肠缺血、多发肠瘘。放射性肠炎,严重腹泻、顽固性呕吐>7 d。

（3）重症胰腺炎:肠内营养出现副反应或热量供应不足时。

（4）炎性肠道疾病:克罗恩病（Crohn diseace,CD）、溃疡性结肠炎、肠结核等患者处于病变活动期,或并发腹腔脓肿、肠瘘、肠道梗阻及出血等。

（5）高分解代谢状态:大面积烧伤、严重复合伤、感染等。

（6）严重营养不良:对于体重丢失≥10%（平时体重）的患者。蛋白质-热量缺乏型营养不良伴胃肠功能障碍,无法耐受肠内营养者。

（7）大手术围手术期患者。

2. 肠外营养禁忌证　①严重水、电解质紊乱,酸碱失衡,凝血功能紊乱;②休克,器官功能衰竭终末期;③胃肠道功能正常,能获得足够的营养;④已进入临终期、不可逆昏迷等患者不宜应用肠外营养。

### （二）肠外营养制剂的种类

肠外营养制剂没有统一的配方,但必须含有全部人体所需的营养物质。应根据患者的年龄、性别、体重或体表面积及病情需要等配制;肠外营养制剂的组成成分包括蛋白质（氨基酸）、脂肪、糖类、多种维生素、多种微量元素、电解质和水等,均系中小分子营养素。

1. 电解质和微量元素制剂　电解质制剂有10%氯化钾、0.9%氯化钠、3%氯化钠等。微量元素在肠外营养早期靠输液来供给,现在已有微量元素制剂供临床使用。

2. 维生素制剂　维生素是机体必需的物质,参与碳水化合物、蛋白质、脂肪的代谢,人体的生长发育及伤口的修复也需维生素的参与。

3. 糖制剂　糖是机体最主要的能量物质,可供静脉使用的糖的种类很多,以葡萄糖最为常用。

4. 氨基酸　目前临床上用的氮源都来自氨基酸,氨基酸是合成蛋白质的基质。足够的氮源可补充和减轻体内蛋白质的消耗,促进组织愈合及酶和激素的合成。

5. 脂肪乳剂　脂肪是肠外营养中重要的营养物质,不但可以提供能量,还可以为机体提供必需的脂肪酸。

### （三）肠外营养的供给途径和供给方式

1. 肠外营养的供给途径　肠外营养的供给途径包括经中心静脉营养（central parenteral nutrition,CPN）和经外周静脉营养（peripheral parenteral nutrition,PPN）。

（1）中心静脉营养　是指全部营养要素通过中心静脉补充的营养支持方法。常用静脉有锁骨下静脉、颈外静脉、颈内静脉和股静脉等。CPN选用的中心静脉管径粗,血液流速快,血流量大,输入液体很快被血液稀释,不受输入液体浓度、pH 值和输注速度的限制,对血管壁的刺激小。且能满足在 24 h 内持续不断地进行液体输注,可依据机体的需要最大限度地调整输入液量、浓度和速度,保证供给机体所需的热量和各种营养物质。CPN 一次穿刺置管后可长期使用,减少了反复穿刺的痛苦。

（2）外周静脉营养　是指通过外周静脉导管全面输送蛋白质和热量的方法。适用于病情较轻、用量小、PN 支持不超过 2 周者。其优点是任何可穿刺的周围静脉均可选用,能避免中央静脉置管的潜在并发症,并降低初始治疗费用。其缺点是需频繁穿刺,易引起血管损伤、静脉炎等并发症。因此,使用周围静脉营养时应每 24 h 更换输注部位,输注液的渗透压应低于 900 mOsm/L（以

600 mOsm/L以下为宜），以避免对静脉造成损伤。若长期单独使用难以满足机体的各种需要，故多作为口服不足时的营养补充。

2. 肠外营养的供给方式

（1）全合一输注　是目前推荐的肠外营养供给方式，即把供给患者所有的各种营养制剂按照一定配制原则充分混合后进行输注，具有节省费用、营养物质被更好地利用吸收、并发症发生率低等优点。

（2）单瓶输注　每一种营养制剂单独进行输注，目前已不建议采用。一般在肠外营养的早期采用这种方法。对于需长期进行肠外营养支持的患者，持续的营养液输注使胰岛素水平一直处于高水平状态，阻止了脂肪的分解，促进了脂肪的合成，并使葡萄糖以糖原的形式储存于肝脏，容易导致脂肪肝和肝大。

### （四）TPN 停用指标

凡危重症患者肠道功能恢复、经肠内营养支持能满足患者能量及营养需要量者或出现肠外营养并发症时，以及诱发严重代谢并发症时，应停用 TPN。

# 第三节　营养支持的监测与护理

通过营养支持的监测和护理可以了解营养治疗效果，及时发现、预防和处理可能发生的并发症，提高营养支持的效果。

## 一、营养支持的监测

### （一）肠内营养的监测

1. 一般监测　①每天检查管道及其固定装置是否在位（回抽胃液、pH 值测量、超声监测、X 射线定位）、管道是否通畅；②无特殊体位禁忌时，喂养时应抬高床头 30°～45°，喂养结束后宜保持半卧位 30～60 min；③根据患者病情和耐受情况合理调整每日喂养次数和速度，保证每日计划喂养量；④间歇重力滴注或分次推注时，应每次喂养前后用 20～30 mL 温开水脉冲式冲管；持续经泵输注时，应每 4 h 用 20～30 mL 温开水脉冲式冲管一次；每次给药前后和胃残余量监测后，应用 20～30 mL 温开水脉冲式冲管；对免疫功能受损或危重患者，宜用灭菌注射用水冲管；⑤应避免将 pH 值≤5 的液体药物与营养液混合。

2. 胃肠道状况的监测

（1）监测胃残余量（gastric residual volume，GRV）　胃残余量过高是肠内喂养不耐受的临床征象，常常导致医院获得性肺炎发生率升高及住院时间延长。胃残余量常用的监测方法包括经典测量和床旁超声测量。①经典测量：注射器回抽法；②床旁超声测量：超声通过胃窦单切面法测量胃窦横径及前后径计算胃残余量，相对于注射器抽吸法精确度更高。

（2）胃肠道耐受性的监测　胃肠道不耐受表现有恶心、呕吐、腹痛、腹泻、腹胀、高水平胃残余量等。

3. 实验室监测　应根据各指标的变化特点，结合临床用药情况，定期检查血钠、钾、钙、磷、镁、总蛋白、白蛋白、运铁蛋白、胆红素、甘油三酯、胆固醇、血（尿）糖、尿素氮及肝酶谱、凝血酶原时间等

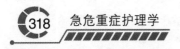
生化指标。

4. 营养评价 定期检测并记录体重、氮平衡、液体出入量,以及营养指标(肌酐/身高指数、皮褶厚度、臂肌围等)、免疫指标。

### (二)肠外营养的监测

1. 一般监测 ①每天测体温、血压、脉搏、体重,记录 24 h 出入量。观察生命体征是否平稳,若生命体征不平稳,则应积极纠正;若体温异常升高,提示有感染的可能,应积极查找病因、对因治疗。②观察神志有无改变,有无水、钠潴留或脱水,有无黄疸、胃潴留,黄疸多见于长期肠外营养所致胆汁淤积性肝病;水肿和脱水反映体液平衡情况,有助于判断营养支持的补液量是否充足或过量。根据体液平衡情况做出相应调整。

2. 导管监测 ①中心静脉导管位置:中心静脉导管应通过 X 射线片确定其导管尖端是否在上腔静脉的根部,要妥善固定,防止牵拉、打折、移位及脱出。②每次治疗前后均应用含 0 ~ 10 U/mL 肝素钠封管液进行脉冲式冲管,防止堵管。③导管穿刺处的敷料应定期更换,无菌透明敷贴每周更换 1 次,无菌纱布覆盖时,每 48 h 更换一次,渗血、出汗、敷贴卷边时应随时更换,中心穿刺部位无渗血时不推荐使用纱布覆盖,更换敷料时要求使用无菌换药包,严格无菌操作。④如导管堵塞或感染等,应及时更换中心静脉导管,并将导管尖端剪下,送细菌真菌培养。

3. 实验室监测 定时检测血糖、电解质、肝肾功能、血浆蛋白、酸碱平衡等。肠外营养开始后 3 d 内每天一次,以后每 3 d 一次。

4. 营养评价 包括体重、上臂围、肱三头肌皮褶厚度、肌酐–身高指数、血浆白蛋白浓度、血清运铁蛋白浓度、免疫功能试验(血白细胞计数、皮肤超敏反应)等,每周 1 次。

## 二、营养支持的并发症及护理

### (一)肠内营养支持的并发症及护理

1. 机械性并发症 主要与喂养管的放置、柔软度、位置和护理有关。

(1)鼻咽部和食管黏膜损伤 有鼻咽不适,鼻咽部黏膜糜烂和坏死,鼻部脓肿,急性鼻窦炎,声嘶,咽喉部溃疡和狭窄,食管炎,食管溃疡和狭窄,气管食管瘘,胃、空肠、颈部食管造瘘并发症等。预防鼻咽部和食管黏膜损伤,应加强护理监测,熟练掌握操作技术,选择管径细、质地软的喂养管。

(2)喂养管阻塞 与营养液未调匀、药丸未经研碎即注入喂养管、营养液较黏稠及管径太细等因素有关。

2. 胃肠道并发症 是肠内营养治疗时最多见的并发症,包括恶心、呕吐、腹胀、腹泻、便秘等。其中最常见的是腹泻,占肠内营养治疗患者的 5% ~ 30%。

(1)腹泻 肠内营养相关性腹泻并发症由多因素造成,包括患者的病情、营养液的种类、供给营养液的技术、肠道对营养液刺激而发生的分泌反应、低蛋白血症、使用抗菌药物的时间、禁食等。应减少抗菌药物的不合理应用,以减少抗菌药物相关性腹泻。对于行肠内营养的危重症患者,应尽早纠正低蛋白血症,减少抑酸药和口服钾制剂的应用。应根据不同原因作相应处理,如输注营养液时应注意输注速度,肠内营养液要新鲜配制和低温保存,一旦发生腹泻应降低营养液浓度,减慢输注速度,在饮食中加入抗痉挛或收敛药物以控制腹泻。

(2)腹胀 可采用测量腹围值,腹部深、浅触诊,腹内压监测方法等对腹胀进行评估。

(3)恶心、呕吐 常见原因有营养不良、贫血、不耐受肠内营养制剂的气味、胃肠动力差、喂养体位不正确等。

3. 感染并发症　误吸是肠内营养最严重和致命的并发症。误吸高风险因素包括高龄(> 70 岁)、鼻胃管肠内营养喂养期间、机械通气期间、吞咽功能障碍、意识障碍、声门或贲门关闭功能遭到破坏、合并神经系统疾病或精神类疾病、使用镇静或肌松药物、院内外转运等。

(1)人工气道管理　应将气管导管的囊内压维持在 25 ~ 30 cmH₂O(1 cmH₂O = 0.098 kPa),并及时清理呼吸机管路及积水杯内的积水。

(2)用药管理　临床医务人员对 ICU 机械通气患者和(或)肠内营养支持患者采取半卧位(床头抬高 30°~45°)来预防误吸。推荐采用 ICU 误吸风险评估量表对住院的肠内营养患者进行评估。发生误吸时立即停用肠内营养,将患者置于半卧位,床头抬高 30°~45°,立即从气管内吸出液体或食物颗粒。如果是少量误吸,应鼓励患者咳嗽,咳出气管内误吸物,必要时应用抗生素预防肺内感染。

(3)防止误吸　对于误吸高风险患者,建议使用促胃肠动力药物,如甲氧氯普胺、红霉素;或止吐药物,如甲氧氯普胺;或抗反流药物,如枸橼酸莫沙必利片,以防止误吸。

4. 代谢性并发症　如高血糖或水、电解质代谢紊乱,但因为肠道具有缓冲作用较少发生。危重症患者的代谢特点有糖、脂肪代谢紊乱,蛋白质分解代谢加速,能量代谢增高和胃肠道功能改变等。

### (二)肠外营养支持的并发症及护理

1. 机械性并发症

(1)损伤　包括气胸、血胸、皮下气肿、血管神经损伤等。在置管过程中,熟练掌握操作技术,严格操作规程,动作轻柔,避免不必要的损伤。

(2)空气栓塞　可发生于静脉穿刺置管过程中或更换输液器时,有时也可以发生在液体输完未及时补充时。肠外营养时要严格遵守操作程序,置管穿刺时患者应处于头低位,使上腔静脉充盈,置管时患者屏气,置管过程应快捷并及时连接输液管道;加强巡视,及时更换液体,当置管或更换输液器时,嘱患者避免深呼吸,小儿应避免哭闹;一旦怀疑有空气栓塞,立即置患者于左侧卧位。

(3)导管意外　包括导管栓塞、导管移位、导管断入心脏和肺动脉等。肠外营养时应选择柔软的硅胶管,而不用硬塑料管。导管插入后,应用 X 射线片定位,如发现移位,应予调整,及时处理。保持导管通畅。

2. 感染性并发症　感染是最常见的中心静脉输注路径相关并发症,主要是导管性和肠源性感染。随着护理水平的提高,导管性感染的发生率明显下降,但肠源性感染的临床意义已引起高度重视。

(1)穿刺部位感染　一般于置管数天或数周后出现,表现为穿刺部位红肿、压痛。若处理不当可成为全身性感染的原发灶,关键在于加强局部护理。

(2)导管性感染或脓毒症　常见原因为患者免疫力低下、静脉穿刺置管、局部护理和营养液配制时无菌操作技术不严等。肠外营养过程中无论插管或更换导管穿刺处敷贴时均应严格无菌操作;选择柔软、光滑的导管,操作要轻柔,以防损伤静脉内膜;导管一经固定,不能随意拉出或插进。如导管阻塞,应将其拔出,不可冲洗和继续使用;避免从导管抽血或输血及血制品;输液溶液应新鲜配制,输液装置应每日更换。如果患者出现寒战、高热等症状而原因不明时,应考虑导管相关性血流感染,此时应立即拔管,将拔出的导管尖端进行培养,明确致病菌,以针对性地进行抗菌治疗。

(3)肠源性感染　TPN 患者可因长期禁食,胃肠道黏膜缺乏食物刺激和代谢燃料致肠黏膜结构和屏障功能受损、通透性增加而导致肠内细菌移位和内毒素吸收,并发全身性感染。故提倡尽可能应用肠内营养或在肠外营养时增加经口进食机会。

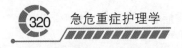

**3.代谢性并发症**

(1)高血糖和高渗性非酮症性昏迷　发生高血糖的原因是由于输入葡萄糖过多过快,机体不能及时利用,使血糖水平骤升。高血糖常导致渗透性利尿及诱发脱水,若不及时处理,会发展为高渗性非酮症性昏迷而成为致命的并发症。

(2)低血糖性休克　易发生于不用脂肪乳剂、仅输入高浓度葡萄糖、突然中断输液或减慢输液速度时,由于内源性胰岛素水平较高,而葡萄糖相对不足所致。临床表现为心率过快、面色苍白、四肢湿冷、震颤、乏力、烦躁不安,甚至神志模糊。

(3)脂肪代谢异常　脂肪乳输入速度过快或输入总量过多时,可发生高脂血症。当患者出现发热、急性消化道溃疡、血小板减少、溶血、肝脾肿大等症状时,可疑为脂肪超载综合征,应立即停止输注脂肪乳剂。

(4)水、电解质失衡　如脱水或水潴留、低钠血症、低钾或高钾血症等。故应每日记录出入量,定期监测血钠、钾、氯等电解质变化以便及时调整使用量。

(5)肝功能损害　使用全肠外营养超过2周,部分患者出现转氨酶升高、脂肪肝、淤胆,甚至黄疸,这是目前全肠外营养尚不能克服的缺陷,多在停用后数周内恢复正常,极少成为迁延性病变。

## 思考题

1.危重症患者营养支持的目的是什么?

2.简述危重症患者营养支持的监测内容。

3.简述营养支持的并发症及护理。

4.病例分析:

李某,男,75岁,身高170 cm,体重62.5 kg。以"高处坠落致全身疼痛5 h伴意识障碍20 min"为主诉入院。入院诊断:多发伤。入院生命体征:T 36.1 ℃,P 125 次/min,BP:63/42 mmHg。白蛋白54 g/L,骨盆骨折,蛛网膜下腔出血,肋骨多根多处骨折。立即给予升血压药物运用。入院第3天行手术治疗后生命体征稳定,停用升血压药物。实验室检查白蛋白27 g/L。

**请思考:**①根据患者入院时的情况,采用 NRS 2002 营养风险评分表评估患者是否存在营养高风险? 对该患者如何选择营养支持途径? ②护士如何预防危重症患者肠外营养时引起的穿刺置管并发症? ③在给予肠内营养时,如何预防和处理吸入性肺炎?

# 第十六章 危重症患者疼痛与镇静管理

▓▓▓▓▓▓▓ 学习目标 ▓▓▓▓▓▓▓

1. 知识目标 ①掌握:危重症患者疼痛与镇静管理的概念、适应证、评估和护理措施。②熟悉:能解释疼痛对机体的影响。③了解:镇痛镇静药物的药理作用。

2. 能力目标 学生能依据危重症患者情况选择镇痛镇静评估工具,并落实相关护理措施。

3. 素质目标 培养学生评判性思维,树立"以患者为中心"的整体护理思维,切实做好危重症患者镇痛镇静管理。

## 病例思考

刘某,女,45岁,"妊娠高血压,剖宫产术后"入ICU,患者全麻清醒后主诉腹部剧烈疼痛,NRS评分:5分。患者烦躁不安,RASS评分:+2分。查体:BP 147/78 mmHg,P 110次/min,R 21次/min,$SpO_2$98%,腹部切口处少量血性渗液。

**请思考:**①患者目前护理问题是什么?②针对此患者的疼痛问题护士该如何护理?③根据镇静评估结果护士该如何实施护理措施?

疼痛是临床上常见症状之一,也是继体温、脉搏、呼吸、血压四大生命体征之后的第五生命体征。疼痛在ICU中普遍存在,其来源包括原发疾病、手术、创伤、烧伤、癌性疼痛及翻身、吸痰、气管插管、伤口护理、引流管拔除和导管置入等相关操作及长时间制动、炎症反应等。疼痛导致机体应激、器官做功负荷增加、睡眠不足和代谢改变,进而出现疲劳和定向力障碍,导致心动过速、组织氧耗增加、凝血功能异常、呼吸功能障碍、免疫抑制和分解代谢增加等。疼痛管理和镇静治疗是减轻器官功能负担、维持器官功能、减轻患者精神创伤的重要措施,能够使危重症患者保持最舒适和安全的状态。

危重症患者镇痛镇静目的:①去除或减轻患者的疼痛及躯体不适感,减少不良刺激及交感神经系统的过度兴奋;②帮助和改善患者睡眠状况;③减轻或消除患者焦虑、躁动甚至谵妄,保护患者生命安全;④减轻器官应激负荷,保护器官储备功能,维持机体内环境稳定;⑤降低机体代谢速度,减少其需氧耗氧量,减轻各器官的代谢负担,从而减轻强烈病理因素所造成的损伤,为器官功能的恢复创造条件。

## 第一节　危重症患者疼痛管理

### 一、疼痛概述

疼痛是因躯体损伤或炎症刺激,或因情感痛苦而产生的一种不适的躯体感觉及精神体验。疼痛是一种主观体验,是人的理性因素、情感因素和生理因素相互作用的结果。个体对疼痛的理解和认知也存在差异。

疼痛可以依据病程、性质、部位、起始部位及传导途径进行分类。①按疼痛的病程可分为急性痛(acute pain)和慢性痛(chronic pain),急性痛指突然发生,有明确的开始时间,持续时间较短,以数分钟、数小时或数天之内居多,用镇痛方法一般可以控制;慢性痛指疼痛持续 3 个月以上,具有持续性、顽固性和反复性的特点,临床上较难控制。②按疼痛性质可分为钝痛(如酸痛、胀痛、闷痛等)、锐痛(如刺痛、切割痛、灼痛、绞痛、撕裂样痛、爆裂样痛等)和其他疼痛(如跳痛、压榨样痛、牵拉样痛等)。③按疼痛的部位可分为头痛、胸痛、腹痛、腰背痛、骨痛、关节痛和肌肉痛等。④按疼痛起始部位及传导途径可分为皮肤痛、躯体痛、内脏痛、牵涉痛、假性痛和神经痛。另外,还有癌性疼痛,其在癌症早期往往无特异性,不同部位的癌性疼痛,其性质和程度均可不同,可为钝痛、胀痛等,而中、晚期的疼痛剧烈,不能忍受,需应用药物镇痛。

疼痛不仅会引起一系列心理反应,如焦虑、抑郁等,也会导致不同程度的生理反应。①循环系统:兴奋交感神经,血中儿茶酚胺和血管紧张素Ⅱ水平升高,使患者出现血压升高,心动过速和心律失常;②泌尿系统:抗利尿激素和醛固酮分泌增多,使尿量减少,水钠潴留;③呼吸系统:疼痛可引起呼吸浅快,肺通气功能下降,甚至导致肺不张或肺炎;④内分泌系统:应激反应可引起儿茶酚胺、皮质激素、促肾上腺皮质激素、生长激素和甲状腺激素增加,同时,胰高血糖素分泌增加可造成血糖升高和负氮平衡;⑤消化系统:胃肠蠕动及肠道平滑肌张力降低,导致消化系统功能下降;⑥免疫系统:机体免疫力下降,易发生感染。

疼痛管理是指全面动态地对患者进行评估和诊断,采用药物治疗与非药物方法预防、缓解和消除疼痛的一系列治疗与护理措施。

### 二、病情评估与判断

首先,护士应对患者的病情进行全面评估,分析疼痛发生的原因。危重症患者处于强烈的应激环境中,无论躯体或精神上都常常经历疼痛的诱因。其次,护士应准确掌握并选择合适的评估工具,及时、准确地判断疼痛程度。应用镇痛措施后,应对其效果进行动态监测,以指导调整护理措施。

常用评分方法有数字评分表(numeric rating scale, NRS),面部表情评分表(faces pain scale, FPS),行为疼痛量表(behavioral pain scale, BPS)及重症疼痛观察量表(critical-care pain observation tool, CPOT)等。

1. **数字评分表**　适用于能理解数字并自主表达的患者。此方法将疼痛程度用 0～10 个数字表示,0 表示无痛,10 表示最痛。数字越大,疼痛越重。

2. 面部表情评分表　用图画的形式将面部表情由高兴到极度痛苦分成 6 个等级,让患者指出 6 个具有不同表情的脸谱中与其感受相符的面容来评估疼痛的程度,如图 16-1。面容 1:完全无疼痛;面容 2:极轻微疼痛;面容 3:疼痛稍明显;面容 4:疼痛显著;面容 5:重度疼痛;面容 6:最剧烈疼痛。这种评估方法简单、直观、形象,没有特定的文化、年龄或性别的要求,易于掌握,适用于 3 岁及以上儿童和有认知障碍的患者。

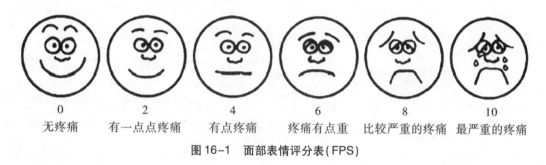

| 0 | 2 | 4 | 6 | 8 | 10 |
|---|---|---|---|---|---|
| 无疼痛 | 有一点点疼痛 | 有点疼痛 | 疼痛有点重 | 比较严重的疼痛 | 最严重的疼痛 |

图 16-1　面部表情评分表(FPS)

3. 行为疼痛量表　评估项目包括面部表情、上肢活动及机械通气依从性,每个条目根据患者的反应情况分别赋予 1~4 分,将 3 个条目的得分相加,总分为 3~12 分,得分越高说明患者的疼痛程度越高,如表 16-1。

表 16-1　行为疼痛量表(BPS)

| 项目 | 分值 | | | |
|---|---|---|---|---|
| | 1 | 2 | 3 | 4 |
| 面部表情 | 放松 | 部分紧张 | 完全紧张 | 扭曲 |
| 上肢运动 | 无活动 | 部分弯曲 | 手指、上肢完全弯曲 | 完全回缩 |
| 发声(非气管插管患者) | 无疼痛相关发声 | 呻吟≤3 次/min 且每次持续时间≤3 s | 呻吟>3 次/min 且每次持续时间>3 s | 咆哮或使用"哦""哎呦"等言语抱怨或摒住呼吸 |
| 通气依从性(气管插管患者) | 完全能耐受 | 呛咳,但能耐受 | 对抗呼吸机 | 不能控制通气 |

4. 重症疼痛观察量表　危重症患者由于意识障碍或镇静等原因,不能对疼痛进行主观表达,可用 CPOT 进行疼痛评估,是一种专门为无法交流的危重症患者开发的疼痛行为客观量表。该量表对气管插管和非气管插管患者均适用。得分范围为 0~8 分,分数越高表明疼痛程度越高,如表 16-2。

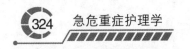

表 16-2　重症疼痛观察量表(CPOT)

| 指标 | 条目 | 分值 | 描述 |
|---|---|---|---|
| 面部表情 | 放松、自然 | 0 | 无肌肉紧张表现 |
| | 表情紧张 | 1 | 皱眉、眉毛下垂、眼窝紧缩、轻微的面肌收缩,或其他改变(如侵入性操作中睁眼或流泪) |
| | 脸部扭曲、表情痛苦 | 2 | 出现上述所有面部运动,并有眼睑紧闭(可表现出张口或者紧咬气管插管) |
| 肢体活动 | 无活动或正常体位 | 0 | 根本不动或正常体位 |
| | 防卫活动 | 1 | 缓慢、小心地活动,触摸或者摩擦痛处,通过运动寻求关注 |
| | 躁动不安 | 2 | 拔管,试图坐起、肢体乱动/翻滚,不听指令,攻击医务人员,试图爬离床 |
| 肌张力 | 放松 | 0 | 被动运动时无抵抗 |
| | 紧张、僵硬 | 1 | 被动运动时有抵抗 |
| | 非常紧张或僵硬 | 2 | 强烈抵抗,无法完成被动运动 |
| 机械通气依从性(插管患者)或发声(无插管患者) | 耐受呼吸机或活动 | 0 | 无报警,通气顺畅 |
| | 咳嗽但可耐受 | 1 | 咳嗽,可触发警报但自动停止报警 |
| | 人机对抗 | 2 | 不同步:人机对抗,频繁引起报警 |
| | 言语正常或不发声 | 0 | 说话音调正常或不发声 |
| | 叹息、呻吟 | 1 | 叹息、呻吟 |
| | 喊叫,哭泣 | 2 | 喊叫,哭泣 |

美国危重病医学会 2018 年发布的《ICU 成人患者疼痛、躁动/镇静、谵妄、制动和睡眠障碍的预防和管理临床实践指南》(*Clinical Practice Guidelines for the Prevention and Management of Pain, Agitation/Sedation, Delirium, Immobility, and Sleep Disruption in Adult Patients in the ICU*)指出能够自主表达的患者(包括接受机械通气治疗但能够自主表达)用 NRS 进行评估,在无法自我报告疼痛和行为可观察的危重症患者中,BPS 和 CPOT 是最为准确、可靠的行为量表。生命体征虽然不是危重症患者疼痛的有效指标,不能单纯应用生命体征来评估疼痛,但是生命体征的变化往往最先提示疼痛发作。指南中建议将生命体征作为患者需要接受进一步疼痛评估的提示。

### 三、护理措施

药物干预是用于危重症患者疼痛管理的最主要方法,亦常配合使用物理治疗、心理治疗、针灸等非药物镇痛方法。

#### (一)避免激发或加剧疼痛的因素

通过护理活动促进舒适是减轻或解除疼痛的重要措施。可采取以下护理措施促进舒适,避免激发或加剧疼痛:①创造安静、舒适的环境;②做好基础护理,确保患者舒适;③寻找并消除导致疼痛的精神因素,使患者保持安定平静;④大部分患者烦躁的首要原因是疼痛和不适感,故危重症患者应首先考虑镇痛治疗,镇痛应作为镇静的基础。研究表明,联合镇痛治疗的镇静方案能减少疼痛发生,降低患者镇痛评分,降低机械通气的使用,减少气管插管时间。

### (二)用药护理

**1.了解药物的药理作用**　应用镇痛药物前,护士应了解药物的基本作用、使用剂量、不良反应等。常见镇痛药物如下。①非甾体抗炎药:作用于外周疼痛感受器,主要通过抑制受伤局部前列腺素的产生而发挥镇痛作用,长期使用无成瘾性。常用药物包括阿司匹林、布洛芬等。②阿片类镇痛药:阿片类药物为强效中枢镇痛剂之一,具有镇痛效果强、起效快、可调节性强等优点,是危重症患者疼痛管理中的基本药物。通过与阿片受体相结合以改变患者对疼痛的感知,长期使用会产生耐受性和成瘾性。常用药物包括:吗啡、可待因、哌替啶、芬太尼、瑞芬太尼、舒芬太尼等。芬太尼镇痛效价是吗啡的近百倍,研究发现芬太尼应用于危重症患者能明显降低疼痛评分和疼痛发生率。瑞芬太尼为芬太尼 $\mu$ 型阿片受体激动剂,主要与 $\alpha$-1-酸性糖蛋白结合,在组织和血液中被迅速水解,故起效快,维持时间短。近年来研究发现瑞芬太尼能明显缩短机械通气时间及住院时间,在临床镇痛治疗中应用逐渐增加。③非阿片类镇痛药:曲马多是一种中枢镇痛药,发挥弱阿片和非阿片两重镇痛机制,成瘾性弱于吗啡,呼吸抑制的作用比吗啡轻。对乙酰氨基酚通过抑制前列腺素的合成与释放,提高痛阈而起到镇痛作用。④局麻类镇痛药:通常与阿片类药物联用,用于术后硬膜外镇痛,通过抑制神经细胞去极化而发挥作用。主要药物包括利多卡因、布比卡因等。

**2.遵医嘱按时、准确用药**　护士应严格遵医嘱按时准确给药。疼痛管理的用药主要包含预防和治疗两部分。在手术或执行侵入性操作前,医生可预防性地给予镇痛药物。对于已经存在的疼痛,药物的作用是减轻或消除疼痛。护士应了解各种镇痛药的代谢周期,严格把握给药的时间间隔。危重症患者的生理病理状态特殊,应根据患者病情选择恰当的给药方式。

(1)常规给药方式　包括口服、肌内注射、静脉注射等。

1)口服用药:是镇痛的主要方法之一,操作方便,易于接受,但该途径起效慢,若使用口服途径,需考虑危重症患者的胃肠道功能是否减弱而影响药物吸收,故在危重症患者中应用较少。

2)肌内注射:与口服给药相比,肌内注射起效相对较快,且给药方便。主要适合于术后中、重度急性疼痛。但该途径药物吸收影响因素较多,如组织灌注,且无法实现持续性镇痛,故在危重症患者中也较少采用。

3)静脉注射:是急性中、重度疼痛患者常用的镇痛方法,可分单次静脉注射和持续静脉注射。单次静脉注射,起效快,但镇痛时间短,需重复给药;持续静脉注射节约人力,血浆药物浓度相对稳定,是危重症患者首选的镇痛方式。为使血药浓度尽快达到有效水平,持续静脉注射之前一般需要注射一次负荷剂量的药物。

(2)皮下持续注射　将镇痛药以微量注射泵为动力持续注射到患者皮下(通常为腹部)的方法。这种方法避免了皮下注射时药物浓度大、持续时间短的缺点。危重症患者的血管条件较差,皮下持续注射法避免开放静脉,并能持续稳定发挥镇痛效果。

(3)硬膜外注射　一般术前或麻醉前为患者置入硬膜外导管,将阿片类或局麻药物以间断单剂注射、持续输注或由患者自控注射等方法,注入硬膜外。硬膜外注射法能避免深度镇痛,对患者呼吸循环等生理功能影响小,减少阿片药物的使用量,并能获得更持久的镇痛。硬膜外镇痛的并发症包括恶心、呕吐、皮肤瘙痒、尿潴留和血压下降等。同时,注意观察穿刺部位是否出现红肿、渗液等。

此外,也可根据患者病情选择使用患者自控镇痛(patient-controlled analgesia,PCA),指当疼痛出现时,由患者自行按压机器按钮而向体内注射一定量的镇痛药以达到镇痛效果的方法。临床上可分为静脉PCA、皮下PCA、硬膜外PCA等。PCA适用于清醒、合作并有能力控制镇痛泵按钮的患

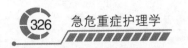

者,目前已有各种设计以尽量减少患者按镇痛泵按钮的难度。

其他给药方法:近年来出现了一些新型给药法。如经皮芬太尼贴剂,可产生和维持稳定的血药浓度;经口腔黏膜和鼻腔黏膜给药,避免了肝的药物代谢,起效迅速;痛点注射主要用于慢性疼痛,如腱鞘炎、肩周炎、肱骨外上髁炎、紧张性头痛及腰肌劳损等。

3. 密切观察药物效果　护士应及时观察药物使用效果调整用药剂量。镇痛效果评价可采用疼痛量表进行动态测评。如使用 NRS 者,目标值小于 4 分;使用 BPS 者,目标值小于 5 分;使用 CPOT 评估,目标值小于 3 分。如果镇痛效果不理想,应及时报告医生,对药物进行调整。

4. 严密监测药物不良反应和并发症　对于使用了非甾体抗炎药的患者,护士应注意患者有无胃肠道及其他部位出血,并需监测肝肾功能。使用阿片类镇痛药后,应严密监测患者是否出现呼吸抑制、血压下降、过度镇痛、胃肠蠕动减弱、尿潴留和恶心呕吐等不良反应。使用局麻类镇痛药后,应注意监测有无嗜睡、呼吸抑制、低血压、心动过缓和心律失常等。一旦患者出现不良反应,应立刻报告医生进行处理。通过 PCA、硬膜外途径应用此类药物的患者,要连续监测脉搏、血压、尿量、液体输入量,尤其是呼吸、血氧饱和度的变化。对用镇痛药者,要严密监测止痛药物给药时间间隔及疼痛控制效果,减少并发症的发生。

### (三)非药物镇痛的护理

非药物治疗措施能降低患者疼痛评分及其所需要的药物的剂量,减少并发症的发生。

1. 心理护理

(1)解除焦虑　尽量多陪伴患者,鼓励患者倾诉,指导患者预防及减轻疼痛的技巧,进行可能引起疼痛的操作时(如穿刺),需提前告知患者。

(2)转移注意力　采用音乐或看电视等目标转移法,转移患者的注意力。也可采用积极的心理暗示法,告诉患者不适是暂时的。另外,护士也可积极与患者交流沟通,解答其疑惑,给予心理支持,以达到镇痛的效果。

2. 物理治疗　经皮电刺激神经疗法(transcutaneous electrical nerve stimulation,TENs)是将特定的低频脉冲电流通过皮肤输入人体以治疗疼痛的方法。另外包括光疗、磁疗、石蜡疗法等,可达到消炎、消肿、镇痛、解痉,改善局部血液循环、提高组织新陈代谢,兴奋局部神经肌肉等作用。

3. 其他方法　采用针灸、抚触/按摩、冷热敷、深呼吸、放松、取适当体位等方法缓解疼痛,如拔除胸腔引流管前给予 10 min 冰敷,可减少拔除胸腔引流管引起的疼痛。

## 第二节　危重症患者镇静管理

由于处于强烈的应激环境中,危重症患者常出现躁动不安,易发生不良事件,危及患者安全,影响治疗及护理效果。因此,除充分镇痛外,实施镇静管理是危重症患者重要的治疗手段之一。

### 一、镇静概述

镇静(sedation)指应用药物、精神和心理的照护与抚慰等措施,减轻焦虑、躁动和谵妄,使危重症患者处于安静状态,催眠并诱导顺行性遗忘的治疗方法。

镇静的原则包括:①首先去除引起焦虑、躁动原因,并使用非药物方法进行安抚;②实施有效的镇痛后再考虑镇静;③持续监测镇静程度,危重症患者根据器官功能状态个体化选择镇静深度,实施目标指导的镇静策略;做到"无监测勿镇静";④根据危重症患者镇静状态的评估结果随时调整镇静深度,实施每日镇静中断或浅镇静等策略。

## 二、病情评估与判断

### (一)镇静适应证的评估

护士主导的程序性镇静管理方案可以有效促进镇静治疗的实施,其核心内容之一就是利用客观有效的镇静评估工具个体化地观察、评估患者。首先护士应依据患者病情,判断是否需要镇静。其适应证包括疼痛、焦虑、躁动、睡眠障碍和谵妄等。

### (二)镇静的主观评估

目前临床常用镇静评估量表包括 Richmond 躁动镇静量表(Richmond agitation-sedation scale,RASS)、Riker 镇静-躁动评分(sedation-agitation scale,SAS)、Ramsay 评分、肌肉活动评分法(motor activity assessment scale,MAAS)、互动镇定评估(vancouver interactive and calmness Scale,VICS)、重症监护环境优化量表(adaptation to the intensive care environment,ATICE)等。其中 RASS 与 SAS 是评估患者镇静深度及镇静质量最有效和可靠的方法。

1. Ramsay 评分　评分范围为 1~6,1 分表示镇静程度最浅,6 分表示镇静程度最深。该评分受评估者主观因素影响较大。

2. 美国危重病医学会　美国危重病医学会(Society of Critical Care Medicine,SCCM)危重症患者镇痛镇静谵妄管理临床实践指南(2013)、德国医学科学联合会(Association of Scientific Medical Societies of Germany,ASMSG)指南及我国重症脑损伤患者镇痛镇静专家共识多推荐使用 Richmond 躁动-镇静评分(Richmond agitation-sedation scale,RASS)作为评价危重症患者镇静效果的工具,以缩短危重症患者机械通气时间,减轻经济负担,降低病死率。该量表评分范围为 -5~+4 分,如表 16-3。

表 16-3　Richmond 躁动-镇静评分(RASS 评分)

| 分值 | 分级 | 描述 |
| --- | --- | --- |
| +4 | 有攻击性 | 非常有攻击性,暴力倾向,对医务人员造成危险 |
| +3 | 非常躁动 | 非常躁动,试图拔出各种导管 |
| +2 | 躁动焦虑 | 身体剧烈移动,无法配合呼吸机 |
| +1 | 不安焦虑 | 焦虑紧张,但身体活动不剧烈 |
| 0 | 清醒平静 | 清醒自然状态 |
| -1 | 昏昏欲睡 | 没有完全清醒,声音刺激后有眼神接触,可保持清醒超过 10 s |
| -2 | 轻度镇静 | 声音刺激后能清醒,有眼神接触,<10 s |
| -3 | 中度镇静 | 声音刺激后能睁眼,但无眼神接触 |
| -4 | 深度镇静 | 声音刺激后无反应,但疼痛刺激后能睁眼或运动 |
| -5 | 不可唤醒 | 对声音及疼痛刺激均无反应 |

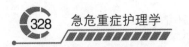 

3. Riker 镇静–躁动评分　根据患者 7 种不同行为进行评分,Riker 镇静–躁动评分(sedation-agitation Scale,SAS)量表评分范围为 1~7 分,如表 16-4。

表 16-4　Riker 镇静–躁动评分(SAS 评分)

| 分值 | 分级 | 描述 |
| --- | --- | --- |
| 7 | 危险躁动 | 拉拽气管内插管,试图拔除各种导管,翻越床栏,攻击医护人员,在床上辗转挣扎 |
| 6 | 非常躁动 | 需要保护性束缚并反复语言提示劝阻,咬气管插管 |
| 5 | 躁动 | 焦虑或身体躁动,经言语提示劝阻可安静 |
| 4 | 安静合作 | 容易唤醒,服从指令 |
| 3 | 镇静 | 嗜睡,语言刺激或轻轻摇动可唤醒并能服从简单指令,但又迅速入睡 |
| 2 | 非常镇静 | 对躯体刺激有反应,不能交流及服从指令,有自主运动 |
| 1 | 不能唤醒 | 对恶性刺激无或仅有轻微反应,不能交流及服从指令 |

注:恶性刺激指吸痰或用力按压眼眶、胸骨和甲床 5 s。

4. 肌肉活动评分法　肌肉活动评分法(motor activity assessment scale,MAAS)由 SAS 演化而来,增加了一些目的性运动评价条目,包括无反应、仅对恶性刺激有反应、触摸或叫姓名有反应、安静合作、烦躁但能配合、非常躁动和危险躁动 7 个层级,得分从 0(无反应)到 6 分(危险躁动)。

(三)镇静的客观评估

接受神经肌肉阻滞剂治疗的患者,因其达到一定肌松深度后将失去神经肌肉运动反应,难以通过主观镇静评分对其进行评估。此时客观脑功能监测将是一种补充措施。如脑电双频指数(bispectral index,BIS)、听觉诱发电位(auditory evoked potentials,AEPs)、麻醉趋势指数(narcotrend index,NI)、状态熵(state entropy,SE)、患者状态指数(patient state index,PSl)等。BIS 可以提供客观的镇静分级,通过患者前额的电极片持续记录脑电活动,并从 0(缺乏脑电活动)到 100(彻底苏醒),对于其功效需要更多临床研究验证。

三、护理措施

危重症患者的镇静护理包括避免引起焦虑或刺激的因素、用药护理、每日镇静中断,常规护理四部分内容。

(一)避免引起焦虑或刺激的因素

①尽量减少对患者的刺激,集中安排护理操作。对患者进行约束时,应保持其肢体处于功能位并适时松解;②加强心理护理,安抚、鼓励患者,并引导其使用深呼吸、冥想等放松技术,使患者精神状态平稳;③营造安静舒适的环境,改善患者睡眠质量;④全面、早期评估患者是否需要镇静治疗。

(二)用药护理

1. 了解药物的药理作用　目前临床上常用的镇静药物有苯二氮䓬类、丙泊酚和右美托咪定。①苯二氮䓬类:通过与中枢神经系统内 γ-氨基丁酸受体相互作用,具有催眠、抗焦虑、遗忘和抗惊厥的作用。常用药物包括咪达唑仑、安定、地西泮等。②丙泊酚:通过激活 γ-氨基丁酸受体发挥镇静催眠、遗忘和抗惊厥作用,特点是起效快,作用时间短,撤药后患者可迅速清醒,且镇静深度呈剂量依赖性。③右美托咪定:右美托咪定是选择 $\alpha_2$ 受体激动剂,通过抑制蓝斑核去甲肾上腺素释放和竞争性结合 $\alpha_2$ 受体,具有很强的镇静、抗焦虑作用,同时具有镇痛作用,可减少阿片类药物的用量,亦具有抗交感神经作用。

2. 遵医嘱按时、准确用药 护士应严格遵医嘱按时准确给药。镇静药物的给药途径以持续静脉滴注为主,首先给予负荷剂量以尽快达到镇静目标。此外,还包括经肠道(口服、肠道造瘘或直肠给药)、肌内注射多用于辅助改善患者的睡眠。间断静脉注射一般用于负荷剂量的给予,以及短时间镇静且无须频繁用药的患者。

3. 密切观察药物效果 使用药物后护士应观察药物的起效时间,持续并准确评估患者的镇静程度。对于恢复期患者,保持浅镇静状态,即 RASS 目标分值为 $-2 \sim +1$ 分,SAS 目标分值为 $3 \sim 4$ 分,无须每日进行镇静中断;对于急性期、器官功能不稳定患者,建议深镇静保护器官功能,即 RASS 目标分值为 $-3 \sim -4$ 分,SAS 目标分值为 2 分,依旧建议每日中断镇静以逐步减少镇静药使用;合并神经-肌肉阻滞患者 RASS 目标分值为 $-5$ 分,SAS 目标分值为 1 分。如果镇静效果不佳应及时报告医生,对药物进行调整。

4. 严密监测药物不良反应及并发症 ①苯二氮䓬类:负荷剂量可引起血压下降,尤其是对于血流动力学不稳定的患者、老年患者、肝肾功能受损者药物清除减慢,肝酶抑制药也会影响其代谢。反复或长时间使用可致耐药或诱导耐药的产生。②丙泊酚:单次注射时可出现暂时性呼吸抑制和血压下降、心动过缓。护士应严密监测心脏储备功能差、低血容量患者的生命体征。长时间大剂量应用丙泊酚的患者[$>5$ mg/(kg·h)],观察患者有无进展性心脏衰竭、心动过速、横纹肌溶解、代谢性酸中毒、高钾血症。若发生丙泊酚输注综合征,立即停药并进行血液净化治疗,同时加强对症支持。丙泊酚以脂肪乳剂为载体,长时间或大剂量应用时应监测血甘油三酯水平。③ $\alpha_2$ 受体激动药:右美托咪定由肝脏代谢,经肾排出,故肝肾功能障碍的患者应减少使用量,其最常见的不良反应是低血压和心动过缓。

### (三)每日镇静中断

镇静不足时,患者会出现血压高、心率快、呼吸机对抗等。镇静过深时可发生呼吸抑制、血压下降等,实施恰当的镇静策略非常重要。每日镇静中断(daily sedation interruption,DSI)指的是在连续性使用镇静药物的过程中,每日进行短时间的停用镇静药物,待患者恢复出现基本的遵嘱反应和神经肌肉动作后再重新给予镇静治疗。每日唤醒策略能打断镇静剂造成的神经-肌肉阻滞,避免呼吸机依赖、肌肉失用等情况的发生,在此期间医生也可评估患者神经功能状态。执行期间,应严密观察患者反应,一旦发生躁动等情况应采取保护措施,以防患者自行拔管、坠床等不良事件的发生。

### (四)常规护理措施

1. 严密监测患者生命体征 如呼吸频率、幅度、节律,吸呼比,血氧饱和度,血气分析,血压,中心静脉压,心率等变化。

2. 确保安全 镇静期间,患者自我防护能力减弱甚至消失,应采取措施保护患者安全。

3. 做好呼吸道管理 患者咳嗽排痰能力减弱,尤其是机械通气患者,应定时评估呼吸道分泌物和肺部呼吸音情况。

4. 预防压力性损伤 患者自动调整体位的能力减弱或消失,应为患者定时翻身、拍背。

5. 预防深静脉血栓形成 长时间镇静使患者肢体活动减少,应给予积极的物理治疗预防深静脉血栓形成并保护关节和肌肉功能。

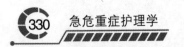

6.预防肺部并发症 给予背部叩击治疗和肺部理疗,结合体位引流,促进呼吸道分泌物排出,必要时应用支气管镜治疗。

## 思考题

1.什么是疼痛管理和镇静管理?

2.危重症患者的常用疼痛、镇静评估工具有哪些?

3.危重症患者疼痛、镇静护理措施有哪些?

4.病例分析:

(1)王某,男,23岁,以"突发脐周剧痛伴恶心呕吐30 min"急诊入院。转移性右下腹痛及体温、白细胞计数升高,诊断为"急性阑尾炎"。测 T 38.0 ℃,P 144 次/min,R 33 次/min,BP 137/61 mmHg。患者烦躁不安,不时发出呻吟,诉腹部剧烈疼痛。体格检查:局部腹肌紧张,且以右下腹为甚。

请思考:①患者疼痛的原因是什么? ②针对此患者应采取哪种疼痛评估工具? ③针对此患者应采取哪些措施缓解疼痛?

(2)李某,女,58岁,以"发热、咳嗽21 d"为主诉急诊入院。新型冠状病毒核酸检测阳性。16 d前患者出现呼吸困难、口唇发绀,伴血压低(87/49 mmHg),血氧饱和度85%,立即转入ICU。行"气管插管,呼吸机辅助呼吸",诊断为"新型冠状病毒感染的肺炎(危重型);Ⅰ型呼吸衰竭"。患者目前体温39.7 ℃,脉搏123 次/min,呼吸31 次/min(呼吸机辅助,压力控制模式),血压118/61 mmHg,$SpO_2$ 90%。胸部CT示:双肺靠近胸膜散在斑片状及片絮状密度增高影,边界模糊;血气分析示:$PaCO_2$ 36 mmHg,$PaO_2$ 41 mmHg。患者神志模糊,躁动不安,用手拉扯呼吸机管路,医生对其实施镇静治疗,患者目前处于中度镇静状态。

请思考:①为什么对该患者实施镇静治疗? 其目的是什么? ②针对该患者应采取哪些护理措施?

# 第十七章　重症患者早期康复

████ 学习目标 ████

1.知识目标 ①掌握:常见重症患者早期康复护理技术、启动时机、禁忌证和终止指征。②熟悉:重症患者早期康复评估内容、评估方法和评估工具。③了解:早期康复护理技术应用于重症患者的工作原理。

2.能力目标 学生能够将早期康复护理技术正确应用于重症患者。

3.素质目标 使学生树立重症患者早期康复的理念,并培养学生多学科合作的能力。

**病例思考**

患者,男,40岁,室外疏通下水管道时遭遇电击发生溺水,随之出现意识丧失、呼吸困难。急诊至我院,查胸部 CT 示:双肺炎性改变。收入 ICU,诊断为:重症肺炎;ARDS;电击伤。入院时,体温 37.8 ℃,血压 150/85 mmHg,心率 115 次/min。经口气管插管呼吸机辅助呼吸:容量控制模式,氧浓度(FiO$_2$)100%,血氧饱和度(SpO$_2$)90%;呼气末正压通气(PEEP)8 cmH$_2$O。患者镇静程度评分(RASS)-2 分,双侧瞳孔等大等圆,直径 2 mm,对光反射均迟钝。给予患者抗感染,镇痛镇静,利尿,化痰,营养支持,维持水、电解质、酸碱平衡,降颅压等治疗。入科第 8 天,患者体温 36.3 ℃,心率 75 次/min,血压 125/76 mmHg,经口气管插管呼吸机辅助呼吸:压力控制模式,FiO$_2$40%,PEEP 5 cmH$_2$O,SpO$_2$100%。血气分析:pH 值 7.363,PaO$_2$/FiO$_2$450 mmHg,PaCO$_2$ 35 mmHg,给予康复治疗。

**请思考**:①您认为该患者可能出现了哪些康复问题? ②对该患者如何进行康复评估? ③主要采取哪些早期康复护理技术? ④重症患者早期康复护理注意事项是什么?

## 第一节　重症患者康复的概念与治疗原则

随着现代诊疗水平和重症医学的快速发展及设备、药物的不断更新升级,重症患者的存活率大大提升。但由于疾病的危重性和复杂性、手术创伤、各类留置导管、机械通气及为减少氧耗和疼痛而采取的制动及使用镇痛镇静药物等措施,可能导致患者出现一系列的功能障碍,如认知障碍、肢体运动障碍等。重症康复主要针对功能障碍,其目的是通过综合性的康复训练,减轻或消除疾病所

致的功能障碍程度及对机体造成的不良后果,帮助患者根据自身情况,大程度地降低疾病或创伤导致的各种功能障碍程度,提高患者的生活质量。

目前,国内外已针对不同类型的重症患者实施早期康复治疗,包括急性心肌梗死、心力衰竭、脑卒中、行机械通气的慢性阻塞性肺疾病(chronic obstructive pulmonary disease,COPD)等患者。重症患者早期康复可以显著降低并发症的发生率、减少继发性肢体/脏器功能障碍的发生率、降低功能障碍严重程度或致残率、缩短患者的病程、改善患者预后,有利于患者尽早无障碍、少障碍地回归家庭、社会及工作岗位,降低疾病所致的家庭和社会经济负担。

## 一、重症康复的概念

重症康复(rehabilitation intensive,RI)是指在全面评估的基础上为患者量身定做的,集监护、治疗、护理和康复为一体的综合管理方案。重症患者早期康复是指在血流动力学稳定及血氧水平允许、生命体征稳定的情况下,患者在一定的辅助条件下通过自身肌力和控制力参与一系列的运动或锻炼。不局限于运动,还包括健康教育等。在病情允许的范围内通过自身肌力和控制行为改变等,以促进患者的运动能力达到发病前水平,提高身体、心理及社会功能。对重症患者进行早期康复干预也是康复医学随着重症医学、急救医学发展的必然趋势。

## 二、重症康复的实践模式

重症患者康复护理的重点是及时做好各种护理观察和评定,采取积极措施预防各种继发性并发症,适时开展床边简单、有效的康复治疗。疾病的恢复期为功能恢复的理想时期,患者及其家属参与康复的积极性比较高,期望值也比较大,是功能改善的关键时期,也是康复护理介入的好时机。此时的康复护理重点是在医生的指导下,协助康复治疗师、营养师和呼吸治疗师积极开展各种功能训练,加强心理支持,鼓励主动参与,尽可能改善器官功能,提高生活自理能力,尽早回归家庭和社会。

## 三、重症患者常见的康复问题

1.身体结构与功能障碍　重症患者大多基础疾病较多,病情较重,生命体征不稳定,再加上意识障碍等问题的存在,严重影响身体的正常结构,同时限制了身体功能的发挥。重症患者常见的身体结构与功能障碍有呼吸功能障碍、运动障碍、感觉障碍、肌肉萎缩、认知障碍、畸形、疼痛等。

2.长期卧床导致的制动或失用综合征　重症患者生命体征需要密切监护,并常带有各种管道(呼吸机、鼻胃管、鼻肠管、各种引流管、尿管、中心静脉导管、主动脉内球囊反搏、体外膜肺氧合等),往往要求卧床。在完全卧床情况下肌力每周降低 10%~15%,卧床 3~5 周肌力降低 50%,肌肉出现失用性萎缩。患者肢体和关节长期活动受限,或肢体放置位置不当会使肌原纤维缩短,肌肉和关节周围疏松结缔组织变为致密结缔组织,导致关节挛缩;长期卧床易致深静脉血栓、皮肤压力性损伤、糖耐量异常、肺活量下降、潮气量下降、每分钟通气量下降、肺炎、肺不张,还可导致体位性低血压,心功能、内分泌和代谢的变化,会使钙和羟脯氨酸排泄增加,导致骨质疏松。长期镇静和制动可致心输出量减少和静息时心率增加等。长期非经口进食致味觉减退、食欲下降、咀嚼肌无力、吸收变差、肠黏膜及腺体萎缩致营养不良。制动加上 ICU 环境还可导致睡眠节奏紊乱、焦虑抑郁、谵妄、认知能力下降等。这些改变均对预后不利。

3.心理障碍　ICU 限制家属探视和陪伴,患者进入 ICU 后会认为自己的疾病较重,精神压力大,出现失望、焦虑、恐惧,加上亲人不在身边,失去安全感,难免感到孤立无援。同时家属不能随时陪伴在患者左右,患者难免会对医护人员产生不信任感。

4.参与受限　由于患者病情较重,常带有各种管路及监测仪器的线路、镇痛镇静药物的应用、保护性约束器具的使用,导致重症患者不能自主或主动参与整个诊疗和护理的过程中,更无法参与职业活动与社会活动,无法实现社会价值。

## 四、重症患者早期康复治疗的原则

1.确保患者安全　重症患者的早期康复应以安全为基础,安全性和有效性是实施重症患者早期康复干预应遵守的最重要原则。对患者进行早期康复的安全管理内容应包括制订早期运动方案、评估患者对活动的承受力、定期组织培训、早期康复的环境评估、康复全过程患者生命体征及病情变化的监测等。

2.早期介入　早期是指康复治疗介入的时机。过去认为患者病情稳定后介入康复就是早期,目前则认为康复的早期介入要看患者发病后入住的科室,对于急危重症患者,ICU、临床学科的重症监护室(如神经内外科、心血管内外科等)就是康复早期介入的第一场所。此时的康复介入需要与临床救治同步。

3.综合实施　综合实施指的是康复治疗需要采取一切可以使用的有效方法或手段,包括药物和非药物、中西医结合、主动参与和被动接受等。

4.主动参与　对于清醒患者,在确保安全的前提下,应该鼓励其尽可能参与一切与功能恢复有关的康复治疗。患者能否主动参与康复治疗与功能改善和恢复直接相关。

5.全程干预　除少数功能障碍外,如肌肉软组织的急性损伤或某些痛症等,绝大多数的功能障碍,特别是神经系统病损(如脑和脊髓损伤等)或慢性疾患(如高血压、糖尿病、关节退变等)所致的功能障碍,均需要长期的康复治疗。因此,生命周期中的全程康复干预至关重要。

# 第二节　重症患者康复评估

## 一、重症患者早期康复评估内容

### (一)环境评估

根据患者的年龄和病情,评估是否需要安全保护措施如床档、是否有康复治疗的空间、是否有交叉感染等环境因素。

### (二)患者评估

1.一般情况　包括患者的年龄、职业、单位、职务、民族、文化程度、宗教信仰、住址、家庭成员、患者在家庭中的地位和作用等。

2.循环状况　脉搏的频率、强弱、节律,心音是否正常,心率与脉率是否一致,血压是否正常,观察指甲、皮肤以了解末梢循环情况。

3.呼吸状况　呼吸频率、节律、呼吸音,体位对呼吸的影响,有无吸烟史,每天吸烟量。

4. 运动神经状况　行动是否方便，有无受到限制，对日常和剧烈活动的承受能力，关节有无畸形，肌肉有无萎缩，走路是否需要借助拐杖、轮椅等。

5. 营养状况　患者肥胖还是消瘦，有无体重增加或减轻，饮食习惯，有无偏食，饮食偏好，有无胃肠道手术史，检查或服药对食欲有无影响。

6. 排泄状况　排便习惯与规律，目前有无改变，引起改变的可能原因，哪些方法有助于正常排泄，最近有无其他特殊问题如大、小便失禁，便秘，腹泻等。

7. 精神情感状况　患者对疾病和健康的认识，精神及情绪状态，人格类型，感知和辨认能力，患者对压力的反应，对自己目前状况的看法和自我形象概念等。

### （三）康复专科评估

1. 运动功能　运动功能评估内容包括肌力、关节活动度等。
2. 感觉功能　感觉功能评估内容包括浅感觉、深感觉和复合感觉等。
3. 平衡功能　平衡功能评估内容包括坐位、站立和综合性功能检查量表（Berg 平衡评分）。
4. 其他　除上述评估内容之外还包括认知功能、吞咽功能和语言功能的评估等。

## 二、重症患者早期康复评估工具

### （一）患者自理能力评估量表

患者自理能力评估量表（Barthel 指数）是 1965 年由美国人 Dorother Barthel 及 Floorence Mahney 设计并制订的，是美国康复治疗机构常用的一种日常生活能力评定方法。主要用于监测老年人康复治疗前后的独立生活活动能力变化，反映老年人需要护理的程度，适用于患有神经、肌肉和骨骼疾病的长期住院的老年人。Barthel 指数评定很简单，信效度较高，是应用较广、研究最多的一种日常生活能力评定方法（表 17-1）。

表 17-1　患者自理能力评估量表（Barthel 指数）

| 项目 | 评分 | 标准 | 得分 |
|---|---|---|---|
| 进食 | 0 分 | 需极大帮助或完全依赖他人，或留置胃管 | |
| | 5 分 | 需部分帮助 | |
| | 10 分 | 可独立进食 | |
| 洗澡 | 0 分 | 洗澡过程中需他人帮助 | |
| | 5 分 | 准备好洗澡水后，可自己独立完成洗澡过程 | |
| 装饰 | 0 分 | 需他人帮助 | |
| | 5 分 | 可自己独立完成 | |
| 穿衣 | 0 分 | 需极大帮助或完全依赖他人 | |
| | 5 分 | 需部分帮助 | |
| | 10 分 | 可独立完成 | |
| 控制大便 | 0 分 | 完全失控 | |
| | 5 分 | 偶尔失控，或需要他人提示 | |
| | 10 分 | 可控制大便 | |

续表 17-1

| 项目 | 评分 | 标准 | 得分 |
|------|------|------|------|
| 控制小便 | 0 分 | 完全失控 | |
| | 5 分 | 偶尔失控,或需要他人提示 | |
| | 10 分 | 可控制小便 | |
| 如厕 | 0 分 | 需极大帮助或完全依赖他人 | |
| | 5 分 | 需部分帮助 | |
| | 10 分 | 可独立完成 | |
| 床椅转移 | 0 分 | 完全依赖他人 | |
| | 5 分 | 需极大帮助 | |
| | 10 分 | 需部分帮助 | |
| | 15 分 | 可独立完成 | |
| 平地行走 | 0 分 | 完全依赖他人 | |
| | 5 分 | 需极大帮助 | |
| | 10 分 | 需部分帮助 | |
| | 15 分 | 可独立在平地上行走 45 m | |
| 上下楼梯 | 0 分 | 需极大帮助或完全依赖他人 | |
| | 5 分 | 需部分帮助 | |
| | 10 分 | 可独立上下楼梯 | |

自理能力等级:重度依赖,总分≤40 分;中度依赖,总分 41~60 分;轻度依赖,总分 61~99 分;无需依赖,总分 100 分。

### (二)徒手肌力检查(manual muscle test,MMT)

肌力是指肢体作随意运动时肌肉收缩的力量。检查方法是嘱患者上、下肢依次做各关节伸、屈运动,并对抗检查者所给的阻力,观察肌力是否正常、减退或瘫痪,并注意瘫痪部位。检查时令患者做肢体伸缩动作,检查者从相反方向给予阻力,测试患者对阻力的克服力量,并注意两侧肢体比较。根据肌力的情况,分为以下 0~5 级,共 6 个级别(表 17-2)。

表 17-2　肌力检查分级标准(MMT)

| 分级 | 判断标准 |
|------|----------|
| 0 级 | 肌肉无任何收缩现象(完全瘫痪) |
| 1 级 | 肌肉可轻微收缩,但不能引起关节活动,仅在触摸肌肉时感觉到 |
| 2 级 | 肌肉收缩可引起关节活动,但不能对抗地心引力,肢体不能抬离床面 |
| 3 级 | 肢体能抬离床面,但不能对抗阻力 |
| 4 级 | 能做对抗阻力的活动,但较正常差 |
| 5 级 | 正常肌力 |

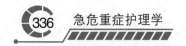

### (三)格拉斯哥昏迷评分法

格拉斯哥昏迷评分法(Glasgow coma scale,GCS)是医学上评估患者昏迷程度的方法,由英国格拉斯哥大学的两位神经外科教授 Graham Teasdale 与 Bryan J. Jennett 在 1974 年发明。格拉斯哥昏迷指数的评估由睁眼反应、语言反应和运动反应三个方面组成,三个方面的分数相加即为昏迷指数,分值越高,提示意识状态越好,相反,意识状态越差(表 17-3)。

表 17-3　Glasgow 昏迷评分(GCS)

| 项目 | 刺激 | 患者反应 | 评分 |
| --- | --- | --- | --- |
| 睁眼<br>(E) | 自发 | 自己睁眼 | 4 分 |
| | 语言 | 呼叫时睁眼 | 3 分 |
| | 疼痛 | 疼痛刺激时睁眼 | 2 分 |
| | | 任何刺激不睁眼 | 1 分 |
| | 如因眼肿、骨折等不能睁眼,应以"C"(closed)表示 | | C 分 |
| 语言反应<br>(V) | 语言 | 能正确会话 | 5 分 |
| | | 语言错乱,定向障碍 | 4 分 |
| | | 说话能被理解,但无意义 | 3 分 |
| | | 能发出声音,但不能被理解 | 2 分 |
| | | 不发声 | 1 分 |
| | 因气管插管或切开而无法正常发声,以"T"(tube)表示 | | T 分 |
| 运动反应<br>(M) | 语言 | 可依指令动作,按指令完成两次不同的动作 | 6 分 |
| | 疼痛 | 给予疼痛刺激时能定位出疼痛位置 | 5 分 |
| | | 对疼痛刺激有反应,会躲避 | 4 分 |
| | | 对疼痛刺激有反应,肢体会弯曲,呈"去皮质强直"姿势 | 3 分 |
| | | 对疼痛刺激有反应,肢体会伸直,呈"去大脑强直"姿势 | 2 分 |
| | | 对疼痛无任何反应 | 1 分 |
| 15 分为意识清楚;12~14 分轻度意识障碍;9~11 分为中度意识障碍;8 分以下为昏迷 | | | |

## 三、重症患者早期康复的时机

### (一)早期康复开始指征

**1. 神经系统**　无焦虑、无颅内压增高等神经系统的指征。

**2. 心血管系统**　①心率≥40 次/min 且≤130 次/min。②收缩压>90 mmHg 且<200 mmHg。③平均动脉压(MAP)>65 mmHg 且<110 mmHg。④至少 2 h 内未增加血管升压药输注剂量。⑤无活动性心肌缺血。⑥不需要抗心律失常药物控制的心律失常。

**3. 呼吸系统**　①呼吸频率≥5 次/min 且≤40 次/min。②血气分析:pH 值>7.30,$PaO_2/FiO_2$>200 mmHg,$PaCO_2$ < 50 mmHg。③血氧饱和度($SpO_2$)≥88%。④机械通气:$FiO_2$ < 60%,

PEEP<10 cmH$_2$O。

4. 其他　①未接受需要严格控制活动的治疗措施,如体外膜肺氧合、颅内压监测等。②无活动性胃肠道出血、无不稳定性骨折等。

## (二)康复禁忌证

1. 心率　①超过年龄允许的最高心率的70%,或在静息心率的基础上下降20%。②心率<40 次/min或>130 次/min。③出现新的心律失常,应用新的抗心律失常药物。④出现新的心肌梗死。

2. 血压　①收缩压>180 mmHg 或有体位性低血压。②平均动脉压(MAP)<65 mmHg 或>110 mmHg。③新加了血管升压药物种类或剂量。

3. 呼吸　①呼吸频率<5 次/min 或>40 次/min。②机械通气:FiO$_2$≥60%,PEEP≥8 cmH$_2$O,人机对抗,通气模式为控制通气。③血氧饱和度(SpO$_2$)<88%。

4. 其他情况　①镇静或昏迷(RASS 评分≤-3 分)。②患者明显躁动,RASS 评分>2 分需要加强镇静剂量。③患者拒绝活动。

## (三)康复终止指征

(1)心率<50 次/min 或>140 次/min。

(2)平均动脉压(MAP)<65 mmHg 或>120 mmHg,原有肾脏疾病患者收缩压或舒张压较治疗前下降10 mmHg。

(3)出现新的心律失常或需用去甲肾上腺素维持血压:剂量>1 μg/(kg·min)。

(4)FiO$_2$为 60%,伴随 SpO$_2$<70 mmHg。

(5)PEEP>8 cmH$_2$O。

(6)SpO$_2$下降 10% 或<85%。

(7)呼吸频率>35 次/min。

(8)体温>38 ℃。

(9)在运动及物理治疗后病情恶化:如出现新的脓毒血症、患者再次昏迷、消化道出血、新出现胸痛等。

(10)其他需停止的情况:患者自诉或医护人员观察到的呼吸窘迫,出现胸痛、眩晕、出汗、疲乏及严重呼吸困难;意识改变,如不遵指令、躁动、易激惹。有如下临床事件发生时:坠床/摔倒、出血、医疗器械移除或故障。上述情况发生应在第 2 天重新评估。

# 第三节　常见重症患者早期康复护理技术

早期康复干预治疗在重症患者治疗中已经显示出了其独特的应用价值。对重症患者进行早期综合康复干预治疗是康复医学随着重症医学、急救医学发展的必然趋势。目前,重症患者早期康复护理技术包括早期活动、呼吸训练与排痰技术、吞咽障碍技术、神经源性膀胱护理技术、神经源性肠道护理技术、日常生活活动能力训练技术、心理康复护理等。

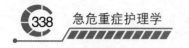

## 一、早期活动

### (一)概念

一般推荐在危重疾病发病或受伤后2~5 d内即开始重症患者的早期活动。在采取适当保护措施的前提下,带有气管插管或气管切开套管进行机械通气的患者都可以安全活动,监护及生命支持设备包括呼吸机等都不应该成为限制早期康复治疗的因素。

### (二)早期活动的方式

1. 被动活动　被动活动是指徒手全关节被动活动、体位摆位、踏车测力仪及持续被动机械运动,主要用于无法配合指令的患者。被动活动可以提高患者活动能力、改善认知功能、增强股四头肌肌力、降低疼痛评分。主要适用于无意识的成人患者。

2. 主动活动　主动活动是国际指南推荐并且被认定有效的一项康复治疗,活动内容包括主动的全范围关节活动(ROM)、坐在床上或椅子上、床椅转移、站立、行走等,适用于血流动力学稳定且清醒能配合指令的患者。

3. 渐进式活动　渐进式活动是指根据患者的意识和活动水平设计出来的将被动活动和主动活动结合起来的康复训练方案,是循序渐进地对患者实施活动力度的改变,包括由仰卧位至侧卧位、全范围关节活动、坐位、离床活动等。

4. 其他方式

(1)床旁功率自行车　床旁功率自行车是一种等速连续旋转的主、被动运动训练模式,是利用仪器带动患者的双下肢做髋、膝关节的屈、伸被动运动,或通过患者自身力量进行的髋、膝关节的屈、伸主动运动。床旁功率自行车是一种新型康复设备,主要用于长期卧床的重症患者进行床旁的超早期康复治疗。对于危重患者早期康复而言,床旁功率自行车是一种较为安全、可行的康复设备,即使患者在镇静和接受机械通气的情况下也能开始康复锻炼。

(2)起立训练倾斜台　起立训练倾斜台是一种帮助重症患者保持直立位姿势的康复设备,起立训练倾斜台可以提高重症患者最大吸气压力和意识水平,且不会造成不良的生理影响。

(3)身体支持式床边跑步训练仪　身体支持式床边跑步训练仪可辅助患者进行床旁跑步训练,促进肌肉主、被动活动,以循序渐进的模式达到康复治疗的效果。

(4)神经肌肉电刺激　神经肌肉电刺激治疗是一种通过向皮肤和肌肉输送低功率电脉冲以刺激肌肉,以提高肌力和肌耐力的一种治疗方式。使用时需把电极贴在皮肤表面,以低压电脉冲刺激骨骼肌,以模拟运动收缩。

### (三)早期活动的分级管理

对入住ICU时间≥48 h的患者,早期活动方案应根据患者意识是否清醒及运动反应情况分级进行管理。无意识、生命体征不稳定患者,早期活动方案适宜0级运动方式,即翻身1次/2 h。意识清醒患者的早期运动方案适宜一、二、三、四、五级运动方式。一、二级运动方式除翻身外,应保持患者关节活动度,防止肌肉萎缩,摆放良肢位,要求患者维持坐姿至少20 min,3次/d。当患者的上臂能够抵抗重力运动时进入三级运动方式。三级运动方式除按二级的运动方式外,要求患者坐于床沿,当双腿能够抵抗重力运动时进入四级运动方式。四级运动方式除按三级的运动方式外,要求患者站立或坐在轮椅上,每日保持坐位至少20 min。五级运动方式应逐渐达到主动下床行走。原则上气管插管患者进行一、二级的运动,气管切开患者进行三、四、五级的运动。

## 二、呼吸训练与排痰技术

### (一)呼吸训练

呼吸训练是通过各种训练保证呼吸道通畅,提高呼吸肌功能,促进排痰和痰液引流,改善肺与毛细血管气体交换,加强气体交换效率,提高生活能力的方法。

**1.腹式呼吸训练**

(1)定义　腹式呼吸训练是最基础的一种呼吸训练方法。腹式呼吸以膈肌运动为主,吸气时胸廓的上、下径增大,横膈膜向下移动,腹压增加,腹部膨胀。吐气时横膈膜上升,进行深度呼吸,吐出较多易停滞在肺底部的二氧化碳。正常的腹式呼吸一次 $10 \sim 15$ s,能吸入约 $500$ mL 空气。

(2)训练方法

1)吸气:采取仰卧或舒适的坐姿,可以把一只手放在腹部肚脐处,放松全身,先自然呼吸,然后吸气,最大限度地向外扩张腹部,使腹部鼓起,胸部保持不动。

2)呼气:腹部自然凹进,向内朝脊柱方向收,胸部保持不动。最大限度地向内收缩腹部,把所有废气从肺部呼出去,这样做时,横膈膜自然而然地升起。循环往复,保持每一次呼吸的节奏一致,细心体会腹部的一起一落(图17-1)。

(3)注意事项　①呼吸要深长而缓慢。②用鼻吸气用口呼气。③一呼一吸掌握在 $15$ s 左右。即深吸气(鼓起肚子) $3 \sim 5$ s,屏息 $1$ s,然后慢呼气(回缩肚子) $3 \sim 5$ s,屏息 $1$ s。④每次 $5 \sim 15$ min。做 $30$ min 最好。⑤每天练习 $1 \sim 2$ 次,坐式、卧式、走式、跑式皆可,练到微热微汗即可。腹部尽量做到鼓起缩回 $50 \sim 100$ 次。⑥腹式呼吸的关键:无论是吸还是呼都要尽量达到"极限"量,即吸到不能再吸,呼到不能再呼为度;同理,腹部也要相应收缩与胀大到极点。

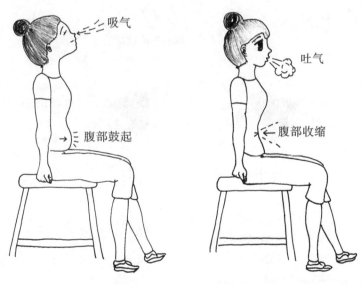

图17-1　腹式呼吸训练

**2.缩唇呼吸训练**

(1)定义　缩唇呼吸指吸气时用鼻子,呼气时嘴呈缩唇状施加一些抵抗力,慢慢呼气的方法。应用此方法气道的内压高,能防止气道的陷闭,使每次通气量上升,呼吸频率、分钟通气量降低,可调解呼吸频率。

（2）训练方法　①吸气时用鼻子。②呼气时缩唇轻闭,慢慢轻轻呼出气体。③吸气和呼气的时间比例为1∶2,慢慢地以达到1∶4作为目标(图17-2)。

**3.呼吸放松训练**

（1）定义　呼吸放松训练是一种通过呼吸调节缓解紧张情绪的方法。

（2）训练方法

1）吸气:吸气缓慢并深,默数"1—2—3—4"吸气,约4 s使空气充满胸部。吸气应均匀、舒适而有节奏。

2）抑制呼吸:把空气吸入后稍加停顿,感到轻松、舒适、不憋气。

3）呼气:呼气要自然而然地,慢慢地把肺底的气体呼出来。此时,肩膀、胸、膈肌等都感到轻松舒适,注意放松的节拍和速度(图17-3)。

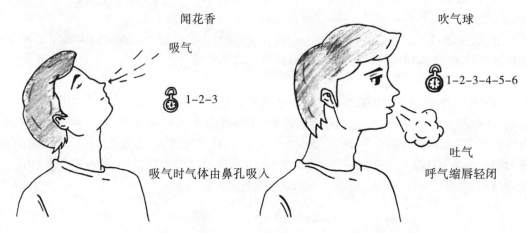

图17-2　缩唇呼吸训练

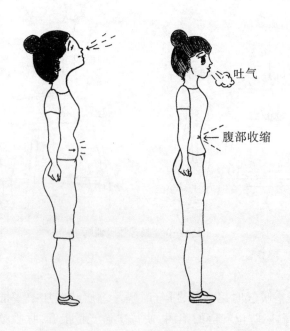

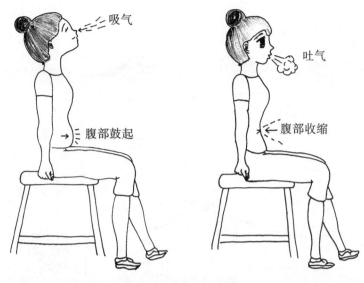

图 17-3 呼吸放松训练

4.局部呼吸训练 局部呼吸训练指在胸部局部加压的呼吸方法。康复治疗师或患者把手放于需加强部位,在吸气时施加压力,增加胸部局部的呼吸能力。适用于术后疼痛及防卫性肺扩张不全或肺炎等原因导致肺部特定区域的换气不足。

5.吹气球呼吸训练 吹气球呼吸训练是先深吸一口气,对着气球口慢慢吹,直到吹不动。吹气球呼吸训练的重点不在于吹得快,也不在于吹得多,只要尽量把气吹出就可以。吹气球呼吸训练法是重症患者早期肺康复常采用的护理训练方法。

### (二)排痰技术

排痰技术又称为气道分泌物去除技术,可以促进呼吸道分泌物的排出,维持呼吸道通畅,减少反复感染,从而有效改善患者的肺通气功能和气体交换功能。

1.有效咳嗽训练

(1)有效咳嗽咳痰训练方法有三种:暴发性咳嗽、分段咳嗽、发声性咳嗽。

1)暴发性咳嗽:患者进行 2 次深呼吸后,再深吸一口气后屏气 3～5 s,身体前倾,腹部收缩,用胸腹部力量行 2～3 次短促有力的咳嗽,咳嗽的声音应由胸部震动而发出,排出痰液后调整呼吸,舒缓气喘,如此反复。咳嗽锻炼每天 3～5 次,每次 15 min。术后患者常可引起伤口剧痛。

2)分段咳嗽:嘱患者一连串的小声咳嗽,逐渐驱使支气管分泌物脱落咳出。这种方法效果虽然差一点,但患者痛苦少。

3)发声性咳嗽:当患者咳嗽有剧痛时,可嘱患者深吸气,张口并保持声门开放,然后再咳嗽(哈气式咳嗽)。

2.胸部叩击

(1)定义 胸部叩击是一种借助叩击所产生的振动和重力作用,使滞留在气道内的分泌物松动,并移行到中心气道,最后通过咳嗽排出体外的方法。

(2)训练方法 康复治疗师手指并拢,掌心成杯状,运用腕部力量在引流部位胸壁上双手轮流叩击拍打 30～45 s,患者可自由呼吸。叩击拍打后手按住胸壁部加压,康复治疗师上肢用力,此时嘱患者做深呼吸,在深呼气时做加压,连续做 3～5 次,再做叩击,如此重复 2～3 次,再嘱患者咳嗽排痰

（图17-4）。

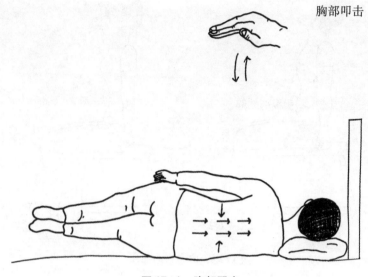

胸部叩击

图17-4　胸部叩击

**3. 机械排痰**

（1）定义　机械排痰是借助排痰仪器利用胸部物理治疗原理,在患者身体表面产生特定方向周期变化的治疗力,其中垂直方向治疗力产生的叩击、震颤可促使呼吸道黏膜表面黏液和代谢物松弛和液化;水平方向治疗力产生的定向挤推、震颤帮助已液化的黏液按照选择的方向(如细支气管→支气管→气管)排出体外。

（2）注意事项　①每日治疗2～4次,治疗前进行雾化治疗,治疗后予以吸痰。②操作时间安排在餐前1～2 h或餐后2 h,不宜在饱餐时进行。③根据患者的体质、治疗部位、耐受程度,选择合适的叩击头及振动频率,频率由低到高,由弱到强,逐步提高。以患者能耐受为宜。治疗时间为10～20 min。④操作中,注意观察患者面色、呼吸、脉搏、血压、咳嗽情况,倾听患者有无不适感。⑤操作完毕,记录操作的时间、振动的频率、痰液排出量及患者耐受情况。

**4. 体位引流**

（1）定义　根据患者肺部病变部位,将其安置于适当的体位,利用重力作用促使呼吸道分泌物流入气管、支气管排出体外的方法,又称重力引流。

（2）原理　将体位置放于"6种"支气管引流位,可将蓄积的痰液从各肺叶或肺段气道引流至大气管,进而排出体外。每种体位帮助引流特定的肺叶(图17-5)。

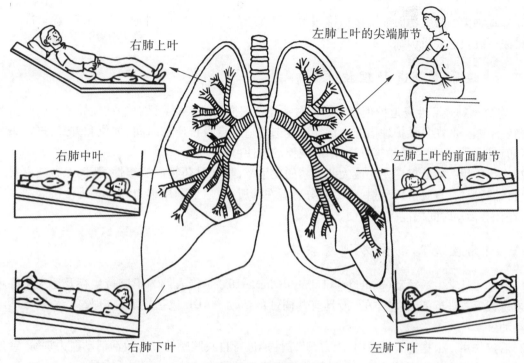

图 17-5　体位引流

## 三、吞咽障碍护理技术

### (一)鼻饲饮食

鼻饲饮食是通过导管(如鼻胃管、鼻肠管)将丰富的流质饮食或营养液、水和药物注入胃内或小肠内的方法。能保证意识不清和(或)不能经口进食患者的营养和水分供给,避免误吸。鼻饲饮食除采用鼻胃管和鼻肠管方法外,还可以采用经皮内镜下胃造瘘术和经皮内镜下空肠造瘘术。对于鼻饲饮食患者需同时进行康复吞咽训练。

### (二)经口进食训练

1. 定义　吞咽困难患者进行经口进食时进行的康复训练法。

2. 基本种类　间接训练,直接训练,代偿性训练,电刺激治疗,环咽肌痉挛(失弛缓症)球囊导管扩张术。

### (三)间歇性经口至食管管饲法(IOE)

根据需要间歇经口途径放置导管至食管,流质营养物质通过该导管注入食管内,通过自身胃肠消化吸收提供机体营养支持的方法。

## 四、神经源性膀胱护理技术

1. 定义　在康复护理中,应根据神经源性膀胱的类型制订患者的康复护理计划。弛缓性(自主性)膀胱患者应尽早实施间歇导尿,减少膀胱内残余尿量,促进膀胱功能的恢复和预防并发症的出现;痉挛性(反射性)膀胱患者应尽量减少逼尿肌的不自主收缩,减少膀胱内压力,预防上尿路的

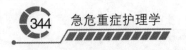

损伤。

2.基本种类　膀胱功能训练包括排尿习惯训练、诱导排尿训练、排尿意识训练(意念排尿)、反射性排尿训练及盆底肌训练。

### 五、神经源性肠道护理技术

1.定义　神经源性肠道护理技术是针对神经系统损伤或疾病导致神经功能异常而引起直肠排便机制发生障碍的恢复性护理措施。指导患者选择适合自身排便的时间、体位和方式,进行康复训练,不随意使用缓泻剂及灌肠等方法,形成规律的排便习惯。

2.治疗作用　降低患者便秘或大便失禁的发生率,降低对药物的依赖性,帮助患者建立胃结肠反射、直结肠反射、直肠肛门反射,使大部分患者在厕所、便器上利用重力和自然排便机制独立完成排便,在社会活动时间内能控制排便。

### 六、日常生活活动能力训练技术

1.定义　日常生活活动(activities of daily living,ADL)是指人们为了维持生存及适应生存环境而必须每天反复进行的、最基本的、最具有共同性的活动。ADL包括运动、自理、交流、家务活动和娱乐活动等。

2.治疗作用　根据患者的ADL能力,针对性地进行自我照顾性日常生活活动能力训练,或通过代偿手段维持和改善患者的ADL能力,最终发挥患者的最大潜能,提高生活质量。

3.训练方法　进食障碍训练指导、穿脱衣物训练指导、个人卫生训练指导、乘轮椅如厕训练指导、步行训练指导等。

### 七、心理康复护理

1.定义　心理康复护理是指在康复护理过程中,护士运用心理学的理论和技术,以良好的人际关系为基础,通过各种方式或途径,给予患者积极的影响,以改变其不良的心理状态和行为,解决心理健康问题,促进患者的康复。

2.训练方法　营造积极向上的心理环境,给予心理支持,正确应用心理防卫机制,提供康复信息和社会支持,寻求心理咨询和心理治疗的帮助等。

### 八、重症患者早期康复的注意事项

1.康复治疗前

(1)组建早期康复治疗团队:护士、康复治疗师、ICU医生、呼吸治疗师、家属/照护者、营养师及技术人员。

(2)对医务人员进行重症患者早期康复的知识培训。

(3)由早期康复治疗团队多学科合作对患者进行评估。

(4)按需签署知情同意书,若早期康复已作为ICU的护理常规,则不需签署。

(5)向患者或家属讲解早期康复优点,活动过程中的注意事项,并与患者建立非语言沟通策略。

(6)准备便携式呼吸机、监护仪,所有治疗设备处于备用状态。

2.康复治疗时

(1)由医生、护士、康复治疗师等共同参与,再次评估患者状态,包括运动时和运动前的状态及其变化情况与变化趋势。

（2）动态监测患者生命体征和病情变化。

（3）至少1名护士负责患者呼吸机管路、动静脉导管等的固定，以防脱管发生。

（4）由呼吸治疗师负责，在患者活动时，随时关注患者呼吸情况。

（5）1名护士负责与患者进行语言或非语言沟通，确保患者安全。

**3.康复时间**

（1）床上主动活动、床旁站立不宜超过30 min，以患者能耐受为宜。

（2）逐渐延长活动时间，1次活动不超过60 min，以患者能耐受为宜。

由于重症患者病情相对不稳定，随时都有可能出现突发情况，所以在康复过程中要严密监测患者生命体征，密切观察患者的表情与反应，避免运动过量及运动过程中出现再发损伤。若出现突发情况，要沉着冷静，及时求助于医生护士。最后整理好患者全身的管线，避免增加护理负担。

## 思考题

1.什么是重症患者早期康复？

2.重症患者早期康复评估的内容和评估工具有哪些？

3.简述重症患者常见的早期康复护理技术。

4.病例分析：

患者，男，34岁，车祸后立即出现意识不清，呼之不应，头面部及右侧外耳道出血。以"重度颅脑损伤"为诊断入院。入院后体温38.5 ℃，心率145次/min，血压105/72 mmHg，经口气管插管呼吸机辅助呼吸，$SpO_2$ 67%，格拉斯哥（Glasgow）昏迷评分E1VTM1，双侧瞳孔直径不等大，左侧为1.5 mm，对光反射消失，右侧为2.5 mm，对光反射迟钝。入院当日急诊行"开颅血肿清除+去骨瓣减压术"，持续颅内压（ICP）监测。给予脱水降颅压、抗感染、抗癫痫、镇痛镇静、营养支持及亚低温等治疗措施。第11天患者体温36.5 ℃，心率87次/min，血压128/76 mmHg，鼻导管氧气吸入6 L/min，呼吸20次/min。给予早期康复治疗。

**请思考**：①您认为此患者目前的主要康复问题是什么？②如果您是主管护士，应该采取哪些早期康复护理技术？③您认为该患者早期康复的注意事项是什么？

# 第十八章　常见危急值管理

▊▊▊▊ 学习目标 ▊▊▊▊

　　1. 知识目标　①掌握:常见危急值范围及紧急处置措施。②熟悉:危急值的报告和处理。③了解:危急值的定义、目的、报告基本要求。
　　2. 能力目标　学生能掌握常见危急值的范围和紧急处理方法。
　　3. 素质目标　具有认真严谨的工作态度,能及时发现患者的身心变化。

**病例思考**

　　患者秦×,女,70岁,2022年6月7日以"胸闷、气短2个月"为主诉入院,6月10日在全麻下行"左房占位摘除术+冠状动脉旁路移植术",术毕血气分析结果:pH值7.50,$PaO_2$ 93 mmHg,$PaCO_2$ 21 mmHg,$SO_2$ 95%,$TCO_2$16.6mmol/L,BE-5.1 mmol/L,$HCO_3^-$ 16 mmol/L。

　　请思考:①该患者的血气分析结果中有哪些是危急值? ②该患者出现了哪种酸碱失衡? ③该类型的酸碱失衡如何处理? ④如何做好动态病情观察?

# 第一节　危急值的定义与报告

## 一、危急值定义

　　危急值(ctical value,or panic value)是指危及生命的极度异常的检验、检查结果,表明患者可能正处于生命危险边缘状态,若医生及时得到其信息,迅速给予患者有效的治疗,就可能挽救患者生命,否则就有失去最佳抢救机会或出现严重后果的可能。

## 二、危急值报告的目的

　　危急值报告在临床上对急危重患者的救治至关重要。危急值报告已成为各级卫生行政部门评价医院的重要指标。国际医疗机构认证联合委员会(Joint Commission International,JCI)一直将医护人员之间的有效交流,特别是危急值报告的管理列为患者安全目标之一,明确要求医院应制定危急值管理流程及规范的报告系统,以指导医护人员在紧急情况下及时申请及接收报告。自2007年起,中国国家卫生行政部门亦对危急值报告提出明确要求。在我国,危急值管理越来越多地受到各级医院的重视。

危急值信息可供临床医师对生命可能处于危险边缘状态的患者采取及时、有效的治疗,避免患者出现严重不良后果。危急值的及时报告,能有效增强医技人员的主动性和责任心,增强医技人员主动参与临床诊断的意识,促进临床、医技科室之间的有效沟通与合作。同时,医技科室及时准确的检查、检验报告,可为临床医师的诊断和治疗提供可靠依据,能更好地为患者提供安全、有效、及时的诊疗服务。

### 三、危急值报告的项目范围

临床检验项目、医学影像、电生理检查、超声检查、内镜检查、病理检查、血药浓度等。本章主要介绍常见危急值的意义及即刻护理原则,以提高护士对危急值意义的认识,降低不良事件的发生率。

### 四、危急值报告基本要求

1. 出现危急值时,出具检查、检验结果报告的部门报出前,应当双人核对并签字确认,夜间或紧急情况下可单人双次核对。对于需要立即重复检查、检验的项目,应当及时复检并核对。

2. 外送的检验标本或检查项目存在危急项时,医院应当和相关机构协商危急值的通知方式,并建立可追溯的危急值报告流程,确保临床科室或患方能够及时接收危急值。

3. 接收到危急值信息的任何人员应当准确记录、复读、确认危急值结果,并立即通知相关医师。

4. 危急值报告遵循首查负责制,即谁通知、谁报告、谁记录。若通过电话向临床科室报告危急值,电话5 min内无人接听和应答,应迅速向医务部(非工作时间为医院总值班或医疗总值班)报告。

### 五、危急值报告与接收流程

#### (一)门急诊患者危急值报告与接收

1. 门急诊医师在诊疗过程中,应详细记录患者的联系方式。

2. 医技科室发现门急诊患者检查、检验结果出现危急值时,应确定标本采取、送检等环节是否正常,并按照操作规范、流程及相关质量控制标准,对检查、检验的各个环节进行核查。如无异常,通知对应门诊区域分诊台值班护士、急诊科护士站。

3. 医技科室通知门急诊护士站后,报告人应将危急报告时间、科室、患者姓名、住院号、床号、危急值、报告者、记录者、汇报时间、接收医师、处置措施等信息记录在危急值报告登记本中。

4. 门急诊护士站在获取危急值后,应在危急值接获登记本上登记危急值相关信息,以最快速度通知开单医师,并在危急值接获登记本记录报告信息和报告时间。

5. 门急诊医师在接到危急值报告后,应立即采取相应措施进行处理,并将处置措施记录在门急诊病历中。患者已离开医院的,电话通知患者或其家属及时就诊。一时无法通知患者的,应及时向门诊部报告,非工作时间应向总值班报告。

6. 门诊危急值接获登记本统一存放于门诊护士站,急诊危急值接获登记本统一存放于急诊科护士站,均要有专人保管。

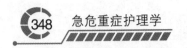
### （二）住院患者危急值报告与接收

1.医技人员发现危急值情况时,检查(验)者首先要确认检查仪器、设备和检验过程是否正常,核查标本是否有错,操作是否正确,仪器传输是否有误。

2.医技科室在确认各环节无异常的情况下,方可将检查(验)结果发出,立即电话通知相关病区医护人员,并将危急报告时间、科室、患者姓名、住院号、床号、危急值、报告者、记录者、汇报时间、接收医师、处置措施等信息记录在危急值报告登记本中。

3.临床科室医护人员在接到危急值报告电话后,应在危急值接获登记本上登记危急值相关信息,应以最快的速度报告主治医师或值班医师,并在危急值接获登记本记录报告信息和报告时间。

4.临床医师在获取危急值信息后,应根据实际情况,立即采取相应措施,并将处理过程记录在病程记录中。

5.临床医师如认为结果与患者的病情不相符或标本的采集有问题,应及时与医技科室沟通,重新留取标本,送检进行复查。如复查结果与上次结果一致或误差在许可范围内,医技科室应再次向临床科室报告危急值。

### （三）床旁快速检验项目危急值报告与接收

进行床旁快速检验(point of care testing,POCT)项目的患者出现危急值时,科室操作人员应立即报告主治医师或值班医师,并在科室危急值接获登记本上记录。主治医师或值班医师接到危急值报告后,应根据实际情况,立即采取相应措施,并将处理过程记录在病程记录中。

### （四）体检科患者危急值报告与接收

来院健康体检的患者出现危急值时,医技科室人员应立即电话通知体检科医护人员,并做好记录。体检科医护人员接到危急值报告后,立即通知患者速来医院接受紧急诊治,并联系专科医师完成必要的诊治,体检科人员负责跟踪落实并做好相应记录。

## 六、危急值管理工作要求

1.危急值报告与接收均遵循"谁报告(接收),谁记录"的原则,相关人员要及时对危急值信息进行登记记录。

2.各临床科室、医技科室都需有危急值接获登记本、危急值报告登记本,统一固定地点,便于登记记录。

3.危急值的处置过程,应及时书写专项病程记录和在交接班中进行记录。对于诊查评估患者后不需要立即处置的危急值,应在日常病程记录中记录并说明;患者当日多个不需要立即处置的危急值信息可合并记录。

4.对同一项目的危急值,在处置后复查结果仍为危急值,但结果显示患者病情正在好转时,可不重复书写专项病程记录,应书写日常病程记录;如果结果显示患者病情继续恶化时,仍需书写专项病程记录。

5.接到报告后,即应按所在医疗机构规定的流程及时处理,常见危急值报告和处理流程(图18-1)。

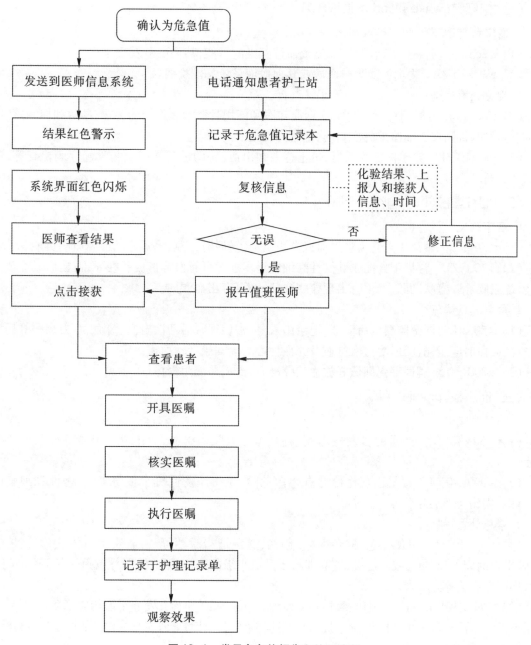

**图 18-1　常见危急值报告和处理流程**

# 第二节　常见检验危急值

　　检验危急值是临床工作中最常遇到的危急值,虽然不同医院的具体标准数值稍有不同,但只要是医院规定的危急值,接到报告后,应立即做好记录和处理。

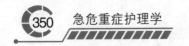

## (一)白细胞(white blood cell,WBC)

**1. 临床意义**

(1)≤2.5×10⁹/L 有引起严重、反复致命性感染的可能,甚至可引发败血症。

(2)≥30×10⁹/L 提示可能为白血病或其他血液系统恶性疾病。

**2. 紧急处置措施**

(1)<2×10⁹/L 给予保护性隔离,立即通知医师停用骨髓抑制作用的药物,预防和控制感染,并针对不同发病机制按医嘱给予免疫制剂、促进骨髓造血药物等。

(2)>30×10⁹/L 给予保护性隔离,防止感染和出血,协助进行外周血和骨髓穿刺检查等,进一步明确诊断。

## (二)血红蛋白(hemoglobin,Hb)

**1. 临床意义**

(1)≤50 g/L 常见于急性大量失血或严重贫血,随时有休克、多器官功能障碍的可能。

(2)≥200 g/L 常见于真性或继发性红细胞增多症。可有血栓形成和梗死,血栓形成最常见于四肢、肠系膜、脑、冠状动脉,严重时出现瘫痪症状;亦可有出血倾向。

**2. 紧急处置措施**

(1)≤50 g/L 严密监测生命体征,记录出入量,密切观察活动性出血、溶血、心力衰竭等病情变化,急性失血时应予输血,但溶血性贫血及充血性心力衰竭患者输血需慎重。

(2)≥200 g/L 遵医嘱立即做好放血治疗准备,严密监测生命体征。

## (三)血小板(platelet,PLT)

**1. 临床意义**

(1)≤50×10⁹/L 严重的自发性出血倾向,可导致颅内出血、消化道大出血等危及生命的并发症。

(2)≥999×10⁹/L 极易出现血栓并有生命危险,见于原发性血小板增多症、慢性粒细胞白血病、感染、创伤及脾切除后等。

**2. 紧急处置措施**

(1)≤50×10⁹/L 卧床休息,避免劳累、创伤,避免情绪激动,严密监测生命体征,严格控制血压,若出血时间≥15 min,或已出血,应立即给予升血小板的治疗,同时查明导致血小板降低的原因,针对病因进行治疗。

(2)≥999×10⁹/L 心电、血压、氧饱和度监测,针对不同的血栓并发症采取相应紧急处置措施;此种血小板增多属于非一过性的,应给予抗血小板药物治疗,并针对导致血小板增高的原发病进行治疗。

## (四)凝血酶原时间(prothrombin time,PT)

**1. 临床意义**

(1)≤7 s 血栓性疾病发生风险高,见于先天性凝血因子 V 增多、口服避孕药、高凝状态(DIC 早期、急性心肌梗死等)、血栓性疾病(脑血栓形成、急性血栓性静脉炎)、多发性骨髓瘤、洋地黄中毒、乙醚麻醉后等。

(2)≥35 s 见于先天性或继发性凝血因子缺乏或使用华法林,可有严重的出血倾向。

**2. 紧急处置措施**

(1)≤7 s 卧床休息,监测生命体征,去除病因,遵医嘱抗血小板、抗凝治疗。

(2)≥35 s 立即暂停应用华法林、肝素及其他抗血小板、抗凝药物,卧床休息,严密监测活动性出血征象,避免劳累、创伤、情绪激动,严格控制血压。根据病因对症处理,必要时可输注相应的凝血因子、冷冻血浆、血小板等。

### (五)部分活化凝血活酶时间(activated partial thromboplastin,APTT)

1. 临床意义

(1)≤15 s　见于弥散性血管内凝血(DIC)高凝期和妊娠高血压综合征等高凝状态,易发生栓塞性疾病,部分可致死。

(2)≥75 s　严重的出血倾向,可发生颅内出血、消化道大出血等致死性并发症。

2. 紧急处置措施

(1)≤15 s　卧床休息,监测生命体征,去除病因及诱因,遵医嘱应用抗凝药物及对症支持治疗。

(2)≥75 s　立即暂停应用肝素及其他抗血小板、抗凝药物,卧床休息,严密监测活动性出血征象,避免劳累及创伤,避免情绪激动,严格控制血压,遵医嘱调整用药,积极处理原发病,必要时可输相应的凝血因子、冷冻血浆、血小板等。

### (六)血清钾(kalemia,K)

1. 临床意义

(1)≤2.8 mmol/L　易发生地高辛中毒、肌肉缺血性坏死和横纹肌溶解、麻痹性肠梗阻、定向力障碍、嗜睡甚至昏迷,导致室性心动过速、心室颤动等心律失常,甚至出现呼吸肌麻痹,从而导致死亡。

(2)≥6.2 mmol/L　随时可出现呼吸肌麻痹、严重缓慢性心律失常或心室颤动及心搏骤停死亡。

2. 紧急处置措施

(1)≤2.8 mmol/L　卧床休息,心电监护,复查心电图,除颤监护仪备用,即刻暂停排钾药物,开通静脉通路,遵医嘱调整用药,给予补钾(口服、静脉、保留灌肠等途径)、纠正低镁血症,对造成低钾血症的病因积极处理。

(2)≥6.2 mmol/L　立即停止含钾药物及食物。心电监护,复查心电图,除颤仪备用,开通静脉通路,选择应用葡萄糖酸钙、碳酸氢钠、葡萄糖和胰岛素、呋塞米、离子交换树脂等药物,以及准备血液透析等治疗。

### (七)血清钠(sodium,Na)

1. 临床意义

(1)≤120 mmol/L　出现脑水肿,表现为头痛、嗜睡,最终出现抽搐、昏迷和呼吸困难。

(2)≥160 mmol/L　神经系统症状如肌无力,神志由兴奋逐渐转为抑郁、淡漠,性格改变,肌张力增高,腱反射亢进,直至抽搐、错乱、幻觉、昏迷甚至死亡;出现颅内出血、硬膜下血肿、大静脉窦血栓形成等;失水严重者可有休克表现。

2. 紧急处置措施

(1)≤120 mmol/L　卧床休息,防止坠床,昏迷患者保持呼吸道通畅,伴有抽搐者,应用抗痉挛药物;高容量性低钠血症:限制入水量,输注高渗盐水,须注意纠正低钠血症速度不可过快,以免发生中央脑桥脱髓鞘形成,治疗过程常需合并使用呋塞米,以避免因输入高渗盐水而引发细胞外液增多;正常容量性低钠血症:限制入水量,利尿,严重时亦可输注高渗盐水;低容量性低钠血症:补充等渗盐水,低血压者可补充白蛋白、血浆等。

(2)≥160 mmol/L　卧床休息,防误吸、防坠床、防外伤;昏迷患者保持呼吸道通畅,严密注意每日出入水量平衡及监测电解质变化;暂停含钠药物,控制钠摄入,遵医嘱调整用药;积极治疗原发病。

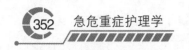

### （八）血清钙(calcium,Ca)

1. 临床意义

（1）≤1.6 mmol/L　神经肌肉系统：出现全身性痉挛的危险性极高，如喉痉挛、腕足痉挛、支气管痉挛、癫痫发作甚至呼吸暂停；心血管系统：可出现心律失常，如房室传导阻滞甚至室颤；骨骼系统：慢性低钙可引起病理性骨折。

（2）≥3.5 mmol/L　出现高血钙危象若未及时治疗可导致患者死亡。神经肌肉系统：可出现抑郁、神志不清甚至昏迷；心血管系统：易出现心律失常及洋地黄中毒；骨骼系统：甲状旁腺功能亢进、可有病理性骨折。

2. 紧急处置措施

（1）≤1.75 mmol/L　手足抽搐、低血压、切沃斯特克(Chvostek)征或陶瑟(Trousseau)征阳性、心电图示 Q-T 间期和 ST 段延长时，应立即处理。立即安排患者卧床，防坠床，防咬伤，保持呼吸道通畅，必要时辅助通气，除颤监护仪备用，开通静脉通路，补充钙剂等；纠正导致低钙血症的原发疾病。

（2）≥3.5 mmol/L　卧床休息，防坠床，避免病理性骨折，昏迷患者保持呼吸道通畅；增加尿钙排泄、抑制骨吸收，减少胃肠道钙吸收，应用钙敏感受体激动药，血液透析治疗；对于维生素 D 摄入过多导致的高钙血症应立即停药；处理导致高钙血症的原发疾病，如甲状旁腺功能亢进、骨转移癌等。

### （九）血糖(glucose,Glu)

1. 临床意义

（1）≤2.2 mmol/L　低血糖严重并持续时，可出现意识模糊、昏迷，甚至导致死亡。

（2）≥22.2 mmol/L　易于发生糖尿病酮症酸中毒，未及时救治可导致多器官功能衰竭，甚至死亡；易于发生高渗性糖尿病昏迷，未及时、有效救治，可致死亡。

2. 紧急处置措施

（1）≤2.2 mmol/L　立即暂停应用胰岛素，遵医嘱调整用药；卧床，吸氧，昏迷患者保持呼吸道通畅，心电、血压、氧饱和度监测，防坠床、防外伤、防误吸，开通静脉通路，采集血标本；根据病情遵医嘱给予葡萄糖、胰高血糖素、糖皮质激素、甘露醇等药物治疗。

（2）≥22.2 mmol/L　昏迷患者保持呼吸道通畅，心电、血压、氧饱和度监护，开通 2 条以上静脉通路，记录出入量，控制血糖，补液并维持水、电解质、酸碱平衡，去除诱因，治疗并发症。

### （十）血肌酐(serum creatinine,Scr)

危急值报告界限：Scr>650 μmol/L。

1. 临床意义　短期内数值快速升高见于急性肾损伤或急性肾衰竭。

2. 紧急处置措施　立即暂停肾毒性药物，遵医嘱调整药物，监测生命体征，记录出入量，限制液体量及滴速，去除病因，防治高钾血症、代谢性酸中毒、急性心力衰竭、致命性心律失常等。

### （十一）肌钙蛋白 I(TNI)/肌钙蛋白 T(TNT)

危急值报告界限：TNI>0.5 μg/L；TNT>0.2 μg/L。

1. 临床意义　是诊断急性心肌梗死及心肌坏死的标志物。

2. 紧急处置措施　立即卧床休息，避免劳累，保持环境安静及大便通畅，吸氧，监测生命体征，动态观察心电图，针对急性冠脉综合征或心肌炎等实施药物治疗，必要时介入或手术治疗。

### (十二)脑利尿钠肽(brain natriuretic peptide,BNP)

危急值报告界限:BNP>1 000 ng/L。

1. 临床意义　提示急性心力衰竭或慢性心力衰竭的严重状态。

2. 紧急处置措施　立即卧床休息,不能平卧者可采取半卧位或端坐位;吸氧,床旁心电、血压、氧饱和度监测;开通静脉通路,遵医嘱应用抢救药物等。

### (十三)血气 pH 值

1. 临床意义

(1)血气 pH 值≤7.2　为严重失代偿性代谢性或呼吸性酸中毒,人可生存的最低酸碱度为 pH 值6.9。

(2)血气 pH 值≥7.55　为严重失代偿性代谢性或呼吸性碱中毒,人可生存的最高酸碱度为 pH 值7.7。

2. 紧急处置措施

(1)血气 pH 值≤7.2　心电、血压、氧饱和度监测;保持呼吸道通畅,必要时机械辅助通气以纠正呼吸性酸中毒或血液透析治疗以纠正代谢性酸中毒;床旁心电图监测;开通静脉通路,遵医嘱应用药物,维持水、电解质、酸碱平衡;去除引起酸中毒的病因和诱因,暂停可加重代谢性或呼吸性酸中毒药物;复查血气分析。

(2)血气 pH 值≥7.55　心电、血压、氧饱和度监测,床旁心电图分析、记录出入量、开通静脉通路,去除引起碱中毒的病因和诱因,遵医嘱应用药物,维持水、电解质、酸碱平衡,遵医嘱复查血气分析。

### (十四)血气 $PaO_2$

1. 临床意义

(1)$PaO_2$≤45 mmHg　严重缺氧,可能出现呼吸、心搏骤停,死亡率高。

(2)$PaO_2$≤20 mmHg　脑细胞不能再从血液中摄取氧,有氧代谢停止,生命难以维持。

(3)$PaO_2$≥145 mmHg　长时间易致氧中毒。

2. 紧急处置措施

(1)$PaO_2$≤45 mmHg　吸氧;监测心电、血压、氧饱和度;保持呼吸道通畅,必要时应用呼吸机辅助通气;去除引起低氧血症的病因及诱因;暂停可能加重缺氧的药物。

(2)$PaO_2$≥145 mmHg　根据病情暂停吸氧或降低吸入氧浓度;严密观察是否有氧中毒症状。

### (十五)血气 $PaCO_2$

1. 临床意义

(1)血气 $PaCO_2$≤20 mmHg　低碳酸血症使心输出量减少,氧运输障碍,氧离曲线左移,脑血流量减少,导致抽搐及颅内压下降。

(2)血气 $PaCO_2$≥70 mmHg　呼吸抑制,颅内压增加,急性期患者可由嗜睡转入昏迷状态,常见于慢性阻塞性肺疾病伴Ⅱ型呼吸衰竭患者。

2. 紧急处置措施

(1)血气 $PaCO_2$≤20 mmHg　面罩吸氧,减少张口呼吸(机械通气患者减少潮气量或呼吸次数);监测心电、血压、氧饱和度;去除可能的致酸中毒因素;癔症患者可选择性应用镇静或抗精神病药物等。

(2)血气 $PaCO_2$≥70 mmHg　保持呼吸道通畅;防止误吸,促进排痰;遵医嘱应用解痉、平喘、化痰、抗感染药物,必要时应用无创或有创呼吸机辅助通气;机械通气患者增加潮气量或呼吸次数。

# 第三节  影像学及其他危急值

影像学危急值通常包括超声心动图、胸腹部超声、妇产科超声、CT、MRI、CTA、CTPA 等检查科室及检查项目危急值。本节选择性叙述了部分影像学危急值的临床意义和紧急处置措施,其他影像学危急值如致命性心律失常、急性心肌梗死、主动脉夹层分离、胸腹主动脉瘤破裂、急性大面积肺栓塞、急性左心衰竭、急性肺水肿、张力性气胸、室间隔穿孔、乳头肌断裂、腹部内脏器官破裂大出血、急性胆囊穿孔、急性消化道穿孔、急性出血坏死性胰腺炎、严重颅脑损伤及脑血管性疾病等临床意义及护理原则,详见相关章节。

## (一)大量心包积液合并心脏压塞

1.临床意义  患者严重呼吸困难,出现颈静脉怒张、血压迅速下降甚至休克、昏迷等严重血流动力学异常,若未及时有效心包穿刺引流,可迅速出现呼吸、心搏骤停,且心肺复苏成功率低。

2.紧急处置措施  吸氧,端坐位,限制体力活动;心电、血压、氧饱和度监测,除颤监护仪备用,做好急诊心包穿刺置管引流术前准备及心理护理。

## (二)外伤性膈疝

1.临床意义  常同时伴有心脏和大血管损伤,出现心脏压塞、气管或支气管断裂、骨盆骨折、腹部实质性脏器破裂等,随时可发生危及生命的严重的呼吸循环障碍、休克、多器官功能衰竭等,是急性期死亡的主要原因,应优先处理。

2.紧急处置措施  评估患者呼吸及循环功能;严密监测生命体征;保持呼吸道通畅;遵医嘱应用抗生素及抢救药物,纠正休克,完善术前检查、备血等,必要时行心包和(或)胸腔穿刺闭式引流或经胸壁穿刺胸腔减压,争取尽早手术治疗,一旦发现呼吸、心搏骤停,并立即实施心肺复苏等抢救措施。

## (三)纵隔摆动

1.临床意义  可导致严重的肺通气、换气功能障碍,引起或加重休克,随时有生命危险。

2.紧急处置措施  卧床休息,吸氧,严密监测生命体征,补充血容量,纠正休克;开放性气胸患者须紧急封闭伤口,清创缝合,行胸膜腔穿刺抽气减压及胸腔闭式引流,必要时实施开胸探查手术。

## (四)宫外孕或黄体破裂出血

危急值报告界限:盆、腹腔积液深度≥5 cm。

1.临床意义  短期内可发生休克,若未及时发现和有效救治,死亡率高。

2.紧急处置措施  卧床,开通两条以上静脉通路,严密监测生命体征,及时发现休克早期表现。纠正休克,记录出入水量,遵医嘱完善各项化验及术前检查,备血。

## (五)其他检查危急值

1.医学影像检查危急值项目及范围  见表18-1。

表 18-1 医学影像检查危急值项目及范围

| 病种/系统 | 危急值 |
|---|---|
| 急性脑出血 | CT 发现脑内出血,出血量大于 30 mL,或脑干、丘脑出血,和(或)出现脑疝者 |
| 急性脑梗死 | CT 发现脑内新发大面积梗死,和(或)出现脑疝者 |
| 急性肺栓塞 | CT 发现主肺动脉内栓子 |
| 冠心病急性发作 | CT 发现大范围心肌梗死者 |
| 主动脉夹层或胸腹主动脉瘤 | CT 发现严重主动脉夹层或胸腹主动脉瘤有破裂危险 |
| 严重外伤 | 发现脏器多发严重挫裂伤、多发骨折、胸腹腔积血,脑疝 |
| 大量气胸 | 发现气胸,肺组织压缩 70% 以上 |
| 急腹症 | 发现膈下游离气体、肠梗阻、套叠、扭转 |
| 对比剂试验过敏者 | 患者突然出现大汗淋漓,脉搏细数,肢体湿冷,血压下降 |
| 脊柱、脊髓疾病 | 脊柱骨折,脊柱长轴成角畸形,椎体粉碎性骨折压迫硬膜囊 |
| 中枢神经系统 | 1. 严重的颅内血肿、挫裂伤、蛛网膜下腔出血的急性期 |
| | 2. 硬膜下或外血肿急性期 |
| | 3. 脑疝、急性脑积水 |
| | 4. 颅脑 CT 或 MRI 扫描诊断为颅内急性大面积脑梗死(范围达到一个脑叶或全脑干范围或以上) |
| | 5. 脑出血或脑梗塞复查 CT 或 MRI,出血或梗塞程度加重,与近期片对比超过 15% 以上 |
| 呼吸系统 | 1. 气管、支气管异物 |
| | 2. 张力性气胸 |
| | 3. 主肺动脉栓塞、大面积肺梗死 |
| 循环系统 | 1. 心包填塞、纵隔摆动 |
| | 2. 急性主动脉夹层动脉瘤 |
| | 3. 急性肺水肿 |
| 消化系统 | 1. 食道异物 |
| | 2. 消化道穿孔、急性肠梗阻 |
| | 3. 急性出血坏死性胰腺炎 |
| | 4. 肝、脾、胰、肾等腹腔脏器出血 |

2. 心电图检查危急值报告范围 见表 18-2(临床意义、紧急处置见内科护理学第三章)。

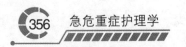 

表 18-2　心电图危急值报告范围

| 项目 | 危急值范围 |
|---|---|
| 疑似急性冠状动脉综合征 | 1. 首次发现疑似急性心肌梗死的心电图改变 |
| | 2. 首次发现疑似各种急性心肌缺血的心电图改变 |
| | 3. 再发急性心肌梗死的心电图改变(注意与以往心电图及临床病史比较) |
| 严重快速性心律失常 | 1. 心室扑动、心室颤动 |
| | 2. 室性心动过速,心室率≥150 次/mm,持续时间≥30 s 或持续时间不足 30 s 伴血流动力学障碍 |
| | 3. 尖端扭转型室性心动过速,多形性室性心动过速,双向性室性心动过速 |
| | 4. 各种类型室上性心动过速心室率≥200 次/mm |
| | 5. 心房颤动伴心室预激最短 RR 间期≤250 ms |
| 严重缓慢性心律失常 | 1. 严重心动过缓、三度房室传导阻滞,平均心室率≤35 次/min |
| | 2. 长 RR 间期伴症状≥3.0 s;无症状≥5.0 s |
| | 3. 提示严重低钾血症心电图表现 QT 显著延长、出现 u 波及快速性心律失常,并结合临床实验室检查 |
| | 4. 提示严重高钾血症的心电图表现(窦室传导,并结合临床实验室检查) |
| 其他 | 1. 疑似急性肺栓塞心电图表现(并结合临床及相关检查) |
| | 2. QT 间期延长:QTc≥550 ms |
| | 3. 显性 T 波电交替 |
| | 4. R on T 型室性早搏 |

# 第四单元
# 常用急救技术

## 第十九章　常用急救技术

▓▓▓▓▓ 学习目标 ▓▓▓▓▓

1. 知识目标　①掌握:口咽通气管置入术、鼻咽通气管置入术、喉罩置入术、球囊-面罩通气术、环甲膜穿刺术、气管内插管术、气管切开置管术的适应证与禁忌证,机械通气常见报警原因与处理,机械通气常见并发症的护理,海姆利希急救法的适应证、操作方法及注意事项;动、静脉穿刺置管术后的护理,除颤术的适应证与禁忌证、操作方法及注意事项;主动脉内球囊反搏术的术中护理。②熟悉:口咽通气管置入术、鼻咽通气管置入术、喉罩置入术、球囊-面罩通气术、环甲膜穿刺术、气管内插管术、气管切开置管术的用物准备,机械通气的准备、模式选择和参数设置,机械通气的适应证与禁忌证,动、静脉穿刺置管术的适应证与禁忌证、操作方法及注意事项,主动脉内球囊反搏术的适应证与禁忌证、操作方法及注意事项。③了解:口咽通气管置入术、鼻咽通气管置入术、喉罩置入术、球囊-面罩通气术、环甲膜穿刺术、气管内插管术、气管切开置管术的操作方法及注意事项,机械通气的原理、通气模式,动、静脉穿刺置管术的物品准备,主动脉内球囊反搏机器的操作。

2. 能力目标　能有效、快速识别需要口咽通气管置入术、鼻咽通气管置入术、喉罩置入术、球囊-面罩通气术、环甲膜穿刺术、气管内插管术、气管切开置管术的患者特征,能正确实施机械通气的常规护理,动态评估患者的病情变化;能正确实施机械通气常见并发症的护理,能正确实施海姆利希急救法,及时做出正确的救治反应;能及时识别动、静脉穿刺置管术后并发症,并给予预防及处理措施,能正确实施除颤术,及时做出正确的救治反应。

3. 素质目标　具有认真、慎独的工作态度,能及时发现患者的病情变化。

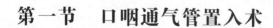

## 第一节　口咽通气管置入术

　　口咽通气管置入术是指将口咽通气管插入到口咽部,将后坠的舌根与口咽后壁分开,使呼吸道保持通畅的一种简单、快捷的技术。

## （一）适应证与禁忌证

1. 适应证 ①因舌后坠导致呼吸道梗阻的昏迷患者。②气道分泌物增多时便于吸引。③癫痫发作或抽搐时保护舌齿免受损伤。④气管插管时可以取代牙垫作用。⑤需较长时间解除舌后坠者。⑥舌后坠手法托下颌无效者。

2. 禁忌证 ①哮喘。②牙齿松动可能造成脱落。③呕吐频繁,咽反射亢进。④清醒患者或半清醒患者(短时间使用除外),易引起患者恶心、呕吐等反射。⑤口腔内及上下颌骨创伤。⑥咽部气道占位性病变。⑦咽部异物梗阻者。

## （二）用物准备

口咽通气管:一种由弹性橡胶或塑料制成的硬质扁管形人工气道,呈弯曲状,其弯曲度与舌及软腭相似。主要包括翼缘、牙垫部分、咽弯曲部分三部分(见图19-1)。

1. 口咽通气管长度 相当于从口角至耳垂或下颌角的距离。

2. 合适的口咽通气管 口咽通气管末端位于上咽部,将舌根与口咽后壁分开,使下咽部到声门的气道通畅。

3. 选择的原则 宁长勿短、宁大勿小。口咽通气管太短,不能经过舌根,起不到开放气道的作用。口咽通气管应有足够宽度,以能接触上颌和下颌的 2~3 颗牙齿为最佳。

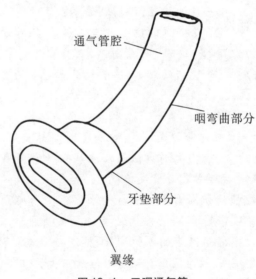

图 19-1 口咽通气管

## （三）操作方法

1. 患者准备 昏迷患者取平卧位,肩下垫一小枕,头后仰,使口、咽、喉三轴线尽量重叠。清除口咽部分泌物,保持呼吸道通畅。检查口腔情况,取下活动义齿。

2. 置入口咽通气管

(1)横向插入法:将口咽通气管的咽弯曲部分沿右侧口角进入,顺舌面走行面逆时针旋转90°插入,顺势送至上咽部,将舌根与口咽后壁分开。

(2)反向插入法:把口咽通气管的咽弯曲部分向腭部插入口腔,当其内口接近口咽后壁时(已通过悬雍垂),即将其旋转180°,借患者吸气时顺势向下推送,弯曲部分下面压住舌根,弯曲部分上面抵住口咽后壁。

（3）测试人工气道是否通畅：将手掌放于通气管外口，于呼气时感觉是否有气流呼出，或将少许棉絮放于通气管外口，观察有无随患者呼吸的运动。此外还应观察胸壁运动幅度和听诊双肺呼吸音。检查口腔，以防止舌或唇夹置于牙和口咽通气管之间。

（4）口咽通气管置管成功后，给予妥善固定，定时检查，以免脱出。

### （四）注意事项

1. 严密观察病情变化，随时记录，定时检查口咽通气管是否通畅。并备好各种抢救物品和器械，必要时配合医生行气管插管术。

2. 及时吸痰，清理呼吸道，防止误吸甚至窒息，吸痰前后吸入高浓度氧，达到清理呼吸道的目的。

3. 口咽通气管外口盖一层生理盐水纱布，既湿化气道又防止吸入异物和灰尘。

4. 牙齿松动者，插入及更换口咽通气管前后应观察有无牙齿脱落。

## 第二节　鼻咽通气管置入术

鼻咽通气管置入术是指将鼻咽通气管插入鼻咽部，保持呼吸道通畅的技术。

### （一）适应证与禁忌证

1. 适应证　①清醒、半清醒和浅麻醉的患者发生呼吸道梗阻。②不适宜应用口咽通气管的患者。③有牙齿松动或牙齿易折断的患者。④开口受限、牙关紧闭或口咽部创伤的患者，需协助进行口腔和咽喉部吸痰的患者。⑤辅助实施咽部手术。

2. 禁忌证　①鼻气道阻塞。②鼻骨骨折。③明显的鼻中隔偏移。④凝血机制异常。⑤颅底骨折脑脊液鼻漏。

### （二）用物准备

鼻咽通气管：形状类似气管导管，较短，是软橡胶无套囊导管，在鼻和咽之间提供气流导管。鼻咽通气管对咽喉部的刺激较口咽通气道小。虽然选用细的鼻咽通气管能减轻鼻部的损伤，但其太短可能使其不能到达舌后部。常用单侧鼻咽通气管，如图19-2所示。

1. 鼻咽通气管长度　相当于从鼻尖至耳垂的距离。

2. 合适的鼻咽管　全长从鼻至咽部，前端位于会厌上和舌根下，翼缘正好位于鼻孔外。

3. 选择的原则　鼻咽通气管太短或插入过浅，其前端则不能向上抬起舌根部，从而不能有效解除呼吸道梗阻；鼻咽通气管过长或插入过深，容易诱发喉痉挛，而且可将会厌压向声门口，反而可使呼吸道梗阻加重。

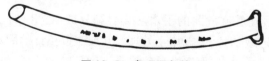

图19-2　鼻咽通气管

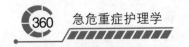

**（三）操作方法**

1.**患者准备**　核对患者,放平床头,患者取仰卧位,选择通畅一侧的鼻腔。鼻腔黏膜表面喷洒血管收缩药和局部麻醉药,如肾上腺素、利多卡因等。用含有水溶性局麻药的软膏润滑鼻咽通气管。鼻咽通气管外涂以石蜡油。

2.**置入鼻咽通气管**

（1）将鼻咽通气管的弯曲面对着硬腭放入鼻腔,顺随腭骨平面向下推送通气管至硬腭部,直至鼻咽部后壁遇到阻力。此时需将鼻咽通气管弯曲60°～90°,才能向下到达咽部。虽然继续用力推送通气管即可完成此操作,但易损伤咽后壁黏膜,所以应将通气管逆时针旋转90°,使其斜面对向鼻咽后部黏膜。通气管通过此弯曲后,将其旋转回原位,并推送至合适深度。如果患者咳嗽或抗拒,应将其后退1 cm左右。

（2）再次评估气道是否通畅,以解除舌后坠、鼾声消失、呼吸通畅为标准。

（3）鼻咽通气管置管成功后,给予妥善固定,定时检查,以免脱出。

**（四）注意事项**

1.如果放置鼻咽通气管后,患者呼吸道仍有阻塞,在排除喉痉挛的情况下,应试插另一根较长的鼻咽通气管。

2.恰当固定鼻咽通气管的外端,及时吸引口咽部及通气管内的分泌物,以防止阻塞通气管和误吸。

3.防止并发症:①选用大小合适的通气管型号。②长期应用患者,可每1～2 d更换一侧鼻孔插管。③定时湿化插管鼻腔。

4.鼻出血多为自限性,如果鼻前部血管丛出血,可在鼻部加压;如果鼻后部血管丛出血,应留置通气管,吸引咽部,保证患者通气。如果出血不止,立即停用此法,可考虑进行气管内插管。

5.使用中应经常观察患者鼻翼是否有压迫性溃疡或是否有鼻窦炎的征象。

6.鼻咽通气管的取出:在拔出前,先吸除鼻咽及口腔分泌物,然后解除固定胶布,于呼气期拔出,以免误吸。当拔除过程中遇到阻力时,可暂停,用滑润剂或水湿润后并反复转动通气管,待其松动后再行拔除。

# 第三节　喉罩置入术

喉罩置入术是指将喉罩安置于咽喉腔,用气囊封闭食管和咽喉腔,经喉腔通气的人工气道技术,避免了气管插管,但又比使用面罩更为有效。

**（一）适应证与禁忌证**

1.**适应证**　①用于无呕吐反流危险的手术。②心肺复苏(CPR)时,置入喉罩较简单,使用方便,效果可靠,能争取分秒的宝贵时间。③用于处理已知或难以预计的困难气道。

2.**禁忌证**　①饱食,腹内压过高,有呕吐反流误吸高度危险的患者。②有习惯性呕吐反流史的患者。③咽喉部存在感染或其他病理改变的患者。④必须保持持续正压通气的手术。⑤呼吸道出血的患者。⑥通气压力需大于25 cmH$_2$O的慢性呼吸道疾病患者。⑦小口、大舌或扁桃体异常肿大的患者。

**（二）用物准备**

喉罩：多由硅胶或塑料制成，是介于面罩和气管插管之间的一种维持呼吸道通畅的新型装置（图19-3）。按大小可分为7个型号（1.0、1.5、2.0、2.5、3.0、4.0、5.0号），置入喉罩之前应根据年龄、体重选择合适的型号（即<5 kg 新生儿/婴儿，5~10 kg 的婴儿，10~20 kg 的婴儿/儿童，20~30 kg 的儿童，>30 kg的儿童和体型较小的成人，一般成人，体型肥胖成人，分别选用1.0、1.5、2.0、2.5、3.0、4.0、5.0号喉罩，套囊的最大充气量分别为 4 mL、7 mL、10 mL、14 mL、20 mL、30 mL、40 mL），使用前行漏气检查，作适度润滑备用。另备注射器、固定用胶布、吸引装置等。

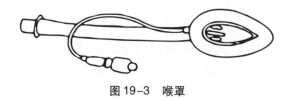

图 19-3　喉罩

**（三）操作方法**

1. **患者准备**　操作前禁食，取平卧位或者侧卧位，清除口腔、气道分泌物，保持气道通畅。

2. **置入喉罩**

（1）用左手从后面推患者的枕部，使颈伸展、头后仰，右手示指和拇指握持充分润滑的喉罩，喉罩的开口面向患者颜部，紧贴上切迹的内面将喉罩的前端插入口腔内，然后向上用力将喉罩紧贴硬腭推送入口腔，用示指放在通气导管与通气罩的结合处向里推送喉罩，尽可能用示指将喉罩推送至下咽部，下端进入食管上口，上端紧贴会厌腹面底部，罩内的通气口正对声门。当深度满意时，可感到有阻力，左手握通气导管固定喉罩，再退出示指，充气后与麻醉机连接，评估通气功能后调整固定。除使用示指和中指引导外，还可使用拇指引导喉罩的插入。

（2）喉罩置入的理想位置：喉罩套囊的侧边对着梨状隐窝，近端的前表面在舌根后方、扁桃体水平以下。喉罩套囊的凹陷面正对杓会厌襞，套囊后面紧贴后咽壁。将罩周围的套囊充气后，即可在喉头部形成封闭圈，从而保证了通气效果。<10 岁的患儿置入喉罩的平均深度（cm）= 10.0+0.3×年龄（岁）。

**（四）注意事项**

1. 不能有效隔离食管和气管，加之麻醉变浅、手术、咳嗽等因素影响时，极易诱发反流误吸。

2. 喉罩周围漏气：①对位不良。②喉罩型号选择不合适。③气道压力过高。④置入过浅或过深。

3. 在麻醉过浅的情况下置入或拔出喉罩，可诱发严重喉痉挛导致气道负压和肺损伤；手术或吸痰等刺激引起咽喉反射也可致喉痉挛。一般可经吸氧或加深麻醉得到缓解。对于严重喉痉挛用面罩加压吸氧困难者，应及时使用琥珀胆碱，重新气管插管。

4. 在紧急情况下不知道小儿体重时，使用三指宽度法：小儿手掌伸开，掌面向上，拇指和小指分开，示指、中指和环指并拢；不同型号的喉罩按标准最大充气，喉罩前部紧贴小儿手指掌面，以喉罩的最宽面与小儿示指、中指和环指的最大宽度进行比较，确定最匹配的喉罩型号。

5. 因正压通气时容易漏气，存在胃胀气、反流和误吸的危险，不推荐长时间使用。

# 第四节　球囊-面罩通气术

球囊-面罩又称简易呼吸器,是最简单的进行人工通气的简易工具。球囊-面罩装置由一个面罩及一个与之相连的球囊组成。球囊-面罩通气术指为无呼吸或呼吸不正常的患者提供正压通气的技术。

## (一)适应证与禁忌证

1. 适应证　主要用于途中、现场或临时替代呼吸机的人工通气。

2. 禁忌证　①中等以上活动性咯血。②颌面部外伤或严重骨折。③大量胸腔积液。

## (二)用物准备

简易呼吸器及麻醉面罩、纱布 2 块、弯盘 2 个、治疗盘、听诊器、记录本、50 mL 注射器,必要时备氧气、储氧袋、连接管、吸痰器、四头带、给氧装置。

## (三)操作方法

1. 患者准备　①患者去枕仰卧、头后仰,清除口腔异物,如有活动义齿应取下。②开放气道:采用仰头举颏法,有颈部损伤者采用推举下颌法。

2. 打开面罩充气,迅速连接呼吸气囊。

3. 将连接好简易气囊的面罩完全覆盖患者的口鼻,一只手用力将面罩贴紧患者口鼻周围皮肤,"EC"手法使之封闭,另一只手挤压呼吸气囊将气体送入。用于心肺复苏时成人按压与通气比例为 30:2,有自主呼吸者,与患者自主呼吸同步。送气量 400～600 mL,连接氧气者氧流量 6～10 L/min,置入高级气道后,每 6 s 进行 1 次通气(10 次/min),每次通气持续 1 s。

4. 对于有脉搏但呼吸动力缺乏或不足的婴儿和儿童,和置入高级气道的婴儿和儿童,每 2～3 s 通气 1 次(20～30 次/min)。

5. 听呼吸音,用颊部感受气流或看胸部有无呼吸动作,判断自主呼吸是否恢复。

## (四)注意事项

1. 充分开放气道,保持呼吸道通畅。

2. 保持面罩的密闭性,保证通气量。

3. 使用时注意呼吸频率、潮气量、吸呼比,挤压气囊时压力不可过大,挤压频率及力度均匀,以免损伤肺组织。

4. 及时观察和评估通气效果,如胸廓的起伏、血氧饱和度的变化、口唇及面部的颜色等,保证通气有效。

5. 患者出现自主呼吸时,应按患者的呼吸运动加以辅助,以免影响患者的自主呼吸。

6. 专人负责,定期检查,保持呼吸气囊性能良好。

7. 储氧袋作用是提高氧浓度,可使氧浓度达 99%;无储氧袋氧浓度为 45%;如无氧源,氧浓度为大气氧浓度 21%。故抢救时,如果有氧源一定要使用氧气和储氧袋,以提高简易呼吸器送出气体的氧浓度,但是不连接氧气的情况下不要连接储氧袋。

## 第五节 环甲膜穿刺术

环甲膜穿刺术主要用于上呼吸道梗阻的现场紧急救治。各种原因引起的上呼吸道梗阻,短时间内如不能建立其他人工气道均可使用。它是临时急救措施,可为气管切开、气管插管赢得时间,常能起到挽救生命的效果,医护人员均应该掌握其适应证及操作方法。

### (一)适应证与禁忌证

1. 适应证 ①各种原因所致上呼吸道完全或不完全阻塞,无法建立其他人工气道者。②牙关紧闭经鼻气管插管失败。③3 岁以下小儿不宜做环甲膜切开者。④气管内给药。

2. 禁忌证 有出血倾向者禁用。

### (二)用物准备

环甲膜穿刺针或 16 号粗针头、无菌注射器、2% 利多卡因溶液或所需的治疗药物、给氧装置。

### (三)操作方法

1. 患者准备 患者取仰卧位,头尽量后仰。

2. 操作者打开穿刺包,戴好无菌手套,消毒局部皮肤,铺孔巾。穿刺部位位于喉结下方,甲状软骨与环状软骨之间正中处,可触及一凹陷,即环甲膜。用左手拇指、示指分别固定穿刺点两侧皮肤,右手持针在环甲膜上垂直下刺,有落空感提示已进入喉腔,患者可出现反射性咳嗽。

3. 根据穿刺目的进行其他操作。

### (四)注意事项

1. 由于环甲膜穿刺是非确定性气管开放技术,可能会引起喉水肿、声带损伤而造成声门狭窄的严重后遗症,因此一旦复苏成功应及时改换气管切开或进行解除病因的治疗。

2. 若穿刺准确,立即有气流冲出,此时应立即停止进针,以免进针过深伤及气管后壁黏膜。

3. 若上呼吸道梗阻的症状不足以改善或解除,可再插 2~3 根穿刺针。

4. 此方法为应急措施,穿刺针留置时间不宜超过 48 h。

## 第六节 气管内插管术

气管内插管是解除上呼吸道梗阻、保持呼吸通畅、进行辅助呼吸和抽吸下呼吸道分泌物的有效途径,是通畅气道的最有效方法之一,也是进行辅助呼吸时建立人工气道的可靠途径。它不仅便于清除呼吸道分泌物,保持气道通畅,还为给氧、人工通气、气管内给药等提供条件,在急危重患者的治疗和抢救中起着极其重要的作用。根据插管时是否用喉镜显露声门,分为可视插管和盲探插管。临床急救中最常用的是经口腔可视插管术。

### (一)适应证与禁忌证

1. 适应证 ①呼吸、心搏骤停者。②各种原因引起的急、慢性呼吸衰竭需机械辅助通气者。

③上呼吸道分泌物过多,且不能自行咳出,胃内容物反流随时有误吸可能,需行气管内吸引者。④各种先天性和后天性上呼吸道梗阻,需建立可控制的人工气道者。⑤麻醉手术需要。⑥需经气管插管做呼吸道疾病的诊断和治疗者。

2.禁忌证　①急性气道炎症、喉头水肿、喉头黏膜下血肿、插管创伤引起的严重出血等。②咽喉部异物、烧伤、灼伤、肿瘤。③主动脉瘤压迫气管,插管易造成动脉瘤损伤出血者。④下呼吸道分泌物潴留,难以从插管内清除者。⑤颈椎骨折、脱位者。⑥有严重凝血功能障碍的患者。

**(二)物品准备**

备气管插管包或插管盘,含以下物品:

1.喉镜　由喉镜柄和喉镜片组成。喉镜片是插管时伸入口腔咽喉部显露声门的部分,使用前应检查镜片近尖端处的电珠有无松动,是否明亮。镜片有直、弯两种类型,分成人、儿童、幼儿用3种规格。成人常用弯型,操作时可不挑起会厌,从而减少对迷走神经的刺激。

2.气管导管和管芯　多用带气囊的气管导管。一般经口插管,成年男性多用内径7.5~8.5 mm的导管,成年女性多用7~8 mm的导管,儿童导管内径为[(年龄/4)+4.5]mm,或者外径同患儿小指指甲的宽度。管芯的作用是使导管保持一定弯度,以适应患者咽喉部情况,有利于插管操作。材料上多使用细金属条,长度以插入导管后其远端距离导管开口1 cm为宜。

3.其他　听诊器、注射器、面罩及简易呼吸器,另备喷雾器(内装局麻药)、吸引装置、牙垫、胶布等。

**(三)操作方法**

根据插管路径不同,可分为经口腔和经鼻腔插管,还可根据插管时是否利用喉镜暴露声门分为可视插管和盲探插管两种方法。

1.经口腔可视插管术　是最方便而常用的插管方法,也是快速建立可靠人工气道的方法。操作的关键在于用喉镜暴露声门,若声门无法暴露,易导致插管失败或出现较多并发症。其禁忌证或相对禁忌证包括:呼吸衰竭不能耐受仰卧位的患者;由于张口困难或口腔空间小,无法经口插管者;疑有颈椎骨折无法后仰者。

(1)体位:患者仰卧位,根据情况选择是否抬高头部,头后仰,使口、咽、气管3条轴线尽量呈一致走向。

(2)尽可能用面罩呼吸器进行辅助通气(高浓度给氧)1~2 min,改善缺氧状态。

(3)开口:操作者居患者头顶端,以右手拇指推开患者的下唇和下颌,以示指抵上门齿,以两指为开口器,使嘴张开。

(4)暴露会厌:待口完全开放时,操作者左手持喉镜柄沿右侧口角置入,同时轻柔地将舌体推向左侧,使喉镜片移至正中,见到悬雍垂(此为暴露声门的第1个标志)。然后顺舌背弯度置入,切勿以上切牙为支点,将喉镜柄向后压而碰到上切牙。喉镜进入咽部即可见到会厌(此为暴露声门的第2个标志)。

(5)暴露声门:看到会厌后,如用直喉镜直接提起会厌可显露声门。如用弯喉镜,见到会厌后必须将喉镜片置入会厌沟(会厌与舌根交界处),再上提镜片,暴露声门(图19-4)。如果喉镜未达此处即上提镜片,由于会厌不能翘起,舌体隆起挡住声门,可影响插管操作。

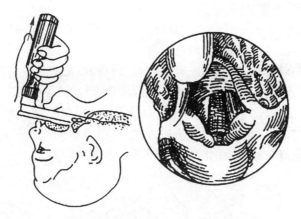

图 19-4　喉镜提起会厌腹面暴露声门

(6)插入导管:暴露声门后,右手持已润滑好的导管,将其尖端斜口对准声门,在患者吸气末(声门打开时),轻柔地转动导管沿弧形弯度插入气管内(图 19-5)。过声门 1 cm 后应将管芯拔出,以免损伤气管。继续将导管旋转深入气管,成人再进入 5 cm,小儿 2~3 cm。导管尖端至门齿的距离一般为男性 22~24 cm,女性 20~22 cm。

(7)确认插管部位:导管插入气管后,立即塞入牙垫,然后退出喉镜。用呼吸囊挤压,观察胸部有无起伏运动,并用听诊器听两肺呼吸音,注意是否对称。如果呼吸音不对称,可能为导管插入过深,进入一侧支气管所致,可将导管稍后退,直至两侧呼吸音对称。

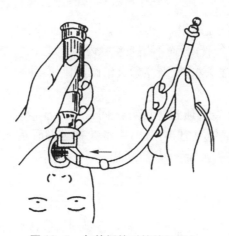

图 19-5　气管插管时持管与插入

(8)固定:证实导管已准确插入气管后,用长胶布妥善固定导管和牙垫。

(9)气囊充气:向导管前端的气囊内注入适量(5~10 mL)空气,注气量不宜过大,以气囊恰好封闭气道不漏气为准。气囊压力成人为 25~30 cmH$_2$O,以免机械通气时漏气或呕吐物、分泌物反流入气管。

(10)吸引:用吸痰管吸引气道分泌物,了解呼吸道通畅情况。

2. 经鼻盲探插管术　适应证与经口插管的禁忌证基本相同,但在某些情况下,如下颌活动受限、张口困难、颈椎骨折等经口途径有困难时需要考虑经鼻途径。禁忌证或相对禁忌证包括:呼吸停止;严重鼻或颌面骨折;凝血功能障碍;鼻或鼻咽部梗阻,如鼻中隔偏曲、息肉、囊肿、脓肿、水肿、变应性鼻炎、异物、血肿等;颅底骨折。

(1)术前检查患者鼻腔有无鼻中隔偏曲、息肉及纤维瘤等,选择合适的鼻孔,必要时鼻腔内滴数滴呋麻滴鼻液,并作表面麻醉(2%利多卡因喷雾剂)。

(2)选择合适的导管(不带气囊),润滑导管,可向插管侧鼻孔滴入少量液状石蜡。

(3)患者体位同前。操作时导管进入鼻腔后立即将导管与面部呈垂直方向插入鼻孔,使导管沿下鼻道推进,经鼻后孔至咽腔,切忌将导管向头顶方向推进,否则极易引起严重出血。操作者可一面注意倾听通过导管的气流,一面用手调整头颈方向角度,当感到气流最强烈时,迅速在吸气相时推入导管(图19-6),通常导管通过声门时患者会出现强烈咳嗽反射。

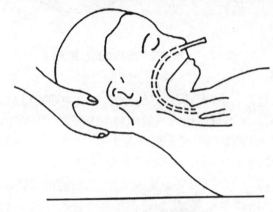

图 19-6　经鼻盲探插管术

(4)如果推进导管时呼吸气流声中断,提示导管误入食管,或进入舌根会厌间隙。应稍稍退出,重试。插入后务必确认导管在气管内,而不是在食管内。

(5)反复尝试插管易造成喉头水肿、喉痉挛及出血,引起急性缺氧,诱发心搏骤停。建议在3次不成功后改用其他方法。

**3.经鼻明视插管术**　气管导管通过鼻腔方法同盲插,声门暴露方法基本同经口明视插管法。当导管通过鼻腔后,以左手持喉镜显露声门,右手继续推进导管进入声门。如有困难,可用插管钳夹持导管前端送入声门。检查确认导管位置并固定。

### (四)护理

**1.常规护理**

(1)固定　及时更换胶布,固定牢固,防止患者在躁动、翻身时牵拉脱出。

(2)及时吸引气道分泌物,保持气道通畅　①严格无菌操作:吸痰时要严格无菌操作,操作前先洗手、戴口罩;佩戴无菌手套持吸痰管进行操作;口鼻腔吸痰和气管内吸痰使用的吸痰管要严格分开,不可将已用于口鼻腔吸痰的导管再用于气管内吸痰。吸痰管应一次性使用,吸痰时负压不可太大,动作要轻柔,以避免损伤气道黏膜。②加强湿化,保持呼吸道湿润。③翻身、叩背:在患者生命体征稳定时,应定时变换患者体位、翻身叩背,以利于彻底排痰。叩背方法:手掌呈杯状,2~3次/s,沿背底部,由外向内、由下而上叩击,时间大约5 min。④注意观察痰液的性质、颜色和量,必要时定期进行痰培养。

(3)严密观察患者的生命体征　包括神志、体温、脉搏、呼吸、血压、血氧饱和度。

(4)加强口腔护理,保持鼻腔和口腔的清洁　因插管患者需经胃管进行鼻饲,进食和饮水均不通过口腔,利于口腔细菌大量繁殖,易导致口腔疾病和肺部感染。因此,要随时清除口、鼻的分泌物,注意对患者进行口腔护理(应 6~8 h 进行 1 次口腔护理);用生理盐水、3% 双氧水和 20% 碳酸氢钠溶液清洁口腔,以预防口腔溃烂,减少口腔异味;经常用温水棉签擦拭鼻腔,湿润黏膜;用凡士林涂于口唇和鼻前庭,防止干燥。

(5)检查气囊是否有故障　每 4~6 h 检查气囊压力,成人气管插管气囊压力应维持在 25~30 cmH$_2$O。

2.并发症的观察与护理

(1)窒息　引起窒息的常见原因是脱管、导管堵塞、呼吸机功能障碍等。应加强护理和观察,避免以上问题出现,一旦发生问题需及时处理。

(2)肺不张　导管插入过深致一侧肺通气、呼吸道分泌物堵塞细小支气管、肺功能残气量减少等是导致肺不张的常见原因。护理人员要随时清除呼吸道分泌物,减少分泌物潴留;严密观察气管导管刻度,防止下滑或插入过深。

(3)气道黏膜损伤　系较长时间气管插管,插管套囊压迫气管黏膜使其缺血引起溃疡或坏死性损伤。可每 4~6 h 放气 1 次,每次放气 30 min 左右。对带有声门下吸引装置的套管,每次放气前应进行声门下分泌物吸引。正常情况下放气量与充气量一致,放气期间要防止导管脱出。同时,留置导管时间不要超过 1 周,否则应考虑气管切开。

(4)继发肺部感染　多因机体抵抗力下降、肺不张、呼吸道分泌物潴留、吸痰时无菌操作不严格等诸多原因所致。要积极预防,严密观察患者的全身表现和呼吸道表现,出现症状及时报告医生,配合医生处理。

(5)插管术后喉炎　表现为拔管后声嘶和刺激性咳嗽,严重时出现吸气性呼吸困难。插管术后喉炎的发生与插管时间呈正相关。处理方法:可用肾上腺素 1 mg 和地塞米松 5 mg 加入生理盐水 10 mL 内做超声雾化吸入,每日 3~4 次。呼吸困难者可再做气管插管或气管切开。

3.拔管前后的护理

(1)拔管前应进行咳嗽、深呼吸训练,防止拔管后不能自主清理呼吸道,出现呼吸障碍。

(2)准备肾上腺素、地塞米松等药品及鼻导管、吸痰管、负压吸引器等。

(3)充分清理鼻腔、口咽部、喉部及气管内分泌物,松开气囊,以纯氧过度通气 10 min。

(4)嘱患者深呼吸,在患者呼气末拔除导管。立即进行鼻导管给氧,必要时吸痰。

(5)观察患者有无声嘶、呼吸困难、喉头哮鸣,能否咳嗽。必要时立即再插管。

(6)拔管后禁食水 24 h,防止呛咳;重症患者拔管后每隔 2 h 应复查动脉血气。

# 第七节　气管切开置管术

## (一)适应证与禁忌证

1.适应证　①各种原因引起的上呼吸道梗阻,如喉部炎症、肿瘤、外伤、异物等。②各种原因引起的下呼吸道阻塞,如重度颅脑损伤、呼吸道烧伤、严重胸部外伤、颅脑肿瘤、昏迷、神经系统病变等。③预计需要较长时间机械通气治疗者。某些手术的前置手术,如颌面、口腔、咽部、喉部手术时,为防止血液流入下呼吸道或术后局部肿胀影响呼吸,行预防性气管切开。

2.禁忌证 严重出血性疾病和(或)下呼吸道占位性病变引起的呼吸道梗阻者。

### (二)术前准备

1.与患者或家属进行沟通。

2.准备器械:气管切开包1个,不同型号气管套管,无菌手套,必要时备吸引器、吸痰管、吸氧装置、照明灯等,及必备的抢救药品。

3.应急器材:氧气、气管插管、麻醉喉镜等。

### (三)手术方法

1.体位 患者仰卧,肩下垫一小枕,头后仰,下颌须对准颈静脉切迹(胸骨上切迹),保持正中位,以便暴露和寻找气管。呼吸困难不能仰卧的患者亦可采取坐位或半坐位,头稍向后仰。小儿应由助手协助固定其头部。

2.消毒铺巾 颈部皮肤常规消毒,操作者戴无菌手套,铺洞巾。

3.麻醉 用1%利多卡因(可加少许肾上腺素1:20万~1:50万,以减少术中出血和延长局部麻醉药的作用时间)于颈前中线做局部浸润麻醉,自甲状软骨下缘至颈静脉切迹,小儿可沿胸锁乳突肌前缘及甲状软骨下缘,做倒三角浸润麻醉。如情况紧急或患者深昏迷,麻醉可不必考虑。

4.切口 手术切口有两种,即纵切口和横切口(图19-7)。

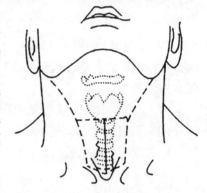

(1)纵切口 操作者用左手拇指及中指固定环状软骨,示指置于环状软骨上方,右手持刀自环状软骨下缘至颈静脉切迹(胸骨上窝一横指)做纵切口。

(2)横切口 在环状软骨下3 cm,双侧胸锁乳突肌前缘做横切口,长4~5 cm。切开皮肤、皮下组织及颈浅筋膜(颈阔肌),见到颈白线后再做纵分离,方法与纵切口相同。此切口的优点是痕迹小,与颈部皮肤皱纹平行,切口愈合后不易看出痕迹。

5.分离组织 切开皮肤、皮下组织和颈浅筋膜,分离颈前组织,分离舌骨下肌群,即可见甲状腺峡部覆盖在气管前壁,大致相当于气管第1(2)~4环处。若甲状腺峡部不宽,只要将其上拉,

**图19-7 气管切开部位**

就可暴露气管;若峡部较宽,可用血管钳将其分离夹住,于正中切断后缝扎,应向两侧拉开,使气管前壁得到良好暴露。

6.确认气管 用示指触摸有一定弹性及凹凸感。不能确认时,可用注射器穿刺,抽出气体即为气管。此在儿童尤为重要。

7.切开气管 一般在第2、3或3、4软骨环之间切开,切开气管时应用尖刀头自下向上挑开。注意刀尖不宜插入过深,以免刺穿气管后壁,并发气管食管瘘。

8.插入气管套管 撑开气管切口,插入气管套管,当即有气体及分泌物喷出。用吸引器吸出分泌物。如无分泌物咳出,可用少许棉絮置于管口,视其是否随呼吸飘动。如无飘动,则套管不在气管内,应拔出套管,重新插入。

9.固定气管套管 用系带缚在患者颈部(松紧适当,以1指为宜,以免套管脱出),于颈后正中打结。如皮肤切口较长,在切口上方缝合1~2针。套管下方创口不予缝合,以免发生皮下气肿,并便于伤口引流。将剪开的纱布块夹于套管两侧,覆盖伤口。

### (四)术后观察

观察患者伤口有无出血,套管是否通畅,局部有无皮下气肿;保持颈部切口清洁;防止套管阻塞

或脱出;观察肺部运动情况。

### (五)常见并发症

1. **早期并发症**　窒息或呼吸困难;出血;手术损伤邻近的食管、喉返神经、胸膜顶;气胸或纵隔气肿;环状软骨损伤。

2. **中期并发症**　气管、支气管炎症;气管腐蚀和大出血;高碳酸血症;肺不张;气管套管脱出;气管套管阻塞;皮下气肿;吸入性肺炎和肺脓肿。

3. **后期并发症**　顽固性气管皮肤瘘管;喉或气管狭窄;气管肉芽组织过长;气管软化;拔管困难;气管食管瘘;气管切开伤口瘢痕高起或挛缩。

### (六)术后护理

1. **凡行紧急气管切开的患者,床旁应备齐急救药品和物品**　如气管套管、气管扩张器、外科手术剪、止血钳、换药用具与敷料、负压吸引器、给氧装置、呼吸机、照明灯等,以备急需。

2. **固定牢固,防止脱出**　术后随时调节固定带的松紧,以在固定带与皮肤之间刚好容纳一指为宜。过松套管易脱出,过紧则影响血液循环。

3. **保持气管切开伤口周围皮肤的清洁、干燥,及时更换伤口敷料**　更换敷料时应注意观察切口有无红、肿、热、痛、分泌物增多等感染征象,注意局部消毒换药,必要时应用抗生素。

4. **保持气道湿润、通畅**　清理气道时所用吸痰管管径一般不超过金属内套管管径的1/2,以免阻塞气道。在非机械通气期,气管套管口可用1～2层湿润的无菌盐水纱布覆盖,一方面可以湿润吸入气体,另一方面可以防止异物进入。气管切开的患者,如果突然出现呼吸困难、口唇发绀、烦躁不安,应注意气道堵塞的可能。

5. **病情好转后,应先试行堵管,再正式拔管**　堵管应逐步由1/3到1/2直至全堵。堵管时要严密观察患者的呼吸及口唇黏膜色泽,若出现发绀、烦躁、呼吸困难,应及时除去堵管栓子。若全堵24～48 h后患者呼吸平稳、发音正常,即可行拔管。拔管后,消毒切口周围皮肤,用蝶形胶布拉拢粘合,不必缝合,其上覆以无菌纱布。

## 第八节　机械通气

机械通气(mechanical ventilation,MV)是借助器械(主要为呼吸机)建立气道口与肺泡之间的压力差,形成肺泡通气的动力,并提供不同氧浓度,使患者恢复有效通气,改善或纠正缺氧、$CO_2$潴留和酸碱失衡,防治多脏器功能损害的一种方法。机械通气普遍应用于麻醉、呼吸衰竭及大手术后的患者,提供呼吸支持,维持生命,为基础疾病治疗、呼吸功能改善和康复提供条件,是危重患者及重伤员重要的生命支持设备。

### (一)工作原理

任何呼吸机的工作原理都在于气体的压力差,呼吸机的工作原理有两种方式。

1. **气道正压**　呼吸机使气体压力增高,通过管道与患者呼吸道插管连接,气体经气道、支气管直接流向肺泡,此为吸气期;呼气时呼吸机管道与大气相通,肺泡内压力大于大气压力,肺泡内气体自行排出,直至与大气压相等。

2. **胸廓负压**　将患者的胸部或整个身体置入密闭的容器中,呼吸道与大气相通。当容器中的

压力低于大气压时,胸部被牵引扩张,肺泡内压力低于大气压,空气进入肺泡,此为吸气期;当容器压力转为正压时,胸廓受压迫缩小,肺泡内压力增高大于大气压,肺泡内气体排出体外,此为呼气期。由于这类呼吸机体积大、动力大,通气效率低,目前已被淘汰。

### (二)机械通气分类

按呼吸机与患者的连接方式分为无创机械通气和有创机械通气。

1. **无创机械通气**　呼吸机通过口鼻罩、鼻罩与患者连接。适用于神志清楚、合作者,短期或间断应用。

2. **有创机械通气**　需要建立人工气道,呼吸机通过经鼻或口气管插管、气管切开与患者连接。经鼻或口气管插管适用于半昏迷、昏迷的重症者,如经鼻、低压高容套囊插管可延长保留时间;气管切开用于需长期机械通气的重症患者。

### (三)呼吸机分类

1. **按用途分类**

(1)急救呼吸机　专用于现场急救。

(2)呼吸治疗通气机　对呼吸功能不全患者进行长时间通气支持和呼吸治疗。

(3)麻醉呼吸机　专用于麻醉呼吸管理。

(4)小儿呼吸机　专用于小儿和新生儿通气支持和呼吸治疗。

(5)高频呼吸机　具备通气频率>60 次/min 功能。

(6)无创呼吸机　经面罩或鼻罩给予通气支持。

2. **按吸呼气的转化方式分类**

(1)定时呼吸机(时间切换)　按预设时间完成呼气与吸气转换。

(2)定容呼吸机(容量切换)　按预设输出气量完成呼气与吸气转换。

(3)定压呼吸机(压力切换)　按预设气道压力值完成呼气与吸气转换。

(4)定流呼吸机(流速切换)　按预设气体流速值完成呼气与吸气转换。

现代呼吸机多有两种以上的转换形式。

### (四)常用通气模式

1. **控制型通气(control ventilation,CV)**　呼吸机以一定形式有规律地、强制性地向患者输送气体,不受患者自主呼吸影响,所有参数均由呼吸机提供。适用于呼吸停止、严重呼吸功能抑制的患者,如呼吸、心搏骤停,麻醉,中枢病变,神经-肌肉病变,各种中枢抑制药物过量及严重脑外伤、严重胸部损伤等情况。

2. **辅助型通气(assist ventilation,AV)**　潮气量(或通气压力)由呼吸机决定,但由患者的自主呼吸触发,呼吸频率和吸呼比随自主呼吸变化,可理解为控制模式同步化,分为容积辅助通气和压力辅助通气。适用于呼吸中枢驱动正常的患者,如 COPD 急性发作、重症哮喘等。

3. **辅助-控制型通气(A/C)**　控制通气与辅助通气相结合,预先设定一个可保证机体所需要的通气量和最低频率,该频率起储备作用:如果患者呼吸频率大于或等于该频率则控制部分不工作,此时相当于辅助通气;反之,则呼吸机转为控制通气,以预先设定频率通气,有利于患者自主呼吸的恢复。现代呼吸机基本采用此方式取代单纯控制型通气和辅助型通气。分为容积辅助-控制通气(V-A/C)和压力辅助-控制通气(P-A/C)。

4. **间歇指令通气(intermittent mandatory ventilation,IMV)**　曾称为间歇强制通气,即呼吸机按预设要求间断发挥指令通气作用,每两次机械通气之间是自主呼吸,此时呼吸机只提供气流量。

5. 同步间歇指令通气(synchronized intermittent mandatory ventilation,SIMV) 即IMV同步化,在自主呼吸的过程中,呼吸机在每分钟内按预设的呼吸参数(呼吸频率、潮气量、吸呼比等)给予患者指令通气。在触发窗内出现自主呼吸,便协助患者完成自主呼吸;如触发窗内无自主呼吸,则在触发窗结束时给予间歇正压通气。SIMV能减少患者自主呼吸与呼吸机对抗,减少撤机困难,降低气道压力,防止呼吸肌萎缩与运动失调,减少呼吸对心血管系统的影响。用于长期带机患者的撤机。

6. 压力支持通气(pressure support ventilation,PSV) 属部分通气支持模式,是患者在自主呼吸的前提下,当患者触发吸气时,呼吸机以预设的压力释放出气流,患者每次吸气都能接受一定水平的压力支持,以克服气道阻力,减少呼吸做功,增强患者吸气能力,增加吸气幅度和吸气量。主要用于机械通气的撤机过渡。

7. 持续气道正压通气(continuous positive airway pressure,CPAP) 在患者自主呼吸的基础上,呼吸机在吸、呼两相均给予一定正压,把呼吸基线从零提高到一定的正值,使肺泡张开,用于肺顺应性下降及肺不张、阻塞性睡眠呼吸暂停综合征等。

### (五)正压机械通气适应证与禁忌证

1. 适应证

(1)严重通气功能障碍 阻塞性通气功能障碍:慢性阻塞性肺疾病引起的呼吸衰竭、哮喘急性发作或持续状态等。限制性通气功能障碍:间质性肺疾病(如结节病)、神经肌肉疾病(如吉兰-巴雷综合征)、胸壁或胸膜疾病(如结核性胸膜炎所致的大量胸腔积液)。

(2)严重换气功能障碍 急性呼吸窘迫综合征(ARDS)、重症肺炎或经内科治疗无效的急性肺水肿。

(3)呼吸功能下降 胸部和心脏外科手术后,严重胸部创伤等。

(4)其他 心肺复苏。

2. 相对禁忌证 无绝对禁忌证,相对禁忌证如下:①未经减压及引流的张力性气胸、纵隔气肿。②大咯血。③气管食管瘘。④肺囊肿或肺大疱。⑤低血容量性休克未补充血容量之前。⑥急性心肌梗死。

### (六)呼吸机的使用

1. 应用呼吸机的指征

(1)临床指征 呼吸浅、慢,不规则,极度呼吸困难,呼吸欲停或停止,呼吸频率>35次/min或<6次/min。

(2)血气分析指征 pH值<7.25;$PaCO_2$>9.33 kPa(70 mmHg);$PaO_2$<6.67 kPa(50 mmHg)。

2. 使用呼吸机的基本步骤 操作流程见图19-8。

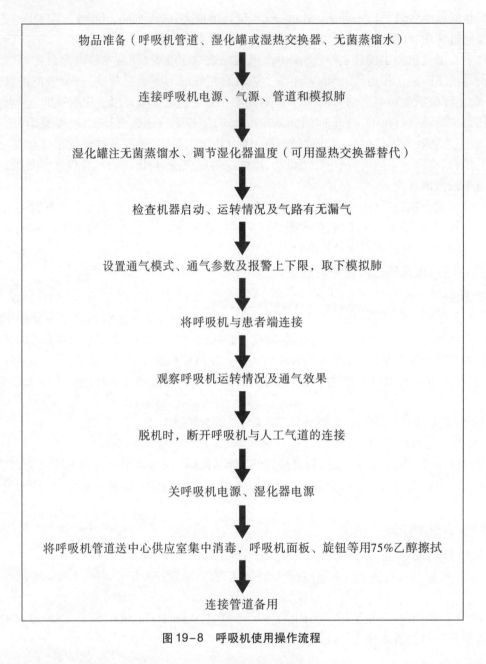

物品准备（呼吸机管道、湿化罐或湿热交换器、无菌蒸馏水）

↓

连接呼吸机电源、气源、管道和模拟肺

↓

湿化罐注无菌蒸馏水、调节湿化器温度（可用湿热交换器替代）

↓

检查机器启动、运转情况及气路有无漏气

↓

设置通气模式、通气参数及报警上下限，取下模拟肺

↓

将呼吸机与患者端连接

↓

观察呼吸机运转情况及通气效果

↓

脱机时，断开呼吸机与人工气道的连接

↓

关呼吸机电源、湿化器电源

↓

将呼吸机管道送中心供应室集中消毒，呼吸机面板、旋钮等用75%乙醇擦拭

↓

连接管道备用

图 19-8　呼吸机使用操作流程

（1）准备工作　①检查呼吸机各项工作性能是否正常,各管道间的连接是否紧密、有无漏气,各附件是否齐全,送气道或呼气道内活瓣是否灵敏。②检查电源和地线。③检查中心供氧压力是否足够（氧气压力>10 kg/cm$^2$）。④检查湿化器是否清洁。

（2）建立人工气道　紧急时,采用简便易行的经口或鼻气管插管;也可用简易呼吸器经面罩加压给氧,首先保证患者充分供氧,待缺氧有所缓解后,再考虑建立能维持较长时间的人工气道。

（3）选择通气模式　根据患者的病情及呼吸情况参照上文列出的常用的通气模式进行选择。

（4）设置参数　呼吸频率（RR）、潮气量（$V_T$）、吸气压力（PI）、氧浓度（$FiO_2$）、吸呼比（I/E）等。

1）呼吸频率:应用呼吸机时一般呼吸频率为 12～20 次/min。

2）潮气量：潮气量一般为 5 ~ 12 mL/kg，慢性阻塞性肺疾病常设在 8 ~ 10 mL/kg，最终应根据动脉血气分析并结合呼吸系统的顺应性、阻力进行调整。

3）吸气压力：成人一般预设 15 ~ 20 $cmH_2O$ 压力，小儿一般预设 12 ~ 20 $cmH_2O$ 压力。应根据潮气量进行调整。

4）氧浓度：低浓度（24% ~ 28%）氧不超过 40%，适用于慢性阻塞性肺疾病患者；中浓度（40% ~ 60%）氧适用于缺氧伴 $CO_2$ 潴留患者；高浓度（>60%）氧适用于 CO 中毒、心源性休克患者，高浓度氧吸入时间不应超过 1 ~ 2 d。

5）吸呼比：吸气时间一般为 0.8 ~ 1.2 s，吸呼比在 1 :（1.5 ~ 3.0）。阻塞性通气障碍时吸呼比为 1 : 2 或 1 : 2.5，并配合慢频率；限制性通气障碍时吸呼比为 1 : 1.5，并配合较快频率。

6）峰值流速：考虑流量波形和病理生理状态，如使用递减波，峰流值一般设置在 60 ~ 90 L/min；若流量波形为方波，一般用 40 ~ 60 L/min。

7）呼气末正压：一般先预设为 5 $cmH_2O$，后根据血氧饱和度进行调整。

8）触发灵敏度：根据患者自主吸气力量的大小调整。压力触发常为 -1.5 ~ -0.5 $cmH_2O$，流速触发一般为 2 ~ 5 L/min。

9）报警参数：不同呼吸机的报警参数不同，应参照说明书进行设置。如呼出潮气量上限设置为 $V_T$ 实测 + 1/3 $V_T$ 实测，下限设置为 $V_T$ 实测 - 1/3 $V_T$ 实测；呼吸频率上限设置为 35 次/min，下限设置为 6 ~ 8 次/min；吸气压力上限一般设置为维持正压通气峰压上 5 ~ 10 $cmH_2O$，下限设置为峰压下 5 ~ 10 $cmH_2O$。

（5）调节湿化器的温度　一般调至 35 ~ 37 ℃。

（6）病情观察　随时监测生命体征，观察血氧饱和度、潮气量、气道压力等参数的变化。人工通气后 30 min 做血气分析，根据结果调整通气参数。

**3. 呼吸机治疗期间的护理**

（1）严密观察病情　使用呼吸机治疗的患者须专人护理，密切观察治疗反应和病情变化，并做详细记录。除生命体征、神经精神症状外，重点观察呼吸情况（呼吸频率、胸廓起伏幅度、呼吸肌运动状况、有无呼吸困难、自主呼吸与机械通气的协调等），并需动态监测血气分析。最终根据患者的临床表现和通气指标综合判断呼吸机治疗的效果（表 19-1）。

表 19-1　机械通气效果的观察

| 观察指标 | 通气好转 | 通气不足 |
| --- | --- | --- |
| 神志 | 稳定且逐渐好转 | 逐渐恶化 |
| 末梢循环 | 甲床红润，循环良好 | 有发绀现象或面部过度潮红 |
| 血压、脉搏 | 稳定 | 波动明显 |
| 胸廓起伏 | 平稳起伏 | 不明显或呼吸困难 |
| 血气分析 | 正常 | $PaCO_2$ 升高、$PaO_2$ 降低、pH 值降低 |
| 潮气量（$V_T$） | 正常 | 降低 |
| 人机协调 | 协调 | 不协调或出现对抗 |

（2）加强气道管理 对气管插管或气管切开患者,应妥善固定,加强导管护理,及时清除呼吸道分泌物。特别应做好呼吸道湿化,防止痰液黏稠,保持气道通畅,可通过蒸汽或雾化等方法,湿化液不应少于 250 mL/d,促使痰液变得稀薄易于咳出、吸出,以肺底不出现啰音为宜。湿化蒸发器的温度调至 32~35 ℃为宜,湿化罐内一般加蒸馏水,痰液黏稠可用乙酰半胱氨酸雾化。生理盐水持续滴入气管或吸痰前注入生理盐水的方法指南上已不推荐。

（3）做好生活护理 协助患者定时翻身叩背,以防止因呼吸道分泌物排出不畅引起阻塞性肺不张和长时间压迫导致压力性损伤。昏迷患者注意防治眼球干燥、污染或角膜溃疡,可用凡士林纱布覆盖眼部,或应用抗生素滴眼液。每日口腔护理,预防口腔炎的发生。

（4）心理护理 向患者说明机械通气治疗的目的、方法及需要患者做好配合等。询问患者的感受,可用手势、点头或摇头、睁眼或闭眼等方法进行交流。经常和患者握手、说话,操作轻柔,增加患者的舒适感。也可做一些卡片和患者交流,增加视觉信息传递。鼓励有书写能力的患者把自己的感受和要求写出来,供医护人员参考。

（5）及时处理人机对抗 呼吸机与自主呼吸不协调的危害很大,可增加呼吸功,加重循环负担,发生低氧血症,严重时可危及患者生命。

①人机对抗表现:不能解释的气道高压报警或气道压力表指针摆动明显;呼气末 $CO_2$ 监测,$CO_2$ 波形可出现"箭毒"样切迹,严重时出现"冰山"样改变,潮气量极不稳定,忽大忽小;清醒患者出现躁动,不耐受。②人机对抗常见原因:治疗早期患者不配合或插管过深;治疗中出现病情变化,使患者需氧量增加,$CO_2$ 产生过多,或肺顺应性降低、气道阻力增加使呼吸功增大,或体位改变等,均可造成人机对抗。常见如咳嗽、发热、抽搐、肌肉痉挛、疼痛、烦躁、体位改变,发生气胸、肺不张、肺栓塞、支气管痉挛,心功能急性改变等;最常见的患者以外的原因是呼吸机同步性能较差,或者同步功能的触发灵敏度装置故障;管道漏气所致的通气不足也可能使呼吸频率增加导致呼吸拮抗。③人机对抗处理方法:首先脱开呼吸机(气道高压的患者慎用),并用简易呼吸器辅助通气,一方面检查呼吸机问题,另一方面评估患者的气道阻力。若问题在患者端,可用物理检查、气道湿化吸痰、胸部 X 射线检查等鉴别是否有异常情况(发热、气道阻塞、气胸等)。必要时更换气道导管或套管。如呼吸机与自主呼吸不协调的原因去除后仍不协调或短时间内无法去除,可遵医嘱应用药物处理。常用镇静药和肌肉松弛剂抑制自主呼吸,以减少呼吸机对抗带来的危害,但要注意观察药物的不良反应,如抑制排痰、低血压、膈肌上抬等。

**4. 常见并发症及处理**

（1）呼吸机相关性肺炎 为最常见的院内感染,是机械通气患者常见的并发症,高发期在使用呼吸机 1 周左右,占机械通气患者的 10%~48%,是导致机械通气失败的主要原因之一,也是 ICU 患者的重要死因。

（2）呼吸机相关性肺损伤 包括气压-容积伤、剪切伤和生物伤。纵隔气肿、皮下气肿、气胸、张力性肺大疱等为其典型的临床表现。临床上重在预防。

（3）氧中毒 是指长时间吸入高浓度氧气使体内氧自由基产生过多,导致的组织细胞损伤和功能障碍。氧中毒患者一般在吸入 $FiO_2>50\%$ 后 6~30 h 出现咳嗽、胸闷、$PaO_2$ 下降等表现,48~60 h 后可致患者的肺活量和肺顺应性下降。因此,应将吸入的氧浓度尽早降至 50% 以下。

（4）导管堵塞 气管插管或套管完全或部分被堵塞,多由于气管分泌物干燥结痂、导管套囊脱落引起。管腔完全堵塞时,患者可突然出现窒息,甚至死亡。护理工作中应加强呼吸道湿化、吸痰及套管内管的消毒,保持呼吸道通畅,一旦发现气囊脱落,应立即拔管,更换导管。

（5）脱管 常发生在气管切开的患者,原因有系带固定不紧,患者剧烈咳嗽、躁动不安或呼吸机管道牵拉过紧患者翻身时拉脱等。应密切观察患者的呼吸状态，如呼吸机低压报警、患者突然能发出声音或有窒息征象，应紧急处理。如果重新置管有困难，可行紧急气管插管。

（6）气管损伤　由于套囊压力大，压迫气管内壁引起局部黏膜缺血坏死，严重者可穿透气管壁甚至侵蚀大血管引起致命性大出血或穿透食管引起气管食管瘘。维持气囊压力 $25 \sim 30$ cmH$_2$O，宜采用聚氨酯制成的圆锥形气囊导管。

（7）通气不足与通气过度　为预防通气不足，应注意观察病情，特别是肺部呼吸音和血气结果。通气过度可致呼吸性碱中毒。急性呼吸衰竭或心脏手术后患者在机械通气早期可使患者过度通气，但时间不宜过长。慢性呼吸衰竭患者开始应用呼吸机时通气量不宜过大，应使 PaCO$_2$ 逐渐下降。

（8）肺气压伤　由于气道压力过大引起，可引起间质性肺气肿、纵隔气肿、气胸及动静脉空气栓塞等。应避免过高的气道压力，尽量降低气道峰压。

（9）呼吸道感染　致病菌多为革兰氏阴性杆菌。应严格无菌操作及进行环境、器械的消毒，必要时应用有效抗生素。

（10）肺不张　因气管插管过深至一侧气管或痰栓阻塞支气管所致。应注意调节气管插管位置，并加强呼吸道的管理。

（11）口咽干燥　无创机械通气时使用面罩或使用鼻罩经口漏气者多见，多发生于寒冷季节。因此，要选择合适的连接装置，并在治疗过程中协助患者多次少量饮水。

（12）鼻梁部压力性损伤　无创机械通气时由使用的面罩压迫所致。损伤部位多为鼻梁部位皮肤。可在鼻梁上贴保护膜或使用额垫保护鼻梁处皮肤，注意呼吸面罩固定的松紧度适宜并定时放松。

5. 常见报警原因与处理

（1）无呼吸报警　如过了呼吸预设时间（一般为 $10 \sim 20$ s），呼吸机感知不到呼吸时即启动呼吸报警。可能原因为呼吸机管道脱开。

（2）气道高压报警　①气管、支气管痉挛：常见于哮喘、过敏、缺氧、湿化不足或湿化温度过高、湿度太大、气道受物理刺激（如吸痰、更换气管套管等），患者因颈部移动所致的气管插管移动亦很常见。处理方法是解痉、应用支气管扩张剂等药物，针对病因对症处理。②气道内黏液潴留：处理方法为充分湿化，及时吸引，加强翻身、叩背和体位引流，应用祛痰剂，配合理疗等。③气管套管位置不当：处理方法是校正套管位置。④患者肌张力增加，刺激性咳嗽或肺部出现合并症：如合并肺炎、肺水肿、肺不张、张力性气胸等。处理方法为查明原因，对症处理；合理调整有关参数，如吸氧浓度、PEEP 等。并发气胸者，行胸腔闭式引流。⑤气道高压报警上限设置过低：处理方法为合理设置报警上限［比吸气峰压（PIP）高 $5 \sim 10$ cmH$_2$O（$0.5 \sim 1.0$ kPa），吸气峰压一般为 $15 \sim 20$ cmH$_2$O（$1.5 \sim 2$ kPa）］。

（3）气道低压报警　最可能的原因为患者的意外脱机，如患者与呼吸机的连接管道脱落或漏气。吸气压力的低压报警通常设定在 $5 \sim 10$ cmH$_2$O（$0.5 \sim 1.0$ kPa），低于患者的平均气道压力。如果气道压力下降，低于该值，呼吸机则报警。

（4）通气不足报警　常见原因包括机械故障、管道连接不通畅或人工气道漏气，患者与呼吸机脱离，氧气压力不足。处理方法为：维修或更换空气压缩机，及时更换破损部件；正确连接电源；正确连接管道，保证不打折、不受压，使管道保持正确角度，及时倒掉集水瓶的积水；通知中心供气站，开大分流开关，使之达到所需压力。

（5）吸氧浓度报警　原因为人为设置的氧浓度报警上、下限有误，空气-氧气混合器失灵，氧电池耗尽。处理方法为正确设置报警限度，更换混合器，更换电池。

6. 呼吸机的撤离

（1）呼吸机撤离的指征　①患者需要进行机械通气的病理基础已基本去除。②患者的病情明

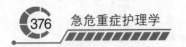

显好转,心血管功能稳定。③患者拥有较强的咳嗽和主动排痰能力。④自主呼吸恢复,并且呼吸频率<25 次/min、肺活量≥10 mL/kg、潮气量>5 mL/kg、每分通气量>10 L/min、最大吸气负压>20 ~ 25 $cmH_2O$。⑤通气与氧合恢复,$FiO_2$<40%时,$PaO_2$>60 mmHg(7.98 kPa),$PaCO_2$<50 mmHg(6.65 kPa)。

(2)撤离呼吸机前的准备

1)心理准备:撤机会给患者带来心理负担,尤其是慢性疾患的患者,使用呼吸机时间较长,常会对呼吸机产生依赖心理,造成脱机困难。护理人员要耐心做好心理护理,使患者了解撤机的重要性和必要性,让其明白如撤机失败还可以再次上机,从而消除他们对撤机的顾虑,鼓励其主动配合撤机。

2)生理准备:撤机前积极进行生理准备非常重要,可为成功撤机打下良好的基础。①控制呼吸道感染,减少气道分泌物,解除呼吸道平滑肌痉挛和喉头水肿,保持呼吸道通畅,防止撤机后因气道堵塞而失败。②通过使用 IMV、CPAP 等通气模式,锻炼患者的自发呼吸,保证安全有效地撤机。③积极纠正低血钾,适当补充氨基酸、白蛋白等营养物质,提高呼吸肌做功的能力,以利于撤机的成功。

(3)撤离呼吸机的方法　撤离呼吸机首先要脱机,然后才能去除人工气道,最终撤机。

1)间断脱机:是指将呼吸机与气管插管接头分开一定时间,让患者自由呼吸的方法。每次脱机的时间应逐渐延长,直至脱机数小时后病情无特殊变化,方可考虑拔管。脱机应该在白天进行,以便观察病情变化。

2)去除人工气道:对于气管插管患者,在去除人工气道之前应进行咳嗽训练,然后充分清理口、咽和鼻内分泌物,松开气囊,再彻底清理气管和支气管分泌物,嘱患者深呼吸,在患者呼气末拔除气管插管。对气管切开者,首先逐步改换小号内套管,若无不适,可试行堵管。如果堵管 24 h 患者无呼吸困难,能有效咳嗽,病情稳定,方可拔管。拔管时,要充分吸痰,清洁伤口周围皮肤,拔除导管并处理创面。

(4)撤离呼吸机后的护理

1)吸氧:去除人工气道后,立即进行鼻导管给氧,防止患者撤机后不适,甚至出现呼吸困难。

2)病情观察:密切观察患者的呼吸情况,一旦出现以下变化,应立即行二次插管机械辅助通气。①烦躁不安、发绀、呼吸频率明显加快,出现三凹征、鼻翼扇动等呼吸困难的表现;②心脏手术后患者出现低心排血量;③拔管后喉头水肿或痉挛导致通气困难;④心率增快或减慢,血压下降或突然出现心律失常;⑤$PaO_2$≤60 mmHg(7.98 kPa),$PaCO_2$≥50 mmHg(6.65 kPa)。

3)口腔护理:每日给予口腔护理,预防口腔感染和继发性肺部感染。

4)预防并发症:肺部物理疗法,撤离呼吸机后要定时为患者翻身、叩背和雾化吸入,以协助患者排痰,防止肺部并发症的发生。

## 思考题

1.简述使用呼吸机的适应证和禁忌证。

2.机械通气常见的并发症有哪些?

3.常见的报警原因有哪些? 如何处理?

4.病例分析:

李某,男性,56 岁,因脑出血、脑疝致中枢性呼吸衰竭。

**请思考:**①该患者应该采用哪种呼吸支持模式? ②患者治疗过程中,应该采取哪些护理措施? ③对患者进行呼吸功能监测时,应重点监测哪些内容?

# 第九节 海姆利希急救法

海姆利希(Heimlich)急救法即气道异物清除术,是一种简单有效的抢救食物或异物阻塞气道所致窒息的抢救方法。通过给膈肌下软组织以突然的向上压力,驱使肺内残留的空气形成气流快速进入气管,达到驱出堵在气管口的食物或异物的目的。

## (一)适应证

因食物或异物阻塞气道窒息的患者(手掐咽喉部呈 V 形手势)。

## (二)患者准备

1. 向清醒患者及家属解释气道异物消除的目的及过程,并取得同意。

2. 清醒患者取立位或坐位,昏迷患者取平卧位。

## (三)操作方法

1. 腹部冲击法 应用于有意识的成人,施救者站在或跪在患者身后,用双臂环绕其腰部,一只手握拳,拇指侧紧贴患者腹部,位于脐上和胸骨下的腹中线部位;另一只手握住该拳,用力快速向内、向上反复冲击患者腹部,直至异物从气道内排出(图19-9)。

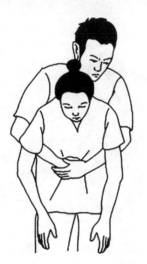

图 19-9 腹部冲击法

2. 自救腹部冲击法 让患者一只手握拳,用拳头拇指侧顶住腹部,位于脐上和胸骨下的腹中线部位,另一只手紧握该拳,快速、用力向内、向上冲击腹部。如果不成功,患者应迅速将上腹部倾压于椅背、桌沿、护栏或其他硬物上,然后用力冲击腹部,重复动作,直至异物排出(图19-10)。

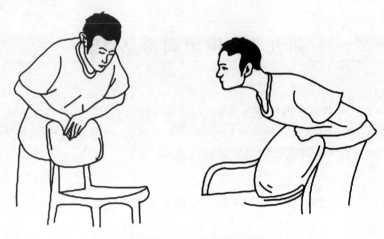

图 19-10    自救腹部冲击法

3. 意识不清或站立位不便于施救患者    可让患者平卧,开放气道,施救者骑跨在患者大腿外侧,一只手以掌根按压脐上两横指的部位,两手掌交叉重叠,连续、快速、用力向患者的后上方冲击,直到异物排出(图 19-11);对意识丧失者应立即行 CPR,若通气时患者胸部无起伏,重新摆放头部位置,注意开放气道,再次尝试通气。每次打开气道进行通气时,观察喉咙后面是否有堵塞物存在,如果发现易于移除的异物,小心移除;如异物清除困难,通气仍未见胸廓起伏,应考虑采取进一步的抢救措施开放气道。

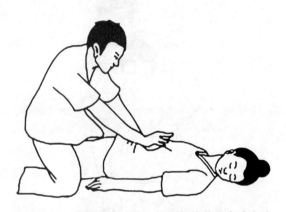

图 19-11    意识不清或站立位不便施救患者冲击法

4. 胸部冲击法    应用于妊娠末期或过度肥胖者时,施救者无法用双手环抱患者腰部,可使用胸部冲击法代替 Heimlich 法。施救者站在患者身后,上肢放于患者腋下,将患者胸部环抱。一只手握拳,拇指侧在胸骨中线,避开剑突和肋骨下缘,另一只手握住拳头,向后冲击,直至把异物排出(图 19-12)。

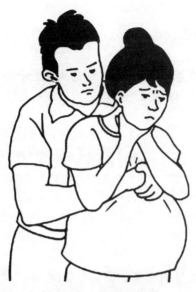

图 19-12　胸部冲击法

5. **小儿急救**　有意识的 1 岁以上儿童发生气道梗阻时的处理方法同成人的 Heimlich 法。对于有反应的婴儿使用拍背/冲胸法,即施救者取坐位,前臂放于大腿上,将婴儿俯卧位于其上,手指张开托住婴儿下颌并固定头部,保持头低位;用另一只手的掌根部在婴儿背部肩胛区用力叩击 5 次。拍背后保护婴儿颈部,小心将婴儿翻转过来,使其仰卧于另一只手的前臂上,前臂置于大腿上,仍维持头低位,实施 5 次胸部冲击,位置与胸外按压相同,每次 1 s(图 19-13)。如能看到婴儿口中异物,可小心将其取出;不能看到异物,重复上述动作,直至异物排出。对于意识丧失的婴儿应立即实施 CPR 救治。

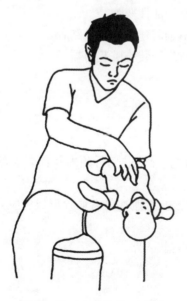

图 19-13　小儿拍背/冲胸法

### (四)注意事项

1.在腹部快速冲击过程中,如患者意识丧失,应立即开始心肺复苏,每次开放气道时检查异物是否排出。

2.解除气道梗阻指征为患者恢复胸廓起伏,看到并从患者咽部移除异物。

3.婴儿不可使用腹部快速冲击,怀孕或肥胖患者可实施胸部快速冲击。

# 第十节　动、静脉穿刺置管术

## 一、中心静脉穿刺置管术

中心静脉穿刺置管术是指经皮肤直接穿刺锁骨下静脉、颈内静脉和股静脉并置管,导管尖端位于上腔静脉或下腔静脉内的置管技术。因其既可以快速建立,又能保证患者有效的输液通路及进行中心静脉压监测,是急诊抢救患者常用的技术之一。

### (一)适应证与禁忌证

1.适应证

(1)需要进行血流动力学监测,包括测定中心静脉压、血流导向气囊导管(Swan-Ganz漂浮导管)监测等。

(2)外周静脉通路不易建立或无法满足需要,如急救时需快速输液、输血者或需长期输液治疗者。

(3)全胃肠外营养支持治疗,或者需要输入浓度较高、有刺激性液体时。

(4)血液循环不稳定,需使用血管活性药物。

(5)血液滤过、外周血管穿刺困难需建立静脉通路者。

(6)行肺动脉插管或心导管检查、安装心脏起搏器。

(7)行PICCO监测。

(8)行ECMO治疗。

(9)血管介入治疗,如TIPS。

2.禁忌证

(1)血小板减少或其他凝血功能障碍,避免行颈内及锁骨下静脉穿刺,以免操作中误伤动脉引起局部巨大血肿。

(2)穿刺部位有感染、放射治疗史,穿刺血管有血栓形成史应另选穿刺部位。

(3)上腔静脉压迫综合征。

(4)右侧乳腺癌根除术后避免右侧入路。

(5)颈内静脉、上腔静脉行人工血管替换者。

### (二)物品准备

消毒盘、无菌穿刺包、型号合适的中心静脉导管包(内含穿刺针、扩张器、导丝、静脉导管、无菌手套、手术刀、注射器、针头、缝针、缝线、肝素帽、敷贴、敷料等)、生理盐水、局部麻醉药(2%利多卡因)1支、肝素钠1支(配制肝素盐水浓度0~10 U/mL)、皮肤消毒液,其他与操作目的相关的物品。

### (三)操作方法

1. 锁骨下静脉穿刺置管术

(1)安置患者体位　取头低15°~30°的仰卧位(可去枕仰卧,背部肩下垫一软枕),尽可能取头低15°,上肢垂于体侧并略外展,头转向穿刺对侧,保持锁骨略向前,以使锁肋骨间隙张开,便于进针。使静脉充盈,减少空气栓塞发生的机会。重度心力衰竭、肺水肿等患者不能平卧时,可取半坐卧位穿刺。

(2)选择静脉,穿刺点定位　一般首选右锁骨下静脉,以防损伤胸导管。可经锁骨下及锁骨上两种进路穿刺。①锁骨下进路。取锁骨中、内1/3交界处,锁骨下方约1 cm为穿刺点,针尖向内指向喉结下方,向同侧锁骨后缘进针3~5 cm,边进针边回抽。如未刺入静脉,可退针至皮下,针尖改指向胸骨柄上窝进针,也可取锁骨中点、锁骨下方1 cm处,针尖指向同侧胸锁关节进针。针身与胸壁平面呈150°角。此点便于操作,临床曾最早应用,但如进针过深易引起气胸,故目前除心肺复苏时临时给药外,已较少采用。②锁骨上进路。取胸锁乳突肌锁骨头外侧缘、锁骨上方约1 cm处为穿刺点,针身与矢状面及锁骨各呈45°角,在冠状面呈水平或向前略偏呈15°角,指向胸锁关节进针,一般进针2~3 cm可进入静脉。此路指向锁骨下静脉与颈内静脉交界处,穿刺目标范围大,成功率常较颈内静脉穿刺为高,且安全性好,可避免胸膜损伤或刺破锁骨下动脉。

(3)穿刺　检查中心静脉导管是否完好,用生理盐水冲洗,排气备用。常规消毒皮肤,铺洞巾。2%利多卡因2~4 mL局部浸润麻醉。取抽吸有生理盐水3 mL的注射器,连接穿刺针并按上述穿刺部位及方向进针,入皮下后应推注少量生理盐水,将可能堵塞于针内的皮屑推出,然后边缓慢进针边抽吸,至进针阻力突然减小并吸出暗红血液,则证明穿刺成功。

(4)置管　沿穿刺针尾孔导入指引导丝,深度15~20 cm,退出穿刺针,以扩张器沿指引导丝扩张穿刺处皮肤及皮下组织,再取腔内充满肝素生理盐水的静脉导管沿导丝插入(注意插入交换导管时,应固定并拉紧导丝,或导丝缓慢回撤)。注意动作轻柔,如遇阻力应找原因,不可用力强插,以防损伤血管。导管插入后回血应通畅,一般插入深度为:男13~15 cm、女12~14 cm、小儿5~8 cm。达所需深度后拔除指引导丝,于穿刺口皮肤缝针固定导管,无菌敷料包扎,外接输液装置。

(5)消毒铺巾　以穿刺点为中心消毒皮肤(常用葡萄糖酸氯己定乙醇皮肤消毒液),直径≥20 cm;遵循最大化无菌屏障原则。

(6)检查导管　用肝素盐水冲洗导管,检查导管完整性。

(7)穿刺置管　①穿刺局部用2%利多卡因浸润麻醉。②穿刺进针,见回血后再进针少许,注意鉴别动、静脉血。③置入导丝,拔出穿刺针。④沿导丝插入扩皮器扩皮,退出扩皮器,保留导丝。⑤置导管:沿导丝置入导管,长度同上述。⑥拔出导丝。⑦抽回血:抽回血以确认导管位于静脉内。⑧固定止血:封管后缝合固定、无菌敷料覆盖穿刺点,可用深静脉导管专用敷贴固定导管;手动压迫穿刺点5~10 min,必要时沙袋压迫止血。⑨置管后处理:贴导管标签,整理用物,垃圾分类处理。必要时行X射线摄片确定导管尖端位置。

2. 颈内静脉穿刺置管术

(1)安置患者体位　平卧,头低20°~30°或肩枕过伸位。头转向对侧,一般多取右侧穿刺,可去枕仰卧。如果患者肥胖可在背部肩下垫一软枕,放松肌肉。

(2)穿刺点定位　一般选择右侧颈内静脉。依照穿刺点与胸锁乳突肌的关系分3种进路。①中路:由胸锁乳突肌的锁骨头、胸骨头和锁骨组成的三角形称胸锁乳突肌三角,在其顶端处(距锁骨上缘2~3横指处)进针,针身与皮面(冠状面)呈30°~40°角,与中线平行,指向同侧乳头。②前

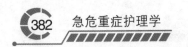

路:在喉结旁开 3 cm,胸锁乳突肌前缘中点,术者用左手示、中指向内推开颈总动脉后进针,针身与皮面呈 30°~45°角,针尖指向同侧锁骨中、内 1/3 交界处或同侧乳头。③后路:在胸锁乳突肌外缘中、下 1/3 交界处或锁骨上 4~5 cm 进针,针身水平位,在胸锁乳突肌深部向胸骨柄上窝方向穿刺。针尖勿向内侧过深刺入,以防损伤颈总动脉。

(3)穿刺　常规消毒皮肤,铺洞巾,局部浸润麻醉。按上述相应进针方向及角度试穿,进针过程中持续轻轻回抽注射器,至见回血后,操作同上,沿穿刺针尾孔导入指引导丝,退出穿刺针。

(4)置管　进针点皮肤用尖刀切一小口,以扩张器沿指引导丝扩张穿刺处皮肤及皮下组织,再取腔内充满肝素生理盐水的静脉导管沿导丝插入,取出指引导丝,缝合固定导管,无菌敷料包扎,胶布固定。

3.股静脉穿刺置管术

(1)安置患者体位　取仰卧位,穿刺侧的大腿伸直放平,稍外旋、外展。

(2)穿刺点定位　先触及腹股沟韧带和股动脉搏动处,将腹股沟韧带内、中 1/3 的交界处下方二横指(2~3 cm),股动脉搏动点内侧 0.5~1.0 cm 处,定为穿刺点。

(3)穿刺　常规消毒皮肤后,以左手示指扪及股动脉后,向内移 1 cm 左右,即以示指、中指分开压迫股静脉,右手持穿刺针,由穿刺点向上与皮肤呈 30°~45°角穿刺,边进针边抽吸。如抽得暗红色血液表示已刺入股静脉内;如未抽到回血,可继续进针,直至针尖触及骨质,再边退针边抽吸。

(4)置管　抽得静脉回血后,操作同上。

## 二、动脉穿刺置管术

动脉穿刺置管术指经皮穿刺动脉并留置导管在动脉腔内,经此通路行治疗或监测的方法。

### (一)适应证与禁忌证

1.适应证

(1)用于抢救危重患者,休克、心搏骤停者,需经动脉注射高渗葡萄糖溶液及输血等急救药物,以提高冠状动脉灌注量及增加有效血容量。

(2)施行某些特殊检查,如选择性动脉造影及左心造影。

(3)危重及大手术后患者有创血压监测。

(4)施行某些治疗,如经动脉注射抗癌药物需行动脉冠脉造影、心血管疾病的介入治疗及经动脉行区域性化疗。

(5)需动脉采血检验,如反复采集动脉血进行血气分析的患者。

2.禁忌证

(1)桡动脉侧支循环试验(Allen 试验)阳性,不宜桡动脉穿刺。

(2)穿刺部位皮肤感染、损伤及有明确血栓形成的肢体处于高凝状态者。

(3)有严重出血倾向、凝血功能障碍的患者穿刺需谨慎者。

(4)正在进行抗凝治疗的患者。

### (二)物品准备

1.动脉留置针 1 套、有创血压测压套件 1 套、带有创血压监测功能的监护仪、压力传感导线。

2.10 mL 注射器、肝素盐水(肝素浓度 0~10 U/mL)、加压输液袋 1 个。

3.消毒用品,其他与穿刺相关用物。注射盘、无菌注射器及针头、肝素注射液、动脉穿刺插管包(内含弯盘 1 个、洞巾 1 块、纱布 4 块、10 mL 注射器 1 支、动脉穿刺套管针 1 根),另加三通开关及相关导管、无菌手套、2%利多卡因、动脉血压监测仪等。

### （三）操作方法

1. 确定穿刺部位

（1）桡动脉穿刺　平卧，上肢外展，掌面朝上，腕背部垫小枕，使腕部呈背屈抬高30°～45°。穿刺部位在桡骨茎突内侧、腕关节上1～2 cm桡动脉搏动最明显处。

（2）足背动脉穿刺　穿刺部位在第一和第二跖骨之间的间隙，足背动脉搏动明显处。

（3）股动脉穿刺　穿刺部位在腹股沟韧带中点或髂前上棘与耻骨结节体表连线中点下方1～2 cm股动脉搏动明显处。股动脉穿刺常用于PICCO监测置管、介入治疗置管等。常用股动脉、肱动脉、桡动脉等，以右股动脉为首选。

2. 穿刺步骤

（1）常规消毒皮肤：以穿刺点为中心消毒皮肤，直径≥20 cm；遵循最大无菌屏障原则，术者穿手术衣，戴无菌手套，铺洞巾。

（2）进针送管：桡动脉穿刺置管时套管针与皮肤呈30°，向桡动脉直接刺入；足背动脉穿刺置管时进针角度与足背动脉呈40°～45°，操作者左手扶住患者穿刺侧的脚，使脚向足底稍弯曲时最易刺入；见针尾有血液流出，即可固定针芯并将套管针向前推进，然后将针芯退出。

（3）穿刺成功后立即与有创血压监测系统相连，无菌敷贴覆盖穿刺点，妥善固定导管。

3. 于动脉搏动最明显处，用两指上下固定欲穿刺的动脉，两指间隔0.5～1.0 cm供进针。

4. 右手持注射器或动脉插管套针（应先用2%利多卡因3～5 mL于进针处皮肤、皮下及股动脉鞘做局部麻醉），将穿刺针与皮肤呈30°～45°角朝向近心方向斜刺向动脉搏动点。如针尖部传来搏动感，表示已触及动脉，再快速推入少许，即可刺入动脉。若为动脉采血，可待注射器内动脉血回流至所需量即可拔针；若为动脉插管，应取出针芯，如见动脉血喷出，应立即将外套管继续推进少许，使之深入动脉内以免脱出，而后相继引入指引导丝、动脉鞘管、动脉导管等进行诊断治疗。如拔出针芯后无回血，可将外套管缓慢后退，直至有动脉血喷出。若无，则将套管退至皮下插入针芯，重新穿刺。

5. 如为采血等操作，操作完毕，迅速拔针，用无菌纱布压迫皮肤至动脉穿刺点处（针眼至针眼上方1～3 cm）5～10 min，以防出血。如行动脉插管等治疗，则至少压迫上述部位30 min，并行加压包扎。

## 三、动、静脉置管术后的护理

### （一）常规护理

1. 穿刺点无菌透明敷料至少每7 d更换一次，无菌纱布敷料至少每2 d更换一次；敷料受潮湿或有污染时，应立即更换。

2. 妥善固定穿刺针，防止导管脱出引起出血及血肿形成。严密观察插管局部有无渗血、渗液。

3. 保持导管的通畅，防止受压、扭曲和堵塞。

4. 注意严格进行无菌操作，避免合并菌血症、败血症。

5. 保证测压数值准确，压力换能器平腋中线第4肋间水平。

6. 加压充气袋保持300 mmHg压力，保证冲洗液以3 mL/h持续冲洗动脉导管，防止导管堵塞。

7. 肝素盐水需24 h更换，测压套件可每周更换，有污染时随时更换。

8. 加强心理护理，在整个检查、治疗、监护的过程中要有专人护理，随时询问患者的感觉，帮助

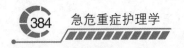

患者分析其原因,教给患者解决问题的办法,给予心理支持和生活的全面照顾。

### (二)识别、预防及处理并发症

**1. 出血及血肿形成**

(1)发生原因　短时间内反复多次在同一处穿刺;操作技术不熟练,针头在皮下多次进退,损伤血管;针头穿通对侧血管壁;穿刺失败拔针后按压方法不正确,按压时间不足等。

(2)临床表现　穿刺点周围皮肤瘀斑、青紫甚至出现肿块,尤以次日表现更明显;清醒患者有疼痛灼热感,甚至肢体活动受限。

(3)预防及处理　①选择合适的穿刺部位,定位准确,避免盲目穿刺,避免同一部位反复穿刺。②拔针后压迫止血,按压至少 5~10 min,使用抗凝药的患者,压迫止血时间应延长。③躁动患者应严密观察,必要时给予约束或镇静,以防导管或接头松脱导致出血。④血肿形成 24 h 内宜冷敷,使局部血管收缩,防止血肿进一步扩大;24 h 后宜热敷,促进血肿吸收。

**2. 远端肢体缺血**

(1)发生原因　血栓形成、血管痉挛及局部长时间包扎过紧等。

(2)临床表现　穿刺侧远端肢体麻木、疼痛、苍白、皮温低等,桡动脉或足背动脉搏动减弱。

(3)预防及处理　①桡动脉置管前需做 Allen 试验,判断尺动脉是否有足够的血液供应。②穿刺动作轻柔稳准,避免反复穿刺造成血管壁损伤,必要时行超声定位直视下桡动脉穿刺置管。③密切观察穿刺点远端手指的颜色与皮温,发现缺血征象如肤色苍白、发凉及疼痛感等,应及时拔管。④血栓形成影响血液供应者,可建立专用静脉通路给予尿激酶溶栓治疗,必要时请外科医生协助治疗。

**3. 感染**　表现为穿刺点发红、肿胀、脓性分泌物、破溃等。预防措施主要为严格无菌操作,密切观察,每日评估置管必要性,尽早拔管。

**4. 假性动脉瘤、桡神经损伤**　临床上发生较少。

**5. 血栓形成**　血栓形成是动静脉插管术后最常见的并发症,造成的原因较多,主要与患者的应激反应状态、血液循环的速度减慢、血容量不足和血液黏稠度增高等因素有关。护理中要重视预防血栓的形成,减少栓塞的发生。其预防措施如下:

(1)为降低血栓形成的概率,应选择管径适宜、管腔粗细一致、质地较柔软的导管进行插管。

(2)穿刺时操作要轻柔,导管要固定牢固,减少移动,从而减轻血管壁的损伤,防止血栓形成。

(3)定时用肝素溶液冲洗导管,以维护导管通畅和预防血栓形成。一般情况下在 0.9% 氯化钠注射液 500 mL 中加入肝素 50~100 mg,用持续冲洗器、微量泵或输液器持续缓慢滴注,进行冲洗;也可用 1% 肝素盐水 0.5~1.0 mL 定时或根据需要从输液器莫非氏滴管中加入导管或直接经导管口注入导管。在推注时,一旦遇到阻力切不可强行注入,以免引起血栓脱落,造成人为血栓栓塞。

(4)尽量缩短导管留置的时间。一般不超过 4 d,较安全的留置时间应该是 48~72 h,留置时间延长血栓发生的概率将成倍增加。

(5)加强置管侧肢体的观察与护理。一方面,要严密观察肢体的温度、皮肤颜色、肢体的感觉及有无肿胀和疼痛等情况,以了解肢体供血情况,有助于及早发现栓塞的迹象,迅速加以纠正;另一方面,要鼓励患者进行穿刺远端关节的活动(如股动脉穿刺着可活动踝关节),帮助患者按摩肢体肌肉,活动关节,以促进肢体血液循环,减少血栓形成。

### (四)感染

动静脉插管术后感染的发生率也较高。感染与许多因素有关,如机体免疫功能差、用物的污染、无菌操作不严格及置管时间过长等,需加强护理。

1. 慎重选择置管部位,一般情况下要尽量避开会阴部、焦痂及创面等处,以减少感染机会。

2. 术前要认真备皮,术中要严格无菌操作,术后要避免污染。

3. 加强导管置入处及周围皮肤的护理,保持其干燥、无菌。每24 h更换敷料一次,若有污染,应随时更换。在更换敷料时,要观察伤口有无红、肿、热、痛等炎症反应,有无出血倾向。一切正常,可用碘伏消毒,用无菌敷料重新覆盖伤口。

4. 所有用物均应保持无菌状态,每24 h更换一次。

5. 若发现导管少量外移,不可随手送入血管。要经碘伏和酒精消毒后方可重新送回血管。

6. 增强患者的抵抗力,必要时可用抗生素治疗,并尽量缩短导管留置的时间,争取尽早拔管。

### (五)出血

引起出血的原因有:插管时反复血管穿刺加重了血管壁损伤、插管后常规抗凝用药、凝血功能障碍、患者护理不当致导管连接处松脱、拔管后按压血管时间过短等。针对这些原因可采取以下护理措施:

1. 插管时要求技术娴熟,动作轻柔、准确,避免反复穿刺加重血管壁的损伤。

2. 所有的接头都要衔接紧密,"三通"开关的位置要正确,否则会导致快速出血。

3. 拔除动脉插管后穿刺部位要立即局部按压10 min以上,以减少局部血肿的形成。之后加压包扎,必要时用1 kg沙袋压迫8 h以上。

4. 插管后要严密观察出血倾向,如伤口有无渗血、牙龈有无出血,必要时进行凝血时间的监测。

### (六)气胸

主要因为锁骨下静脉插管时伤及胸膜腔和肺尖所致。预防的关键是熟悉局部解剖,正确操作。术后要注意观察患者呼吸,一旦出现呼吸急促或呼吸困难,应给予吸氧,并及时与医生取得联系。

## 第十一节　外伤止血、包扎、固定、搬运

### 一、止血

正常成人全身血量占体重的7%~8%。体重60 kg的人,全身血量为4 200~4 800 mL。在急性失血时,若失血量≤10%(约500 mL),可无任何异常反应或有轻度头昏、交感神经兴奋症状;失血量达20%左右(约1 000 mL),会出现失血性休克的症状,如血压下降、脉搏细速、肢端厥冷、意识模糊等;失血量≥30%,患者将发生严重失血性休克,若抢救不及时,短时间内可危及患者的生命或发生严重的并发症。因此,在保证呼吸道通畅的同时,应及时、准确地进行止血。

### (一)出血部位的判断

各种创伤一般都会伴有出血,可分为内出血和外出血。内出血是指血液流向体腔或组织间隙,外出血是指血液自创面流出。现场急救止血主要适用于外出血,是对周围血管外伤出血的紧急止血。对于创伤患者,除了应判断有无出血外,还要判断在什么部位、是什么性质的出血,以便采取正确有效的止血方法。

1.**动脉出血**　血色鲜红,血液随着心脏的收缩而大量涌出,呈间歇性喷射状,出血速度快、出血量大,最为凶险,短时间内即可危及生命。

2.**静脉出血**　血色多为暗红,血液缓缓流出,出血速度较动脉出血慢,呈持续涌流状,但时间过长也可引起失血性休克。

3.**毛细血管出血**　血色鲜红,呈片状渗出性,量不大,出血速度慢,多可自行凝固止血。若伴有较大的伤口或创面,不及时处理,也可引起失血性休克。

在夜间抢救的患者出血的性质不易辨别时,应从脉搏的强弱、快慢,呼吸是否浅快,意识是否清醒,皮肤温度及衣服被血液浸湿的情况来判断伤员出血的程度及部位,并迅速止血。

### (二)止血方法的选择

出血部位、性质不同,危险性不同,止血方法也有所差别。原则上应根据出血部位及现场的具体条件选择最佳方法,使用急救包、消毒敷料、绷带等进行止血操作。在紧急情况下,现场任何清洁而合适的物品都可临时借用作为止血用物,如手帕、毛巾、布条等。小伤口出血,只需用清水或生理盐水冲洗干净,局部消毒后,盖上消毒纱布、棉垫,再用绷带加压缠绕即可。静脉出血时,除上述包扎止血方法外,还需压迫伤口止血。用手或其他物体在包扎伤口上方的敷料上加以压力,使血流变慢、血凝块易于形成。较深的部位如腋下、大腿根部出血可将纱布填塞进伤口再加压包扎。抬高患肢也有利于静脉出血的止血。动脉出血宜先直接采用指压法止血,根据情况再改用其他方法如加压包扎法、填塞止血法或止血带法止血。

### (三)常用止血方法

1.**加压包扎法**　最为常用。体表及四肢的小动脉、静脉、毛细血管和软组织创面出血,大多可用加压包扎和抬高肢体来达到暂时止血的目的。方法是先将灭菌纱布或敷料填塞或置于伤口,外加纱布垫压,再以绷带或叠成带状的三角巾加压包扎(图19-14)。包扎的压力要均匀适当(其松紧程度以伤口不出血为宜),包扎范围应够大。包扎后将伤肢抬高,以增加静脉回流和减少出血。若伤口内有碎骨片则禁用此法,以免加重损伤。

2.**指压法**　是以手指、手掌或拳头压迫伤口近心端动脉经过骨骼表面的部位,阻断血液流通,达到临时止血的目的。这是一种快速、有效的首选止血方法。适用于中等或较大动脉的出血。以及较大范围的静脉和毛细血管出血。指压法止血为应急措施,救治者必须熟悉动脉的走向及体表标志,因动脉血管有侧支循环,故其止血效果有限,且难以持久,应及时根据现场情况改用其他止血方法。

徒手指压法分为直接指压法和间接指压法。直接指压法,即直接用手压迫伤口创面,比较简单,适用于静脉和毛细血管出血,但对动脉出血无效。所谓间接指压法是指对供应出血部位动脉血管近端的某处进行按压,将供血的动脉血管用力按向骨面直至压闭该血管,从而达到减少出血部位血流以控制出血的目的,其主要适用于头部、颈部、四肢的动脉出血。依据出血部位的不同,具体指压点及方法也不同,常见部位的操作如下。

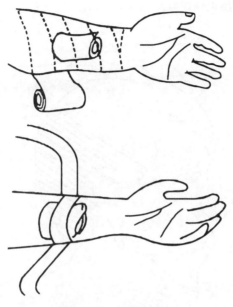

图 19-14 加压包扎法

（1）头顶部和颞部出血压迫法 压迫伤侧耳屏前方颧弓根部的搏动点（颞浅动脉），将动脉压向颞骨（图 19-15a）。

（2）眼裂以下面部出血压迫法 压迫伤侧下颌骨下缘、咬肌前缘的搏动点（面动脉），将动脉压向下颌骨（图 19-15b）。

（3）头颈部出血压迫法 用拇指或其他四指压迫伤侧气管外侧与胸锁乳突肌前缘中点之间的强搏动点（颈总动脉），用力向后内方压向第六颈椎横突处。压迫颈总动脉止血应慎重，绝对禁止同时压迫双侧颈总动脉，以免引起脑缺氧（图 19-15c）。

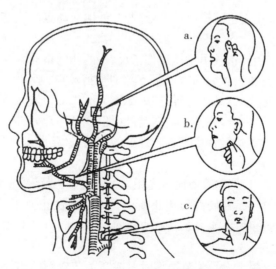

图 19-15 头颈部出血常用指压部位

（4）头后部出血压迫法　压迫伤侧耳后乳突下稍后方的搏动点（枕动脉），将动脉压向乳突（图19-16）。

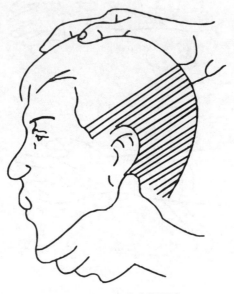

图 19-16　枕动脉指压法

（5）肩部、腋部出血压迫法　用拇指压迫伤侧锁骨上窝中部的搏动点（锁骨下动脉），将动脉压向第一肋骨。

（6）上臂出血压迫法　可根据受伤部位压迫腋动脉或肱动脉。上肢外展90°，在腋窝中点用拇指将腋动脉压向肱骨头；或一只手将患肢抬高，另一只手用拇指压迫上臂内侧的肱动脉。

（7）前臂出血压迫法　压迫肱二头肌内侧沟中部的搏动点（肱动脉），用四指指腹将动脉压向肱骨干。

（8）手部出血压迫法　压迫手腕横纹稍上处的内、外侧搏动点（尺、桡动脉），将动脉分别压向尺骨和桡骨。

（9）手指出血压迫法　用拇指及示指压迫伤指尺、桡两侧的指动脉。

（10）大腿出血压迫法　压迫腹股沟中点稍下部的强搏动点（股动脉），可用拳头或双手拇指交叠用力将动脉压向耻骨上支（图19-17a$_1$和图19-17a$_2$）。

（11）小腿出血压迫法　在腘窝中部压迫腘动脉（图19-17b）。

（12）足部出血压迫法　压迫足背中部近脚踝处的搏动点（足背动脉）和足跟内侧与内踝之间的搏动点（胫后动脉）（图19-17c）。

3.填塞止血法　用于肌肉、骨端等渗血。先用1～2层大的无菌纱布覆盖伤口，以纱布条或棉垫等充填其中压紧，再加压包扎，起到局部压迫止血的目的。此法止血不够彻底，且可能增加感染机会。另外，在清创去除填塞物时，可能由于凝血块随同填塞物同时被取出，而引起较大出血，应尽快行手术彻底止血。

4.屈曲加垫止血法　可用于无骨关节损伤时肘或膝关节以下的出血。在肘窝或腘窝部放置棉纱垫、毛巾或衣服等物品，然后强屈关节，并用绷带或三角巾加压包扎固定，达到压迫动脉止血的目的。注意有骨折或关节脱位者不能使用，因有可能压迫到神经、血管，不宜首选。

5.止血带止血法　一般用于四肢伤大出血，且加压包扎或其他方法无法止血的情况。止血带宽窄度选择时,掌握"宁宽勿窄"的原则,在止血的前提下,尽量选择宽的止血带。止血带最佳宽度是10~15 cm,但要求止血带宽度至少2.5 cm。止血带的位置应靠近伤口的近端。在现场急救中可选用旋压式止血带,操作方便,效果确切;而在急诊室和院内救治中,则以局部充气式止血带最好,其副作用小。在紧急情况下,也可使用橡皮管、三角巾或绷带等代替,但应在止血带下放好衬垫物。禁用细绳索或电线等充当止血带。常用的几种止血带止血法介绍如下。

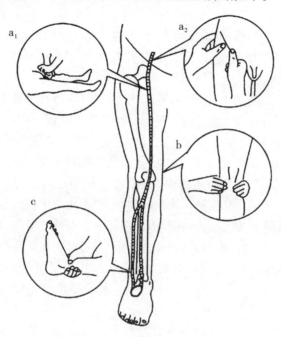

图 19-17　下肢出血常用指压部位

（1）绞紧止血法　可根据当时情况,就便取材,如三角巾、绷带、布条、领带等均可。将其折叠成条带状,平整地绕伤肢一圈,两端向前拉紧打活结,并在一头留出一小套,然后以小木棒、笔杆、筷子等做绞棒,插在带圈内,提起绞棒绞紧(以停止出血为准),再将木棒、笔杆、筷子等的另一端插入活结小套内,并拉紧小套固定。

（2）橡皮止血带止血法　常用的止血带是长1 m左右的橡皮管。在肢体伤口的近心端,用棉垫、纱布、薄的衣服或毛巾等物作为衬垫后再上止血带。方法是:左手掌心向上以拇指和示、中指拿好止血带的一端,右手拉紧止血带围绕肢体缠绕1周,压住止血带的一端,再缠绕第2周或(和)第3周,并将止血带末端用左手示、中指夹紧,顺着肢体用力拉下,压住"余头"固定,以免滑脱。还可将止血带的一端插入结中,拉紧止血带的另一末端,使之更加牢固。如需放松止血带,只需将末端拉出即可。松紧度要适宜,以刚好远端肢体不出血或动脉搏动消失为准(图19-18)。

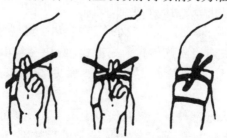

图 19-18　橡皮止血带止血法

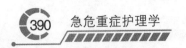
（3）充气止血带止血法　充气止血带是根据血压计原理设计的，由压力表指示压力的大小，袖带如血压计袖带，压迫面积大，压力均匀，效果较好，对受压迫的组织损伤较小，并容易控制压力，放松也方便。使用时先将袖带绑在伤口的近心端，充气加压后起到止血的作用。

止血带是止血的应急措施，是具有一定危险性的措施，过紧会压迫损害神经或软组织，过松起不到止血作用，反而增加出血。只有在必要时，如加压包扎后不能控制的大、中动脉出血，才可暂时使用止血带。

使用止血带应注意以下事项。①定位要准确：止血带应扎在伤口近心端 5 cm 位置，尽量靠近伤口。不强调"标准位置"（以往认为上肢出血应扎在上臂的上 1/3 处，下肢应扎在大腿中、上1/3 处），也不受前臂和小腿的"成对骨骼"的限制。②压力要适当：不必缚扎过紧，以能止住出血为度。止血带的标准压力，上肢为 250～300 mmHg（33.3～40.0 kPa），下肢为 300～500 mmHg（40.0～66.7 kPa），儿童减半，无压力表时以刚好使远端动脉搏动消失或伤口刚好不出血为宜。③衬垫要垫平：止血带不能直接扎在皮肤上，应先用棉垫、三角巾、毛巾或薄衣服等平整地垫好，避免止血带勒伤皮肤。注意宽度在 2.5 cm 以下的绳索类物品会损伤神经和皮下组织，故不能作为止血带使用。④标记要明显：使用止血带的伤员要在手腕或胸前衣服上做明显标志，并注明启用时间，优先后送。⑤要阶段性放松止血带：应每隔 1 h 放松一次，放松时可用手压迫出血点上部血管临时止血，每次放松1～2 min，不在同一位置的平面扎上止血带，不可在同一平面反复缚扎，且使用时间一般不应超过4 h。⑥松解止血带之前，应先输液或输血，补充血容量，准备好止血用器材后，再放松止血带。如果因止血带使用时间过长，远端肢体已发生坏死者，应在原止血带的近心端加上新止血带，再行截肢术。

## 二、包扎

包扎的目的是保护伤口、减少污染，固定敷料、药品和骨折位置，压迫止血及减轻疼痛，有利于伤口的尽早愈合。最常用的包扎材料有三角巾、绷带、尼龙网套、多头带等。无上述物品时，可就地取材用干净毛巾、头巾、床单、领带、衣服等替代。原则上包扎之前要覆盖创面，包扎松紧要适度，使肢体处于功能位，打结时注意避开伤口。在进行伤口包扎时，动作要轻巧，松紧要适宜、牢靠，既要保证敷料固定和压迫止血，又不影响肢体血液循环。包扎敷料应超出伤口边缘 5～10 cm。遇有外露污染的骨折断端或腹腔脏器，不可轻易回纳，否则可导致深层感染。若系腹腔组织脱出，应先用湿纱布覆盖，再用干净器皿保护后再包扎，不要将敷料直接包扎在脱出的组织上面。而对于眼部损伤的患者，需要首先用硬质眼罩保护眼睛，再行包扎。四肢包扎时，要露出指（趾）末端，以便随时观察肢端血液循环。

### （一）三角巾包扎

三角巾是一种标准的等腰三角形布巾。三角巾使用简单、方便、灵活，可用于身体不同部位的包扎，也可作较大面积创伤的包扎，缺点是不便加压，且不够牢固。三角巾可折叠成带状作为悬吊带或用于肢体创伤及头、眼、下颌、膝、肘、手部较小伤口的包扎；可展开或折成燕尾巾用于包扎躯干或四肢的大面积创伤；也可两块连接成燕尾式或蝴蝶式（两块三角巾顶角连接在一起）进行包扎。用三角巾包扎时要注意角要拉紧，边要贴实，结要牢靠。常见部位的三角巾包扎法有以下几种：

1. 头面部伤的包扎

（1）帽式包扎法　适用于头顶部外伤。先在伤口上覆盖无菌纱布，将三角巾底边折边，把三角巾底边放在伤员眉间上部，中点对鼻梁，顶角经头顶拉到脑后枕部，将底边经耳上向后拉紧压住顶角,然后抓住两个底角在枕部交叉再经耳上绕到前额打结固定。最后将顶角向上反折塞入交叉口处或用安全针固定(图19-19)。

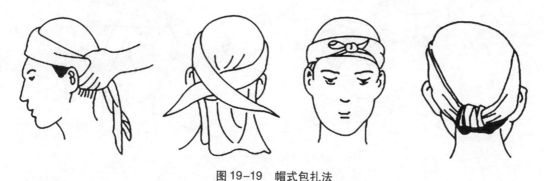

图19-19 帽式包扎法

(2)风帽式包扎法 适用于头部外伤。把三角巾顶角和底边中部各打一结,形似风帽,顶角结放在额前,底边结置于枕后,包住全头,两底角向下拉紧,底边向外反折成带状包绕下颌,拉到枕后打结固定(图19-20)。

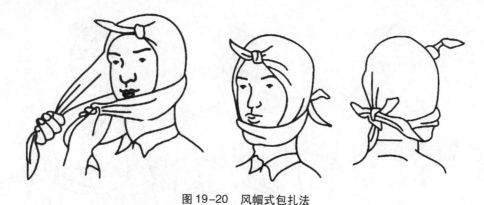

图19-20 风帽式包扎法

(3)面具式包扎 适用于面部烧伤或较广泛组织伤。把三角巾一折为二,顶角打结放在下颌正中,两手拉住底角罩住面部,然后双手持两底角拉向枕后交叉,最后在额前打结固定。在眼、鼻、口处提起三角巾,用剪刀剪洞开窗。

(4)头部十字包扎法 适用于下颌、耳部、前额、颞部小范围伤口。将三角巾叠成二指宽带状放于下颌敷料处,两手持带巾两底角分别经耳向上提,长的一端绕头顶与短的一端在颞部交叉成十字,然后两端水平环绕头部经额、颞、耳上、枕部与另一端打结固定。

(5)眼部包扎法 ①单眼包扎法:将三角巾折成带状,3～4指宽,以2/3向下斜放于伤侧眼部,此端从伤侧耳下绕头后部经健侧耳上至前额,压住上侧较短的一端后,再环绕头部到健侧颞部。另一端于健侧眉弓向外反折,于耳上拉向枕部,至患侧耳上,两端打结(图19-21)。②双眼包扎法:将三角巾折成3指宽的条状,中点放于枕骨上,两端从耳下绕至面部,在两眼处交叉盖眼,再持两端分别从耳上拉向枕部打结固定。

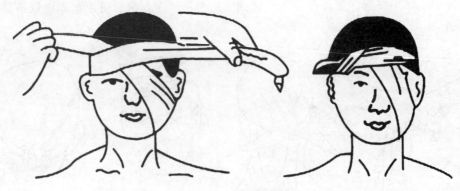

图 19-21　单眼包扎法

2. 胸(背)部伤的包扎

(1)展开式三角巾包扎法　适用于单侧胸部外伤。将三角巾顶角越过伤侧肩部,垂在背部,使三角巾底边正中位于伤部下侧,将底边两端围绕下胸部至背后打结,再用顶角上的小带将顶角与底边连接在一起打结固定(图 19-22)。

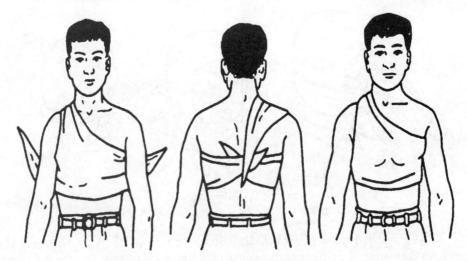

图 19-22　展开式三角巾胸部包扎法

(2)燕尾巾包扎法　适用于双侧胸部外伤。将三角巾折成燕尾状(100°),并在底部反折一道边,夹角对准胸骨上窝,两燕尾角过肩于背后,用顶角带子绕至对侧腋下打结,再将一燕尾角系带拉紧绕横带后上提,与另一燕尾角打结。

展开式三角巾和燕尾巾包扎背部的方法与胸部相同,只是位置相反,将结打于胸前。

(3)腋下包扎法　适用于一侧腋下外伤。将带状三角巾中段紧压腋下伤口敷料上,再将三角巾的两端向上提起,于同侧肩部交叉,最后分别经胸、背斜向对侧腋下打结固定。

3. 腹部及臀部伤的包扎

(1)腹部兜带式包扎法　将三角巾底边中点正对剑突下平面,顶角向下,两底角绕到腰后打结,顶角及系带从两腿间拉向后上方,于两底角结处打结。

(2)一般包扎法　将三角巾顶角放在腹股沟下方,取一底角绕大腿一周与顶角打结。然后,将另一底角同绕腰部与底边打结。用此法也可包扎臀部创伤。

（3）单侧臀部包扎法　燕尾底边包绕至伤侧大腿根部，在大腿根部内侧打结，两燕尾角分别通过腰腹部至对侧腰间打结，后片应大于前片并压住。

（4）双侧臀部包扎法　多用两块三角巾连接成蝴蝶巾式包扎，将打结部放在腰骶部，底边的各一端在腹部打结后，另一端则由大腿后方绕向前，与其底边打结。

4. 四肢伤的包扎

（1）上肢悬吊包扎法　将伤肢屈曲呈80°～85°角（手略高于肘）。三角巾展开于臂胸之间，顶角与肘部方向一致，上端从未受伤的肩部绕过颈部，至对侧腋窝处，另一端拉起在锁骨上窝处打结，挂住手臂。再将三角巾顶角折平，用安全针固定（大悬臂带）。适用于手腕、手臂、肘部等上肢部分的悬吊。也可将三角巾叠成带巾，将伤肢屈肘80°用带巾悬吊，两端打结于颈后（小悬臂带）。

（2）燕尾巾单肩包扎法　将三角巾折成燕尾状（90°），并且向后的一角大于向前的角并压住前角，放于肩上，夹角对准颈部，燕尾底边两角包绕上臂上部并打结，再拉紧两燕尾角，分别经胸部和背部拉向对侧腋下打结（图19-23）。

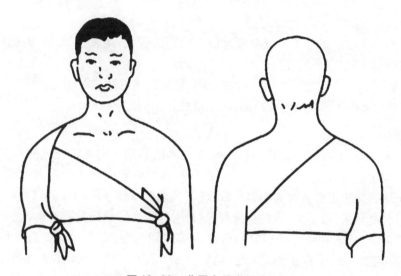

图19-23　燕尾巾单肩包扎法

（3）燕尾巾双肩包扎法　将三角巾叠成两燕尾角等大的燕尾状（120°），夹角朝上对准项后正中，燕尾分别披在双肩上，两燕尾角分别经左、右肩拉到腋下与燕尾底角打结（图19-24）。

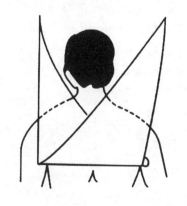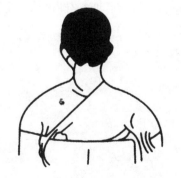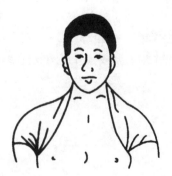

图19-24　燕尾巾双肩包扎法

（4）手或足部包扎法　将手放在三角巾上,手与底边垂直,手指对准三角巾顶角,将顶角提起反折覆盖全手及腕部,折叠手指两侧的三角巾使之符合手的外形,然后将底角两端绕腕部在背部打结（图19-25）。足部的包扎方法与手部相似。

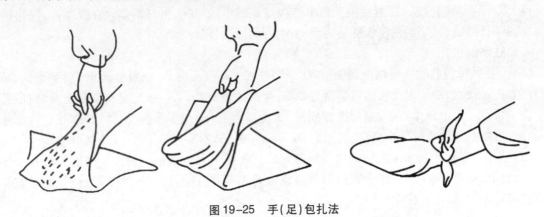

图19-25　手(足)包扎法

（5）膝或肘部包扎法　将三角巾折叠成比伤口稍宽的带状,斜放伤处,两端压住上下两边绕肢体一周,在肢体侧方(外侧)打结固定。

（6）足与小腿包扎法　把足放在三角巾的一端,足趾向着底边,提起顶角和较长的一底角包绕肢体后于膝下打结,再用短的底角包绕足部,于足踝处打结固定。

### (二)绷带包扎

绷带是传统实用的制式敷料,绷带包扎是包扎技术的基础。它可随肢体的部位不同变换包扎方法,用于制动、固定敷料和夹板、加压止血、促进组织液的吸收或防止组织液流失、支持下肢以促进静脉回流。但绷带用于下肢及腹部伤包扎时,反复缠绕会增加伤员的痛苦且费时费力,其效果也不如三角巾。若包扎较松,敷料易于滑脱;胸腹部包扎过紧,会影响伤员的呼吸。

常用绷带有纱布、棉布和弹力绷带及石膏绷带等多种类型,宽窄和长度有多种规格。宽度为3 cm可用于手指(足趾);5 cm用于头、手、足、前臂;7 cm用于上臂、肩、腿;10~15 cm用于胸腹、乳房、腹股沟等部位。纱布绷带透气较软,适用于固定敷料;棉布绷带可用于加压止血、悬吊肢体及固定关节等;弹性绷带适用于下肢包扎,可防止肿胀,或用于胸部伤口包扎,利于呼吸;石膏绷带适用于固定骨折或矫正畸形。

缠绕绷带时,左手拿绷带的头端并将其展平,右手握住绷带卷,以绷带外面贴近包扎部位。绷带包扎时要注意"三点一走行",即绷带的起点、止点、着力点及缠绕走行,通常遵循由左到右,由远心端向近心端的顺序缠绕。为防止绷带在肢体活动时逐渐松动滑脱,第一圈斜置,环绕一周后,将露出的带头斜角下折,再环绕2~3圈将其压住(图19-26),包扎完毕后应再在同一平面环绕2~3圈,然后将绷带末端剪开或撕开成两股打结,或用胶布固定。绷带包扎的基本方法及适用范围如下:

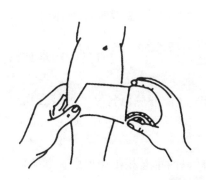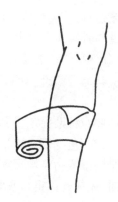

图 19-26　绷带包扎起始端

1. 环形包扎法　将绷带做环形缠绕,适用于各种包扎的起始和结束以及粗细相等部位如额、颈、腕及腰部伤的固定。

2. 蛇形包扎法　先将绷带以环形法缠绕数圈,然后呈斜行环绕包扎,每周不覆盖前周。适用于临时简单固定夹板,或需由一处迅速延伸至另一处时,或特殊环境下绷带不足时。

3. 螺旋形包扎法　先环形缠绕数圈,然后稍微倾斜螺旋向上缠绕,每周均覆盖上一周的 1/3 ~ 1/2。适用于直径相近的部位,如上臂、手指、躯干、大腿等。

4. 螺旋反折包扎法　在螺旋形的基础上每周反折成等腰三角形。以左手拇指压住绷带上缘,右手持绷带卷向下反折缠绕,每周均覆盖上一周的 1/2 ~ 2/3,反折部位应位于相同部位,使之呈一直线。一般由细处向粗处缠绕,适用于直径大小不等的部位,如前臂、小腿等。注意,不可在伤口上或骨隆突处反折。

5. "8"字形包扎法　先于关节处定带环绕后,再在伤处上下,将绷带自下而上,再自上而下,重复做"8"字形旋转缠绕。适用于关节部位、手部、肩部等位置的包扎。

6. 回返式包扎法　先将绷带以环形法缠绕数圈,由助手在后部将绷带固定,反折后绷带由后部经肢体顶端或截肢残端向前来回向两侧翻转绷带,也可由助手在前部将绷带固定,再反折向后,如此反复包扎,每一来回均覆盖前一次的 1/3 ~ 1/2,直到包住整个伤处顶端,最后将绷带再环绕数圈把反折处压住固定。此法多用于包扎头顶或截肢残端。

**(三)尼龙网套包扎**

具有弹性的网状材料,呈筒形,可用于四肢弹性包扎。一端封闭用做盲端固定,如头套、断肢端等。

**(四)多头带包扎法**

多头带有胸带、腹带、四头带、丁字带等。腹带的结构中间为包腹布,两侧各有 5 条带脚相互重叠,常用于腹部手术后包扎,包扎时沿腹带重叠次序逐一将带脚紧贴腹部包裹,带脚互相交错压住,松紧度要适宜,以伸进 1 个手指为宜,最后以安全别针固定(若采用打结,打结部位应避开伤口处)。如果伤口在上腹部,应由上而下包扎;如果伤口在下腹部,则由下向上包扎。因此放置腹带时要注意方向。胸带比腹带多 2 根竖带,常用于胸部手术后包扎。四头带是将卷轴带的二头剪开成四头,常用于包扎下颌、枕、额等处。丁字带常用于包扎会阴或肛门。

**(五)包扎的注意事项**

1. 包扎伤口前,先简单清创并盖上消毒纱布,然后再行包扎。

2.包扎要松紧适宜,使患者体位保持舒适。过紧会影响局部血液循环,过松容易使敷料脱落或移动。皮肤皱褶处与骨隆突处要用棉垫或纱布作衬垫保护,需要抬高肢体时,应给予适当的扶托物,包扎的肢体必须保持于功能位置。

3.包扎四肢应自远心端开始(石膏绷带应自近心端开始),应将指(趾)端外露,以便观察血液循环。

4.包扎完毕用胶布粘贴固定或撕开绷带末端在肢体外侧面打结。严禁在伤口上、骨隆突处或易于受压的部位打结。包扎躯干或肢体时,应取出衣袋内硬物再包扎,避免压迫局部。选择宽度合适的绷带卷。绷带潮湿或污染均不宜使用。

5.解除绷带时,先解开固定结或取下胶布,然后以两手互相传递松解。紧急时或绷带已被伤口分泌物浸透干涸时,可用剪刀剪开。

6.包扎动作要快、准、轻、柔、牢、细。尽量做到"五不"和"五要"。

(1)"五不":①不用手或脏物触摸伤口;②不用消毒剂或消炎粉等涂抹伤口;③不用水冲洗伤口(化学伤、磷烧伤除外);④不轻易取出伤口内异物;⑤不把脱出体腔的内脏送回。

(2)"五要":①快,发现、暴露、检查、包扎要快;②准,包扎部位要准确;③轻,包扎动作要轻柔;④牢,包扎要牢靠,松紧适宜;⑤细,处理伤口要仔细。

## 三、固定

急救现场固定的目的是减少伤部活动,减轻疼痛,防止再损伤,便于患者运输和搬运。固定的适应证为:①所有四肢骨折与脱位均应进行固定;②脊柱骨折、脱位,骨盆骨折;③四肢广泛软组织创伤;④严重关节及韧带扭伤。固定所需器材最理想的是夹板,类型有木质、金属、充气性塑料夹板或树脂做的可塑性夹板。除此还有颈托、颈围、胸围、外固定支具等。但在紧急时应注意因地制宜,就地取材,选用木板、竹板、树枝、木棒、硬纸板、书本等代替。还可直接用患者的健侧肢体或躯干进行临时固定。固定还需另备纱布、绷带、三角巾或毛巾、衣服等。

### (一)常见部位骨折的临时固定方法

1.锁骨骨折固定 将敷料或毛巾垫于两腋前上方,将三角巾折成带状,两端分别绕两肩呈"8"字形,拉紧三角巾的两头在背后打结,并尽量使两肩后张(图19-27)。也可在背后放"T"形夹板,然后在两肩及腰部各用绷带包扎固定。一侧锁骨骨折,可用三角巾把患侧手臂悬兜在胸前,限制上肢活动即可。

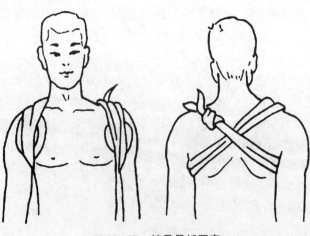

图 19-27 锁骨骨折固定

2. **上臂肱骨骨折固定** 将夹板放在骨折上臂的外侧,用绷带固定,再固定肩肘关节,用一条三角巾折叠成燕尾式悬吊前臂于胸前,另一条三角巾围绕患肢于健侧腋下打结(图19-28)。若无夹板,可将伤侧上臂自然下垂用带状三角巾将其固定于胸廓,然后用另一条三角巾将前臂悬吊于胸前。

3. **前臂骨折固定** 协助伤员屈患肘90°,拇指在上。取两块夹板,其长度超过肘关节至腕关节的长度,分置于前臂内、外侧,以绷带或带状三角巾两端固定,再用三角巾将前臂悬吊于胸前,置于功能位。若无夹板,则将伤侧前臂屈曲,手端略高,用三角巾悬挂于胸前,然后再用另一条三角巾将伤肢固定于胸廓。

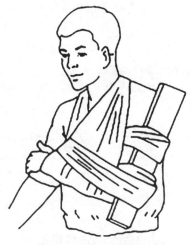

图19-28 上臂骨折夹板固定

4. **大腿骨折固定** 把长夹板或其他代用品(长度等于腋下到足跟)放在伤肢外侧,另用一短夹板(长度自足跟到大腿根部)放在伤肢内侧,关节与空隙部位加棉垫,用绷带、带状三角巾或腰带等分段固定。足部用"8"字形绷带固定,使脚与小腿呈直角(图19-29)。条件不足时也可采用自体(患肢与健侧肢体一起)固定法。

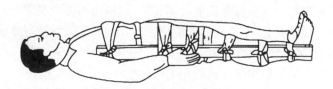

图19-29 大腿骨折夹板固定

5. **小腿骨折固定** 取长短相等的夹板(长度自足跟到膝关节以上)两块,分别放在伤腿内、外侧,用绷带或带状三角巾分段固定(图19-30)。紧急情况若无夹板,可将患者两下肢并紧,两脚对齐,将健侧肢体与伤肢分段用绷带固定在一起,注意在关节和两小腿之间的空隙处加棉垫以防包扎后骨折部弯曲。

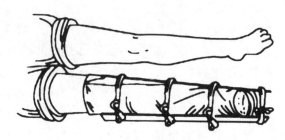

图19-30 小腿骨折固定

6. **脊柱骨折固定**

(1)**颈椎骨折固定** 首选颈托固定。患者平卧,颈椎处于中立位,以双手拇指置于伤者前额,示指置于耳前,其余三指置于头部后方,抱紧患者头部,避免旋转、过伸及过曲,可沿身体纵轴方向轻度实施牵引,助手协助放置颈托。如需移动,则需有专人固定此颈椎位置,多人同时搬运,保持"同轴性"移动,置于硬质担架后,颈部两侧放置沙袋固定头部。如果现场没有颈托,可采用衣物、毛

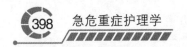
巾等物品折叠后挤垫在伤员颈部两侧,防止头部和颈部在搬运过程中的移动。

(2)胸椎、腰椎骨折固定　患者仰卧,多人协作,保持脊柱"同轴性",置于硬质担架上,以至少四条宽带固定。若是使患者俯卧于硬板上,不可移动,必要时可用绷带固定患者,胸部与腹部需垫上软枕,减轻局部组织受压程度(图19-31)。

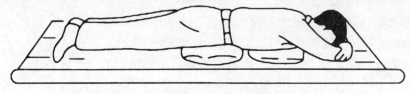

图19-31　脊柱骨折固定

### (二)固定的注意事项

1. 若有伤口和出血,应先止血、包扎,然后再固定骨折部位;若有休克,应先行抗休克处理。

2. 临时骨折固定,是为了限制伤肢的活动。在处理开放性骨折时,在未经清创时不可将外露骨端直接回纳伤口内,以免造成感染。

3. 夹板固定时,其长度与宽度要与骨折的肢体相适宜,固定时除骨折部位上、下两端外,还要包括上、下两个关节。上肢固定时,应保持屈肘功能位,三角巾或绷带悬吊;下肢取伸直位固定即可。

4. 夹板不可与皮肤直接接触,其间应用棉垫或其他软织物衬垫,尤其在夹板两端、骨隆突处及悬空部位应加厚衬垫,防止局部组织受压或固定不稳。

5. 固定应松紧适度、牢固可靠,以免影响血液循环。肢体骨折固定时,一定要将指(趾)端露出,以便随时观察末梢血液循环情况。如发现指(趾)端苍白、发冷、麻木、疼痛、水肿或青紫,说明血液循环不良,应立即松开检查并重新固定。

6. 怀疑脊柱骨折、骨盆骨折、大腿或小腿骨折,应就地固定,禁止随便移动患者。

7. 固定后应避免不必要的搬动,不可强制患者进行各种活动。

### 四、搬运

搬运患者的基本原则是及时、安全将伤员搬至安全地带,便于进一步救治及防止再次损伤。搬运的适应证如下。①经止血、包扎、固定处理后需进一步进行专业处理的创伤患者;②患者所在环境有危险,如可能发生爆炸、燃烧、伴生物化学毒性伤害、交通事故二次伤害、泥石流、洪水等,应迅速将患者转运至安全处;③没有经过详细检查,病情不明晰的患者不能搬运;④病情危重,需要实施现场急救的患者,特别是生命体征不稳定,有窒息、大出血、严重骨折、内脏外溢、昏迷、休克的患者,或存在其他危及生命的情况,应先行有效的止血、抗休克、心肺复苏等抢救治疗,病情基本稳定后,安排转运。如果患者所在环境有危险及有发生二次伤害的可能,应在尽可能保护患者的情况下迅速撤离现场。没有绝对禁忌证。

现场搬运可徒手搬运,也可用专用搬运工具或临时制作的简单搬运工具,但不要因为寻找搬运工具而贻误搬运时机。

### (一)常用的搬运方法

1. 担架搬运法　这是最常用的搬运方法,适用于病情较重、搬运路途较长的患者。

(1)担架的种类　①帆布担架:构造简单,由帆布1幅、木棒2根、横铁或横木2根、负带2根、扣带2根所组成,多为现成已制好的备用担架。适用于一般患者的搬运,不宜转运脊柱损伤的患者。②绳索担架:临时制成,用木棒或竹竿2根、横木2根,捆成长方形的担架状,然后用坚实的绳索环绕而成。③被服担架:取衣服2件或长衫大衣,将衣袖翻向内侧成两管,插入木棒2根,再将纽扣仔细扣牢即成。④板式担架:由木板、塑料板或铝合金板制成。此种担架硬度较大,适用于CPR患者及骨折患者。⑤铲式担架:由铝合金制成的组合担架,沿担架纵轴分为左、右两部分,两部分均为铲形,使用时可从患者身体下插入,使患者在不移动身体的情况下,置于担架上。适用于脊柱损伤等不宜随意翻动、搬运的危重患者。⑥四轮担架:由轻质铝合金带4个轮子的担架,可从现场平稳地推到救护车、救生艇或飞机等舱内进行转送或在医院内转接患者,大大减少患者的痛苦和搬运不当的意外损伤。

(2)担架搬运的动作要领　搬运时3~4人组成一组,将患者移上担架;使患者头部向后,足部向前,后面的担架员随时观察患者的情况;担架员脚步行动要一致,平稳前进;向高处抬时,前面的担架员要放低,后面的担架员要抬高,使患者保持水平状态;向低处抬时,则相反。脊柱骨折的患者需使用硬担架或木板等搬运。

2.徒手搬运法　若现场没有担架,转运路程较近,患者病情较轻、没有脊柱损伤时,可以采用徒手搬运法。

(1)单人搬运　①侧身匍匐搬运法:搬运时,使患者的受伤部位向上,患者腰部置于救护者的大腿上,并将患者的躯干紧靠在救护者胸前,使患者的头部和上肢不与地面接触。②牵托法:将患者放在雨衣或油布上,把双袖或对角扎在一起固定其身体,用绳子牵拉匍匐前进。③扶持法:适用于伤情较轻、能够站立行走的患者。救护者站在患者一侧,患者靠近救护者一侧的上肢揽着救护者的颈部,救护者用外侧的手牵其手腕,救护者的另一只手伸过患者背部扶持其腰部。④抱持法:适用于体重较轻的患者。若患者病情允许站立,则救护者站于患者一侧,一只手托其背部,另一只手托其大腿,将患者抱起。若患者无法站立,先协助患者采取仰卧位,救护者单腿屈膝跪地,用一只手将其背部稍稍扶托起,另一只手从腘窝处托过,将患者抱起。如果患者能够配合,可让其用上肢抱持救护者颈部。⑤背负法:救护者站在患者身前,背向患者,微弯背部,将患者背起。此法不适用于胸部伤的患者(图19-32)。若患者卧于地上,救护者可躺在患者一侧,一只手抓紧患者双臂,另一只手抱其腿,用力翻身,使其负于救护者的背上,然后慢慢站起。

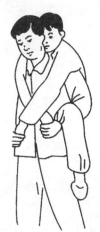
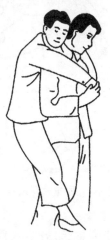
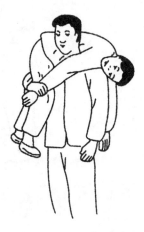

图19-32　单人搬运法(背负法)

（2）双人搬运 ①椅托式搬运法：两名救护者在患者两侧相对而立，一人以右膝、另一人以左膝跪地，两人各用一只手伸入患者的大腿下面并互相紧握，另一只手彼此交替支持患者的背部（图19-33）。若患者体重较大且意识清醒，则两名救护者双腕互握呈"井"字状置于患者臀下，患者双手扶住救护者的肩部，救护者抬其转运。②拉车式搬运法：患者卧位。两名救护者，一人站在患者头部后方，以两手插到患者腋前，将患者抱入怀内，另一人站患者足部，跨在患者的两腿中间，双手握持患者双膝部。两人同方向，步调一致抬起前行（图19-34）。③平抬或平抱搬运法：两人并排将患者平抱，或者一前一后、一左一右将患者平抬起。以上方法不适用于脊柱损伤患者。

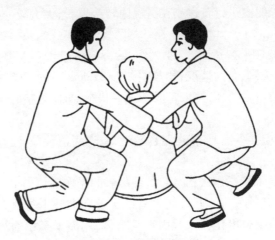

图 19-33　椅托式搬运法

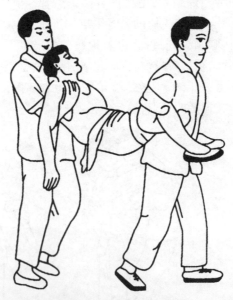

图 19-34　拉车式搬运法

（3）三人或多人搬运 三人可并排将患者抱起，齐步一致向前（图19-35）。六人可面对面站立，将患者平抱进行搬运。

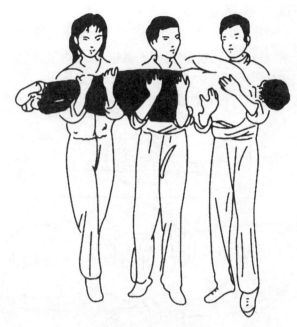

图 19-35　三人搬运法

3. 头颈部徒手固定手法　怀疑颈椎损伤的患者在移动翻转时,要注意配合使用相应的徒手翻转手法。

(1)头锁("锁",这里的含义是指急救人员在搬运患者过程中用于固定患者受伤部位的肢体动作)　患者仰卧位上下移动躯体时头颈固定方法,亦可应用于头部牵引。患者仰卧位,救护者双膝跪于患者头部上方,并与患者身体呈一直线,救护者肘关节固定于双侧大腿上或地面上,双掌放在患者头两侧,拇指轻按前额部,示指和中指固定其面颊,环指及小指放在耳下,不可盖住耳朵。

(2)头肩锁　翻转患者时固定头颈的方法。患者仰卧位,救护者跪于患者头部上方,与患者身体呈一直线,先稳定自己双手手肘,一肘关节固定于翻转侧大腿,手掌托于同侧肩后,拇指固定于肩前,另一只手四指自然分开,置于另一侧头颞部,拇指固定于前额。

(3)头胸锁　用作转换其他制动锁或放置头枕时的制动手法。患者仰卧位,救护者跪于患者头肩位置,一手肘及前臂紧贴患者胸骨之上,拇指和其余四指自然分开,固定于颧骨部,另一手肘稳定后,拇指和其余四指自然分开,固定于前额。不可遮盖患者口鼻。

(4)头背锁　患者俯卧时固定头颈的方法。救护者双膝跪于患者一侧,一手肘及前臂紧贴于脊柱部位,手掌固定于头枕部,另一手肘关节支点固定于地面,其余手掌固定于头额顶部。

(5)胸背锁　患者坐位或侧卧时固定头颈的方法。救护者前臂垂直贴于患者背部,以肘关节支点固定患者,手掌分开固定于患者枕骨部,另一手肘关节支点贴于前胸,前臂垂直,手腕屈曲,拇指及其余四指分开,固定于颧骨部。

(6)双肩锁　主要用作把患者向上下或横移时的头肩固定方法。患者仰卧位,救护者位于患者头顶部,与患者身体呈一直线,先固定双手肘(放在大腿或地上)。双手在患者颈部两侧,掌心向上托于患者肩后,双手拇指向上固定于肩部前方,两前臂紧贴患者头部使其固定。

(7)后头锁　患者坐位,救护者立于患者后侧位置,并与患者身体前后呈一直线,先固定自己双手手肘(紧贴躯干或置于靠背),双掌放在患者头两侧,拇指止于枕部两侧,示指和中指、环指固定其面颊,小指放在下颌角下托住下颌,调整颈部为正中位置。

### (二)特殊患者的搬运方法

1.**腹部内脏脱出的患者**　患者双腿屈曲位,腹肌放松,以防内脏继续脱出。已脱出的内脏严禁回纳腹腔,以免加重污染,应先用大小合适的器皿扣住内脏,然后用三角巾包扎固定。包扎后取仰卧位,屈曲下肢,并注意腹部保温,防止肠管过度胀气(图19-36)。

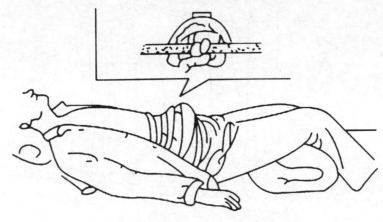

图 19-36　腹部内脏脱出患者的搬运法

2.**昏迷患者**　使患者侧卧或仰卧于担架上,头偏向一侧,手脚固定,以利于呼吸道分泌物的引流。

3.**骨盆损伤的患者**　先将骨盆用三角巾或大块包扎材料做环形包扎后,让患者仰卧于门板或硬质担架上,膝微屈,膝下加垫(图19-37)。

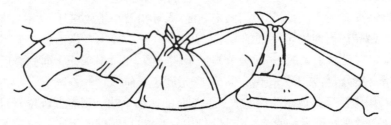

图 19-37　骨盆损伤患者的搬运法

4.**脊柱、脊髓损伤的患者**　此类患者搬运时,注意伸直位,严禁屈曲,使颈部、背部、腰部、骨盆保持一条直线,严防颈部与躯干前屈或扭转。对于颈椎伤患者,最好4人一起搬运,1人专管头部的牵引固定(双肩锁),保持头部与躯干呈一直线,其余3人在患者的同一侧,分别在患者的肩背部、腰臀部、膝踝部,双手掌从患者身下平伸到患者的对侧(也可1人抱持住患者的双下肢),务求4人同时用力(负责头部的人一般为指挥者)保持患者脊柱为一轴线,平稳地抬起患者,放于脊柱板或硬担架上,患者的头部两侧用沙袋固定(图19-38)。对于胸、腰椎伤的患者,3人同在患者的右侧,1人托住肩背部,1人托住腰臀部,1人抱持住患者的两下肢,三人动作一致,把患者放到硬质担架上,并在腰部垫一软枕,以保持脊椎的生理弯曲。

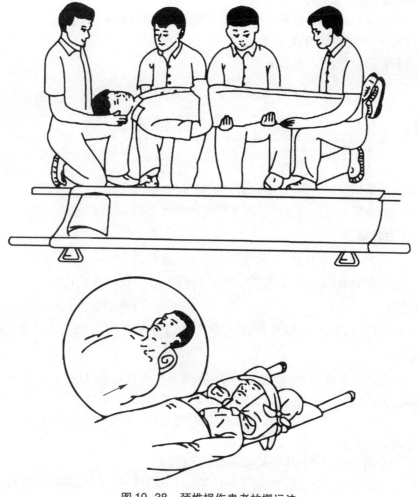

图 19-38 颈椎损伤患者的搬运法

5. 身体带有刺入物的患者 应先包扎好伤口,妥善固定好刺入物,才可搬运。搬运途中避免震动、挤压、碰撞,以防止刺入物脱出或继续深入。刺入物外露部分较长时,应有专人负责保护刺入物。

6. 颅脑损伤的患者 使患者取半卧位或侧卧位,保持呼吸道通畅,保护好暴露的脑组织,并用衣物将患者的头部垫好,防止震动加重损伤。

7. 开放性气胸的患者 搬运封闭后的气胸患者时,应使患者取半坐位,以座椅式双人搬运法或单人抱扶搬运法为宜。

### (三)搬运时的注意事项

1. 搬运过程中,动作要轻巧、敏捷、步调一致,避免震动,以减少患者的痛苦。

2. 患者抬上担架后必须扣好安全带,以防坠落。担架员一般 2～4 人一组,抬担架时一般脚在前、头在后,以便观察患者生命体征,如神志、呼吸、脉搏。有病情变化,应立即停下抢救,先放脚,后放头。上、下楼梯时尽量保持水平状态。担架上车后应予固定,患者保持头朝前、脚向后的体位。对不同病情的患者要求不同的体位,使患者舒适。

3. 密切观察生命体征,保持各种管道通畅。

4. 输液患者应妥善固定,保持输液通畅,防止滑脱,注意输液速度的调节。

5. 对骨折及脱位、大出血的患者,应先止血、固定后再搬运。

6. 重视危重患者的心理支持,使患者积极面对。

# 第十二节　除颤术

除颤是利用高能量的脉冲电流,在瞬间通过心脏,使全部或大部分心肌细胞在短时间内同时除极,抑制异位兴奋性,使具有最高自律性的窦房结发放冲动,恢复窦性心律。

## (一)适应证与禁忌证

1. 适应证　心室颤动、心室扑动、无脉性室性心动过速者。

2. 禁忌证　能扪及脉搏的患者,心电图分析示心室静止、无脉性电活动者。

## (二)用物准备

除颤仪、导电膏或生理盐水、电极片 7 个、弯盘 2 个、干纱布 4 块、生理盐水纱布 2 块、记录本。

## (三)操作方法

1. 评估患者发生心律失常(心室颤动、心室扑动、无脉性室性心动过速)。记录抢救时间。

2. 患者准备:去枕平卧于硬板床上,检查并去除身上的金属及导电物质,松开衣扣,暴露胸部,左臂外展,了解患者有无安装起搏器。如果汗液过多,则可用纱布擦净胸壁汗液。

3. 开启除颤器,打开电源。

4. 涂抹导电膏于电极板上或将生理盐水纱布放于除颤位置。

5. 选择非同步电除颤,选择能量,成人双相波 200 J、单相波 360 J,儿童 2 ~ 4 J/kg。

6. 充电:术者拇指按压充电按钮。

7. 正确安放电极板,两电极板分开,标注 STERNUM(胸前)的电极板置于胸骨上部右锁骨中线第 2 肋间,标注 APEX(心尖)的电极板位于左腋前线或腋中线平第 5 肋间(图 19-39),电极与皮肤紧密接触,两电极之间相距 10 cm 以上。

8. 放电:再次确认心电示波,术者提醒"请大家离开",术者及其他人员不接触患者床单位;双手紧压手柄,两拇指同时按压"放电"按钮进行除颤。

9. 立即胸外按压,再次评估心电示波,观察除颤效果,心电示波转为窦性心律,说明除颤成功。必要时再次除颤。

10. 除颤后处理:擦干患者除颤胸壁皮肤,关闭除颤仪,清洁电极板。留存并标记除颤时自动描记的心电图纸。

11. 洗手,记录。

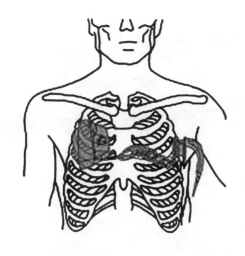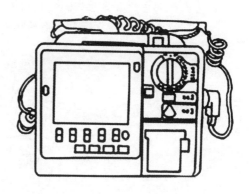

图19-39 除颤

### (四)注意事项

1.除颤前确定除颤部位无潮湿,无敷料,确定周围人员无直接或间接与患者接触,除颤时远离水及导电材料。

2.保证操作中的安全,拔除交流电源,患者去除义齿。

3.掌握好手柄压力(11～14 kg)。

4.误充电须在除颤器上放电,不能空放电,两电极板不能对击;手持电极板时,两极不能相对,不能面向自己。

5.尽量避免高氧环境。

6.不能使用乙醇、含有苯基的酊剂或止汗剂等清洁皮肤。

7.电极板位置应避开瘢痕、伤口。

8.如电极板位置放有医疗器械,除颤时电极板应远离医疗器械2.5 cm以上。

9.患者右侧卧位时,负极手柄电极置于左肩胛下区与心脏同高处,正极手柄电极置于心前区。

10.如患者带有起搏器,应注意避开起搏器部位至少10 cm。

11.洋地黄所致心室颤动应从低能量开始。

12.患者如为细颤,除颤前可给予肾上腺素,使之转为粗颤再行电除颤。

13.使用后将电极板充分清洁,清洁电极板前必须关掉电源。定期充电并检查性能。

14.如果一次除颤后不能消除室颤,移开电极板后应立即进行胸外按压(5个循环)。

**知识拓展**

#### 自动体外除颤

自动体外除颤仪(automated external defibrillator,AED)是一种轻型便携式电脑化装置,配置在公共场所,专为现场急救设计的急救设备,具有自动识别、鉴别和分析心电节律,自动充电、放电和自检功能(图19-40)。

操作方法:

1.开启电源。

2.将2个黏性电极板按指示分别贴于患者右锁骨下及心尖处。

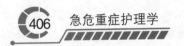
3.打开开关后按声音和屏幕文字提示完成简易操作。根据自动心电分析系统提示,确认为可电击的心律后,确认"所有人离开",按下电击/放电(shock)键。

4.放电完毕后,立即行5个循环心肺复苏。

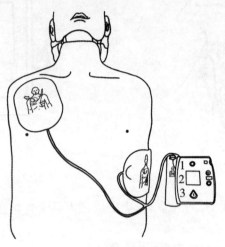

图19-40　自动体外除颤

# 第十三节　主动脉内球囊反搏术

主动脉内球囊反搏(intra-aortic balloon pump,IABP)是一种利用机械性血流动力学支持方法,将一根带球囊的导管放置于降主动脉内左锁骨下动脉开口远端,在心脏舒张期球囊充气,在心脏收缩期球囊放气,增加心肌氧供、减少心肌氧耗的方法,从而起到辅助循环的作用。

## (一)适应证与禁忌证

1.适应证

(1)心源性休克(左心衰竭或急性心肌梗死的机械性并发症)。

(2)顽固的不稳定型心绞痛。

(3)体外循环后低心排血量。

(4)高危或复杂性外科手术或血管成形术中辅助治疗。

(5)严重冠状动脉狭窄患者行外科手术时的预防治疗。

(6)等待进一步治疗的顽固性心肌缺血。

(7)难治性心力衰竭进一步治疗前的过渡治疗。

(8)顽固性室性心律失常进一步治疗前的过渡治疗。

(9)急性心肌梗死伴机械性并发症(如二尖瓣反流、乳头肌断裂、室间隔穿孔等)。

(10)感染中毒性休克。

(11)协助脱离体外循环机。

（12）手术中搏动性血流的形成。

**2. 禁忌证**

（1）重度主动脉瓣关闭不全。

（2）主动脉夹层或明显的主动脉瘤。

（3）未得到控制的脓毒血症。

（4）未得到控制的凝血功能障碍。

（5）不能使用支架预先处理的严重外周动脉疾病。

（6）对于过度肥胖或腹股沟有瘢痕的患者，禁止在未使用鞘管的情况下置入 IABP 导管。

### （二）物品准备

**1. 主动脉内球囊反搏泵的准备**　球囊反搏导管与漂浮导管结构相似，导管末端有一可充气的球囊，导管有单腔与双腔两种。单腔导管只有气体进出的通道，双腔导管除反搏气体进出的通道外还有一通道可以置入导丝、监测动脉血压、采动脉血样、注入造影剂。球囊也有单囊与双囊两种，临床上多使用单囊导管。球囊充气容积固定，根据容积大小有不同型号。反搏在气体压缩机与真空泵压缩与抽吸下对球囊进行充气与放气。球囊内注入的气体多为氦气或二氧化碳。机器的调控部分负责反搏的触发。触发一般根据监测的心电图信号进行，保证反搏与心脏搏动同步。具体的操作步骤如下。

（1）检查氦气容量，并打开氦气水平阀门。

（2）打开主动脉内球囊反搏泵的电源。

（3）IABP 自动检测后与患者建立 ECG 导线和压力导丝，IABP 可自行识别触发信号，自动设定充放气时相（时控），并能手动调整。触发信号包括四大类：心电、压力、起搏信号和固有频率。触发模式的选择包括以下五种。

1）心电触发模式：需要注意的是，在 ECG 触发时，窦性心律、快速性心律、室性心律、心房颤动等均可以在 ECG 模式下自动感知、转换并有效处理（使用球囊反搏泵时，90% 以上的情况是使用心电触发功能）。

2）压力触发模式：压力触发并非首选触发模式，若因某种原因无法选用心电触发模式，可选用压力触发模式代替。该模式以主动脉压力波形作为启动信号。

3）心室起搏/房室顺序起搏模式：用于 100% 心室起搏的患者，以心室起搏信号触发。

4）心房起搏模式：用于心房单腔起搏时。

5）固有（内置）频率触发模式：此模式用于无心脏排血且无心电信号时。患者一旦出现心脏排血，不应继续使用固有频率触发模式。

（4）选好触发模式后，将选择项面板上球囊充盈处选项调至最大（MAX）。

（5）工作模式中有固有（内置）自动、半自动、人工 3 种选项。只有在人工模式或半自动模式状态下才能任意选择 ECG 导联（Ⅰ、Ⅱ、Ⅲ、aVR、aVL、aVF、$V_1 \sim V_6$ 导联）。

（6）选择反搏频率：推荐 1:1。

（7）设置好反搏压报警阈值。

**2. 导管的选择**　IABP 辅助循环的效果受导管球囊容积影响明显，因此选择球囊大小适宜的导管非常重要。球囊过小时不能发挥循环辅助作用。球囊过大时扩张受限，不仅不能均匀扩张且易导致球囊破裂，还可造成血液有形成分的破坏与血管管壁的损伤。目前临床上主要根据患者的临床情况及患者身高选择球囊反搏导管，身高高于 180 cm 的患者选用 50 mL 的球囊反搏导管，身高 165 ~ 180 cm 的患者选用 40 mL 的球囊反搏导管，身高低于 165 cm 的患者选用 34 mL 的球囊反搏导

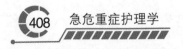

管。小儿根据体重选择导管。

表19-2　球囊反搏导管型号与患者身高对应表

| 球囊容积/mL | 长度/mm | 直径/mm | 患者身高/cm |
| --- | --- | --- | --- |
| 25 | 174 | 14.7 | <152 |
| 34 | 219 | 14.7 | 152～165 |
| 40 | 260 | 15.0 | 165～180 |
| 50 | 260 | 17.4 | >180 |

### (三)球囊反搏导管的置入

反搏导管的置入位置一般选择股动脉,心脏手术中也可以选择经升主动脉置管。常用 Seldinger 技术经皮穿刺股动脉置管,对小儿或股动脉较细的患者可切开股动脉置管。置管前先检查球囊是否漏气。经皮股动脉穿刺置管步骤如下。

1.穿刺区域消毒铺巾。

2.局部麻醉后以穿刺针刺入股动脉,回抽血液顺利后通过针芯将导丝送入股动脉,保留导丝并退出穿刺针。

3.在导丝旁皮肤切一小口,沿导丝送入扩张器扩张穿刺部位,退出扩张器。

4.经导丝置入动脉内鞘管,回抽血液顺利后将导丝退出。

5.测量股动脉切口至胸骨切迹的距离为导管置入长度,在导管上栓线标记。

6.经动脉内鞘管置入反搏球囊导管,待反搏球囊导管至预定长度后将鞘管向体外撤出,一般动脉内保留鞘管12 cm即可。

7.固定鞘管与导管。

8.导管与反搏机器连接即可反搏。

### (四)反搏机器的操作

1.监测动脉压与波形　使用单腔球囊反搏导管时应行桡动脉置管测压,使用双腔球囊反搏导管时接测压管即可直接监测动脉血压与波形。根据动脉压力波形调整反搏时相。

2.监测心电图　反搏一般通过心电触发,应选择 T 波低平、R 波明显的导联触发反搏。监测心电图还可以观察心脏节律的变化。

3.反搏时相调整　通过心电触发反搏应使球囊在 T 波顶部时充气,在 QRS 波前即刻放气。通过动脉压力波触发反搏时,应在主动脉瓣关闭出现重搏切迹时球囊充气,主动脉瓣开放前即刻放气。

### (五)术中护理配合

1.遵医嘱从患者的外周静脉处给予肝素,已肝素化的患者可不用给。

2.开启 IABP 导管,同时将压力套装正确连接,建议肝素盐水压力袋的压力保持在250～300 mmHg,可顺利排空压力延长管内的空气。

3.持续按压力调零键2 s进行压力调零,然后将压力传感器与患者相通。

4.如果使用的是光纤球囊导管系统,该系统可以在血管穿刺成功后导管进入患者体内自动进行动脉血压调零,并且每2 h自动压力校准。此时护士只需将导管系统的光纤末端按正确的方向插入 IABP 机器上的传感器输入接口即可。

5.当医生成功放置好球囊时,护士在台下将球囊延长管连接于主动脉球囊反搏泵上。

6.将球囊预充氦气,然后按开始键;此时可根据动脉压力波形调整充放气时相。开始可用 1∶2 频率进行充放气调整,满意后可转为 1∶1 频率反搏。触发方式的初始设置是心电触发,这是最常用的触发方式,以迅速上升的 R 波起始段作为 QRS 波的标志,自动计算出舒张期开始后主动脉瓣关闭的时刻,按时启动球囊充气。当选好触发模式后,一定要将选择项面板上球囊充盈处选项调至最大(MAX)。

7.IABP 操作中护士随时观察患者的生命体征,可根据患者心率和血压的变化及时向医生汇报。注意有无并发症的出现。

8.球囊应被放置于降主动脉,其尖端通常位于左锁骨下动脉远侧。可根据 X 射线透视下或床旁胸部正位片,确定球囊位置是否合适。

9.当 IABP 出现报警时,护士可以根据显示屏提供的帮助信息,获得及时、准确的报警原因及处理方法。

### (六)潜在不良影响和并发症

1.肢体(和内脏)缺血:将 IABP 经股动脉置入很重要。因为股浅动脉或股深动脉两个分支血管通常都不足以大到允许置入 IABP 的同时又不会造成动脉阻塞和肢体缺血。

2.血管撕裂:动脉夹层常由于导丝推送不当,随后 IABP 置入至假腔所致。球囊可能在此错误位置仍正常运作。可通过超声检查来诊断夹层,有夹层时需要立即移除球囊。

3.脊髓缺血和内脏缺血(包括肾缺血)。

4.脑血管意外:是 IABP 的罕见并发症。脑缺血仅发生于当 IABP 置入太接近近端或偶然向近端移位时,或用力冲洗球囊中心腔且有血栓冲出时。

5.脓毒症:并不常见,除非 IABP 连续使用 7 d 以上。可通过严格的无菌操作技术使感染率降至最低。

6.球囊破裂:属罕见事件,通常与球囊泵挤压到钙化斑块有关。

7.其他并发症:包括血小板计数下降、溶血、血肿、腹股沟感染和周围神经病变等。

### (七)注意事项

1.完成操作后,如果要移动患者,先将 IABP 电源拔除。观察机器是否依靠蓄电池工作,在移动过程中切勿将 IABP 导管、心电图线、压力延长管碰掉。如果在移动中心电触发不好,可改成压力触发。患者移动完毕后及时插好电源。

2.护士应密切观察患者的生命体征(血压、心率、呼吸、神志)。定时记录 IABP 提供的各项压力(收缩压、舒张压、平均压、反搏压)。

3.注意记录患者尿量,如果 IABP 前有尿液,而置入 IABP 后无尿液,应注意 IABP 球囊反搏导管是否堵住肾动脉开口。如果发现患者左侧桡动脉搏动减弱或消失,提示球囊向上移动堵住头臂干动脉开口。

4.观察下肢颜色、温度及足背动脉搏动情况,使用 IABP 时最容易发生下肢血栓的并发症。辅助配备的超声多普勒血流装置可以及时测量患者下肢供血状况,防止下肢血栓并发症的发生。

5.患者术侧肢体尽量伸直,防止体内球囊导管扭曲打折。体位:头部仰角<30°,防止球囊破裂后形成脑气栓。

6.定时用肝素盐水冲洗压力传感器。遵医嘱抗凝,每天监测血常规。

7. IABP 患者需专人看护,更换敷料时注意无菌技术操作,注意观察术侧肢体温度、感觉、导管及延长管内有无血迹,监测体温,注意患者有无胸痛、腹痛症状。

8. 定时观察伤口处有无血肿、渗血或感染。避免球囊导管或压力延长管由于放置不当,或者患者躁动造成打折、脱落。必要时将患者下肢固定。当发现球囊导管内有血时,应迅速停机,并及时向医生汇报。

9. 如遇机器报警,若无提示,可按 RESET 键或开始键重新反搏。如有提示,可根据屏幕上提示解除警报。

10. 最初放置 IABP 后应行胸部 X 射线片检查,之后要每日复查,以确认导管尖端的位置。

11. IABP 反搏压的提高需要一定的血管张力,正性肌力药物等血管活性药物的使用必不可少。酸中毒降低心肌收缩力,因此实施反搏应纠正酸中毒。

12. 正常的循环血容量是维持循环功能稳定的前提,血容量不足易引起低血压、心率增快,液体过多会加重心脏负担,因此反搏中应维持血容量正常。

13. 纠正心脏节律紊乱对提高反搏效果也非常重要,应及时用药物纠正患者的心律失常。

14. 注意 IABP 机器的维护,要定期充电,患者撤机后清洁心电图线、压力导线、电源线并放回原处,避免打折破损。

15. 每月要开机一次,检查机器运转是否正常。定期清洁机身,注意防尘,IABP 应存放于室温在 10~40 ℃的房间内,及时关注氦气量。

# 第十四节　体外膜氧合

体外膜氧合(extracorporeal membrane oxygenation,ECMO)是将静脉血引流到体外,经膜式氧合器氧合后再用血泵将血液灌注回体内。临床上主要用于重度呼吸功能不全和心脏功能不全的支持。ECMO 能够进行有效的血液气体交换和组织灌注,可通过保护性肺通气,减少呼吸机对肺的损伤;通过降低心脏前后负荷,减少正性肌力药物及血管活性药物的应用,使心脏和肺得到充分休息,为心肺功能的恢复赢得时间。

## (一)工作原理

ECMO 的基本工作原理是将患者的静脉血引流至体外,氧合后再回输到患者的动脉或静脉,替代或部分替代心、肺功能,可在一段时间内持续维持患者基本生命体征,以争取心、肺病变得到治愈及功能恢复的机会。

## (二)ECMO 模式

按照血液回输的途径不同,通常 ECMO 有两种类型:从静脉系统引出动脉回输为 VA-ECMO;从静脉引出又注入静脉为 VV-ECMO。前者同时具有循环和呼吸辅助功能;后者仅具有呼吸辅助功能。

## (三)适应证与禁忌证

1. 适应证　①心源性休克。②顽固性心搏骤停。③心肌炎。④中毒或感染导致的心脏抑制。⑤心脏移植后的功能衰竭。⑥心脏术后因心肌顿抑导致心力衰竭,不能脱离体外循环。⑦心脏移植或心室机械辅助装置置入前的辅助治疗。

**2. 禁忌证**　①心脏功能无恢复可能,同时没有心脏移植和安装心室辅助器的可能。②颅内出血。③严重不可逆的脑损伤。④终末期的肿瘤患者。⑤主动脉瓣关闭不全。⑥长时间心肺复苏。⑦不可逆的多脏器损伤。⑧不确切的心肺复苏,如心搏骤停的时间不详。

### (四)ECMO 的建立

**1. 应用 ECMO 的指征**

(1)循环衰竭　①患者处于难以纠正的心源性休克状态,且无 ECMO 辅助禁忌证时。②院内心搏骤停患者,常规 CPR 抢救持续 10 min 仍未能恢复有效自主循环,且无 ECMO 辅助禁忌证时。

(2)呼吸衰竭

1)ARDS:采用肺保护性通气(潮气量为 6 mL/kg,PEEP≥10 cmH$_2$O)并且联合肺复张、俯卧位通气和高频振荡通气等处理,在吸纯氧条件下,PaO$_2$/FiO$_2$ < 100 mmHg,或肺泡 - 动脉氧分压差[P(A-a)O$_2$] > 600 mmHg;或通气频率>35 次/min;pH 值<7.2 且平台压>30 cmH$_2$O;年龄<65 岁;机械通气时间<7 d;无抗凝禁忌。

2)肺移植术前:ECMO 不但可以维持受体在等待肺源过程中的通气与氧合,还可以避免气管插管所带来的肺部感染等相关并发症,保证术前康复锻炼,提高移植的成功率。

3)慢性阻塞性肺疾病:体外二氧化碳清除(extracorporeal carbon dioxide removal,ECCO$_2$R)可使大部分无创通气失败、需要有创通气的重症慢性阻塞性肺疾病患者避免插管,并有可能降低住院病死率。

4)支气管哮喘:对于平台压>35 cmH$_2$O 同时伴有严重呼吸性酸中毒(pH 值<7.1),或血流动力学难以维持者,若无 ECMO 禁忌,可积极行 ECMO 或 ECCO$_2$R。

5)肺动脉栓塞:对于伴有严重血流动力学障碍而又不宜常规溶栓者,或者需要手术迅速解除梗阻者,行 VA-ECMO 可以迅速降低右心负荷,稳定血流动力学,并改善氧合。

**2. 插管方式**　①VA- ECMO 常采用股动脉和股静脉置管。②VV- ECMO 常采用股静脉和右颈内静脉置管。

成人应尽量采用外周插管方式,可有效减少感染。如果病情允许,动静脉插管前,建议使用超声评估血管条件。超声可以显示目标血管直径并帮助判断置管位置,减少插管并发症。

**3. 管道预充**　ECMO 系统预充通常使用晶体预充液。为保证合理的血红蛋白浓度,小儿 ECMO 系统预充可加入适当的库存红细胞、蛋白或血浆,时间允许的情况下可以对预充液进行适当调整,减小其对机体内环境的影响。

**4. ECMO 运行**　动、静脉插管与动、静脉管道连接完成后,台上、台下分别检查核对管道,确保无误后,先打开静脉管道钳,启动 ECMO 泵至转数在 1 500 r/min 以上,再打开动脉管道钳(以防止血液反流),ECMO 开始运转。观察血流方向和流量读数,打开气体流量仪,观察动静脉血液的颜色,观察静脉引流情况,注意观察患者血流动力学变化。

### (五)ECMO 运行管理

**1. 凝血功能管理**　ECMO 辅助时必须实施抗凝措施以预防血栓形成,肝素是 ECMO 运行期间最常用的抗凝剂。通常 ECMO 插管前先首次给予肝素 100 U/kg,使得激活凝血时间(ACT)维持在 140~220 s 范围内。运行过程中持续泵注肝素,维持适当的 ACT 水平,并结合活化部分凝血酶原时间、抗-凝血因子Ⅹa、血栓弹力图测定结果及患者病情等综合判断所需的抗凝强度,在血栓栓塞风险与出血并发症之间进行适宜平衡。在 ECMO 辅助过程中还需要维持机体适当的凝血功能,防止发生出血,保持血小板计数 ≥ 50×10$^9$/L,如有必要及时补充凝血物质。

2. 血气管理　定时监测动脉血气,保持动脉二氧化碳分压在 40 mmHg(1 mmHg=0.133 kPa)左右;持续监测中心静脉血氧饱和度,以维持在 70%~75% 为宜。VA-ECMO 动脉血氧饱和度维持在 95% 以上,VV-ECMO 稳定状态下动脉血氧饱和度一般保持在 85%~90%。

3. 设置通气　运行过程中采取保护性肺通气策略[平台压<30 $cmH_2O$(1 $cmH_2O$=0.098 kPa);呼气末正压 5~15 $cmH_2O$;吸入氧浓度<50%;呼吸频率小于 10 次/min 和总潮气量<100 mL]。ECMO 通气与血流比为 1 : (1.5~2.0)。

4. 流量管理　VA-ECMO 直接影响动脉血压和全身各脏器的灌注,既要满足全身其他器官的有效灌注,又要尽可能地减轻心脏的负荷。辅助过程中有必要维持较低剂量的正性肌力药物,维持必要的左心室射血功能有利于心脏功能恢复。VV-ECMO 辅助流量应控制在能够保证全部的氧供和二氧化碳排出,并尽可能将再循环降至最低。通过调节血流量保持适当的血压以及合适的动静脉血氧饱和度。

5. 血流动力学管理　运行过程中,目标血压设定应结合患者组织、器官灌注和氧代谢情况,满足患者重要脏器血供需求。根据患者基础血压情况以及全身状况,建议将平均动脉压维持在 50~90 mmHg。对于既往有高血压病史者,可适当维持较高血压。监测中心静脉压,保持其处于较低水平。针对特殊情况,可以联合主动脉球囊反搏及左心房减压等技术。

6. 容量管理　应结合患者心功能状态、循环状态和组织灌注情况等因素综合考虑,进行容量管理。严格限制液体入量,并积极处理容量超负荷已成为 ECMO 管理主要内容。VA-ECMO 维持相对较低容量,满足 ECMO 引流,尽量降低心脏前后负荷,减轻静脉系统内压,改善脏器灌注;VV-ECMO 在循环稳定的前提下,维持液体负平衡,有利于减轻肺毛细血管渗出,改善预后。必要时联用持续性肾替代治疗。

7. ECMO 运行期间其他管理

(1)护理　日常基础护理非常重要,包括黏膜、皮肤和气道护理,并保持安静的环境。

(2)抗感染　ECMO 治疗期间感染是常见并发症之一,应当做好院内感染防控,结合感染情况合理选用抗生素,必要时进行血培养。

(3)营养支持　为了维持脏器基本功能,促进病情恢复,应加强营养支持。

(4)保护肾功能　维持肾脏良好的灌注,必要时给予小剂量利尿剂,以维持足够的尿量。

## (六)撤机标准

1. VA-ECMO 撤机标准

(1)心脏功能恢复良好　ECMO 流量减至原流量的 1/3 或低于 1.5 L/min 时,较少的血管活性药物能够维持满意的循环。

(2)心脏功能评估　超声心动图动态评估左心室收缩性功能:主动脉速度-时间积分>10,左心室射血分数(LVEF)>30%,右心功能评估良好,心室壁运动协调。

2. VV-ECMO 撤机标准

(1)原发病改善　肺部原发病、肺功能及影像学等情况改善。

(2)机械通气　吸入氧浓度<50%,潮气量 6~8 mL/kg 情况下,气道峰压<30 $cmH_2O$、气道平台压<25 $cmH_2O$、呼气末正压≤10 $cmH_2O$,维持氧合满意。

(3)血气分析　二氧化碳清除能力、氧合指数及内环境稳定。

## (七)撤机流程

1. VA-ECMO　撤机有慢撤机和快撤机两种方式。

（1）慢撤机　逐渐减小辅助流量,观察患者情况,一般需 6~24 h。

（2）快撤机　直接将流量降至最低(1.5 L/min),如患者在低剂量正性肌力药物作用下维持循环稳定,一般在 1~2 h 内完成。

2. VV-ECMO　当流量仅为起始流量的 20%~30% 时,先停止向膜肺供气,继续转流,监测静脉血氧饱和度,循环稳定后即可撤机。由于在 ECMO 撤机过程中流量较低,血流缓慢,为避免血栓形成,应当调整肝素的用量,观察临床出血情况和 ACT。

### （八）ECMO 相关并发症的预防及处理

1. 机械性相关并发症　血栓形成:调整肝素用量,规范抗凝监测;避免长期低流量,经 ECMO 系统抽血完毕后用晶体液置换三通中残留的血迹;使用肝素化氧合器及管道;使用高光度光源定期检查管路,重点检查膜肺、离心泵头、各接头、三通等部位;必要时更换局部或整套 ECMO 装置。

2. 插管及管道相关并发症

（1）血管损伤　插管动作轻柔,避免损伤血管。

（2）插管与血管夹角过大,插管根部发生持续性渗血　插管与血管夹角不宜过大,理论上夹角越小越好。

（3）插管远端缺血　远端肢体灌注管采用 1/4 管道及 6~10 F 动脉插管。

（4）插管内形成血栓　插管前抗凝,撤机前加大肝素用量,ECMO 停止后尽快拔管。

（5）插管脱出　妥善固定插管位置及体位,防止插管扭折,X 射线、超声检查确定插管位置,及时调整。

3. 氧合器功能异常

（1）气体交换能力下降　评估氧合器状态,氧合/$CO_2$ 排出不良,可采用串联、并联、更换氧合器、更换系统 4 种方式。

（2）破损、漏血或水/血交通　若出现严重血浆渗漏、大量血栓形成、氧合器破裂漏血等情况,选择更换氧合器或更换系统。

（3）血栓形成　ECMO 期间尽量避免静脉使用丙泊酚、脂肪乳剂等,充分抗凝,选耐用的氧合器。

4. 空气栓塞

（1）静脉进气　少量静脉进气的 VV-ECMO,只需严密观察;如果大量进气或 VA-ECMO,则须终止 ECMO,进行下一步。排气:不同 ECMO 系统排气过程不同,需由熟悉预充的人员协助完成。

（2）动脉进气　立即夹闭动脉,防止气栓进入体内;若气栓已进入体内,立即停止 ECMO,头低脚高位,防止气栓进入脑循环;若进入冠状动脉循环导致心功能不全,则应用大剂量血管活性药物,适当升高血压。患者稳定后立即纠正形成气栓的原因。

5. 驱动泵失灵　①备好紧急手摇泵。②滚压泵泵管应压紧,泵头和泵管挤压适度。③定时检查机器运转情况。④更换泵头及管道。

6. 溶血

（1）预防　避免高剪切力,如管道打折;避免长期高流量;严密监测抗凝情况,避免血栓形成;控制静脉引流负压,ECMO 静脉负压过高存在两个因素——机械梗阻及容量不足;维持适当的血液红细胞比容。

（2）处理　出现血红蛋白尿时,碱化尿液,维持尿量>3 mL/(kg·h);更换 ECMO 装置;缩短 ECMO 时间。

7. 循环系统并发症　①合理控制 ECMO 辅助流量,控制正性肌力药物应用。②及时处理心脏

压塞。③纠正电解质紊乱。④主动脉内球囊反搏及心室辅助。

8.感染 ①局部无菌操作,对局部血肿和感染灶及时外科处理。②减少不必要操作。③加强肺部护理,定时吸痰。④全身性抗感染措施。⑤改善患者全身状态/营养支持,根据患者情况补充全血、新鲜血浆、白蛋白和免疫球蛋白等。控制糖尿病患者的血糖水平和及时纠正酮症酸中毒。

### (九)ECMO 转运

体外心肺复苏患者的启动不一定在 ICU,但是一旦启动则需要将患者转运到 ICU 继续接受治疗,故体外心肺复苏需成立转运团队。ECMO 转运团队包括 ECMO 管理医师、ECMO 置管医师、ECMO 治疗师(ICU 护士或体外循环师)、转运护士和转运呼吸治疗师。转运前每个成员必须仔细检查所有设备,填写检查表。转运过程中需固定每个组件,以防止因震动、变速导致管路脱出、机器故障等并发症。要求氧合器低置于患者的水平位,以降低血泵停转后空气栓塞的风险。注意环境温度和患者的保暖。转运过程中医师、护士、技师及相关人员应各司其职,维持患者适当的通气及氧合,维持血流动力学基本稳定,保证患者安全。有条件可使用集成便携式 ECMO 转运系统,更加安全方便,且不增加患者病死率。转运 ECMO 应配备应急泵或手动控制泵,以防主泵故障或电源故障。还应配备不间断电源,能够在电源故障时满足所有设备的电力需求。ECMO 以外的设备包括转运呼吸机、输液泵、氧源、不间断电源,以及 ACT 监测仪、监护仪、除颤仪、便携式超声仪、血气分析仪、动静脉压力监测设备等,还需要备用抢救药物及血液制品等。

# 参考文献

[1] 桑文凤. 急危重症护理学[M]. 2版. 郑州:郑州大学出版社,2017.

[2] 张波,桂莉. 急危重症护理学[M]. 4版. 北京:人民卫生出版社,2021.

[3] 沈洪,刘中民. 急诊与灾难医学[M]. 3版. 北京:人民卫生出版社,2018.

[4] 钟清玲,许虹. 急危重症护理学(双语)[M]. 2版. 北京:人民卫生出版社,2019.

[5] 吕静. 急救护理学[M]. 4版. 北京:中国中医药出版社,2021.

[6] 朱华栋,刘业成. 急诊医学[M]. 北京:中国协和医科大学出版社,2021.

[7] 何庆. 危重急症抢救流程解析及规范[M]. 北京:人民卫生出版社,2020.

[8] 万学红,卢雪峰. 诊断学[M]. 9版. 北京:人民卫生出版社,2018.

[9] 刘大为. 实用重症护理学[M]. 2版. 北京:人民卫生出版社,2019.

[10] 李庆印,陈永强. 重症专科护理[M]. 北京:人民卫生出版社,2018.

[11] 胡雪慧. 重症监护护理培训教程[M]. 北京:科学出版社,2017.

[12] 中华人民共和国卫生部. 医院感染监测规范:WS/T 312—2009[S].

[13] 中华人民共和国国家卫生和计划生育委员会. 重症监护病房医院感染预防与控制规范:WS/T 509—2016[S].

[14] 胡雪慧,张敏,罗振娟. 护理岗位说明书与规章制度[M]. 西安:第四军医大学出版社,2017.

[15] 琳恩·艾特肯. ACCCN 重症护理[M]. 3版. 李庆印,左选琴,孙红,译. 北京:人民卫生出版社,2019.

[16] 管向东,陈德昌,严静. 中国重症医学专科资质培训教材[M]. 3版. 北京:人民卫生出版社,2019.

[17] 陈灏珠,钟南山,陆再英,等. 内科学[M]. 9版. 北京:人民卫生出版社,2018.

[18] 金静芬,刘颖青. 急诊专科护理[M]. 北京:人民卫生出版社,2018.

[19] 吕传柱,于学忠. 急诊与灾难医学[M]. 北京:科学出版社,2020.

[20] 陈孝平,汪建平,赵继宗. 外科学[M]. 9版. 北京:人民卫生出版社,2020.

[21] 李乐之,路潜. 外科护理学[M]. 7版. 北京:人民卫生出版社,2022.

[22] 杨宝峰. 药理学[M]. 9版. 北京:人民卫生出版社,2018.

[23] 孙承业. 实用急性中毒全书[M]. 2版. 北京:人民卫生出版社,2020.

[24] 《中国心血管健康与疾病报告》编写组. 《中国心血管健康与疾病报告 2020》概述[J]. 中国心血管病研究,2021,19(7):582-590.

[25] 葛均波,徐永建,王辰. 内科学[M]. 9版. 北京:人民卫生出版社,2018.

[26] 尤黎明,吴瑛. 内科学护理学[M]. 6版. 北京:人民卫生出版社,2017.

[27] 中国医师协会急诊医师分会,国家卫健委能力建设与继续教育中心急诊学专家委员会,中国医疗保健国际交流促进会急诊急救分会. 急性冠脉综合征急诊快速诊治指南(2019)[J]. 中华急诊医学杂志,2019,28(4):421-428.

[28] 中华医学会心血管病学分会,中华心血管病杂志编辑委员会. 急性ST段抬高型心肌梗死诊断

和治疗指南(2019)[J].中华心血管病杂志,2019,47(10):766-783.

[29]王建枝,钱睿哲.病理生理学[M].9版.北京:人民卫生出版社,2018.

[30]杨杰孚,李莹莹.从《中国心力衰竭诊断和治疗指南2018》看容量管理[J].临床药物治疗杂志, 2019,17(10):10-14.

[31]中国医师协会心血管外科分会大血管外科专业委员会.主动脉夹层诊断与治疗规范中国专家 共识[J].中华胸心血管外科杂志,2017,33(11):14.

[32]陈炎,陈亚蓓,陶荣芳.2014 ESC《主动脉疾病诊治指南》解读[J].中西医结合心脑血管病杂志, 2016,14(4):435-437.

[33]王辰,席修明.危重症医学[M].2版.北京:人民卫生出版社,2017.

[34]唐朝枢,刘德培.中华医学百科全书:人体生理学[M].北京:中国协和医科大学出版社,2017.

[35]李小寒,尚少梅.基础护理学[M].6版.北京:人民卫生出版社,2017.

[36]孙玉梅,张立力.健康评估[M].4版.北京:人民卫生出版社,2017.

[37]成守珍.急危重症护理学[M].3版.北京:人民卫生出版社,2018.

[38]李庆印,左选琴,孙红.ACCCN重症护理[M].北京:人民卫生出版社,2019.

[39]邵小平,杨丽娟,叶向红,等.实用急危重症护理技术规范[M].上海:上海科学技术出版 社,2019.

[40]李黎明.急危重症护理学综合实践能力训练教程[M].郑州:郑州大学出版社,2020.

[41]王曙红,周建辉.重症护理学[M].北京:高等教育出版社,2021.

[42]杜斌,隆云.危重症医学[M].3版.北京:人民卫生出版社,2021.

[43]汤铂,王小亭,陈文劲,等.重症患者谵妄管理专家共识[J].中华内科杂志,2019,58(2): 108-118.

[44]张家平,王唯依.脉搏轮廓心排血量监测技术在严重烧伤治疗中应用的全国专家共识(2018 版)[J].中华损伤与修复杂志(电子版),2018,13(6):416-420.

[45]中国腹腔重症协作组.重症患者腹内高压监测与管理专家共识(2020版)[J].中华消化外科杂 志,2020,19(10):1030-1037.

[46]国家卫生健康委办公厅医政医管局.血管导管相关感染预防与控制指南(2021版)[J].中国感 染控制杂志,2021,20(4):387-388.

[47]李乐之,路潜.外科护理学[M].6版.北京:人民卫生出版社,2021.

[48]赵岳,杨惠玲.高级病理生理学[M].北京:人民卫生出版社,2018.

[49]管向东,于凯江,陈德昌.重症医学2021[M].北京:中华医学电子音像出版社,2021.

[50]曹钰,柴艳芬,邓颖,等.中国脓毒症/脓毒性休克急诊治疗指南(2018)[J].临床急诊杂志, 2018,19(9):567-588.

[51]EVANS L,RHODES A,ALHAZZANI W,et al. Surviving sepsis campaign:international guidelines for management of sepsis and septic shock 2021[J].Crit Care Med,2021,49(11):e1063-e1143.

[52]周芸.临床营养学[M].4版.北京:人民卫生出版社,2017.

[53]彭南海.临床营养护理指南[M].2版.南京:东南大学出版社,2019.

[54]米元元,黄海燕,尚游,等.中国危重症患者肠内营养支持常见并发症预防管理专家共识(2021 版)[J].中华危重病急救医学,2021,33(8):903-918.

[55]李庆印.重症护理[M].3版.北京:人民卫生出版社,2019.

[56]李小寒.基础护理学[M].6版.北京:人民卫生出版社,2020.

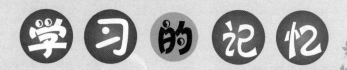

小事拾遗：.................................................................................................

.................................................................................................

.................................................................................................

.................................................................................................

.................................................................................................

.................................................................................................

.................................................................................................

.................................................................................................

学习感想：.................................................................................................

.................................................................................................

.................................................................................................

.................................................................................................

.................................................................................................

.................................................................................................

.................................................................................................

　　学习的过程是知识积累的过程，也是提升能力、稳步成长的阶梯，大家的注释、理解汇集成无限的缘分、友情和牵挂，请简单手记这一过程中的某些"小事"，再回首时定会有所发现、有所感悟！

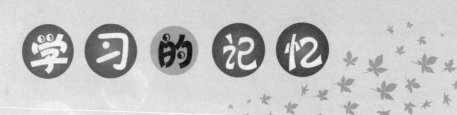

# 学习的记忆

姓名：_____

本人于20____年____月至20____年____月参加了本课程的学习

此处粘贴照片

任课老师：_____  _____　　班主任：_____

班长或学生干部：_____  _____  _____

我的教室（请手写同学的名字，标记我的座位以及前后左右相邻同学的座位）